의료공학이론

공학박사 나 승 권 저

도서
출판 상 학 당

머리말 *Preface*

현대산업의 기술수준은 하루가 다르게 급속도로 발전하고 있다. 그 중에서 컴퓨터의 발전으로 인해 IT분야와 전자, 전기 분야의 발전 속도는 더욱 가속화되고 있다. 이러한 급격한 기술의 발전은 새로운 기술인력을 요구하게 되었고, 이에 편승하여 산업계 종사자들도 기술습득을 위한 노력을 경주하고 있다.

수많은 기술 분야들 중에서 특히 의공학 분야는 의학과 공학을 결합하여 사람의 생명을 다루는 매우 중요한 분야이다. 게다가 공학은 경쟁력과 효율을 우선시하지만 의학은 생명과 안전을 우선시한다. 이러한 특성을 가진 분야가 의공학이다. 의공학은 공학의 각 분야와 밀접한 관계를 맺고 있으며 의료계측 및 진단, 재활공학, 생체재료, 인공장기, 방사선공학 등 매우 광범위한 분야에서 응용되고 있다.

의공인들은 다양한 의료기기들에 대해 각각의 구현된 원리와 정확한 사용법을 숙지하여야 하며, 어떤 의학적 지식을 적용하고 계측할 대상에 따라 어떻게 의료기기를 운용해야 할지 명확히 알고 있어야 한다. 이 교재는 바로 이 점에 역점을 두었다. 현대의학에서는 의료정보의 중요성이 대두하고 있으며, 이런 정보들의 데이터화는 좀 더 나은 품질의 의료서비스를 의료인들이 제공하도록 도움을 줄 것이다.

이 책의 내용을 보면 의공해부, 생리학 개요와 의용계측에 대하여 다루었으며, 내용을 쉽게 풀이하여 설명하려고 노력하였으므로 초보자들도 이해하기 쉬울 것이다. 또한, 이해하기 쉽게 하기 위해 그림에 설명과 한글화 발음을 표기하여 넣었으며, 사용된 의학용어나 영문 단어는 모두 한글용어를 병용 표기하였고, 한글화된 발음기호도 표기하여 실제 사용에 불편함이 없도록 노력하였다. 모든 내용은 최대한 쉽게 쓰려고 노력하였으며, 이 책을 지침삼아 의공학을 공부하는 수험생이나 의공인들에게 많은 도움이 되어 의공학 분야의 핵심 인재가 되길 기원한다.

끝으로 의공학을 전공하는 이들에게 진정으로 학습에 도움이 되는 책이 되길 바라며 집필중 많은 고심에도 손길이 미치지 못한 곳은 계속해서 보완할 것이다.

마지막으로 출판과정에 도움을 주신 도서출판 상학당의 남승우 사장님과 이 책에 관심과 애정을 주신 모든 분께 감사의 말씀을 전한다.

공학박사 나 승 권 씀

차 례

Contents

제 1 장 의공해부생리학 개요

제2장 의용계측

제 1장

의공해부생리학 개요

01 기초의공학 개요

제1절 의공학 개론

1. 의공학의 개념

오늘날의 과학기술 발전은 어느 특정 분야의 학문만으로 이루어진 결과가 아닌 여러 분야의 학문이 유기적으로 이루어낸 종합적인 학문이다.

의공학이란 의학 자체를 적극적으로 발전시킬 것을 목적으로 하는 학문으로서 현재 의학이 공학의 진보에 따라 발전하고 있다. 현대의학에서 진료 및 치료용 장비는 필수기기이다. 과학기술의 발전은 앞에서도 언급했듯이 여러 분야(공학, 의학, 통신, 컴퓨터 등)가 서로 협력함으로써 이룰 수 있다. 의학에 공학 분야를 도입하여 접목시키지 않으면 의학 발전을 생각할 수 없는 것이다. 의공학은 이와 같은 여러 학문이 이룬 성과를 집대성하여 현재까지 계속하여 발전되고 있다.

의공학기술의 발전을 위해서는 **의학적 전문지식이 반드시 필요하며, 상호적으로 의학이 발전하기 위해서는 공학기술의 발전**이 필요하므로 **의학과 공학은 서로 교류하고 상호 보완하여 발전해** 가야 한다. 병원에서 사용하는 **다양한 의료기기는 치료와 진료의 질을 향상**시키는 데 매우 중요한 역할을 하며, 의학적 임상경험과 지식 기반을 공학에 적용함으로써 보다 발전적인 의료기기들을 개발할 수 있게 되는 것이다.

이런 의미에서 의학과 공학의 유기적인 학문 분야를 의공학이라 할 수 있다. 의공학은 공학적 방법과 원리를 의학 분야에 적용하여 의학 분야에서의 새로운 현상 및 사실을 탐구하고 이를 임상적 진료에까지 응용하며, 또한 생체 및 인체 시스템의 원리를 공학 분야에 활용하는 학문 분야라고 할 수 있다.

의학이라 함은 안과학, 외과학, 내과학 등의 **임상의학**과 생리학, 병리학, 해부학 등의 **기초의학** 그리고 공중위생학, 법의학 등의 **사회의학** 등 광범위한 범위의 학문이다. 의공학은 이러한 의학의 여러 분야에 걸쳐서 활용되고 있는데, 질병의 정확한 진단 및 조기발견, 적절한 치료 및 치료 후 상태의 명확한 판단 등 폭넓은 진단을 위하여 활용되고 있다. 뿐만 아니라 **의료정보 시스템을 구축함으로써 병원업무의 효율화, 병원정보 공유의 편리성, 의료의 질적 향상 및 의료수혜지역의 확대** 등 의학 분야의 전반에 걸쳐 발전에 기여하고 있다.

사람의 몸에 있는 두뇌가 기억, 판단 등 정보처리 능력을 가지고 있다는 사실과 심폐와 같은 기관이 가지고 있는 자동제어 기전 능력 등은 공학의 입장에서 인체는 최적화된 일종의 시스템으로 볼 수 있다. 이러한 의학 분야의 연구에서 밝혀진 인체의 시스템 기능들이 공학 분야에서 최적의 시스템 모델로 이용될 수 있다.

의공학은 다양한 학문이 유기적으로 연결되어 있는 학문이기 때문에 명칭도 매우 다양하다. 대표적이며 가장 보편적으로 '의공학'의 영문표기는 'Biomedical Engineering(바이오 메디컬 엔지니어링)', 'Medical Engineering(메디컬 엔지니어링)' 또는 'Medical and Biological Engineering(메디컬 앤드 바이오로지컬 엔지니어링)'으로 사용되고 있다. 'Bio(바이오)'라는 표현은 의학보다 더 넓은 의미의 학문에 생물학 전반에 공학을 결합시킨 형태로 이해될 수 있다. 국내에서도 의공학 분야는 생체공학, 의용전자공학, 의공학, 의학공학 등 다양하게 사용되고 있다.

그림 1-1은 의공학을 개념적으로 나타내고 있다.

의용전자공학은 전자 및 컴퓨터 기술을 기반으로 하는 심전도와 같은 진단기기에서부터 초음파, CT, MRI 등 첨단영상 의료기기까지 다양한 의료기기를 개발하여 병원 등 의학 분야에 활발하게 이용하고 있다. 즉, **전자공학기술이 의학 분야로 응용되는 학문 분야**를 나타낸다.

한편 **생체공학**은 의용전자공학과는 반대로 **인체에 대한 의학적 지식을 공학에 제공하여 활용된 결과를 다시금 의학 분야에서 사용하는 개념**이라고 할 수 있다. 인체기능을 대행해 줄 수 있는 인공장기 그리고 인체의 전기적 · 기계적 특성을 응용하고 분석하는 생체 모델링이나 재활공학 분야 및 생체역학, 인체의 특성에 대한 지식을 고려하여 인체에 유해가 없는 재료를 개발하는 인공재료 분야 등이다.

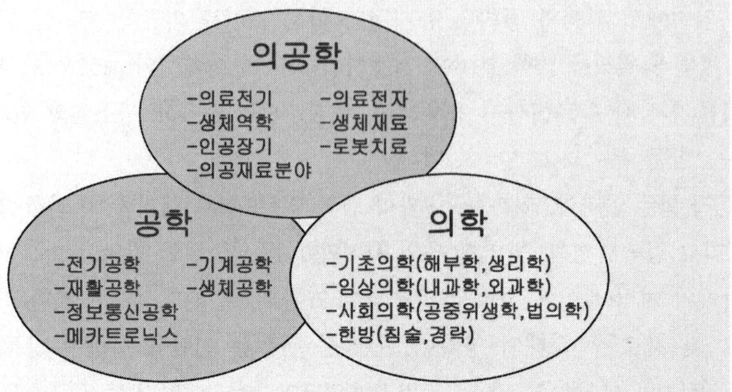

그림 1-1 • 의공학의 개념도

의학 분야에 의공학이라는 개념이 도입된 것은 표 1-1과 같이 의학의 역사에 비하면 오래되지 않는다.

표 1-1 ● 의공학의 도입

연 도	내 용
1950년말	의학에 전자공학이 도입된 연구를 'Medical Electronics(메디컬 일렉트로닉스)'라는 용어로 규정 이후 공학은 의학뿐만 아니라 생물학 분야로 확대 응용되었다.
1965년	동경에서 개최된 국제회의에서 'Medical Electronics and Biological Engineer(메디컬 일렉트로닉스 앤드 바이오로지컬 엔지니어)'로 불리게 되었다.
1977년	국내의 대한전자공학회에서 의용전자 및 생체공학 전문연구회 구성되었다.
1979년	(사단법인) 대한의용생체공학회가 설립되었다.
2005년	(사단법인) 대한의공협회가 설립되었다.

2. 의공학의 역사

의학역사에서 의공학이라는 새로운 기술의 단계가 생긴 것은 의료 분야의 커다란 변화라 하겠다. 의공학은 의학과 공학의 만남이라는 개념에서 출발한다. 의학과 공학은 서로 다른 분야로 인식되기 쉬우나 사실 현대의 진료 및 치료는 공학 없이 존재할 수 없다.

의학 분야에 공학적 기술이 응용된 것은 기원전의 그리스나 이집트로 거슬러 올라가며, 간단한 기계적 기구가 치료에 사용되었다. 의공학 분야의 발전 역사는 표 1-2와 같다.

근대에 가장 의공학이 발전하게 된 계기는 2차 세계대전을 전후로 하여 전쟁중에 발전된 전자기술이 의료기기 개발에 응용되었고, 컴퓨터, 재료, 정보통신, 방사선학 등의 발전과 더불어 본격적으로 의공학 분야가 발전되었다. 또한 무기개발과 우주 및 해양에 대한 관심이 증폭하면서 여러 산업 분야에 발전을 가져왔으며 의료기기 개발을 가속화시켰다.

표 1-2 ● 의공학의 발전 역사

연 도	발 명 자	내 용
18세기	Fahrenheit(파렌하이트 : 네덜란드)	온도계 발명
1819년	Laennec(라이넥 : 프랑스)	청진기(stethoscope : 스테서스코프) 발명
19세기 중반	Helmholz(헬름홀츠 : 독일)	검안경(ophthalmoscope : 오프샐머스코프) 발명
1875년	Galton(골턴 : 영국)	전파탐지 검출(radar detection : 레이더 디텍션)의 기술을 이용한 인체 기본구조 발표
1880년	Jacques & Pierre Curie(자크&피에르 쿠리)	의료용 초음파 기술의 최초 발표
1882년	Ziemssen(지에르슨 : 독일)	cardiac pacing(카디애크 페이싱)의 적용
1895년	Roentgen(로엔트겐 : 독일)	X-선 개발

연도	발명자	내용
1895년	Einthoven(에인트호벤 : 네덜란드)	심전계(electro cardio graphic : 일렉트로 카디오 그래픽) 개발
1914년	Hustin(허스틴)	피가 응고되는 것을 방지하는 항응고제(구연산염 : Na-citrate) 사용
1929년	Philip Drinker(필립드링커) & Charles F. McKhann(찰스F.맥캔 : 미국)	호흡보조기(Drinker respirator : 드링커레스피레이터) 개발
1928년	Berger(베르거 : 독일)	뇌파계(Electro Encephalo Graphic : 일렉트로 인시퍼로우 그래픽) 개발
1929년	Bovie(보비 : 미국)	전기 수술기(Electro Surgical Unit : 일렉트로 서지컬 유닛) 개발
1939년		심폐 보조관(Heart Lung Bypss : 하트 렁 바이패스) 소개
1940년	H.W. Florey(플로리) & E.B. Chain(체인 : 영국)	Alexander Fleming(알렉산더 플레밍)이 발견한 페니실린을 분리 추출에 성공함으로써 감염의 위험에서 벗어남.
1944년	Holff(홀프 : 독일)	인공신장기 개발
1947년	Dawson(대슨)	생체신호(biologic signals : 바이오로직 시그널스) 개발 및 임상응용 논문 최초 발표
1956년	Counand(코우난드 : 미국) forssmann(포르스만 : 독일)	심장세동제거기(defibrillator : 디피버레이터)의 최초 임상이용, 심장 카테터(catheter)방법의 개발과 임상응용
1957년	Houry(허리)	초음파(ultrasound : 울트라 사운드) 최초 임상적 응용
1958년	Anger(앤저)	감마선 카메라의 개발
1960년	Chardack(챠르덱)	pacemaker(페이스메이커) 최초 이식
1963년	Hon & Lee(훈 & 리)	피부표면전도를 이용한 태아심장신호장치 개발
1968년	Delmar사(미국)	24시간 심전도(holter system : 홀터 시스템) 개발
1972년	Hounsfield(하운필드)	C.T(Computerized Tomography : 컴퓨터라이즈드 터마그래피) 개발
1982년	Kolff(콜프 : 미국)	인공심장 최초 이식
1982년	University of Nottingham & Everdin(노팅햄&에버딘대학 : 영국)	MRI(Magentic Resonance Imaging : 마그네틱 레저넌스 이머징) 응용
1990년	Sherwood사(셔우드 : 미국)	적외선 고막 체온계 개발
1993년	Rice MJ(라이스), Mcdonald RW(맥도날드), Sahn DJ(샨)	Color Doppler Energy(컬러 도플러 에너지 : CDE) 또는 Color Power Imaging(컬러 파워 이머징 : CPI)의 소재
1998년	Medison사(메디슨 : 한국)	3차원 컬러 디지털 초음파 영상진단장치 개발
1998년	J.M 테크놀로지사(한국)	완전 디지털 X-ray 장비 개발

3. 의공학의 의용생체공학 분류

의공학이란 보는 관점에 따라 여러 공학 분야와 의학 분야를 포함하여 자연과학 분야에 응용되는 것이기 때문에 여러 가지로 구분할 수 있다. **공학적 관점**에서는 어느 분야의 공학 기술이 사용되었는가에 따라 분류하며, **의학적 관점**에서는 공학적 기술이 기초의학 및 임상 의학 분야에 응용되었는가에 따라 분류하고 있다. 일반적으로 **의공학은 생체역학, 생체재료, 의료영상기기 및 영상처리, 생체신호처리, 인공장기, 재활공학, 의료기기, 생체모델링 및 시뮬레이**

션, 생체 센서, 의학 및 생리학적 분석, 임상공학 등으로 구분하고 있다.

의용생체공학은 공학의 여러 분야가 응용되는 것이기 때문에 보는 관점에 따라 분류할 수 있다. 공학적 관점에서는 적용되는 공학적 기술에 따라서 분류하는 경향이 있으며, 의학적 관점에서는 그 기술이 의학의 어떠한 분야에 응용되는가에 따라서 분류하고 있다. 여기에서는 의용생체공학에서 응용되고 있는 기술을 중심으로 하여 분류한다.

(1) 과학적인 인체운동에 관한 연구(생체역학)

생체역학이란 생물학(biology : 바이오러지)과 역학(mechanics : 메카닉스)의 합성어로 인간 몸 동작의 각 기능에 대한 물리적 법칙에 역학적 원리와 방법을 적용시킨 학문 분야로, 생체 내의 고체 및 유체에 대하여 역학적인 분석을 한다. 인체의 관절, 근육, 골격의 기능에 대한 분석자료는 인체의 기본운동이나 스포츠에서 기초 자료로 활용되고 있다.

생체 내의 유체 흐름에서의 유량, 압력, 속도의 상호관계 및 기계학적 특성을 연구하며, 유체 이외의 뼈 등의 고체에 가해지는 기계적인 스트레스의 추정을 통하여서 인공관절 등의 설계에 이용할 수 있는 결과를 도출한다. 생활수준의 향상에 따라 인간의 삶의 질을 더욱 향상시키려는 차원에서 개개인의 몸을 기능적, 구조적으로 가장 편하고 바른 자세로 만드는 데 연구의 목적이 있다.

(2) 생체 내의 접합성을 고려한 생체재료 연구

살아 있는 생체와 접촉하는 재료로써 의약품을 제외한 합성, 천연 또는 이들의 복합재료로서 인체의 조직이나 기능 일부를 대체하는 재료이며, Biomaterial(바이오메터리얼)이라고 한다.

생체 내에서 생체의 경조직 및 연조직을 대신하여 환자에게 사용하거나, 생체에 삽입하는 기구의 생체 내의 접합성을 증가시키기 위하여 생체조직과 접하는 부위에 사용할 목적의 인공적인 재료 개발에 관하여 연구한다.

인공신장이나 인공심장과 같이 혈액의 투석, 여과, 가스 교환 등이 주체가 되는 경우에는 화학공학의 도움이 필요하며, 앞으로는 더 많은 생체재료에 있어서 재료공학과 다른 공학 분야와의 연계가 필요하다.

(3) 컴퓨터를 활용한 의학 영상의 처리와 분석

현재의 전자공학, 전기공학, 기계공학의 발전은 의학 영상에 대해 컴퓨터를 이용한 분석 및 처리가 가능하도록 하였다. 지금까지 핵자기공명영상(MRI)이나 양전자단층촬영(PET), 컴퓨터단층촬영(CT) 등의 기기를 활용한 진료과정에서 발생하는 의료정보, 환자데이터 등에 대하여 새로운 분석방법, 영상촬영방법, 처리방법 등에 관하여 연구하는 분야이다.

최근에는 의학영상 중 가장 많은 촬영건수와 비중을 차지하는 X-선 촬영장치도 컴퓨터화된 형태로 개발되어 PACS[1]의 발달을 뒷받침하고 있다. 기타 기존의 방법으로 촬영된 영상이라든지, 이미 촬영되어 보관되고 있는 영상 등은 필름 스캐너를 이용하여서 디지털 형태로 변환되어 PACS 시스템에 입력될 수 있다.

데이터가 디지털 형태로 표현되는 경우에는 컴퓨터를 이용한 영상의 처리 및 분석이 가능하게 되어 영상에 대한 각종 분석적인 방법들을 적용할 수 있으며, 특수질환의 진단에 자동진단의 방법 등을 보조적으로 사용할 수 있어 진단에서의 효율을 새로운 각도에서 향상시킬 수 있다. 생체신호처리의 경우와 달리 취급하는 데이터가 2차원적, 때로는 3차원적 현재는 5차원까지 발전하고 있다.

(4) 생체 시스템을 고려한 측정과 분석(생체측정공학)

병을 진단하기 위해서는 체내의 정보를 파악하고 시료를 검사하는 일 등의 생체측정이 기본이다. 의공학의 경우에 있어 생체에서 측정의 대상으로 삼는 물리량 및 화학량으로는 전위(심장)·길이·비중(소변·혈액 등의 비중)·무게·시간(반응시간)·속도(혈류속도)·가속도·진동(심음)·탄성률(동맥 탄성률)·굳기·유량(혈액의 유량)·압력(혈압·맥내압)·힘·일(심장의 일량)·온도(체온)·점도(혈액점도) 및 가스(폐포 속의 가스조성)나 액체(콜레스테롤) 등의 조성이 있다. 생체에서 발생하는 여러 종류 형태의 신호를 검출하여 이를 처리하고, 분석하여 진단에 유용한 정보를 측정 제공한다. 측정변수들을 얼마나 정확하고 쉽게 측정하는가에 대한 연구와 측정된 결과로부터 유용한 결과를 얻기 위하여 어떠한 신호의 처리 및 분석의 방법이 적용되어야 하는가에 대하여 연구한다. 처리 분석하는 방법 및 측정하는 방법들이 발전되어 의료기기 형태로 의학의 임상 분야에 사용될 수 있으며 생체신호처리분야이다.

(5) 생체의 장기를 대용하기 위하여 만든 기계적 장치(인공장기)

인공장기는 생명연장의 꿈을 실현해 주는 것은 물론 난치병, 사고 등으로 고통스런 삶을 살아가는 많은 환자들에게 새로운 희망을 준다. 인공심장, 신장, 인공망막, 인공관절, 피부, 혈관 등 우리 몸의 50군데 정도가 인공장기나 조직으로 대체할 수 있으며, 기능이 저하되거나 상실된 장기에 대하여 다른 어떠한 방법으로도 그 기능의 회복이 불가능한 경우에 소손된 기관을 제거하고, 소손된 기관의 기능을 대신할 수 있는 인공적인 생체장기를 이식한다.

1) PACS(Picture Archiving Communication System : 픽쳐 어치빙 커뮤니케이션 : 의료영상저장전송 시스템) : 방사선학적인 영상진단장치를 사용하여 진단한 영상을 디지털 상태로 획득하여 저장한다. 그리고 그 판독과 진료기록을 함께 각 단말기로 전송·검색하는데 필요한 기능을 통합적으로 처리하는 디지털 의료영상저장전송 시스템이다.

(6) 인간의 재활문제를 해결하기 위한 재활공학

재활의학사전의 정의를 따르면 '재활공학이란 장애를 가진 개인을 위해 그들의 재활에 필요한 것을 제공하는 기술이나 공학 분야'로 설명하고 있다. 1986년 미국 수정재활법은 재활공학을 "교육, 재활, 운동, 독립적인 생활, 여가선용을 포함한 영역에서 장애인들의 욕구를 만족시키고 장애인들에게 직면한 문제들을 해결하기 위한 기술들 혹은 과학적 원리들의 체계적인 작용을 의미하는 것으로" 정의하고 있다.

㉮ 근육마비 환자에게 전기자극을 주어서 그 기능을 회복해 주는 경우 및 절단된 팔이나 다리의 기능을 대행해 주는 의수 및 의족에 대한 보조기를 연구한다.

종래의 의료나 평가를 위한 도구나 보장구 정도로만 여겨지던 재활공학이 그 깊이를 더할 뿐 아니라 장애인의 독립생활, 통신, 이동, 교통, 레크리에이션, 직업과 사회통합에 이르기까지 그 범위와 영역은 장애인의 생애전체와 관련되어 연구 개발될 만큼 그 적용 범위가 확대되고 있다.

(7) 다양한 특성을 만족해야 하는 의료기기

의료기기법[2)]에서는 의료기기를 "사람 또는 동물에게 단독 또는 조합하여 사용되는 기구 · 기계 · 장치 · 재료 또는 이와 유사한 제품"으로 정의하고 있다. 의료기기의 핵심적인 기술 이외에 안정성, 경제성, 신뢰성 등이 고려되어 임상적인 활용도가 높은 시스템으로 개발되어야 한다. 의용생체공학적인 기술들을 임상적인 응용 목적으로 기기화하여 개발하는 분야이다.

(8) 다양하고 복잡한 결과를 예측하기 위한 모델링 및 시뮬레이션

타당성이 입증된 모델을 이용하여 어려운 여러 가지 치료조건이거나, 실제의 상황에서는 구현이 불가능한 어려운 여러 가지 치료조건에 대하여 시스템의 반응과 결과를 분석하여 실제 생체 시스템의 결과를 예측한다. 생체 내의 여러 가지 현상에 대하여 그 특성을 분석하기 위하여 알려져 있는 사실과 관측된 결과를 이용하여서 모델을 설정하고, 그 모델의 타당성을 입증한다.

(9) 정확한 진단을 위한 진단 보조 시스템

현재 세계는 IT(Information Technology : 인포메이션 테크놀로지)와 BT(Biological Technology : 바이오로지컬 테크놀로지)가 접목되는 네트워크 시대로서, 의료산업에서도 과거 개인에 의존했던 의료 산업에 디지털이 더해지고, '의료 시스템'으로 확대되면서 자동진단 시스템, 전문가 시스템 등 컴퓨터의 논리를 이용한 진단 시스템을 개발하고 이것을 의학의 진단에 보조

2) 의료기기법(법률 제6909호), 2004년 5월 30일부터 시행되었다.

적인 방법으로 사용한다.

최근 소비자(환자)의 권리와 권한이 강화되고 있고, 웹을 활용한 건강관리도 급속히 확산되고 있다. 뿐만 아니라 '병원'은 **디지털 웨어하우스**(DW : Digital Warehouse)[3]로 확장되고 있다. **인공지능에 의한 진단 보조 시스템이 도입되고 PDA[4]를 통한 원격 회진도 실시되고 있다.** 또한 단체검사 등의 대용량의 데이터의 분석과 장시간의 데이터 분석에 기본적인 보조진단 방법으로 유용하게 이용할 수 있는 노력을 시도하고 있다.

(10) 컴퓨터를 활용한 의료정보

컴퓨터의 의학 분야에의 활용도가 높아지면서 더욱 많은 정보가 발생되고 있으며, 이들 의료지식의 정보 인프라 구축과 이를 용이하게 이용할 수 있도록 도와주는 다양한 의료정보지원 기술개발이 요구된다. 의학정보에 대한 분석적 방법 적용의 필요성이 점차 높아져 가고 있다. 병원과 같이 의료환경에서 발생하는 의료정보의 체계적인 관리와 처리를 위하여 시스템을 구성하고, **병원 서비스**(병원코디네이터) **마케팅 및 경영·행정**에 관한 이해와 나아가 컴퓨터 관련 기본 지식 특히 의료정보의 필수 요소인 **병·의원의 정보처리를 위한 의료정보학 분야에 대한 폭넓은 이해**를 바탕으로 실제 병의원 환경에서 사용되어지는 **요양급여 실무 프로그램 및 제반 의료정보 시스템**(OCS[5], PACS, EMR[6])**에 관한 시스템을 이용하여서 발생되는 의료정보를 분석적**으로 활용할 수 있게 한다.

(11) 기 타

의용생체공학의 분야 이외에도 **의용생체공학의 교육에 관한 분야, 안정성 및 신뢰도에 관한 분야, 의료기기의 규격에 관한 분야** 등이 있다. 이러한 다양한 의공학 분야의 분류를 표 1-3에 정리하였다.

---

3) 디지털 웨어하우스 : 특수한 목적으로 가지고 의미있는 정보를 모아놓은 정보창고. 논리적으로 연관된 하나 이상의 자료를 물리적으로 모아놓은 데이터베이스(DB)보다 정보분류와 양면에서 한발 앞선 개념이다.

4) PDA(Personal Digital Assistants : 퍼스널 디지털 어시스턴츠) : 개인정보를 관리하거나, 컴퓨터와 정보를 주고받을 수 있는 휴대용 컴퓨터의 일종이다. 손으로 정보를 직접 써서 입력받을 수 있고, 무선인터넷도 가능하다.

5) OCS(Order Communication System : 오더 커뮤니케이션 시스템, 처방전달 시스템) : 의사처방이 기록된 수기처방전을 환자가 소지하고 이동하여 각 진료지원부서에 접수하는 불편을 해소하고 처방전 분실위험방지 등 환자진료 서비스의 개선 및 업무 생산성 향상을 위하여 개발된 처방 자동전달 시스템이다.

6) EMR(Electronic Medical Record : 일렉트로닉 메디컬 레코드 : 전자의료기록) : 병원 진료지원업무 중 의료기록 업무를 전산 처리하는 것. 종이 없는 기록방식이라는 측면에서 광디스크나 콤팩트디스크(CD)로 기록을 보관한다. 현재 사용하는 대부분의 의료기기에 컴퓨터가 내장되어 있으므로 주 시스템과 접속하여 기록, 보관하게 되었다.

표 1-3 ● 의공학의 분류

분류	내용
의학정보시스템공학	의용정보처리공학, 의용정보전송공학, 의용관리공학, 계량진단공학
생체기능대행공학	인공장기학, 생체모델공학, 인간기계공학
응용의용생체공학	의용생체공학의 응용에 관련된 전체적인 학문
생체환경공학	우주의학, 의용안전공학, 의용생체공학
생체기능시스템공학	생체시스템공학, 인간공학, 바이오닉스(bionics)
의용생체에너지공학	의용열공학, 의용레이저학, 생체에너지변환공학
의용생체측정제어학	의용전극학, 생체제어학, 초음파의학, 생체측정공학, 생체 트랜스듀서(transducer) 공학
의용생체물성 · 재료학	생체고분자학, 생체물성학, 생체재료역학
의용생체기계학	바이오메카닉스, 생체유체역학, 생체진동학

4. 의공학의 특성

의공학은 공학과 의학의 여러 분야가 조합, 응용되는 학문이기 때문에 일반 공학 분야와는 다른 특성을 갖고 있다.

① 생체 시스템은 **이물질에 대한 방어기전**(defense mechanism : 디펜스 메커니즘)이 있다.

㉠ 생체는 **이물질이 들어왔을 때 거부하는 특성**이 있다.

㉡ **인공장기, 인공관절, 인공혈관** 등을 개발할 때 생체에 적합한 재료에 대한 선행 연구가 매우 중요하다.

② 측정해야 하는 대상이 **생체의 내부**라는 특성이 있다.

㉠ 의공학에서 관심을 갖고 측정하려는 대부분은 생체 **내부의 현상**이다.

㉡ 생체 내부의 현상을 측정하기 위해서는 **침습적인**(invasive : 인베이시브) 방법과 **비침습적인**(noninvasive : 논인베이시브) 방법이 있다.

ⓐ **침습적인 방법** : 직접 측정하는 것이 가장 정확하지만 의공학에서는 인체에 고통을 최소화할 수 있는 간접적인 방법으로 측정할 수 있는 방법을 제시한다.

ⓑ **비침습적인 방법** : 외부 전극을 통해 얻어진 신호로 생체 **내부의 심장상태를 진단하는 방법**이 있다.

③ 다양한 변화요인을 가지고 있는 **생체 시스템의 특성**이 있다.

㉠ **심혈관계, 호흡계, 신경계** 등을 **독립적으로 분석**하는 것은 어느 정도까지는 가능하다.

㉡ 생체 내의 변화에 대해서는 **종합적인 분석이 필요**하고 **외부의 입력특성도 고려**한다.

㉢ 생체 시스템은 서로 분리되어 기능하지 않고 유기적으로 연결되어 있기 때문에 **사소한 변화**도 여러 가지 **인과관계가 성립**된다.

㉣ 변화의 원인을 완전하게 파악하는 것은 어려움이 있다.

④ 정형화되지 않은 고유의 가변성을 갖고 있는 인체 시스템이다.

㉠ 의공학에서 다루는 생체 시스템은 시간이 지남에 따라 특성이 수시로 변화하는 시변 시스템에 해당된다.

ⓐ 심장의 심박수나 혈압을 시간 간격에 따라 연속 측정할 때 측정치에 차이가 발생하는 것을 발견할 수 있다.

ⓑ 시간에 따라 변하는 특성 때문에 측정치 분석을 위해서는 통계학적 분석이나 신호처리방법들의 후속적인 분석방법이 사용된다.

㉡ 공학에서 시스템은 시간에 따라 특성이 변화하는 시변 시스템과 시간이 지나도 특성이 변하지 않는 시불변 시스템으로 구분된다.

⑤ 생체를 대상으로 하기 때문에 고도의 안정성과 신뢰성이 요구된다.

㉠ 안정성은 전기적인 안전뿐만 아니라 기계적인 안전과 화학적 안전 등 다각도의 안전성이 고려되어야 한다.

㉡ 안전성과 더불어 고도의 신뢰성도 요구된다.

㉢ 정확한 동작과 정밀한 결과가 곧 인간의 생명과 직결되어 있기 때문이다.

㉣ 생체접촉이 필요한 의료장비의 경우 다른 장비보다 더욱 높은 안정성과 신뢰성이 요구된다.

⑥ 생체에서 발생하는 신호의 특성을 고려해야 한다.

㉠ 생체에서 발생하는 신호는 그 신호의 크기가 매우 작다.

㉡ 생체에서 발생하는 대표적인 신호의 주파수와 진폭 크기를 표 1-4에 나타내었다.

㉢ 생체신호의 특성 때문에 원하는 주파수 대역의 신호를 얻기 위한 필터나 작은 진폭을 증폭하기 위한 증폭기를 설계하기도 한다.

표 1-4 ◦ 생체신호의 종류

생 체 신 호	측정전극	주파수 범위	진폭의 범위
EEG : 뇌전도 (Electroencephalogram : 일렉트로인서펄러그램)	표면전극	0.5~100[Hz]	200~200[V]
ERG : 망막전도 (Electro retinogram : 일렉트로 레티노그램)	미세전극	0.2~200[Hz]	0.5[μV]~1[mV]
EOG : 안구전도 (Electro-oculogram : 일렉트로 아큘러 그램)	표면전극	dc~100[Hz]	10[μV]~[5mV]
ECG : 심전도 (Electro cardiogram : 일렉트로 카디오그램)	표면전극	0.05~100[Hz]	1~10[mV]
EMG : 근전도검사 (Electro myogram : 일렉트로 마이오그램)	바늘전극	500[Hz] ~10[kHz]	1~10[mV]
SEMG : 표면근전도 (Surface EMG : 서피스 일렉트로마이어그라피)	표면전극	0.01~500[Hz]	50[μV]~5[mV]

⑦ 측정한 데이터의 다양한 분석이 필요하다(생체신호의 수치화와 정보화가 어렵다).
   ㉠ 생체로부터 측정한 신호는 가변적 특성이 있기 때문이다.
   ㉡ 반복적으로 신호를 측정하여 통계적인 방법을 사용 분석한다.
   ㉢ 생체 내에서의 정보처리 특성을 고려한 신경회로망 이론[7], 퍼지 이론[8], 비선형 역학이론[9] 등을 사용하여 분석한다.

5. 의공학의 필요성

① 현대의학에서는 첨단의료기기들이 진단과 치료에 활용되고 있다.
   ㉠ 의공학은 임상진료과정에서 필수적이며 첨단의료기기들은 환자를 진단한다.
   ㉡ 의료기기들은 환자를 진단하는 의사에게 보다 정확한 진료를 위한 다양한 정보들을 제공한다.
   ㉢ 의사가 최종적으로 그 정보들을 종합하여 진단을 내리고 치료계획을 세우게 되는 것이다.
   ㉣ 의공학은 이제 의학 분야에서 없어서는 안되는 학문이며, 의학을 전공한 의료인도 의료기기의 진단원리나 동작방법에 대한 특성을 정확히 알고, 제공된 정보를 정확하게 판단할 수 있는 능력이 필요하다.

② 방대한 양의 정보를 원활하게 분석·처리할 수 있는 능력이 필요하다.
   ㉠ 환자가 급증함에 따라 환자의 정보를 효율적으로 활용하기 위해 데이터베이스를 구축하여 체계적이고 효율적으로 데이터를 관리하는 것이 절대적으로 요구된다.
   ㉡ 컴퓨터를 이용하여 병원 내의 행정업무 및 회계업무를 비롯하여 환자의 신상과 진료를 위한 데이터 관리, 처방전의 관리 등 점차 의학적 데이터의 관리를 위하여 체계적으로 발전하고 있다.
   ㉢ 컴퓨터에서 취급할 수 있는 모든 정보들을 입력, 출력, 처리, 분석하고 종합하여 관리할 수 있는 병원정보 시스템이 개발되고 있다.
   ㉣ 통신망과 접속되어 병원 내의 부서 사이의 각종 의료정보를 교환하기도 하고 또는 병원 외부의 의학 관련기관과 교환하는 방향으로 응용하고 있다.

---

7) 신경회로망 이론(Neural network theory : 뉴럴 네트워크 시어리) : 인간의 뇌신경 세포와 그 결합구조를 모방하여 만든 전자회로망. 유형 식별이나 비선형 사상에 고도의 능력을 발휘하는데, 음성인식에 적용하는 연구도 성행하고 있다.

8) 퍼지 이론(Fuzzy theory : 퍼지 시어리) : 정보의 대상은 확정적인 사상은 물론 불확정한 사상까지도 중요한 가치를 가지게 되며, 이러한 불확정한 정보를 처리하는 것을 연구하는 이론이다.

9) 비선형 역학이론(Nonlinear mechanics : 난리니얼 메카닉스) : 탄성영역 내에서 압축력을 받는 다양한 구조물들의 구조적 안정성 이론 및 해석방법 등을 연구하는 이론이다. 기둥, 빔, 링, 박판, 실린더 등의 구조적 안정성 및 해석방법을 연구한다.

㉤ 환자에 대한 정보의 신속한 교환을 통한 진료의 질을 향상시키는 방향으로 추진되고 있으며, 의료정보학이라는 분야로 활성화되어 가고 있다.

③ 공학적 원리와 실험적 방법을 이용해 환자진료 및 치료의 효과를 극대화하고 의학 연구에 도움을 준다.

㉠ 의학적 연구에는 많은 임상적 연구나 실험적 방법을 통해 발생된 결과의 처리 및 분석이 요구된다.

㉡ 임상적 경험과 지식을 바탕으로 새로운 진단방법과 의료기기를 개발할 수 있으며, 인체의 기능을 대행해 주는 인공장기 등의 개발을 주도한다.

㉢ 직접적인 실험이 불가능하거나, 실험 전에 미리 실험의 범위를 정하거나, 필요한 정보를 얻기 위해서는 모델링이나 시뮬레이션 방법 등이 효과적으로 사용된다.

6. 데이터 송출과 연속 표시

트랜스듀서(transducer : 변환기) 기술의 발전은 의료에 새로운 발전을 가져왔다.

① 생체의 여러 가지 현상을 시간의 변화에 따라 연속적으로 나타내주는 환자감시장치의 도입이다. 많은 병원의 중환자실에서 이러한 시스템이 설치되어 환자의 상태를 파악하는 데 사용되고 있다. 환자감시 시스템은 그림 1-2와 같이 환자감시장치를 사용하여 주로 중증환자를 중심으로 심전도, 뇌파, 혈압, 산소포화도, 호흡, 심박수, 체온 등의 진단정보를 모니터에 나타내어 24시간 동안의 경과를 연속 감시함으로써, 위급한 환자상태의 돌발적인 변화를 지체 없이 발견하고, 신속하게 대응하여 환자의 안전을 목적으로 하는 것이다. 특히 심장발작과 같은 급격한 경과를 특징으로 하는 중증 심장질환 환자를 대상으로 하는 심박출감시 시스템(CCU : 심장 중환자실)에서의 데이터는 환자의 응급조치를 취하는 데 중요한 역할을 하며, 그 치료효과는 매우 크다.

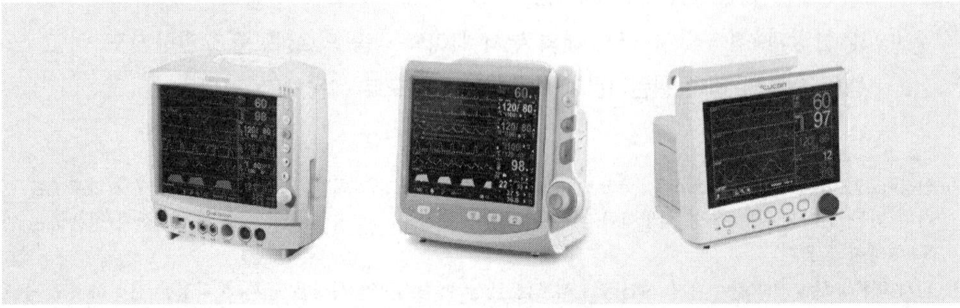

그림 1-2 • 환자감시장치

② 환자감시 시스템 장치를 이동이 가능한 차량(구급차)이나 구급 헬리콥터 등에 설치하며 병원으로 환자를 이송중에도 전문의사와 연락을 하면서 환자의 증세변화에 적절한 대응을 할 수 있어 인명구조에 유익하게 활용할 수 있다.

③ 트랜스듀서에서 제공된 생체진단 정보를 발달된 통신기술로 먼 거리에서도 받아볼 수 있다. 우주비행사의 심전도, 뇌파, 맥박, 혈중산소농도, 체온 등 모든 종류의 생체정보를 지구의 한 병원에서 받아볼 수 있을 정도의 수신기술은 의료공학 분야의 중요한 축으로 자리잡고 있다.

④ 우주에서의 생체정보전송이 현실화된 이상 병실에서 간호사실로, 산간벽지 또는 외딴섬 등의 무의촌, 원양어선에서 병원으로 생체정보를 보내는 일은 오늘날의 통신기술에 의해 간편한 조작만으로도 가능한 것이다.

⑤ 텔레미터 기술은 발진기를 구비한 조그마한 크기의 캡슐을 복용시켜 위나 장내의 pH, 온도, 또는 출혈 여부를 파악할 수 있고, 위장관 내 생체정보의 검색에도 이용되고 있다.

⑥ 통신기술의 발전 또한 의료 분야의 의료발전에 커다란 일익을 담당하고 있다. 대표적으로 오늘날에는 종합정보통신망(Integrated Service Digital Network(ISDN) : 인터그레이티드 서비스 디지털 네트워크) 등의 통신망이 구축되면서 커다란 변화를 가져오고 있다. 이는 각각 따로 설치되어 개별적인 서비스를 제공하고 있는 각종 통신망들(전화망, 데이터 통신망 등)을 디지털 기술로 통합하여 다양한 서비스를 종합적으로 제공하는 통신망이다.

⑦ 네트워크 통신망을 이용하여 X-선 사진과 같은 의료영상은 물론 진료내용과 의사소견 등 환자에 대한 다량의 진료정보를 빠른 시간에 송수신할 수 있어 보다 완벽한 원격진료가 가능하게 된 것이다.

7. 컴퓨터의 생체신호 정보응용

현대사회는 컴퓨터를 사용하지 않고는 존재할 수 없다고 해도 과언이 아닐 것이다. 크게는 국가기간전산망으로 국가업무가 컴퓨터로 시행되고 있으며, 은행업무, 생산관리나 산업로봇, 기업체의 사무자동화 처리, 개인용 컴퓨터, 전자오락 게임, 냉장고, 보일러와 같은 집안 생활도구까지 사회 구석구석 컴퓨터가 이용되고 있다.

① 각종 생체신호도 트랜스듀서 등에 의해 일단 전기신호로 바뀌면 디지털 신호로 변환하여 컴퓨터로 다시 신호를 출력(변환)할 수 있다. 또한 공학기술의 진보는 우리가 알 수 있는 생체정보를 질과 양적인 면에서 증가시킬 수밖에 없다. 이러한 사실들은 의료정보의 범람을 야기하는 것이고, 엄청난 정보의 처리를 위해서는 컴퓨터의 사용은 어쩔 수 없는 것이다.

② 일반적인 병원사무 관리에서부터 환자감시 데이터의 처리, 검사 및 수술의 예약, 다양한 검사 데이터 처리, 의용 영상처리, 약품관리, 의료비 계산 등 의료와 관련된 전 분야에 걸쳐서 컴퓨터는 빠지지 않고 사용되고 있다.

③ 컴퓨터를 이용하여 복잡한 의료 및 병원조직을 효율적으로 관리 운영하려는 병원자동화 또는 의료 시스템 공학이라는 기술의 등장은 이와 같은 이유 때문이다.

제 2 절 의학 용어

1. 의학 용어의 기본구조

① 어근(Root : 루트) : 용어의 뿌리

② 접두사(Prefix : 프리픽스) : 용어의 시작부위

③ 접미사(Suffix : 서픽스) : 용어의 끝부위

④ 결합형 모음자(Combining vowel : 컴바이닝 바월) : 어근과 접미사 또는 어근과 어근을 연결해 주는 모음(보통 'o')

⑤ 결합형태(Combining form : 컴바이닝 폼) : 어근과 결합형 모음 형성자

2. 접미어

① -ia(-리아) : 상태(condition : 컨디션, state : 스테이트 상태)

㉮ leukem ia(류케미아 : 백혈병)

② -y(-이) : 상태, 과정(Condition or process of : 컨디션 오어 프로세스 오브)

㉮ nephro-pathy(네프로페시 : 신장병), an-encephaly(언인셉팔리 : 무뇌증)

③ -ole(-이올) : 작은, 소형(small : 스몰)의

㉮ arteri-ole(아티리올 : 소동맥) : tiny-arterial branch(타이니 아티리얼 브랜치 : 작은 동맥가지)

④ -ule(-뉼) : 작은, 소형의

㉮ ven-ule(베뉼 : 소정맥) · small vein(스몰 베인 : 작은 정맥)

⑤ -or(-얼) : ~하는 사람

㉮ chiropract or(카이로프랙터 : 지압사)

⑥ -er(-러) : ~하는 사람

㉮ radiograph(라디오그래프 : 방사선 사진) → radio-graph-er(라디오그래퍼 : 방사선사)

⑦ -ist(-이스트) : ~을 전문으로 하는 사람

㉮ nephro-log-ist(네프롤로지스트 : 신장 전문의)

⑧ -um(-엄), -ium(-리엄) : 구조, 조직

㉮ pericard-ium(페리카디엄 : 심낭)

⑨ -algia(-알지아) : 아픔(pain : 페인), 아플(통 : 痛)

㉮ arthr-algia(아스랄지아 : 관절통)

⑩ -blast(-블래스트) : 무숙한 배자의 새싹, 종자, 발생(germ or bud : 점 오어 버드)

㉮ osteo-blast(오스티어블래스트 : 골아세포), bone-forming cells(본-퍼밍 셀스 : 뼈로 형성된 세포), bone cell that helps form bone tissue(본 셀 댓 헬프스 폼 본 티슈 : 뼈조직으로 형성된 뼈세포), erythro-blasts[에리스로 블래스트스 : 적아구(erythro = red : 에리스로 = 레드)]

⑪ -cele(-셀) : 탈장, 허니아(tumor : 튜머, hernia : 헤르니아, swelling : 스웰링)

㉮ recto-cele[렉토셀 : 직장(rectum : 렉텀)탈장], cysto cele(시스토셀) 방광류

⑫ -centesis(-센티시스) : 천자(구멍뚫기) = puncture(펑크처)

㉮ amnio-centesis(앰니오 센티시스 : 양막천자), thoraco centesis(토랙 센티시스 : 흉막천자)

⑬ -coccus(-코쿠스) : 균

㉮ staphylo[= grape(그레이프 : 포도)] coccus(스타필로코쿠스 : 포도상구균)

⑭ -crine(-크린) : 분리/분비하는 것(to secrete : 투 시크리트)

㉮ endo(≒in) crine(엔도크라인 : 내분비), endo(≒in) scope(= see)(내시경, 엔도스고피)

⑮ -cyte(-사이트) : 세포 cell

㉮ erythro(≒red) cyte(에리스로사이트 : 적혈구), leuko(= white) cyte(= cell) 백혈구(뉴코사이트)

⑯ -drome(-드롬) : 달리는 것

㉮ syn-drome(신드롬 : 증후군)

⑰ -dynia(-디니아), -algia(-알지아) : 아픔, 동통(pain : 페인)

㉮ gastro[= stomach(스터먹 : 위)] dynia(가스트로디니아 : 위통), neur algia(뉴로 알지마 : 신경통) my[= muscle(머슬 : 근육)] algia(마이 알지마 : 근육통)

⑱ -tomy(-터미) : 절개, 절단(incision section : 인시즌 섹션), dichotomy(다이코터미 : 분열), tonsillectomy(톤설렉터미 : 편도선절제술)

⑲ -ectomy(-엑터미) : 절제, 잘라서 도려내다, excision(엑시전)

㉮ laryng-ectomy(라링엑토미 : 후두절제술) gastro-ectomy(가스트로액토미 : 위절제술)

⑳ -emia(-에미아) : 혈액의 상태(blood condition : 블러드 컨디션)

㉠ an(not, 부정) emia(아네미아 : 빈혈), leuk-emia(루케미아 : 백혈병)

㉑ -fusion(-퓨전) : 용해, 융합, 통합

㉠ trans(≒cross : 교차하다) fusion(트랜스퓨전 : 수혈)

㉒ -genesis(-제너시스) : 산출, 형성

㉠ onco-genesis(온코제네시스 : 종양형성)

㉓ -gram(-그램) : 기록

㉠ electro(=전기) cardio[=heart(하트 : 심장)] gram(일렉트로 카디오 그램 : 심전도)

㉔ -graph(-그래프) : 기록계(instrument for recording : 인스트러먼트 포 레코딩) 기록하는 도구

㉠ electro-cardio-graph(일렉트로 카디오 그래프 : 뇌파계)

㉕ -graphy(-그래피) : 기록방법(method for recording : 메서드 포 레코딩), 기록하는 방법

㉠ electro-cardio-graphy(일렉트로 카디오 그래피 : 심전도기록법)

㉖ -itis(-이티스) : 염증

㉠ nephr[≒kidney(키드니 : 신장)] itis(네프라이티스 : 신장염)

㉗ -logy(-로지) : 학문 연구(study : 스터디)

㉠ ophthalmo[=eye(아이 : 눈)] logy(오프탈모로지 : 안과학), histo[=tissue(티슈 : 세포)] logy(히스토로지 : 조직학)

㉘ -lysis(-라리시스) : 분해, 파괴 destruction(데스트럭션), separation(세퍼레이션) 용해, 분해

㉠ hemo lysis(헤모라이시스 : 용혈)

㉙ -megaly(-메갈리) : 거대, enlargement(엔라지먼트 : 거대증)

㉠ acro-megaly(아크로메갈리 : 말단거대증), cardio-megaly(카디오메갈리 : 심장거대) extremity or topmost(익스트레머티 오어 탑모스트 : 끝, 선단)

㉚ -meter(-미터) : 계측하는 것(instrument for measuring : 인스트러먼트 포 메저링 : 측정하는 도구)

㉠ hemo[=blood(블러드 : 피)] meter(헤모미터 : 혈액계측)

㉛ -oma(-오마) : 종양, 부종(tumor : 튜머, swelling : 스웰링)

㉠ hepat[=liver(리버 : 간)] oma(헤파토마 : 간종양), aden oma(아데노마 : 선종)

㉜ -opsy(-옵시) : 보는 것, 조직검사법(vision : 비전)

㉠ aut-opsy(오톱시 : 부검) bio(=生) psy(바이옵시 : 생검)

㉝ -osis(-오시스) : 상태, (병적)상태, morbid process(모비드 프로세스 : 병적인 과정)

예 necr[=death(데스 : 죽음)] osis(네크로시스 : 괴사)

㉞ -partum(-파텀) : 출생 분만, 출산(birth : 버스, labor : 레이버)

예 ante-partum(앤티파텀 : 분만 전), post-partum(포스트파텀 : 분만 후의)

㉟ -pathy(-패시) : 병(disease : 디지즈)

예 cardio[=heart(하트 : 심장)] pathy(카디오패시 : 심장병)

㊱ -penia(-피니아) : 결핍

예 erythro(=RBC : 적혈구) penia(에리스로피니아 : 적혈구결핍)

㊲ -pexy(-펙시) : 고정술, Fixation(픽세이션 : 고정)

예 nephro[=Kidney(키드니 : 신장)] pexy(네프로펙시 : 신장고정술)

㊳ -phobia(-포비아) : 공포증(fear : 피어)

예 hydro[=water(워터 : 물)] phobia(하이드로포비아 : 공수병, 광견병), claustro- phobia(크라우스토 포비아 : (밀폐)협소증후군)

㊴ -physis(-파시스) : 성장하는 것

예 hypo physis(하이포퍼시스 : 뇌하수체) [=beneath(비니스 : 아래), under(언더 : 아래)]

㊵ -plasia(-플라지아), -plasm(플래즘) : 발생, 형성(formation : 포메이션)

예 chondro-plasia(콘드로플라지아 : 연골 발생), neo-plasm(네오플라즘 : 신생물)

㊶ -plasty(-플래스티) : 외과적 수복, 형성술, 성형술[surgical repair(서지컬 리페어), shaping (샤핑)]

예 thoraco plasty(소라코플라스티 : 흉곽형성술), rhino[=nose(노즈 : 코)] plasty(리노플래스티 : 코성형술) [=chest(체스트 : 가슴)]

㊷ -pnea(-피니아) : 호흡(breathe : 브리드)

예 a(-not : 부정) pnea(애프니어 : 무호흡), hyper-pnea(하이퍼피니아 : 과호흡)[=over beyond above(오버 비욘드 어버브)]

㊸ -poiesis(-포이에시스) : 형성(formation : 포메이션)

예 hemato[=blood(블러드 : 피)] poiesis(헤마토포이에시스 : 혈액생성)

㊹ -ptosis(-프토시스) : 낙하, 하수(downward displacement : 다운워드 디스플레이스먼트)

예 viscero ptosis(비세롭토시스 : 내장하수), gastro[=stomach(스터먹 : 위)] ptosis(가스트로프토시스 : 위하수)

㊺ -sclerosis(=스클레로시스) : 경화, hardening(하드닝 : 경화)

㉵ arterio[=artery(아터리 : 동맥)] sclerosis(아터리오스클레로시스 : 동맥경화)

㊻ -scope(-스코프) : 검사기계

㉵ endo[=in(인 : 안에)] scope[=see(시 : 보다)] (엔도스코프 : 내시경)

㊼ -stasis(-스태시스) : 정지, 조절(stop : 스톱)(make stand : 메이커 스탠드)

㉵ hemo(=blood)stasis[헤모(=블러드)스타시스 : 지혈]

㊽ -stomy(-스터미) : 새로운 개구부 형성, 누공술, 문합술(artificial opening : 아터피셜 오프닝 : 인공적으로 여는 것)

㉵ colo(colon : 콜론 : 대장) stomy(콜로스터미 : 대장개구술)

㊾ -therapy(-세러피) : 요법

㉵ hydro[=water(워터 : 물)]therapy(하이드로세러피 : 수치료법)

㊿ -tome(-톰) : 자르는 기계(instrument for cutting : 인스트러먼트 포 커팅)

㉵ osteo[=bone(본 : 뼈)]tome(오스테오톰 : 뼈를 자르는 기구)

51 -tomy(-터미) : 절개, 절단(incision : 인시즌)

㉵ laparo-tomy(래퍼로터미 : 개복술), Ana-tomy(애너토미 : 해부학) [=abdominal wall(어브도미널 월 : 복벽)] [=abdomen(어브도먼 : 복부)] 腹배(복)

52 -trophy(-트로피) : 영양상태, 형성

㉵ hyper(=위에)trophy(하이퍼트로피 : 과발육)

53 -clysis(-클라이시스) : 물을 붓다, 씻다(관장, 세정) irrigation(이러게이션 : 관개, 물을 댐)

㉵ entero(=장)clysis(엔테로클라이시스 : 관장)

54 -ectasis(-엑토시스), -ectasia(-엑토시아) : 확장, 확장증(expansion : 익스팬션) recto[=rectum(렉튬 : 직장)] clysis(렉터클라이시스 : 직장 관장)

㉵ angi[=vessel(베슬 : 혈관)] ectasis(안지엑타시스 : 혈관확장)

55 -emesis(-에메시스) : 구토(vomitting : 보미정)

㉵ hemat[=Blood(블러드 : 피)] emesis(헤마테메시스 : 토혈)

56 -pepsia(-펩시아) : 소화(digest : 디제스트)

㉵ dys-pepsia(디스펩시아 : 소화불량), dys-pnea(디스피니아 : 호흡곤란) (bad : 배드 : 나쁜) (difficult : 디피컬트 : 어려운)

57 -phagia(-파지아) : 먹다, 마시다(eat : 이트)

㉵ poly(=다수 많은)phagia(폴리파지아 : 대식증)

⑱ -ptysis(-파이티스) : 토하다

㉮ hemo[=blood(블러드 : 피)] ptysis(헤모타이시스 : 객혈)

⑲ -rrhiagia(-라지아), rrhage : 출혈, 누출

㉮ hemo[=blood(블러드 : 피)]rrhage(헤모라지아 : 출혈)

⑳ -rrhaphy(-로라피) : 봉합, 봉합술(suture : 수처)

㉮ gastro[=stomach(스터먹 : 위)]rrhaphy(가스트로라피 : 위 봉합술)

㉑ -rrhea(-리아) : 유출, 배출, 누출(flow : 플로, discharge : 디스차지)

㉮ rhino[=nose(노즈 : 코)]rrhea(리노리아 : 콧물)

㉒ -rrhexis(-렉시아) : 파열(rupture : 럽처)

㉮ entero[=intestine(인테스틴 : 장)]rrhexis(엔테로렉시스 : 장파열)

㉓ -spasm(-스패즘) : 무의식중의 근수축

㉮ pyloro(=유문)spasm(파일로로스파슴 : 유문경련)

㉔ -stalsis(-스탈리스) : 수축

㉮ peri(=연동)stalsis(페리스탈시스 : 연동운동)

㉕ -stenosis(-스텐노시스) : 좁혀지다, 협착(narrowing : 내로잉 : 협착증)

㉮ pyloric[=pylors(파이오릭스 : 유문)]stenosis(파일로릭 스테노시스 : 유문협착)

㉖ -tresia(-트레지아) : 개구부

㉮ esophageal(=식도)a(-not : 부정)tresia(이소퍼지얼 아트레지아 : 식도폐쇄)

3. 접두어

① a-(어-), an-(언-) : 없다, 없이 ~이 없는, without, not

㉮ an-oxia(애녹시아 : 무산소증), a-pnea(애프니어 : 무호흡)

② ab-(애-, 어브-) : (away from : 어웨이 프롬 : ~에서 밖으로) : ~에서 떨어져서, ~에서 밖으로

㉮ ab-duction(앱덕션 : 외전), ab-normal(=정상)(애브노멀 : 비정상의)

③ ad-(어드-) : ~향해서, ~에서 안으로(into : 인투)

㉮ ad-duction(어덕션 : 내전), ad-hesion(애드히전 : 유착)

④ ana-(아나-) : 위쪽으로

㉮ ana-bolism(아나볼리즘 : 동화작용)

⑤ ante-(안테-) : 앞의, ~의 앞에

예 ante-partum(=분만)(안트파텀 : 분만 전)

⑥ anti-(안티-) : ~에 반대하여, 반대

예 anti-gen(안티젠 : 항원), anti-toxin(안티톡신 : 항독소)

⑦ auto-(오토-) : 그 자신, 자기

예 auto-genous(오토제너스 : 자생의), auto-graphy(오토그래피 : 자서전)

⑧ bi-(bi-, di-, diplo-) : 두 개의, 2(two : 투)

예 bi-lateral(=측면)(바일래터럴 : 양측의), dipl-opia(디플로피아 : 복시 : 겹치게 보이는 것 : 두 개로 보이는 것)

⑨ brady-(브래디-) : 늦은, 느린(slow : 슬로)

예 brady-cardia(브래디카디어 : 서맥)

⑩ cata-(카타-) : 아래의, 다운(down)

예 cata-bolism(카타볼리즘 : 이화작용)

⑪ con-(콘-) : ~같이, ~와 더불어, 함께, 공존(共存) with(위드) together(투게더)

예 con-genital(=선천성의)a(-not)nomaly(=정상 : normal : 노멀) (콘제니탈 어노멀리 : 선천성 기형)

⑫ contra-(콘트라-), counter-(카운터-) : ~에 반대하여(against : 어게인스트, opposite : 오퍼짓), 역(逆), 반대

예 contra-lateral(=측면)(콘트라래터럴 : 반대 측의), contra-indication(=지시)(콘트라 인디케이션 : 금기)

⑬ de-(디-) : 아래의, 부족한, ~아래로, ~보다 적게 된

예 de-hydration(=물)(디하이드레이션 : 탈수), de-calcification(디칼시피케이션 : 탈회 : 칼슘이나 석회물질을 빼는 것)

⑭ dia-(다이아-) : ~을 통해서(through : 스루-)

예 dia-gnosis(다이아그노시스 : 진단)

⑮ dys-(디스-) : 병적인, 곤란한, bad(배드 : 나쁜), difficult(디피컬트 : 어려운)

예 dys-pnea(디스프니아 : 호흡곤란)

⑯ ec-(엑-), ecto-(엑토-) : 밖으로

예 ecto-derm(=피부)(엑토덤 : 외배엽)

⑰ en-(엔-), endo-(엔도-) : 안의

㉮ endo-derm(엔도덤 : 내배엽)

⑱ epi-(에피-) : ~의 위에, 위의, 보다 위에, ~위(above : 어버브, on : 온)

㉮ epi-thelium(에피텔리움 : 포피), epi-gastric(에피개스트릭 : 상복부의)

⑲ eu-(유-) : 건전한 좋은, 좋은, 쉬운, 정상

㉮ eu-pnea(유니아 : 정상호흡)

⑳ ex-(엑-) : 밖으로, ~로부터 떨어져서

㉮ ex-ophthalmic(=eye : 눈)(엑소프탈믹 : 안구돌출증), ex-odus(엑소더스 : 대탈출 : 나가기)

㉑ hemi-(헤미-) : 절반의

㉮ hemi-gloss(=혀의)ectomy(헤미글로스엑터미 : 반설절제술)

㉒ hyper-(하이퍼-) : 과도한, ~을 넘어서

㉮ hyper-plasia(=형성)(하이퍼플라지아 : 과형성)

㉓ hypo-(하이포-) : 불충분한, 아래의, under(언더 : ~보다 아래의)

㉮ hypo-dermic(=deimal : 데말 : 피부)(하이포더믹 : 피하)

㉔ in-(인-) : 없다, ~이 아닌

㉮ in-somnia(인섬니아 : 불면증)

㉕ in-(인-) : 안으로, ~안에, 안(inner : 이너, into : 인투)

㉮ in-cision(인시전 : 절개)

㉖ infra-(인프라-) : 아래의, 열등한

㉮ infra-cardiac(=heart : 하트 : 심장)(인프라카디애크 : 심장 아래의)

㉗ inter-(인터-) : 사이의

㉮ inter-costal(=늑골)(인터코스탈 : 늑간)

㉘ intra-(인트라-) : 안의

㉮ intra-venous(=vein : 베인 : 정맥)(IV(약칭) : 인트라비너스 : 정맥혈내의)

㉙ macro-(매크로-) : 큰, 긴(large : 라지, long : 롱)

㉮ macro-cephalic(=brain : 브레인 : 머리)(매크로세팔릭 : 대두)

㉚ mal-(말-) : 병적인, 나쁜, 비정상(abnormal : 애브노멀, bad : 배드)

㉮ mal-ignant(말리그넌트 : 악성)

㉛ meso-(메소-) : 중간의

㉮ meso(=middle : 미들 : 중간의)derm(메소덤 : 중배엽)

㉜ meta-(메타-) : ~을 넘어서, 사이의

예 meta-morphosis(메타몰포시스 : 변태)

㉝ micro-(마이크로-) : 작은, small(스몰)

예 micro-scope(=see : 시 : 보다)(마이크로스코프 : 현미경), micro-surgery(마이크로 서지리 : 현미경외과(수술))

㉞ pan-(팬-) : 모든

예 pan-cyto(=cyte : 세포)penia(=감소)(팬사이토페니아 : 혈구감소증)

㉟ para-(파라-) : 가까이, ~의 곁에

예 para-thyroid(=갑상선)(패러 사이로이드 : 부갑상선)

㊱ per-(퍼르-) : ~을 통하여

예 per-cutaneous(퍼큐테이니어스 : 피부를 통하여)

㊲ peri-(페리-) : 주위의

예 peri-cardium(=heart : 하트 : 심장)(페리카디엄 : 심낭)

㊳ polio-(폴리오-) : 뇌 또는 척수의 회백질(gray : 그레이)

예 polio-myelitis(폴리오마이엘라이티스 : 회백수염, 소아마비)

㊴ poly-(폴리-) : 많은, 다수 많은(many : 매니, much : 머치)

예 poly-neuritis 폴리뉴어라이티스 : 다(多)신경염

㊵ post-(포스트-) : 뒤의, ~한 후의, after(시간장소의 뒤)

예 post-natal(포스트나탈 : 출생 후), post partum(포스트패텀 : 분만 후의)

㊶ sub-(서브-) : 아래의, under(언더 : ~보다 아래의)

예 sub-costal(서브코스탈 : 늑골 아래의), sub zero(섭지로우 : 영도 이하의)

㊷ supra-(슈프라-) : 보다 위의, 위(above : 어버브, on : 온)

예 supra-thoracic(수프라쏘라식 : 흉곽 위)

㊸ syn-(신-), sym-(심-) : ~와 함께, 더불어

예 syn-thesis(신세시스 : 합성)

㊹ tachy-(태치-) : 급속한, 빠른(rapid : 래피드)

예 tachy-cardia(태키카디어 : 빈맥)

㊺ trans-(트랜스-) : ~을 통하여, ~를 지나서

예) trans-fusion(트랜스퓨전 : 수혈), trans-position(트랜스포지션 : 전위)

㊻ ultra-(울트라-) : ~을 넘어서, 과다한

예) ultra sono(=음 : 音)graphy(울트라서노그래피 : 초음파술)

4. 골격계

(1) 골격계의 해부학적 용어

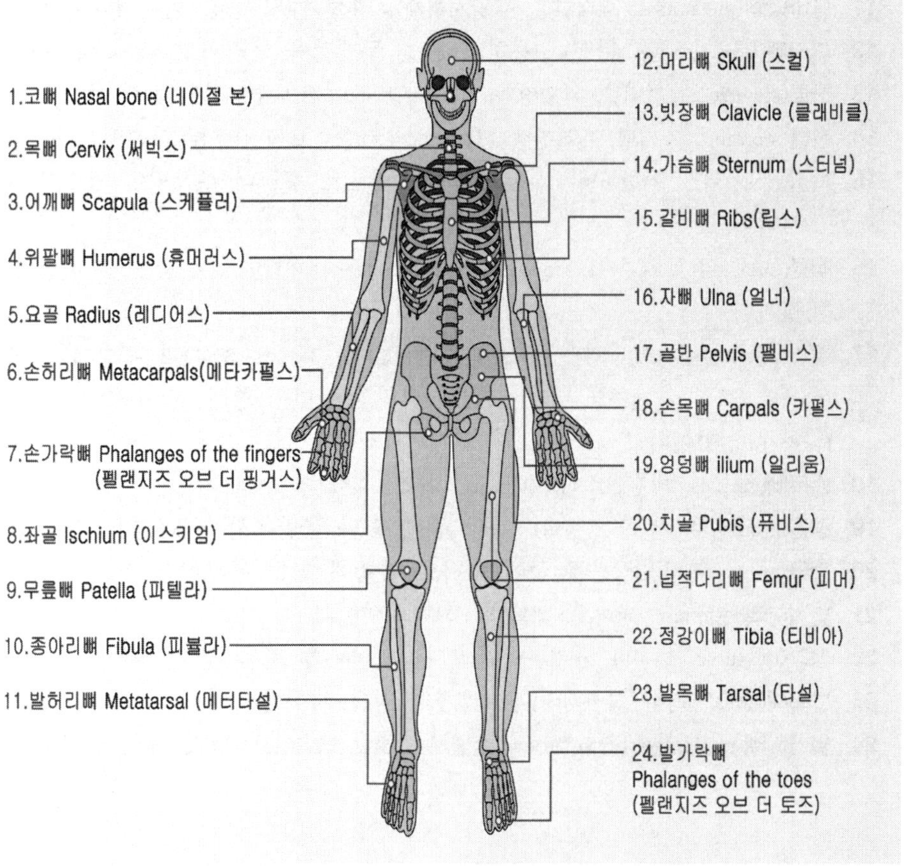

그림 1–3 • 전체 골격계(skeletal system : 스켈러틀 시스템)

1. **코뼈**(nasal bone : 네이절 본) : 코를 이룬 뼈, 비골이라 한다.

2. **목뼈**(cervix : 써빅스) : 경부이다.

3. **어깨뼈**(scapula : 스케퓰러, =견갑골) : (shoulder bone : 숄더 본) 어깨뼈이다.

4. **위팔뼈**(humerus : 휴머러스, =상완골) : 상박골(upper arm bone : 어퍼 암 본) 위팔의 뼈이다.

5. 요골(radius : 레디어스, =노뼈) : lateral lower arm bone(래터럴 로어 암 본) : 아래팔의 측면 위치뼈이다.
6. 손허리뼈(metacarpals : 메타카펄스, =손바닥뼈) : (five radiating bones to the fingers : 파이브 레디에이팅 본즈 투 더 핑거스) : 다섯 개의 방사 모양의 손가락이다.
7. 손가락뼈(phalanges of the fingers : 펠랜지즈 오브 더 핑거스) : (finger bones : 핑거본즈) : 손가락 5개의 뼈이다.
8. 좌골(ischium : 이스키엄) : 관골 중에 하나로 뒤쪽에 있는 부분이다.
9. 무릎뼈(patella : 파텔라, =슬개골) : 무릎덮개 : 작고 평평한 뼈(대퇴골과 경골 사이에 위치해 있다.)
10. 비골(fibula : 피뷸라, =종아리뼈) : 아래다리의 두 개 중 작은 뼈이다.
11. 발바닥뼈(metatarsal : 메터타설, =발허리뼈) : 다섯 개의 중간 발가락뼈이다.
12. 머리뼈(skull : 스컬) : 뇌를 수용하고 있는 두개강을 둘러싸고 있는 뼈이다.
13. 쇄골(clavicle : 클래비클, =빗장뼈) : (collar bone : 칼라 본) 깃(날개)뼈이다.
14. 흉골(sternum : 스터넘, =복장뼈) : (breast bone : 브레스트 본) 가슴뼈이다.
15. 늑골(ribs : 립스, =갈비뼈) : 뒤로는 척추, 앞으로 흉골이 부착되어 있으며, 12쌍으로 구성되어 있다.
16. 척골(ulna : 얼너, =자뼈) : (medial lower arm bone : 미디엄 로어 암 본) 아래팔의 측면 위치뼈이다.
17. 골반(pelvic : 펠비스) : 좌우 두 개의 관골(=hip bones : 힙본)과 후방에서 천골 미골(coccyx : 콕식스 : 미저골, 미골)에 의해 원형의 골반이 형성. girdle(펠빅 거들) : 골반대(다리 이음뼈)이다.
18. 손목뼈(carpals : 카펄스) : (wrist bone : 리스트 본)
19. 장골(ilium : 일리움, =엉덩뼈) : 관골 중에 하나 골반에서 가장 높은 위치에 있다.
20. 치골(pubis : 퓨비스) : 관골 중에 하나로 앞쪽에 있는 부분이다.
21. 넙적다리뼈(femur : 피머, =대퇴골) : 허벅지뼈이다.
22. 정강이뼈(tibia : 티비아, =경골) : 아래다리의 두 개 중 가장 큰 뼈이다.
23. 발목뼈(tarsal : 타설, 복사뼈(거골)) : 7개의 작은 뼈이다.
24. 발가락뼈(phalanges of the toes : 펠랜지즈 오브 더 토즈) : 다섯 개의 발가락이다.

(2) 뼈의 위치적 분류

1) 두개골(머리뼈, Skull)

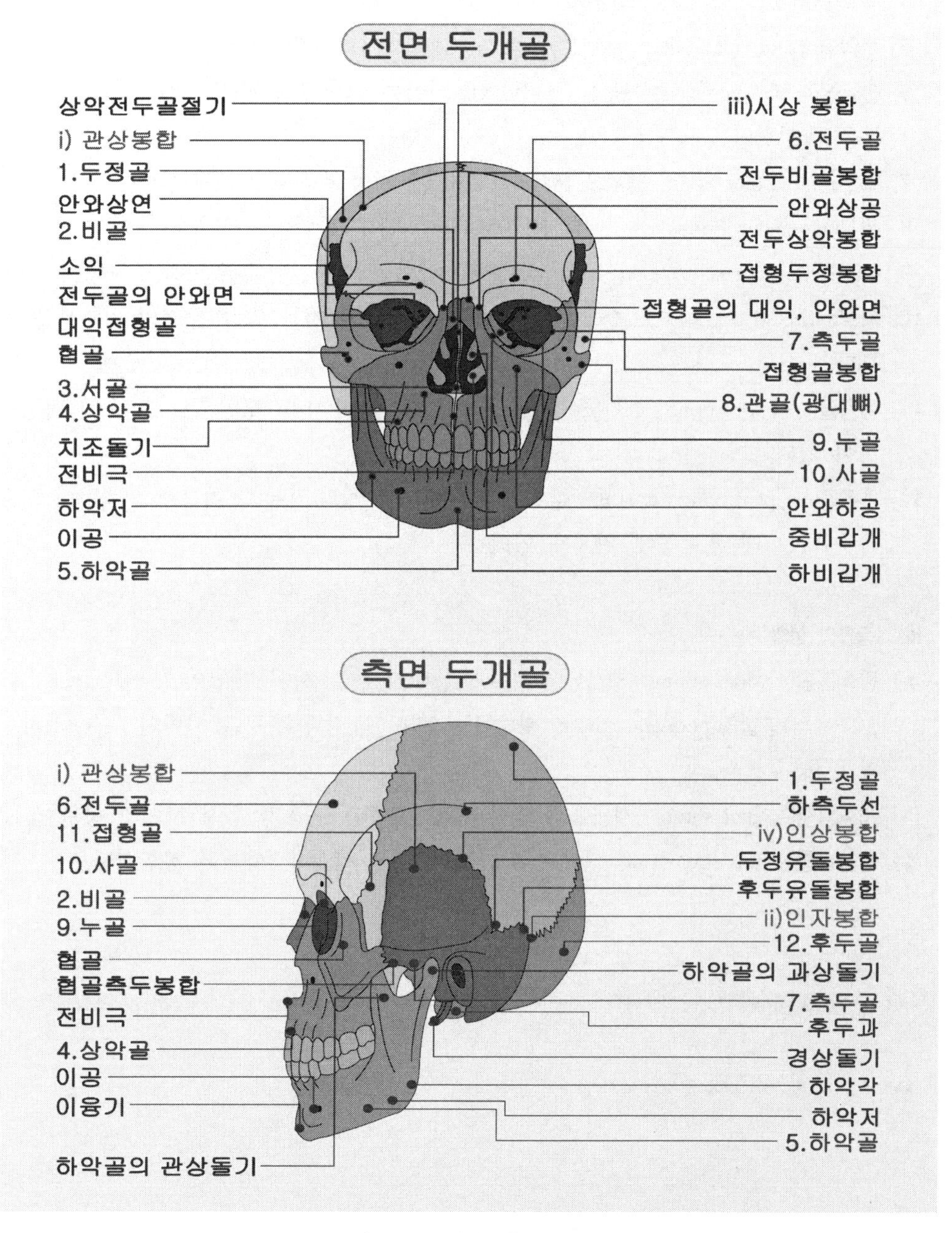

그림 1-4 • 전면 · 측면 두개골

1. **두정골**(parietal bone : 퍼라이어틀 본, =마루뼈) : 두 개의 두정골을 구성한다.
2. **비골**(nasal bone : 네이절 본, =코뼈) : 코의 골격을 이룬다.
3. **서골**(vomer : 보머, =보습뼈) : 비중격(코의 가운데 막고 있는 막)의 후하부를 이룬다.
4. **상악골**(maxillary bones : 맥실러리 본, =위턱뼈) : 위턱뼈이다.
5. **하악골**(mandibular bone : 맨디뷸라 본, =아래턱뼈) : 아래턱뼈이다.
6. **전두골**(frontal bone : 프론탈 본, =이마뼈) : 이마를 이루고 안와(눈구멍)와 비강벽의 일부를 형성한다.
7. **측두골**(temporal bone : 템포랄 본, =관자뼈) : 두개의 측두골을 구성한다.
8. **관골**(zygomatic bones : 지고매틱 본, =광대뼈) : 빰의 튀어나온 부분이다.
9. **누골**(iacrimal bones : 라크리멀 본, =눈물뼈) : 안와의 내벽전방에 위치하고 누낭이 있다.
10. **사골**(ethmoid bone : 에스모이드 본, =벌집뼈) : 비강의 지붕 및 비중격의 윗부분을 이룬다.
11. **접형골**(sphenoid bone : 스피노이드 본, =나비뼈) : 나비(박쥐) 모양으로 그 속에 접형골통이 있다.
12. **후두골**(occipital bone : 옥시퍼들 본, =뒤통수뼈) : 두 개의 후부의 저부에 위치하며 척수가 지나는 대 후두공에 위치해 있다.

※ 4종류의 봉합 --------

i) **관상봉합**(coronal suture : 코로널 수처) : 두정과 전두골 사이 봉합이다.

ii) **인자(람다)봉합**(lambdoidal suture : 람다이달 수처) : 두정과 후두골 사이의 入(람다)자형의 봉합이다.

iii) **시상봉합**(sagittal suture : 새저틀 수처, =비골간 봉합) : 두정과 두정 사이의 봉합이다.

iv) **인상봉합**(sutura squamosa : 수처 스퀴모사) : 두정과 측두골 사이의 봉합이다.

2) 척 추

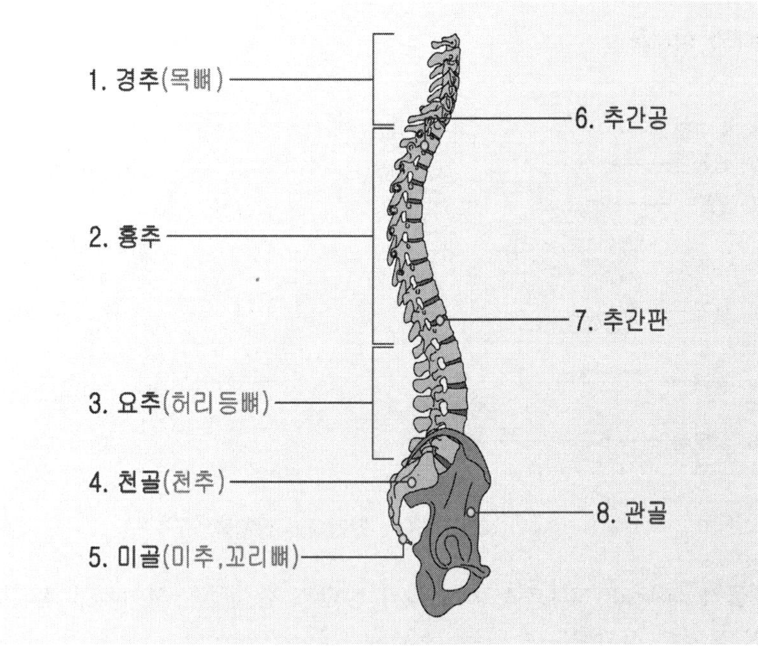

그림 1-5 • 척추

1. **경추**(cervical vertebrae : 서비컬 버터브라, =목뼈) : C1~C7 : 7개로 구성되어 있다.
2. **흉추**(thoracic vertebrae : 소라식 버터브라, =등뼈) : T1~T12 : 12개로 구성(늑골과 연결된다)되어 있다.
3. **요추**(iumbar vertebrae : 룸바 버터브라, =허리뼈) : L1~L5 : 5개로 구성(다른 추골에 비해 가장 크고 무겁다)되어 있다.
4. **천골**(sacrum : 새크럼, =엉치뼈) : 5개의 척추가 융합한 것. 골반의 후벽을 이룬다.
5. **미골**(coccyx : 콕식스, =꼬리뼈) : tailbone(테일본)
6. **추간공**(intervertebral foramination : 인터버터브럴 포라미비션) : 척추 사이에 있는 구멍이다.
7. **추간판**(intervertebral cartilaginous disk : 인터버터브럴 카틸러지너스 디스크) : 척주골 사이 연골원판 – 척주골 사이에 있는 연골조직으로 충격을 흡수한다.
8. **관골절구**(acetabulum : 애서태뷸럼, =볼기뼈) : 골반뼈에 있는 원형의 절구, 관골구를 말한다.

(3) 사지골격

1) 견갑대와 상지골

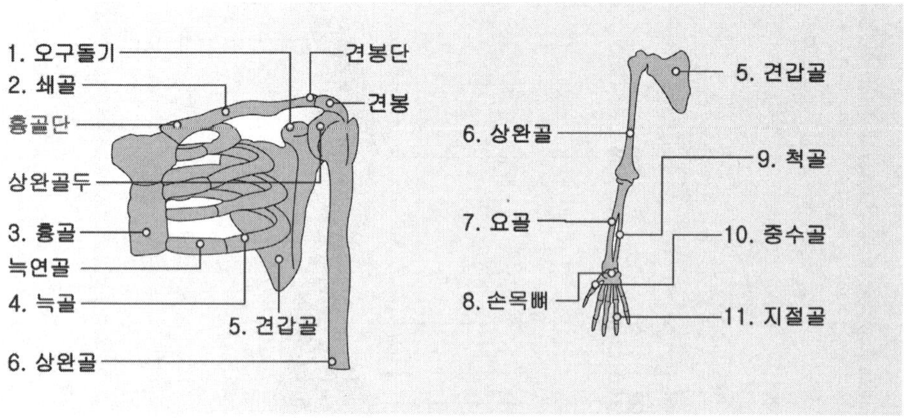

그림 1-6 ● 견갑대와 상지골

1. **오구돌기**(coracoid : 코라코이드) : 관절의 상단과 견갑절흔 사이에서 전외방으로 구부러진 돌기로 상완이두근 단두, 오훼완근의 부착부이다.
2. **쇄골**(clavicle : 클래비클, =빗장뼈) : 인체에서 가장 먼저 골화가 시작되는 장골로 흉골과 견갑골 사이를 연결한다.
3. **흉골**(sternum : 스터넘) : 흉골은 흉골병, 흉골체, 검상돌기의 3부분으로 이루어져 있고, 검상돌기는 흉골 말단으로 응급처치나 심폐소생술에 의한 구급법에 자주 사용되는 곳이다.
4. **늑골**(ribs : 립스, =갈비뼈) : 흉곽의 전방 외측에 위치하며 흉골, 척추와 함께 비축성 관절을 말한다.
5. **견갑골**(scapula : 스케퓰러, =어깨뼈) : 삼각형 모양으로 약 9~10[cm]의 얇은 편평골이다.
6. **상완골**(humerus : 휴머러스) : 위팔을 이루는 뼈. 상하단은 반구형으로 부풀어 있으며, 위는 어깨뼈에, 아래는 자뼈, 요골에 이어진다.
7. **요골**(radius : 레디어스) : 두상골을 제외한 근위 수근골과 연결되며 하단이 상단보다 2배 정도 크다.
8. **손목뼈**(carpal : 카펄) : 손목을 이루는 여덟 개의 작은 뼈이다.
9. **척골**(ulnar : 유널) : 팔꿈치에서 팔목까지의 전완을 이루는 2개의 뼈 가운데 안쪽에 있는 뼈이다.
10. **중수골**(metacarpals : 메타카펄스) : 손바닥뼈로 원위 수근골과 손가락을 연결한다.
11. **지절골**(phalanges : 펠랜지즈) : 손가락뼈들이 각자 가지고 있는 뼈로 근위, 가운데, 원위로 명명한다.

2) 손의 뼈

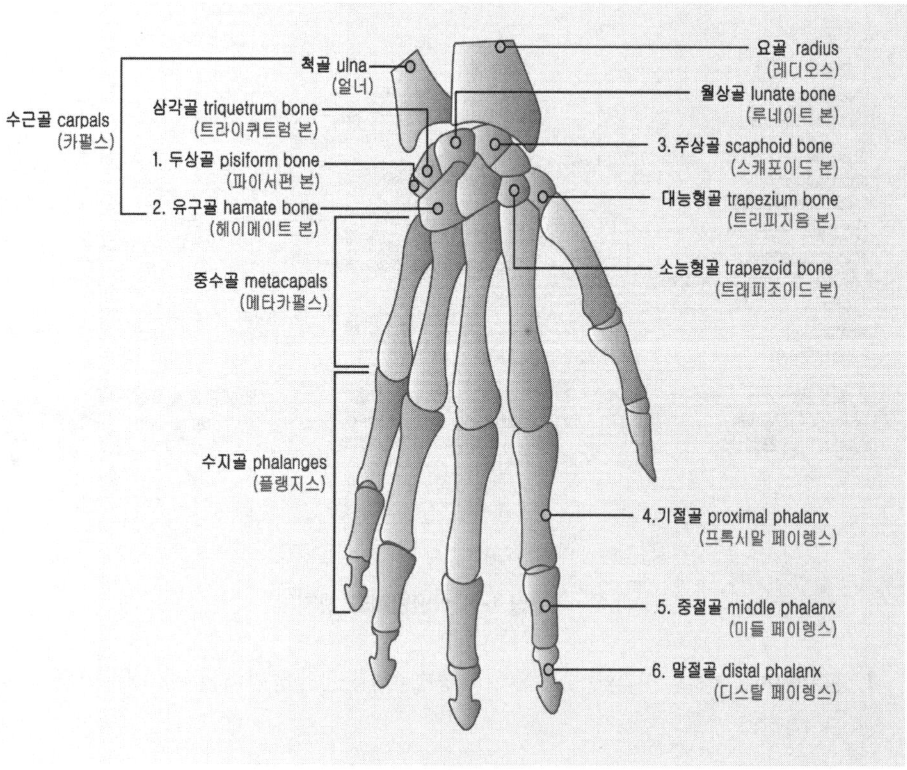

그림 1-7 ● 손의 뼈

① **근위수근골**(proximal carpal row : 프록시말 카펄 로우, =손목뼈) : 주상골, 월상골, 삼각골, 두상골이다.

② **원위수근골**(distal carpal row : 디스탈 카펄 로우) : 손바닥뼈와 연결. 대능형골, 소능형골, 유두골, 유구골이다.

1. 두상골(pisiform : 파이서펀, =콩알뼈) : 손의 연한 근육조직 중앙부의 소지구 돌기의 기본 점에서 발견된다.

2. 유구골(hamate : 헤이메이트) : 갈고리뼈라고도 하고 돌출되어 있어 두상골의 원위와 후방에 위치해 있다.

3. 주상골(scaphoid : 스캐포이드, =손목뼈) : 수근 근위층 후방에 위치해 있다.

4. 기절골(proximal phalanx : 프록시말 페이렉스) : 첫마디뼈이다.

5. 중절골(middle phalanx : 미들 페이렉스) : 중간마디뼈이다.

6. 말절골(distal phalanx : 디스탈 페이렉스) : 끝마디뼈이다.

3) 하지골

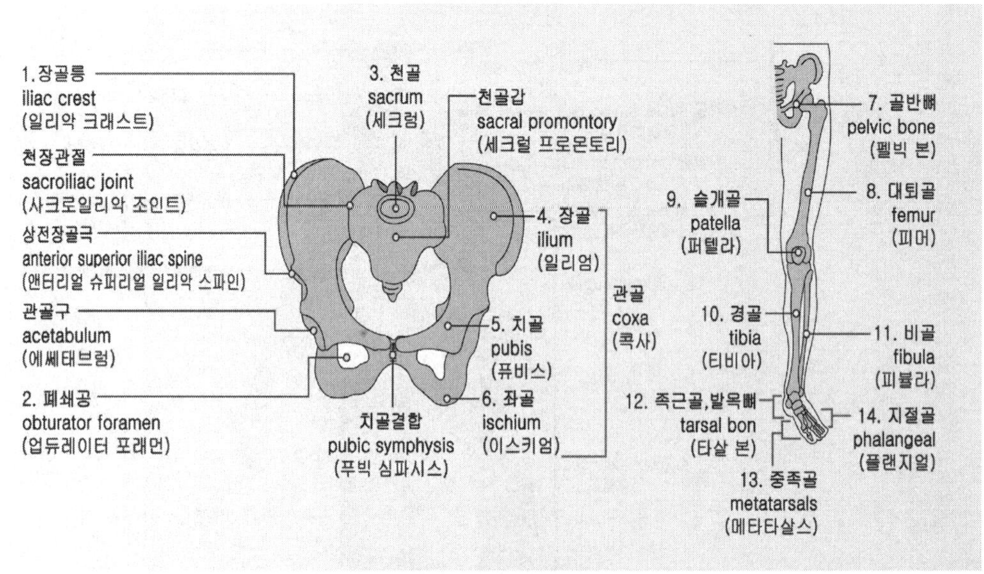

그림 1-8 ● 골반뼈와 하지대

1. **장골릉**(iliac crest : 일리악 크래스트, =엉덩이뼈릉선) : 엉덩이의 윗 테두리를 두르고 있는 뼈이다.
2. **폐쇄공**(obturator foramen : 업듀레이터 포래먼) : 골반에 뚫린 큰 구멍이다. 좌골과 치골 사이에 있는 혈관과 신경의 통로이며, 섬유성 폐쇄막에 의하여 부분적으로 막혀 있다.
3. **천골**(sacrum : 세크럼) : 선골(仙骨)이라고도 하며, 5개의 천추(薦椎)가 융합해서 이루어진 것으로 척주를 구성하는 척추 중에서 가장 크다.
4. **장골**(ilium : 일리엄) : 엉치등뼈의 두 끝과 엉덩이뼈의 뒤쪽 위에 위치해 있으며, 부채 모양으로 퍼진 편평한 뼈이다.
5. **치골**(pubis : 퓨비스) : 좌골의 앞쪽에서 골반을 에워싸고 있는 뼈이다.
6. **좌골**(ischium : 이스키엄) : 엉덩뼈라고도 하며 장골(腸骨)의 아래쪽으로 이어져 있다.
7. **골반뼈**(pelvic bone : 펠빅 본) : 체구의 아래 부분에 위치하고 앞과 옆부분은 관골로, 뒷부분은 천골과 미골로 경계된다.
8. **대퇴골**(femur : 피머) : 넙다리뼈 골반에서부터 무릎까지의 뼈로서 신체 중에서 가장 긴 뼈이다.
9. **슬개골**(patella : 퍼텔라) : 직경 약 5[cm]의 삼각형 종자뼈로서 무릎힘줄로 둘러싸여 있으며, 무릎관절을 보호하는 역할을 한다.
10. **경골**(tibia : 티비아) : 하지를 이루는 뼈이다. 길이 30~33[cm]의 관 모양의 뼈이며,

인체골격 중에서 골반뼈 다음으로 크다. 상단은 굵고 좌우로 퍼져 있으며, 약간 오목한 상관절면은 골반뼈의 하단면과 함께 무릎관절을 구성한다.

11. **비골**(fibula : 피뷸라) : 무릎 아래 마디의 바깥쪽에 있는 뼈이며, 정강뼈와 병행하고 있는 아래다리뼈의 하나이다.
12. **족근골**(tarsal bone : 타살 본) : 발목뼈이다.
13. **중족골**(metatarsals : 메타타살스) : 발허리뼈이다.
14. **지절골**(phalangeal : 플랜지얼) : 14개의 뼈로 구성되어 있다.

4) 발의 뼈

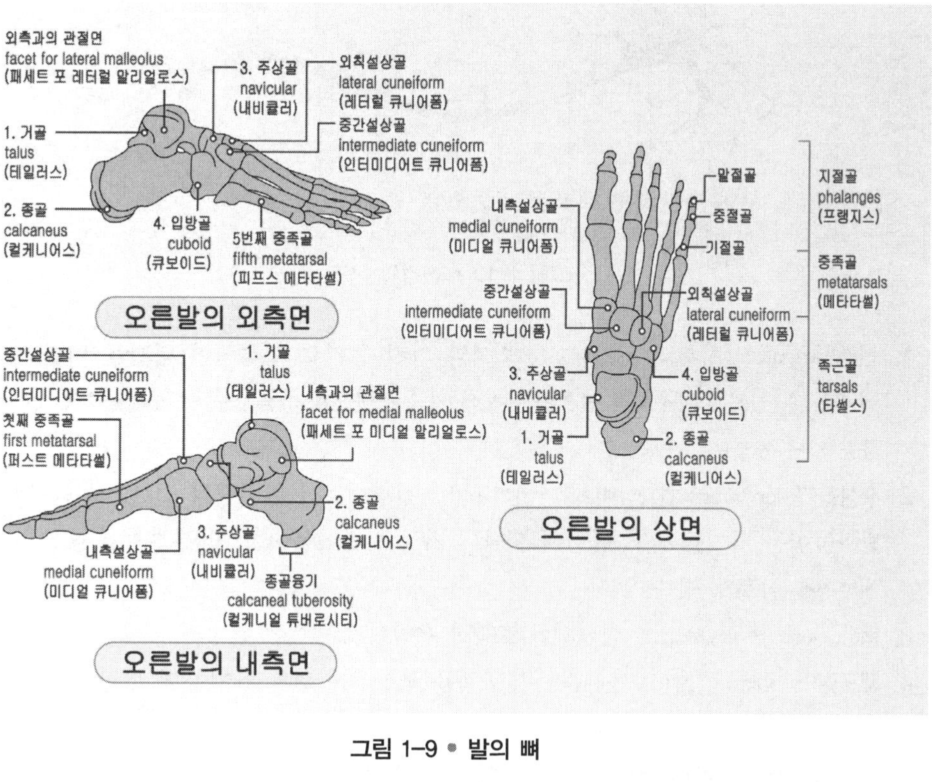

그림 1-9 ● 발의 뼈

1. **거골**(talus : 테일러스, =목말뼈) : 경골과 종골 사이에 위치해 있다.
2. **종골**(calcaneus : 컬케니어스) : 발의 족근골 중 가장 큰 뼈로 발의 뒤꿈치를 형성, 거골과 결합하여 거골하관절을 이룬다.
3. **주상골**(navicular bone : 내비큘러 본) : 발의 내측에서 거골과 결합된다.
4. **입방골**(cuboid bone : 큐보이드 본) : 종골과 관절을 이룬다.
5. **설상골**(cuneiform bone : 큐니어폼 본) : 근위에서는 주상골, 입방골과 연결되고, 원위에는 가운데 4개의 발가락과 이어진다.

5. 신경계

(1) 신경원의 구조

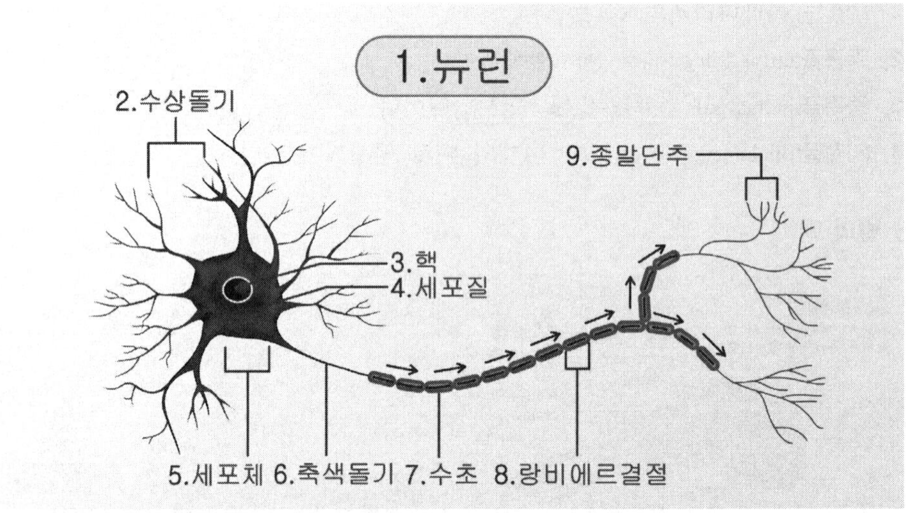

그림 1-10 • 신경의 구조

1. **신경원**(neuron : 뉴런, =신경세포) : 축색과 가지 돌기로 형성되어 다발을 이루고 있는 세포이다.(신경계의 구조적 단위인 동시에 자극에 반응해 다른 조직에 흥분을 전달하는 전도성을 지닌 기능)
2. **수상돌기**(dendrites : 덴드라이츠, =가지돌기) : 신경세포의 현미경적 섬유, 신경 임펄스를 받아들이는 가지들이다. 뉴런에 도달된 자극을 받아들이는 첫 부분으로 흥분을 세포체(몸)에 이르게 한다.
3. **핵**(nucleus : 뉴클레어스) : 염색체를 포함한 유전정보 발현에 관여하는 세포 내 기관이다.
4. **세포질**(cytoplasm : 사이토플라즘) : 세포체를 구성하는 원형질 가운데 핵질 이외의 부분이다.
5. **세포체**(soma : 소마) : 핵을 둘러싼 세포체를 말한다.
6. **축색**(axon : 액손돌기) : 신경세포의 돌기로서 임펄스를 보내는 현미경적 섬유이다(자극을 끝의 종말 섬유로 보내 이를 통해 다른 신경원과 접촉을 이룬다).
7. **수초**(myelin sheath : 마이얼런 시스) : 신경 축색을 둘러싸고 있는 피막이다.
8. **랑비에 결절**(nodes of Ranvior : 노드 오브 랑비에) : 랑비에 명칭의 결절 부위이다.
9. **종말 단추**(terminal button : 터미널 버튼) : 충격을 전달하는 곳, 자극전달물질을 분비한다.

(2) 뇌

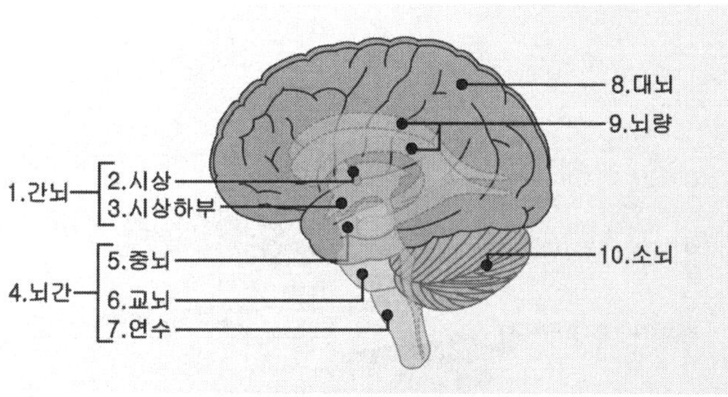

그림 1-11 ● 뇌의 여러 부위

1. 간뇌(diencephalon : 다이엔셉 퍼런) : 대뇌와 소뇌 사이에 있는 부분으로 버섯의 각처럼 생긴 종뇌를 떠받치고 있는 부분이다.
2. 시상(thalamus : 샐러머스) : 뇌의 제3뇌실 측벽의 대부분을 이루는 1쌍의 커다란 알 모양의 기관이며, 뇌의 5개 부분 중 하나인 간뇌의 주요구조이다. 시상은 뇌간과 전뇌 사이에 위치하고 송과선을 포함하는 시상상부와 자율신경과 연결된 시상하부에 연결되어 있다.
3. 시상하부(hypothalamus : 하이퍼샐러머스) : 제3뇌실의 바닥을 이루며 시상의 밑에 있는 뇌의 영역이다. 자율신경계의 여러 가지 기능을 조절하는 중추가 있고 그 아래에 있는 뇌하수체와 복잡하게 상호작용을 하기 때문에 내분비계와 관련되어 있다.
4. 뇌간(brain stem : 브레인 스템) : 연수, 교뇌 및 중뇌로 구성된다(뇌간은 척수와 상위의 뇌 중추를 연결시키는 중요한 감각 및 운동섬유가 지나가는 뇌의 축과 같은 부분으로 연수, 교뇌, 중뇌로 나눈다).
5. 중뇌(midbrain : 미드브레인) : 뇌의 일부로 대뇌 아래에 좁게 자리한 부분이다. 대뇌와 다른 부분을 연락하며 안구운동, 동공조절, 체위반사 등을 맡아보는 신경중추이다.
6. 교뇌[橋](pons : 폰즈, =다리(bridge : 브리지)) : 척수의 신경로가 교차하는 뇌의 부분이다(연수와 소뇌, 중뇌 사이에 위치한 뇌간의 일부).
7. 연수(medulla : 머덜러) : 척수 바로 위의 뇌부분. 호흡, 심장박동을 조절한다(원추 모양으로 생명유지에 기본되는 호흡, 심장, 혈관운동, 연하 및 구토를 취급하는 중추가 있다).
8. 대뇌(cerebrum : 세러브럼) : 뇌의 최대 부분. 수의근 운동, 시각, 언어, 미각, 청각, 사고 및 기억 등 여러 기능을 관장한다(뇌의 가장 많은 부분을 차지한다).
9. 뇌량(corpus callosum : 코퍼스 칼로섬) : 반구산 사이의 정보교환을 촉진하는 기관이다.
10. 소뇌(cerebellum : 세러벨럼) : 근육운동의 협조와 평형을 유지한다(소뇌는 연수와 교의 뒷부분 위치, 평형유지, 근육상태의 조절 및 수의근 운동의 조정과 관계가 있다).

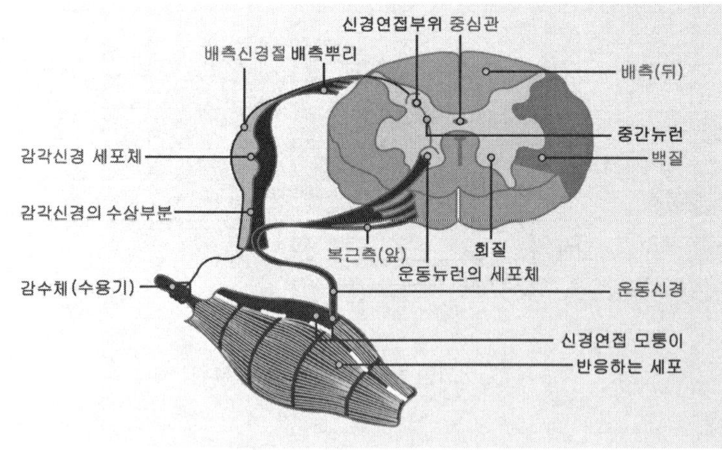

그림 1-12 • 신경계 구성도

(3) 12쌍의 뇌신경

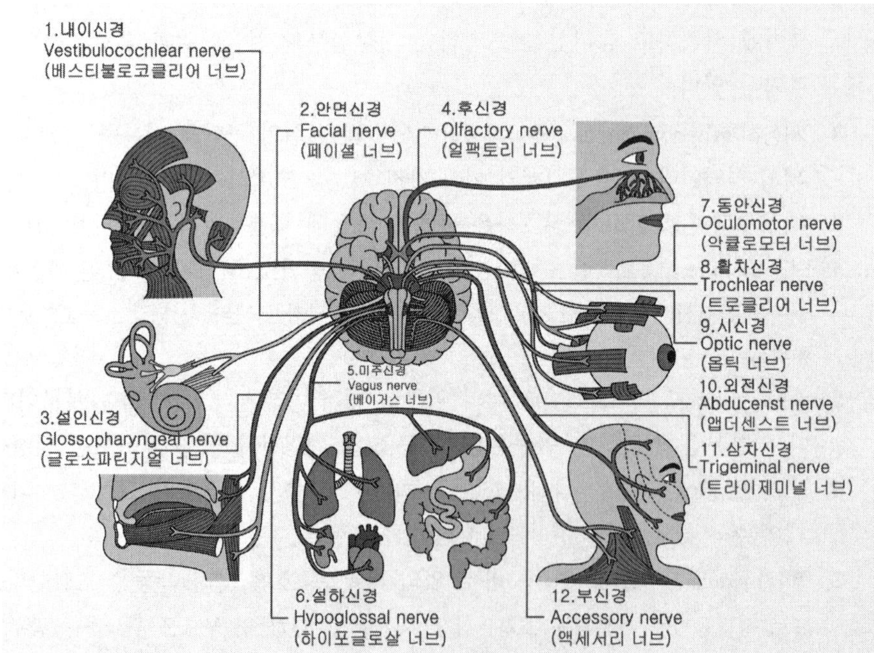

그림 1-13 • 12쌍의 뇌신경

1. **내이신경**(vestibulocochlear nerve : 베스티불로코클리어 너브, =청신경) : 제8뇌신경으로 청각 및 평형감각을 담당한다(감각신경 : 내이의 전정과와우).
2. **안면신경**(facial nerve : 페이셜 너브) : 제7뇌신경으로 얼굴 및 두피의 운동과 미각 등을 담당한다(혼합신경 : 표정근과 혀 및 타액선).

3. **설인신경**(glossopharyngeal nerve:글로소파린지얼 너브) : 제9뇌신경으로 혀, 목감각, 목운동을 담당한다(혼합신경 : 안두근과 이하선).
4. **후신경**(olfactory nerve : 얼팩토리 너브) : 제1뇌신경으로 후각을 담당한다(감각신경).
5. **미주신경**(vagus nerve : 베이거스 너브) : 제10뇌신경으로 목, 성대, 흉부, 복부 및 내장의 운동을 담당한다(혼합신경 : 입 · 후두근과 흉 · 복부의 내장).
6. **설하신경**(hypoglossal nerve : 하이포글로살 너브) : 제12뇌신경으로 혀의 운동을 담당한다(운동신경 : 혀의 근육).
7. **동안신경**(oculomotor nerve : 악큘로모터 너브) : 제3뇌신경으로 안구의 운동을 담당한다(운동신경 : 안구의 상 · 하 내측직근, 하사근).
8. **활차신경**(trochlear nerve : 트로클리어 너브) : 제4뇌신경으로 안구의 운동을 담당한다.
9. **시신경**(optic nerve : 옵틱 너브) : 제2뇌신경으로 시각을 담당한다(감각신경). 분포부위, 안구망막
10. **외전신경**(abducens nerve : 앱더센스 너브) : 제6뇌신경으로 안구운동을 담당한다(운동성 : 안구의 외측 직근).
11. **삼차신경**(tri(three) geminal nerve : 트라이 제미널 너브, =혼합신경) : 제5뇌신경으로 얼굴, 두피, 미각, 씹기 등을 관장한다.
12. **부신경**(accessory nerve : 액세서리 너브) : 제11뇌신경으로 목 · 등 운동을 담당한다(운동신경 : 승모근, 흉쇄유돌근).

(4) 척 수

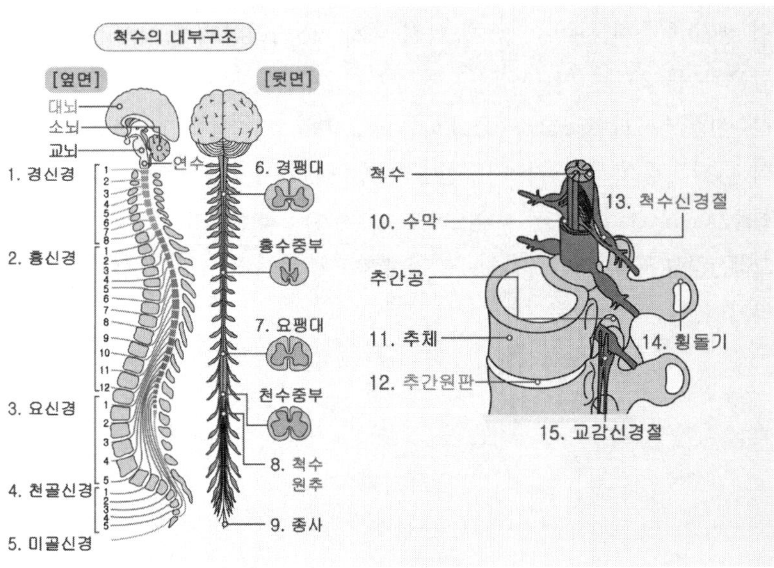

그림 1-14 • 척수의 구조

1. **경척수신경**(cervical spinal nerve : 써비컬 스파이날 너브) : 첫번째 경추부터 여덟번째 경추까지이다.
2. **흉척수신경**(thoracic spinal nerve : 또라식 스파이날 너브) : 첫번째 흉추부터 열두번째 흉추까지이다.
3. **요신경총**(lumbar plexus : 럼버 플랙서스) : 열두번째 흉추부터 네번째 요추까지이다.
4. **천골신경총**(sacral plexus : 세이크럴 플랙서스) : 다섯번째 요추부터 네번째 천추까지이다.
5. **미골신경**(coccygeal nerves : 칵시지얼 너버스) : 첫번째 미추이다.
6. **경평대**(cervical enlargement : 써비컬 인라지먼트) : 다른 부위에 비해 팽대되어 있어 척수의 가장 두꺼운 부분이며 장경이 13~14[mm], 단경은 9[mm] 정도이다. 팔에 분포하는 신경 다발인 완신경얼기(brachial plexus 브리키얼 플랙서스)가 나온다.
7. **요평대**(lumbar enlargement : 럼버 인라지먼트) : 경평대 다음으로 두꺼운 부분으로 장경이 12[mm], 단경은 8.5[mm] 정도이다. 다리에 분포하는 신경 다발인 요수천수신경얼기(lumbosacral plexus : 럼버세이크럴 플랙서스)가 나온다.
8. **척수원추**(conus medullaris : 커너스 메듀러리스) : l1-l2척추 부위의 높이에서 원뿔형으로 좁아지면서 척수가 끝나는 부분이다.
9. **종사**(filum terminale : 파일럼 터미널) : 척수원추의 끝부분으로 섬유성 결합조직이 미골까지 연장되어 있다.
10. **수막**(meninges : 메닌지스) : 뇌와 척수를 감싸고 있는 막이다.
11. **추체**(body of vertebra : 보디 오브 버티브러) : 척추뼈의 몸통이다.
12. **추간원판**(intervertebral discs : 인터버테브럴 디스크) : 척수의 척추뼈 사이에 있는 원반처럼 생긴 척추뼈 사이조직. 제2목뼈 이하 제5허리뼈와 엉치뼈바닥 사이에 있으며, 사람은 보통 23개이다.
13. **척수신경절**(spinal ganglion : 스파이널 갱그리언) : 31쌍의 척수신경 각각에 대응해 31쌍의 감각신경절이며, 각 척수신경의 후근에 있는 신경절이다.
14. **횡돌기**(transvers process : 트랜스버스 프로세스) : 척추골의 측면에서 튀어나온 돌기이다.
15. **교감신경절**(sympathetic ganglion : 심퍼떼틱 갱그리언) : 교감신경계 뉴런의 세포체가 집합되어 있는 절이다.

6. 소화기계

(1) 소화기계의 해부학적 용어

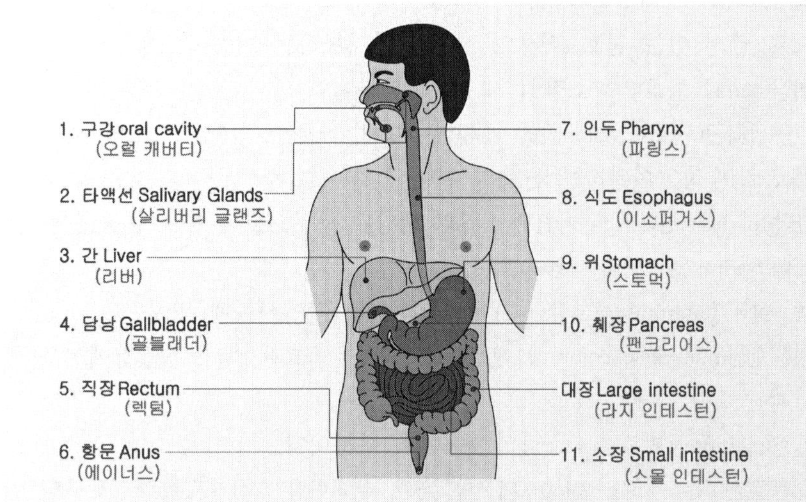

그림 1-15 • 소화기계 구조

1. **구강**(oral cavity : 오럴 캐버티) : 소화관의 맨 처음 부위로 입술에서 입부위로 넘어가는 부위이다.
2. **타액선**(salivary glands : 살리버리 글랜즈) : 침샘이라고 하며 음식물을 처음에 분비한다.
3. **간**(liver : 리버) : 복부 우상부에 위치하며 담즙(쓸개즙)을 생산, 담즙은 십이지장으로 분비한다.
4. **담낭**(gallbladder : 골블래더) : 간에서 만들어진 담즙을 저장하고 농축하는 저장소이다.
5. **직장**(rectum : 렉텀) : 대장의 끝부분이다.
6. **항문**(anus : 에이너스) : 인체 밖으로 난 직장의 개구부이다.
7. **인두**(pharynx : 파링스) : 음식물은 식도로 공기는 후두로 이동하는 통로이다.
8. **식도**(esophagus : 이소퍼거스) : 인두로부터 위까지 음식물을 운반하는 관이다.
9. **위**(stomach : 스토먹) : 위는 식도로부터 음식물을 받아 음식물에 기계적 · 화학적 작용을 가하는 곳이다.
10. **췌장**(pancreas : 팬크리어스) : 십이지장으로 췌장액을 분비하는 분비샘이다.
11. **소장**(small intestine : 스몰 인테스턴) : 소장 13, 17, 23번을 포함한다.
12. **유문괄약근**(pyloric sphincter : 파이로릭 스펑터, =유문조임근) : 위와 십이지장 결합부분의 통로로 수축 · 이완하는 근육이다.
13. **십이지장**(duodenum : 듀오데넘) : 소장의 첫 번째 부분이다.

14. 상행결장(ascending colon : 어센딩 콜론, =오름결장) : 맹장으로부터 위쪽으로 향하는 부분이다.
15. 맹장(cecum : 시컴) : 대장의 첫 번째 부분이다.
16. 충수돌기(vermiform appendix : 버머폼 어펜딕스) : 소화기능은 없고, 맹장에 벌레 모양으로 달려 있는 림프 조직으로 감염에 저항하는 기능이 있다.
17. 회장(ileum : 일리엄) : 소장의 세 번째 부분이다.
18. 분문괄약근(cardiac sphincter : 카디악 스핑터, =분문조임근) : 식도와 위의 결합부분의 통로로 수축·이완하는 근육의 환이다.
19. 바닥(fundus : 펀더스, =기전부) : 위의 팽창된 부분으로 본문보다 높은 위의 부분이다.
20. 바디(body) : 위체(몸 가운데)이다.
21. 동, 실, 강(antrum : 앤트럼) : 위체 아래에서 유문 사이에 위치한다.
22. 횡행결장(transverse colon : 트랜스버스 콜론, =가로결장) : 오름결장에서부터 수평으로 향하는 부분이다.
23. 공장(jejunum : 지주넘) : 소장의 두 번째 부분이다.
24. 하행결장(descending colon : 디센딩 콜론, =내림결장) : 가로결장으로부터 아래쪽으로 내려오는 부분이다.
25. S자 결장(sigmoid colon : 시그모이드 콜론, =S상 결장) : 결장의 끝으로 S자 모양으로 되어 있는 부분이다.

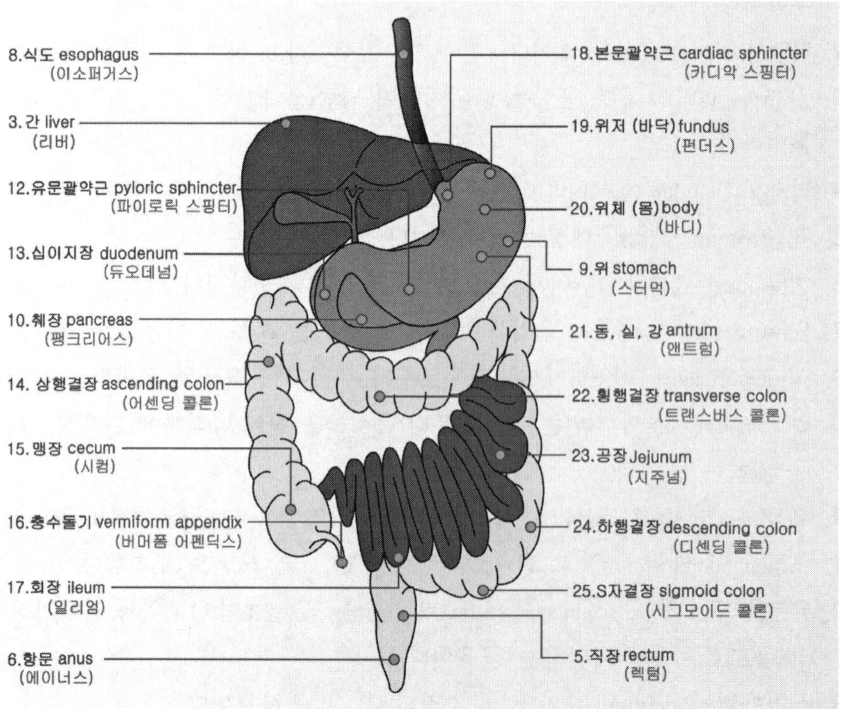

그림 1-16 • 소화기계 상세도

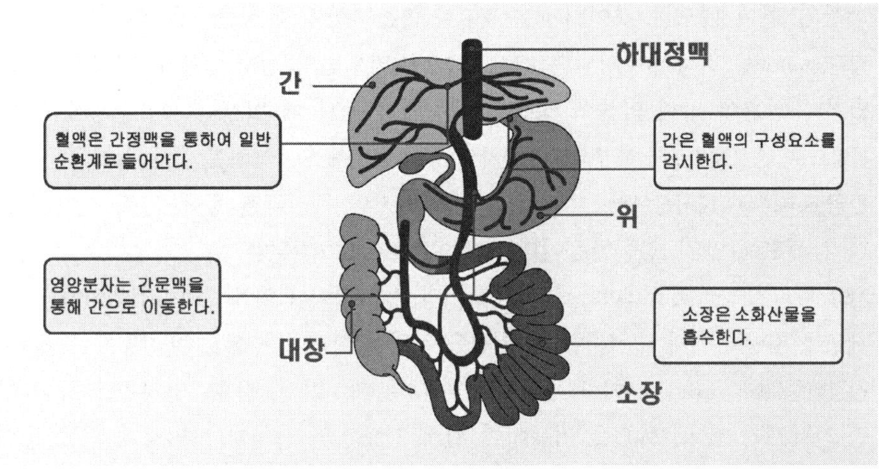

그림 1-17 • 간문맥계

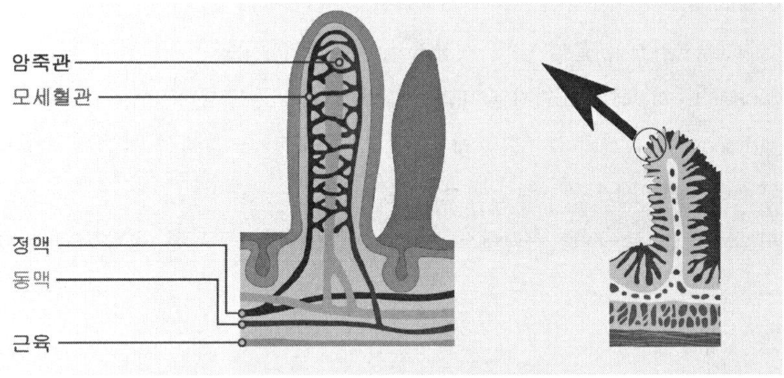

그림 1-18 • 융모의 구조

(2) 소화기계 질환 관련 용어

① **소화성 궤양**(peptic ulcer : 펩틱 얼서) : 술, 담배, 자극성 음식 등의 원인으로 위산이 과다하게 분비되어 위나 십이지장의 점막에서 근육층까지 발생되는 궤양이다(위액에 노출된 위, 십이지장 등 위장관계 부위의 점막에 궤양이 생긴 형태).

② **위**(gastro) **장**(intestinal) bleeding(개스트로인테스터널 블리딩) : 위장출혈

③ **토혈**(hematemesis : 헤마테메시스) : 토한 물에 혈액이 섞이는 것으로 상부 위장출혈에서 볼 수 있다(피를 토하는 것).

④ **혈변**(hematochezia : 헤마토케지아) : 선혈이 대변에 묻어 나오거나 붉은 피가 그대로 항문을 통하여 나오는 상태로 하부 위장출혈을 의미한다(혈변배설-대변에 혈액이 섞여 나오는 것).

⑤ **하혈**(melena : 멜레나, =혈변, 흑색변) : 대변 속에서 혈액이 변성되어 타르 모양의 검은

색깔의 변이 나오는 것이며(피를 함유한 대변), 상부 위장출혈을 의미한다.

⑥ **황달**(jaundice : 존디스) : 황달은 간세포 내 빌리루빈의 생성과 흡수 및 운반에 장애가 있거나 담관이 막혀 담즙이 장관에 배출되지 못할 때 발생한다(혈액 중에 빌리루빈이 과잉으로 존재함으로써 피부와 눈 흰자위 등이 노란색으로 변하는 것).

⑦ **간염**(hepatitis : 헤퍼타이티스) : 간염은 바이러스와 독성물질 등에 의해 간이 손상되거나 간세포에 생긴 염증반응이다(간의 염증을 일으키는 것).

⑧ **지방간**(fatty liver : 패티 리버) : 술, 과식, 비만, 당뇨병이나 약물 등 여러 원인에 의하여 간세포에 지방이 과다 축적되어 제 기능을 못하는 상태이다(간에 지방성분으로 구성되는 것).

⑨ **간경화증**(liver cirrhosis : 리버 시로시스, =간경변증) : 간염, 음주, 영양실조 등이 심해지면 간세포가 파괴, 회복을 거듭하여 결국 간조직의 전체가 딱딱하게 되는 상태이다(간세포의 퇴행성 만성질환 원인은 알코올 중독).

⑩ anorexia(애노렉시아) : 식욕부진, 식욕상실

⑪ duodenal perforation(듀아드널 퍼포레이션) : 십이지장 천공

⑫ calculus(캘큘러스) : 결석(담석, 신장결석, 요도결석에 붙음)

⑬ esophageal varices(이소퍼지얼 버라이시스) : 식도 정맥류

⑭ **이질**(dysentery : 디선테리) : 결장에 염증, 장애가 있어 점액성 혈변이 검출되는 것이다.

⑮ **담석**(gallstones : 갤스톤) : 담낭통로에 돌이 생기는 것이다.

⑯ **충치**(dental caries : 덴틀 카리에스) : 균이 이(치아)에 부식된 상태이다.

7. 호흡기계

(1) 호흡기계의 해부학적 용어

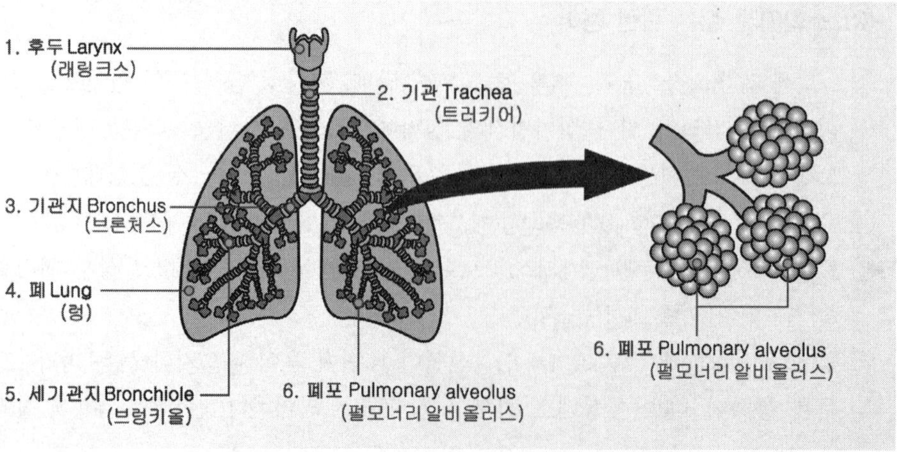

그림 1-19 • **호흡기계**(respiratory system : 리스파이러터리 시스템)**의 구조**

1. 후두(larynx : 래링크스, =발성에 관여하는 부위) : 인두에서 기도로 공기가 들어가고 나가고 하는 기관이다.

2. 기관(trachea : 트러키어) : 후두에서 기관지까지 탄력섬유세포와 부드러운 근육으로 펼쳐져 있는 것이다.

3. 기관지(bronchus : 브론처스) : 기관이 두 부분으로 나눠지는 부위이다.

4. 허파(lung : 렁, =폐) : 좌폐(2엽), 우폐(3엽)으로 구성, 가스 교환 O_2와 CO_2의 교환이다.

5. 세기관지(bronchiole : 브렁키올) : 기관지에 가장 작은 가지이다.

6. 폐포(pulmonary alveolus : 펄모너리 알비올러스) : 폐의 공기주머니들(복수) 형태이다.

(2) 코 : 공기는 코를 통하여 콧구멍으로 들어가는 것

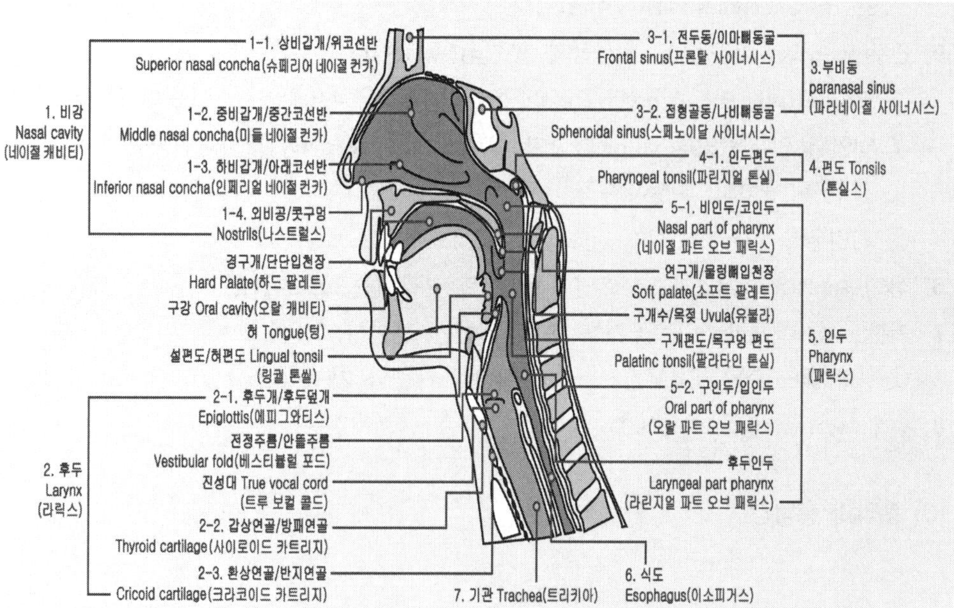

그림 1-20 • 외비와 상기도

1. 비강(nasal cavity : 네이절 캐비티, =코에 차지하는 빈 공간) : 외부에서 인두로 연결되는 부분으로 점막구성 섬모가 있어 이물질을 걸러내고 비강은 비중격에 의해 좌우로 나뉜다.

① **상비갑개, 위코선반**(superior nasal concha : 슈페리어 네이절 컨카)

② **중비갑개, 중간코선반**(middle nasal concha : 미들 네이절 컨카)

③ **하비갑개, 아래코선반**(inferior nasal concha : 인페리어 네이절 컨카)

④ **외비공, 콧구멍**(nostrils : 나스트럴스)

2. 후두(larynx : 라릭스) : 발성에 관여하는 부분(성대)이다.

① **후두덮개**(epiglottis : 에피그와티스) : 연하(음식물을 삼킬 때)작용할 때 후두입구에 닫

히는 덮개이다.

② **갑상연골**(thyroid cartilage : 사이로이드 카트리지)

③ **환상연골**(cricoid cartilage : 크라코이드 카트리지)

3. **부비동**(para : 부 : 副 : 이외, nasal sinuses : 파라네이절 사이너시스) : 비강 주위의 두개골 안에 공기를 함유한 공간이다.

① **전두동, 이마뼈동굴**(frontal sinus : 프론탈 사이너스)

② **접형골동, 나비뼈동굴**(sphenoidal sinus : 스페노이달 사이너스)

4. **편도**(tonsils : 톤실스) : 인두의 양측에 있는 계란형의 림프 조직, 인두에 있는 두 림프 조직의 덩어리이다.

① **인두편도**(pharyngeal tonsil : 파린지얼 톤실) : 비강과 인두의 뒤쪽에 위치해 있는 림프 조직(adenoids : 아데노이즈)이다.

5. **인두**(pharynx : 파라릭스) : 음식물과 공기의 통로이다.

① **코인두**(naso : 노즈, =nose(코)), **비인두**(pharynx : 네이서패릭스) : 인두의 첫 부분이다.

② **입인두, 인두 중앙부**(oro(oral : 오럴, 입) pharynx : 오로파라릭스)) : 연구개와 인두구개 상단부 사이의 부분이다.

③ **하인두**(hypo(=sub, 아래), pharynx : 하이포패릭스))

6. **식도**(esophagus : 이소피거스) : 입에서 위로 연결되는 호스이다.

7. **기관**(trachea : 트리키아) : 공기를 통하게 하는 관이다.

① **기관지**(bronchus : 브롱커스, =단수형태) : 기관의 가지이다.

8. **성대**(vocal cords : 보컬 코드)

(3) 흉막과 흉막강

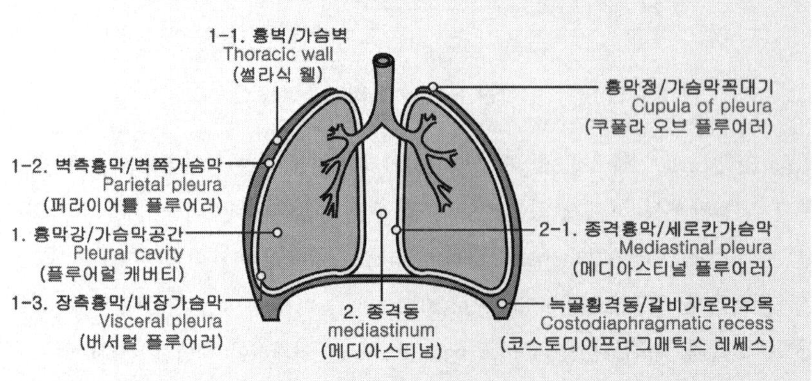

그림 1-21 ● 흉막과 흉막강

1. **흉막강**(pleural cavity : 플루어럴 캐버티, =늑막강) : 두 층의 흉막 사이의 공간이다.
   ① **흉벽, 가슴벽**(thoracic wall : 썰라식 웰)이다.
   ② **벽측 흉막**(parietal pleura : 퍼라이어틀 플루어러, =폐의 흉막 바깥층) : 흉막의 외층막으로 흉벽에 밀착되어 있다.
   ③ **장측 흉막**(visceral pleura : 버서럴 플루어러, =폐의 흉막 안쪽 층) : 내측의 흉막으로 폐조직에 밀착되어 있다.
2. **종격동**(mediastinum : 메디아스티넘) : 흉강 내에서 폐와 폐 사이. 이 부위에 심장, 대동맥, 식도, 기관지가 위치해 있다.
   ① **종격흉막, 세로칸가슴막**(mediastinal pleura : 메디아스티널 플루어러)이다.

(4) 흡기와 호기

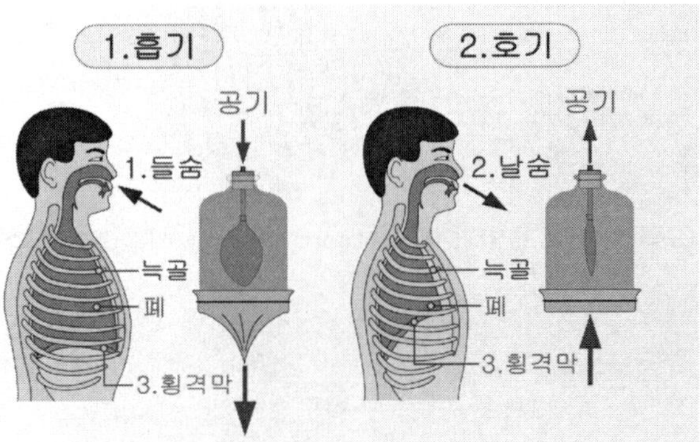

그림 1-22 • 호흡시 횡격막의 변화

1. **흡입**(inhalation : 인헐레이션, =숨을 마심) : 외부의 공기를 폐 안으로 들여오는 것이다.
2. **호기**(exhalation : 엑스헐레이션, =숨을 내쉼) : 폐에서 공기를 외부로 배출하는 것(숨을 토해내기)이다.
3. **횡격막**(diaphragm : 다이어프램) : 흉강과 복강을 나누는 구조물 : 가슴과 복부의 분리되는 근육막이다.

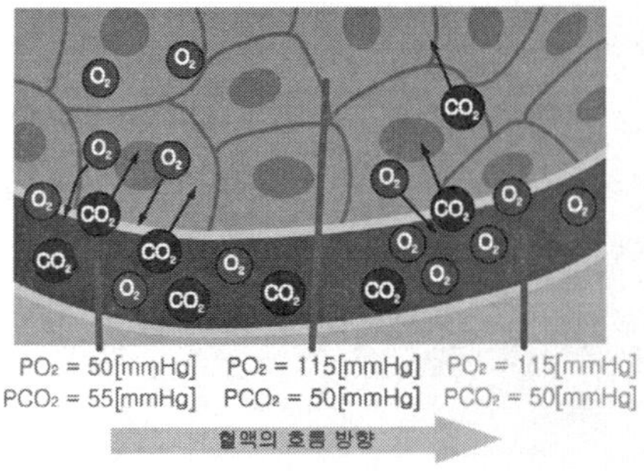

그림 1-23 • 폐에서의 기체교환

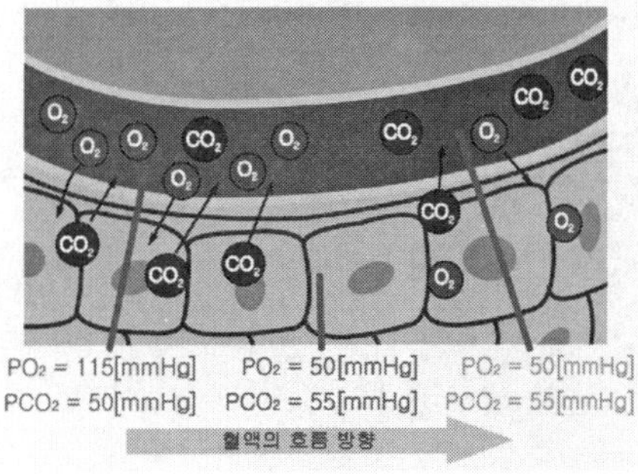

그림 1-24 • 조직에서의 가스 교환

8. 순환기계

(1) 순환기계의 해부학적 용어

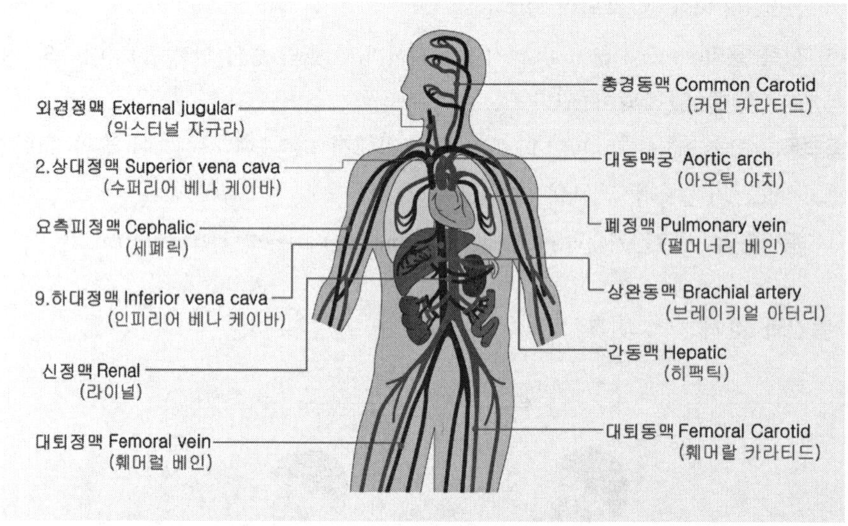

그림 1-25 ● 순환기계(circulatory system : 서큘러토리 시스템, =혈관계)

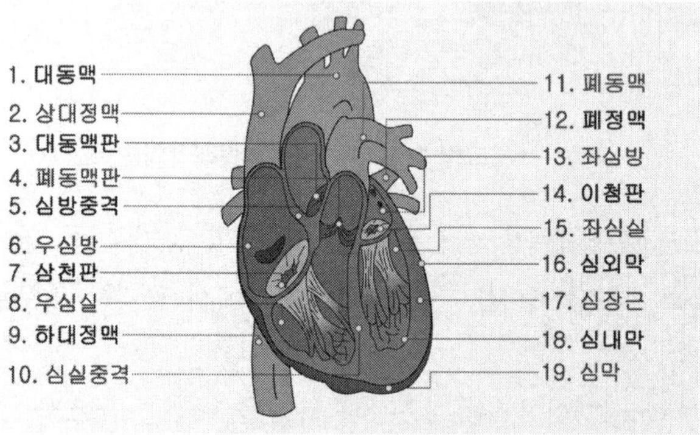

그림 1-26 ● 심장의 구조

1. **대동맥**(aorta : 에이오터) : 인체(몸)에서 가장 큰 동맥(피를 몸으로 보냄)이다.
2. **상대정맥**(superior vena cava : 슈퍼리어 베나 케이바) : 피가 몸에서 심장으로 들어간다.
3. **대동맥판**(aortic valve : 에이오틱 밸브) : 심장에서 대동맥 뒤로 탈출할 때 혈액역류를 방지하는 반월판이다.
4. **폐동맥판**(pulmonary valve : 펄머너리 밸브) : 폐로 가는 혈액의 역류를 막는 판. 반월판으로 형성한다.

5. **심방중격**(interatrial septum : 인터아트리얼 셉텀) : 우심방과 좌심방 사이에 위치한 가운데 막이다.
6. **우심방**(right atrium : 라이트 아트리움) : 심장에서 오른쪽 위에 있는 방이다.
7. **삼첨판**(tricuspid valve : 트라이커스피드 밸브) : 우심방과 우심실 사이에 위치한 판막이다.
8. **우심실**(right ventricle : 라이트 벤트리클) : 심장 오른쪽 낮은 곳에 있는 방이다.
9. **하대정맥**(inferior vena cava : 인퍼리어 베나 케이바) : 피가 몸에서 심장으로 들어간다.
   ① **대정맥**(vena cava : 베나 케이바) : (몸에서 가장 큰 정맥으로 상대정맥과 하대정맥 포함) – 심장을 통해 전신에 산소와 영양분을 공급한 후 산소가 부족한 혈액은 대정맥을 통하여 우심방으로 온다.
   ② **소동맥**(arteriole : 아티리올) : 동맥과 모세혈관 사이의 가는 혈관(동맥으로부터 혈액을 받는 모세혈관)이다.
   ③ **소정맥**(venule : 베뉼) : 모세혈관과 정맥 사이의 가는 혈관(모세혈관에서 정맥으로 혈액을 모아주는 가는 혈관)이다.
10. **심실중격**(interventricular septum : 인터벤트리큘러 셉텀) : 우심실과 좌심실 사이에 위치한 가운데 막이다.
11. **폐동맥**(pulmonary artery : 펄머너리 아터리) : 심장에서 나온 혈액이 폐로 들어가는 혈과 체순환을 마친 혈액이므로 실질적으로는 정맥혈이다.
12. **폐정맥**(pulmonary vein : 펄머너리 베인) : 폐에서 가스 교환이 이루어진 깨끗한 동맥피를 심장으로 보내주는 좌우 한쌍의 혈관(산소가 풍부한 혈액인 동맥혈을 좌심실로 이동)이다.
13. **좌심방**(left atrium : 레프트 아트리움) : 심장 왼쪽 위에 위치에 있는 방이다.
14. **승모판**(mitral valve : 마이트럴 밸브, =이첨판) : 심장의 좌심방과 좌심실 사이에 있는 판막(심장에서 좌심방과 좌심실 사이의 밸브)이다.
15. **좌심실**(left ventricle : 레프트 벤트리클) : 심장에서 왼쪽 아래 부분에 위치하였으며 심장 방에서 가장 큰 방이다.
16. **심외막**(epicardium : 에피카디엄) : 심장 외부의 선의 외막이다.
17. **심장근**(myocardium : 마이어카디엄) : 심장벽의 근육층이다.
18. **심내막**(endocardium : 엔도카디엄) : 심장 안에 있는 선의 내막이다.
19. **심막**(pericardium : 페러카디엄) : 심장을 둘러싼 주머니 형태의 막이다.

(2) 순환생리 관련 혈관의 구조

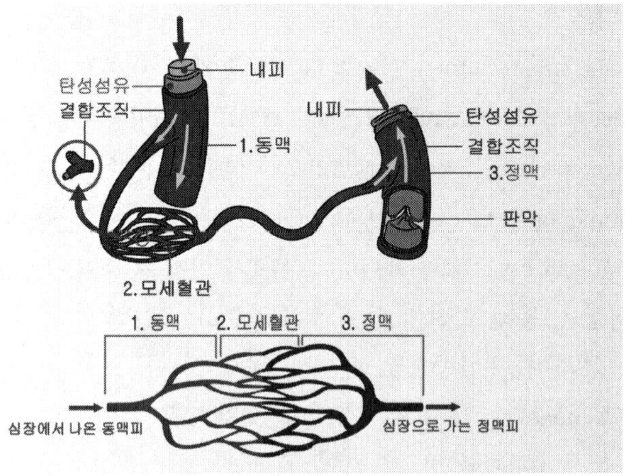

그림 1-27 • 혈관의 구조

1. **동맥**(artery : 아터리) : 혈액을 심장으로부터 인체 각 부위에 운반하는 혈관(산소를 함유한 혈관, 심장에서부터 가는 동맥으로 혈액을 공급하는 혈관)이다.
2. **모세혈관**(capillary : 커필러리) : 조직세포를 둘러싼 제일 작은 혈관(미세한 동맥과 미세한 정맥 사이를 연결하는 작은 혈관)이다.
3. **정맥**(vein : 베인) : 벽이 얇은 혈관으로, 노폐물을 포함하고 탈산소화된 혈액을 심장으로 운반한다(미세한 정맥으로부터 심장에 혈액을 공급하는 혈관).

9. 혈액 및 림프계

(1) 혈액계 관련 용어

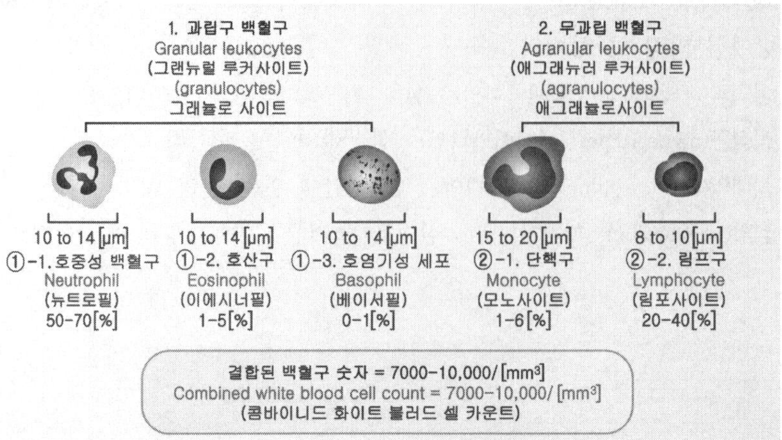

그림 1-28 • 혈액의 고형성분

1. 백혈구(leukocyte : 루커사이트) : 헤모글로빈을 가지지 않는 유핵혈구로 세포 내 과립 유무와 그 염색성에 따라 과립 백혈구(호중구, 호산구, 호염기구)와 무과립 백혈구(림프구, 단구)로 구분한다.

① **과립구**(granulocyte : 그래뉼로사이트) : 세포질 내부에 과립을 가지는 백혈구(호산구, 호중구, 호염기구), 골수에서 생성, 세포질 내 과립을 포함하는 백혈구이다.

①-1 **호중성 백혈구**(neutrophil : 뉴트로필) : 골수 속에서 형성되는 백혈구이며, 그 내부에 중성 염색성 과립을 포함한다(세균을 탐식하고 살균하는 백혈구, 급성염증(급성 충수염)시 올라간다.)

①-2 **호산구**(eosinophil : 이에시너필) : 산성 색소에 친화성을 가진 붉은 과립을 가진 백혈구이다(식균능력을 지니고 있으며 기생충감염, 알러지성 질환 등이 있으면 생체 내 증가한다).

①-3 **호염기성 세포**(basophil : 베이서필) : 백혈구의 일종으로, 세포질 내에 염기성 색소에 친화성을 가지고 있어 보라색으로 염색되는 큰 과립을 포함한다(과립구가 검게 염색되고 염증조직에 항응고 물질을 내보낸다).

2. 무과립구(agranulocytes : 애그래뉼로사이트)

②-1 **단핵구**(monocyte : 모노사이트, =단핵세포) : 림프 조직에 존재하는 백혈구, 하나의 큰 핵을 가지고 있다. 백혈구의 한 종류로 만성염증질환시 증가된다.

②-2 **림프구**(lymphocyte : 림포사이트) : 림프조직. 비장, 림프절, 흉선 때로는 골수 속에 있는 백혈구, 백혈구의 일종이고 면역기능을 담당한다. 림피구는 T림프구(세포성 면역)와 B림프구(체액성 면역)가 있다.

3. 적혈구(Erythrocyte : 에리스로사이트) : 중앙이 오목한 원판 모양이고 핵이 없으며 혈액 1[mm^3] 속에 성인남자 약 500만 개, 여자 약 450만 개이다. 평균수명은 120일 정도이고 조혈은 골수에서 만들어지며 노화된 적혈구는 비장이나 간에 있는 대식세포에 의해 파괴된다.

① **혈색소**(hemoglobin : 헤모글로빈) : 적혈구 속에 있는 혈액 단백질이며, 이것에 의해서 적혈구는 산소와 이산화탄소를 운반한다(단백질 globulin(글로불린)과 색소 heme(헴)이 결합된 것으로 혈액의 선홍색을 띠게 된다).

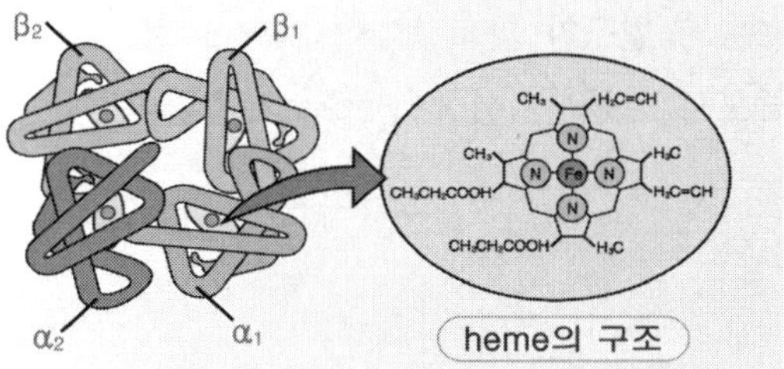

그림 1-29 ● 헤모글로빈의 구조

② 적혈구의 구조는 그림 1-30과 같다.

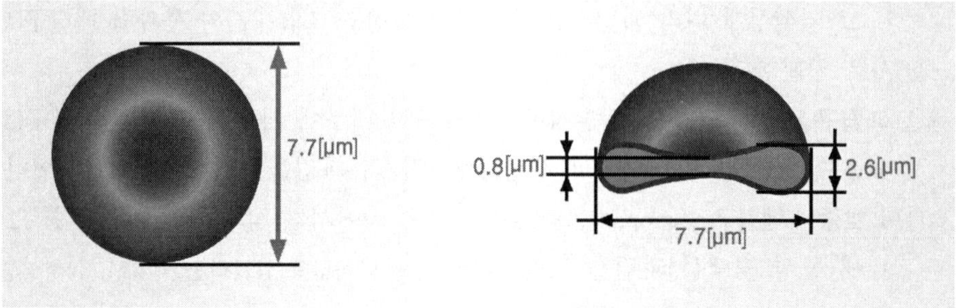

그림 1-30 ● 적혈구의 구조

4. **혈장**(plasma : 플라스마) : 혈액의 액체성분, 혈액의 세포(혈구)성분 없이 액체성분만 남은 성분이다.
   ① **알부민**(albumin : 알부민) : 혈장 내에서 볼 수 있는 단백질로, 혈장 삼투압의 유지와 전해질 등의 운반에 관여한다.
   ② **혈구소**(globulin : 글로불린) : 혈장단백의 일종이며, 전기영동법으로 알파, 베타, 감마의 세 가지 형으로 분류한다(단순 단백질군).
   ③ **섬유소원**(fibrinogen : 파이브리젠)=(섬유소를 생성하는 원인물질) : 혈액의 응고과정에 관여하는 혈장단백질이다.
5. **혈소판**(platelet : 플레이트리트) : 골수에 있는 흐르는 피 속에 들어간 고형성 분혈구, 정상일 때 혈액 1[mm^3]당 20만~40만 개 존재하며 평균수명 7~8일이다.

(2) 혈액의 응고

1. **응집소**(agglutinin : 어글루터닌) : 항A 응집소와 항B 응집소는 각각 혈액형이 다른 사람에 존재하는 항체이다.
2. **응집원**(agglutinogens : 어글루티노진) : 응집소와 반응하는 일종의 항원으로, 혈액형 A 및 B 등은 응집원의 종류에 따라 감별한다.
3. **항체**(antibodies : 안티보디스) : 단백물질이며, 그 생산은 체내 항원의 존재로 촉발된다.
4. **항원**(antigen : 앤티전) : 항체 생산의 원인이 되는 물질이다.
5. **빌리루빈**(bilirubin) : 적혈구가 파괴될 때 헤모글로빈으로 만들어지는 황갈색의 색소, 간에 의해 담즙으로 만들어져서 대변으로 배출한다.

(3) 혈액의 생성

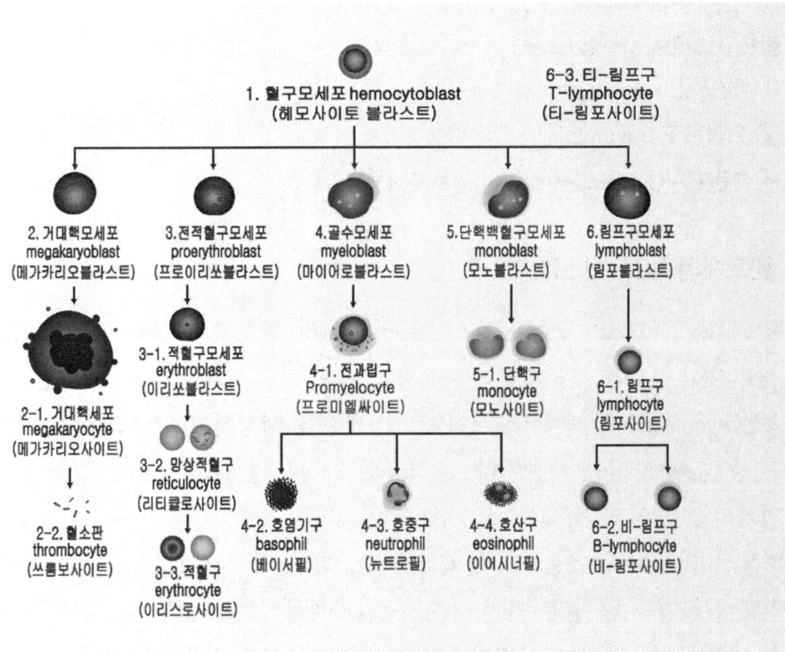

그림 1-31 • 혈액 생성의 모식도

1. **혈구모세포**(hemocytoblast : 헤모사이토블라스트)
   ① stem cell(스템 셀) : 줄기세포 – 골수 속에 있는 세포이며, 이 세포로부터 여러 종류의 다른 형의 혈구가 생성된다(가장 할아버지(시조)가 되는 세포).
2. **거대핵모세포**(megakaryoblast : 메가카리오블라스트)
   ① **거대핵세포**(megakaryocyte : 메가카리오사이트)=(다형핵 거대 세포) : 골수 속에 있는 미성숙한 혈소판 전구체(혈소판을 만들기 바로 전에 세포)
   ② **혈소판**(thrombocyte : 쓰롬보사이트) : Blood platelet(블러드 플래트레트)
3. **전적혈구모세포**(proerythroblast : 프로이리쏘블라스트)
   ① **적혈구모세포**(erythroblast : 이리쏘블라스트)
   ② **망상적혈구**(reticulocyte : 리티큘로사이트)
   ③ **적혈구**(erythrocyte : 이리스로사이트)
4. **골수모세포**(myeloblast : 마이어로블라스트)
   ① **전과립구**(promyelocyte : 프로미엘사이트)
   ② **호염기구**(basophi : 베이서필)
   ③ **호중구**(neutrophil : 뉴트로필)
   ④ **호산구**(eosinophil : 이어시너필)

5. 단핵백혈구모세포(monoblast : 모노블라스트)

① **단핵구**(monocyte : 모노사이트)

6. 림프구모세포(lymphoblast : 림포블라스트)

① **림프구**(lymphocyte : 림포사이트)

② **B림프구**(B-lymphocyte : 비-림포사이트)

③ **T림프구**(T-lymphocyte : 티-림포사이트)

(4) 림프계의 림프 시스템

1. 림프절(lymph node : 림프 노드) : 림프관을 따라 위치하는 매우 분화된 림프성 기관이다(림프 혈관을 따라 캡슐로 둘러싸인 림프 조직).

2. 흉선(thymus gland : 싸이머스 그랜드) : T 세포를 생성하고 면역반응에 중요한 역할을 하는 종격 내에 있는 기관이다. 종격동의 전상부에 위치된 림프 장기이며, 세포매개성 면역기능 발달과 성숙에 필요한 장기이다.

3. 비장 / 지라(spleen : 스플린) : 혈액의 저장, 파괴 및 생성하는 위장에 인접한 기관이다. 인체에서 가장 큰 림프 기관. 적혈구를 파괴하여 혈색소를 유리시키고 혈색소는 간에서 빌리루빈으로 전환시킨다.

4. 림프관(lymph vessel : 림프 베썰) : 림프액을 운반하며, 최종적으로 흉부에서 정맥으로 유입시킨다(체내를 통해 림프로 운반되는 것이다).

5. 림프 모세관(lymphatic capillary : 림프래틱 캐패럴리) : 가장 가는 림프관이다.

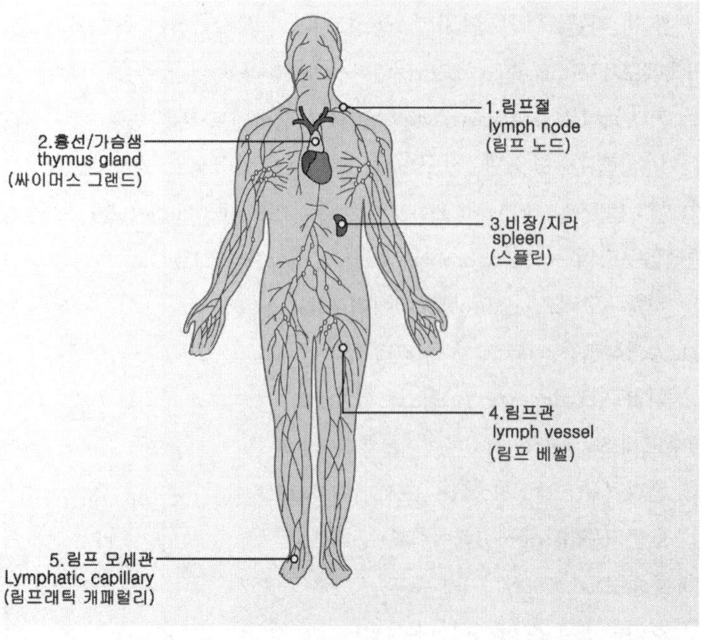

그림 1-32 • 림프계

(5) 혈액성분과 백혈구

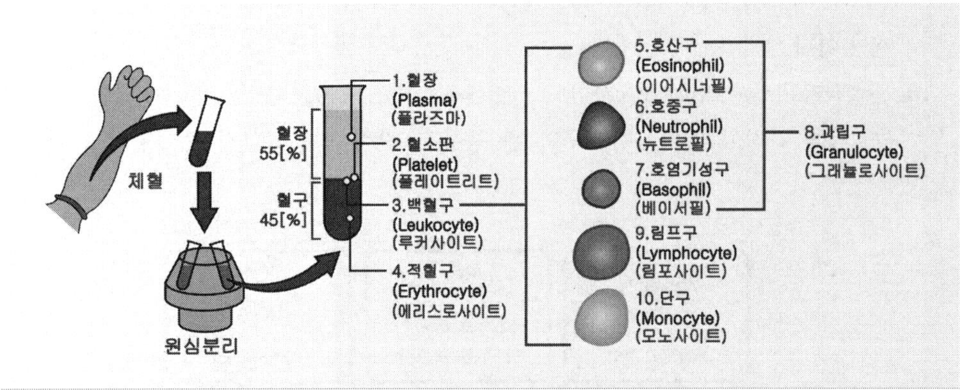

그림 1-33 ● 혈액성분과 백혈구의 종류

1. **혈장**(plasma : 플라즈마) : 혈액의 액체성분, 혈액의 세포(혈구)성분 없이 액체성분만 남은 성분이다.
2. **혈소판**(platelet : 플레이트리트) : 골수에 있는 흐르는 피 속에 들어간 고형성 분혈구, 정상일 때 혈액 1[mm^3]당 20만~40만 개 존재하며 평균수명 7~8일이다.
3. **백혈구**(leukocyte : 루커사이트) : 헤모글로빈을 가지지 않는 유핵혈구로 세포 내 과립 유무와 그 염색성에 따라 과립 백혈구(호중구, 호산구, 호염기구)와 무과립 백혈구(림프구, 단구)로 구분한다.
4. **적혈구**(Erythrocyte : 에리스로사이트) : 중앙이 오목한 원판 모양이고 핵이 없으며 혈액 1[mm^3] 속에 성인남자 약 500만 개, 여자 약 450만 개이다. 평균수명은 120일 정도이고 조혈은 골수에서 만들어지며 노화된 적혈구는 비장이나 간에 있는 대식세포에 의해 파괴된다.
5. **호산구**(eosinophil : 이어시너필) : 산성 색소에 친화성을 가진 붉은 과립을 가진 백혈구(식균능력을 지니고 있으며 기생충감염, 알러지성 질환 등이 있으면 생체 내 증가)이다.
6. **호중성 백혈구**(neutrophil : 뉴트로필) : 골수 속에서 형성되는 백혈구이며, 그 내부에 중성 염색성 과립을 포함한다(세균을 탐식하고 살균하는 백혈구, 급성염증(급성충수염)시 올라감).
7. **호염기성구**(basophil : 베이서필) : 백혈구의 일종으로, 세포질 내에 염기성 색소에 친화성을 가지고 있어 보라색으로 염색되는 큰 과립을 포함한다(과립구가 검게 염색되고 염증조직에 항응고 물질을 내보낸다).
8. **과립구**(granulocyte : 그래뉼로사이트) : 세포질 내부에 과립을 가지는 백혈구(호산구, 호중구, 호염기구), 골수에서 생성, 세포질 내 과립을 포함하는 백혈구이다.

9. 림프구(lymphocyte : 림포사이트) : 림프 조직. 비장, 림프절, 흉선 때로는 골수 속에 있는 백혈구, 백혈구의 일종이고 면역기능담당. T림프구(세포성 면역), B림프구(체액성 면역)이다.

10. 단핵백혈구(monocyte : 모노사이트) = (단핵세포) : 림프 조직에 존재하는 백혈구, 하나의 큰 핵을 가지고 있다. 백혈구의 한 종류로 만성 염증질환시 증가된다.

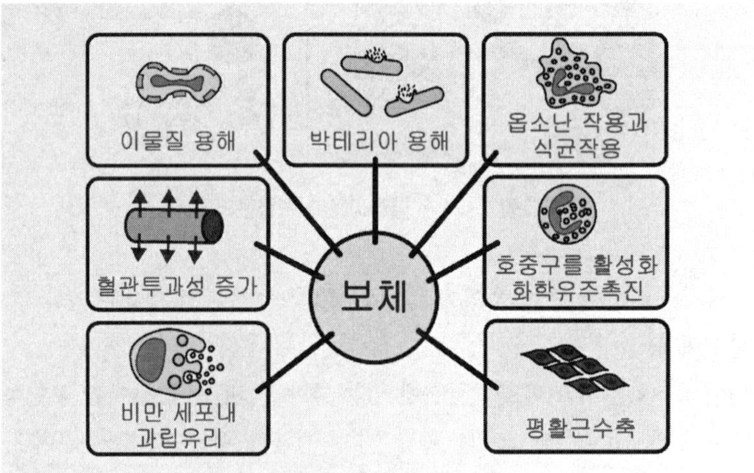

그림 1-34 • 보체의 역할

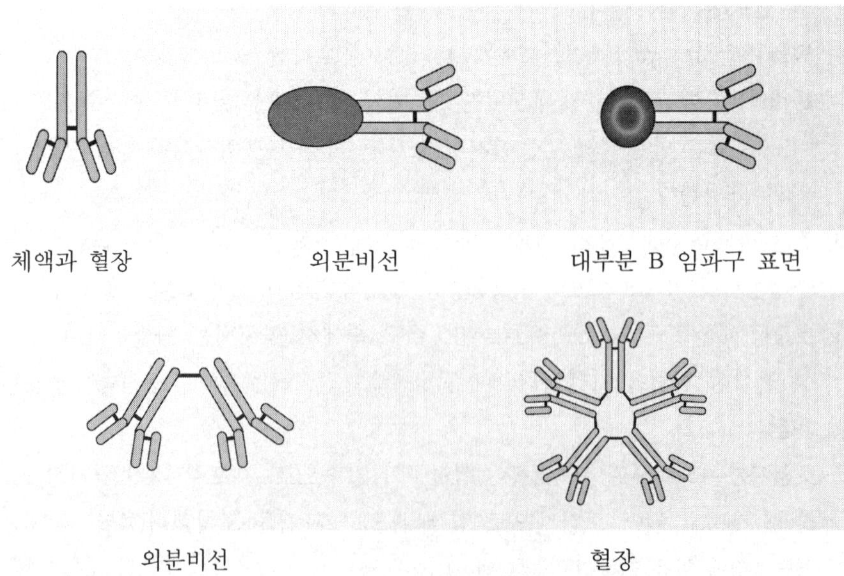

그림 1-35 • 혈액 및 림프계 모양

(6) 혈액 및 림프계 검사 및 처치 관련 용어

① **골수압력측정**(osteometry : 오스테오메트리)

② **골수생검**(bone marrow(needle) biopsy : 본 매로 니들 바이옵시)) : 골수를 빼기 위한 침생검이다. 바늘(needle : 니들)을 골수강 내에 넣어 골수를 흡입하여 골수혈액을 슬라이드에 도말하여 현미경으로 검사하는 것이다.

③ **경부 및 액와부 림프절 절제 생검**(neck and axillary lymph nodes, excisional biopsy : 넥 앤드 액설레리 림프 노드 엑시저널 바이옵시)

④ **혈액점도검사**(blood viscosity test : 블러드 비스코서티 테스트)

⑤ **응고시간**(coagulation time : 코애귤레이션 타임) : 혈액을 채취한 후 응고되기까지의 시간

⑥ **교차시험**(cross matching : 크로스 매칭) : 수혈자가 공혈자로부터 수혈을 받기 전에 적혈구 항원 · 항체 반응으로 용혈이 일어나는지 검사하는 방법이다. 주시험(환자혈청과 공혈자의 혈구), 부시험(공혈자혈청과 환자혈구)으로 시험관병에 섞어서 응집, 용혈반응이 일어나는 여부를 관찰한다.

10. 내분비계

(1) 내분비계 해부 관련 용어

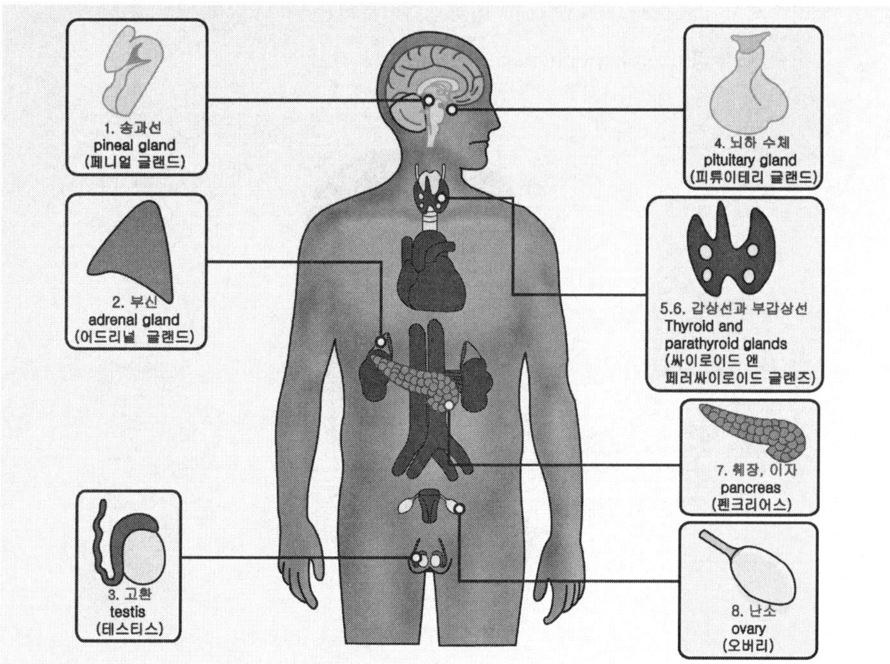

그림 1-36 • **내분비계**(endocrine system : 엔도크린 시스템)

인체의 항상성 유지와 생식, 발생에 중요한 역할을 하는 **호르몬**(hormones)[10]을 생산, 분비하는 선과 조직들의 모임이다.

1. **송과선**(pineal gland : 페니얼 글랜드) : 멜라토닌을 분비, 송과선의 소나무열매 모양의 겉 모양을 하고 있으며 세로토닌과 멜라토닌 등을 함유하고, 그중 멜라토닌은 생식선자극 호르몬 방출을 억제하고 피부의 색깔을 희게 한다. 또는 송과선이 파괴되면 성적 조숙과 생식선비대가 나타난다.
2. **부신**(adrenal gland : 어드리널 글랜드) : 좌우 신장의 각 상단에 위치한 내분비기관. 생명유지에 매우 중요한 내분비기관이다.
   ① **부신수질**(adrenal medulla : 어드리널 메듈라) : 부신의 내측부. 이 부위에서 에피네프린과 노르에피네프린이 생성된다.
   ② **부신피질**(adrenal cortex : 어드리널 콜텍스) : 부신의 바깥층. 이 부위에서 당질 코르티코이드, 전해질 코르티코이드, 안드로젠 등의 호르몬이 분비된다.
3. **고환**(testis : 테스티스) : 남성의 음낭 내 양측에 위치하며 testosterone(테스토스테론)을 분비한다.
4. **뇌하수체**(pituitary gland : 피튜이테리 글랜드) : 뇌 기저부에 있는 내분비선, 뇌하수체는 접형골 내에 위치하며 전엽·후엽으로 나눌 수 있고 시상하부로부터 화학물질의 조절을 받는다.
   ① **뇌하수체 전엽**(adenohypophysis : 아데노하이포퍼시스)
   ② **뇌하수체 후엽**(neurohypophysis : 뉴로하이포퍼시스)

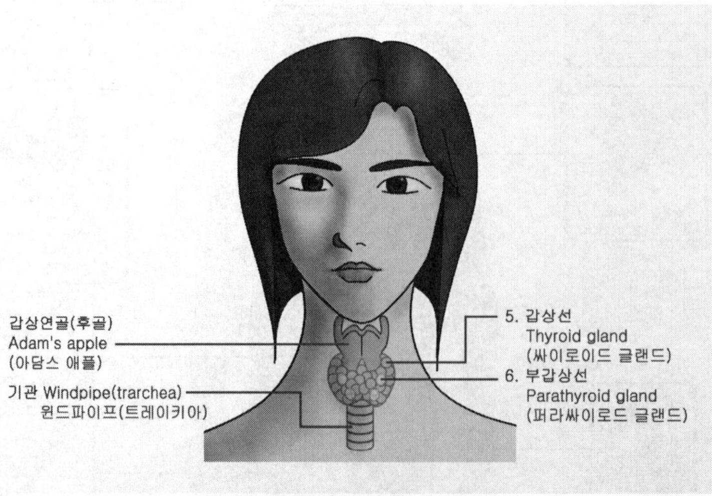

그림 1-37 • 기관지

10) **호르몬**(hormones) : 관이 없는 선에서 생산되어 혈류에 의해 생체의 다른 부위로 운반되는 화학물질

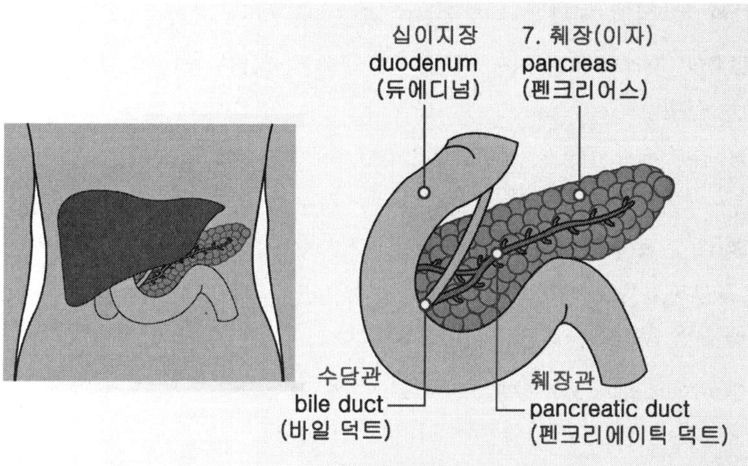

그림 1-38 • 췌 장

5. **갑상선**(thyroid gland : 싸이로이드 글랜드) : 갑상선은 인두 바로 밑에 양옆에 존재한다. 티록신, 트리요오드티로닌, 칼시토닌의 세 가지 호르몬이 생성된다.
6. **부갑상선**(parathyroid gland : 퍼러싸이로이드 글랜드) : 하나의 갑상선(양쪽에 2개)의 위, 아래 부위에 존재하기 때문에 우리 몸에는 전체 4개의 부갑상선이 존재하며 부갑상선은 파라트로몬을 생성한다.
7. **췌장**(pancreas : 펜크리어스) : 십이지장과 지라 사이에 수평으로 가로지르는 선(線)으로, 그 중앙을 췌관이 통하고 있다. 이자액을 분비하는 선조직 사이에 섬 모양의 특수한 조직인 랑게르한스섬이 존재한다.
   ① **랑게르한스섬**(islets of Langerhans : 아일렛 오브 랑게르한스) : 췌장의 분비세포. 인슐린과 글루카곤을 분비하며 내분비성 세포로 α 세포(글루카곤)는 혈당을 높이는 작용을 하고 β세포(인슐린)는 혈당을 낮추는 작용을 한다. δ세포(소마코스타틴)는 인슐린과 글루카곤 분비를 억제한다.
   ② **협부**(isthmus : 이스머스) : 두 부분을 연결하는 조직이 좁아진 부분으로 갑상선의 협부는 선의 두 엽을 연결하는 가는 띠이다.
   ③ **신경하수체**(neurohypophysis : 뉴로하이포퍼시스) : 뇌하수체 후엽으로 신경조직에서 유래되었다.
8. **난소**(ovary : 오버리) : 여성 골반의 자궁 양측에 각각 위치하며 estrogen(에스트로젠)과 progesterone(프로제스트론)을 분비한다.
9. **내분비선**[11](endocrine glands : 엔도크라인 글랜즈) : 소화기계, 호흡기계, 비뇨생식기계,

11) 내분비선 : 분비관 없이 혈액 속으로 호르몬을 직접 분비하는 선(종류 : 갑상선, 부갑상선, 부신, 췌장, 뇌하수체, 난소, 고환, 송과선, 흉선)이다.

신경계 등 여러 기관계에 부속하여 있는 내분비조직이다.

10. **외분비선**[12](exocrine glands : 엑서크라인 글랜즈) : 관을 통하여 물질을 생체표면에 분비하는 선이다.

11. **시상하부**(hypothalamus : 하이퍼샐러머스) : 뇌하수체에 밀접해 있는 바깥 부위, 간뇌의 일부, 영역으로 뇌하수체를 자극하여 뇌하수체 호르몬의 분비를 촉진한다. 자율신경계의 최고 중추이며 몸의 자율기능, 내분비기능 및 생명유지에 관여하는 매우 중요한 부분이고 감정행동에 관여하며 체온조절, 수분대사, 탄수화물, 지방대사 등 신경핵의 기능 중추가 있다.

12. **흉선**(thymus gland : 사이머스 글랜드, =가슴선) : 종격에 있는 도관이 없는 선, 생체의 면역반응에 관여하며 성인이 되면서 위축된다.

(2) 내분비계의 호르몬 관련 용어

1) 시상하부

① **분비(유리) 호르몬**(releasing hormone : 릴리징 호르몬) : 호르몬 분비를 조절한다.

② **옥시토신**(oxytocin) : 출산 시 자궁근을 수축시켜 진통을 일으키고 젖의 분비를 촉진시켜 수유를 준비하게 한다.

2) 뇌하수체 전엽

① **성장 호르몬**(Growth Hormone(GH) : 그로스 호르몬) : somatotropin(서매터트로핀) 14개의 아미노산으로 이루어진 호르몬으로 성장 호르몬뿐만 아니라 뇌하수체로부터의 갑상선자극 호르몬의 분비를 억제하며 나아가 인슐린, 글루카곤, 기스트린 등 췌장이나 소화관으로부터의 호르몬 분비를 억제하는 작용을 한다.

② **갑상선자극 호르몬**(Thyroid-Stimulating Hormone ; TSH : 사이로이드-스티뮬레이팅 호르몬) : 갑상선을 자극하여 호르몬 분비를 촉진시킨다.

③ **부신피질자극 호르몬**(Adrenocorticotropic Hormone ; ACTH : 아드레노코티코트로픽 호르몬, =corticotropin : 코티코트로핀) 부신피질을 자극하여 호르몬 분비를 촉진시킨다.

---

12) 외분비선 : 화학적 물질을 분비하는 도관이 있는 선(종류 : 한선, 유선, 타액선, 누선)이다.

11. 비뇨기계

(1) 비뇨기계 해부 관련 용어

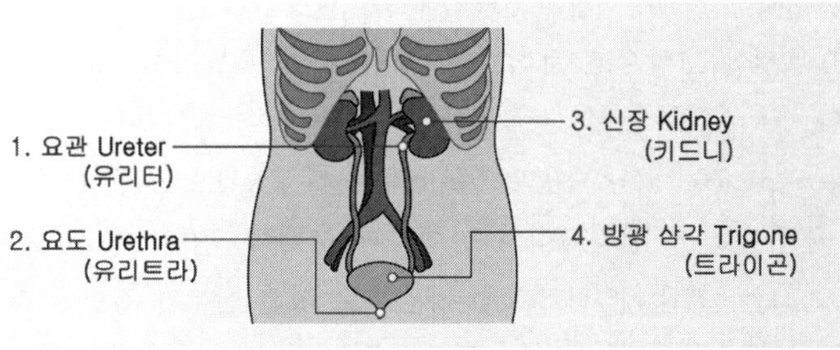

그림 1-39 • 비뇨기계(urinary system : 유어러네리 시스템)

1. **요관**(ureter : 유리터) : 양측 신장에서 방광까지 오줌을 나르는 두 가닥의 관. 신장에서 형성된 요를 방광으로 내려 보내는 일을 하는 곳이다.
2. **요도**(urethra : 유리트라) : 방광에서 체외로 연결된 관. 방광의 요를 체외로 배설하는 관이다. 남성은 약 20[cm], 여성 3~5[cm]로 남성이 길다.
3. **신장**(kidney : 키드니) : 비뇨기계의 주체를 이루고 있는 성인 주먹 크기의 강낭콩 모양의 실질기관이며, 후복막에 유착되어 있는 후복막 기관이다. 소변을 형성하는 기관으로 인체의 수분과 염분, 전해질 균형을 담당하는 핵심적 장기이다. 양쪽 요추부위에 위치하는 두 개의 구조이며 혈액을 여과하고 불순물을 분배하여 소변을 형성하는 것이다.
4. **방광 삼각**(trigone : 트라이곤) : 요관이 방광으로 유입되고 요도가 지시하는 방광의 기저부이다. 방광 내에 두 개의 요관과 요도가 형성하는 삼각형 모양의 공간이다.

(2) 신 장

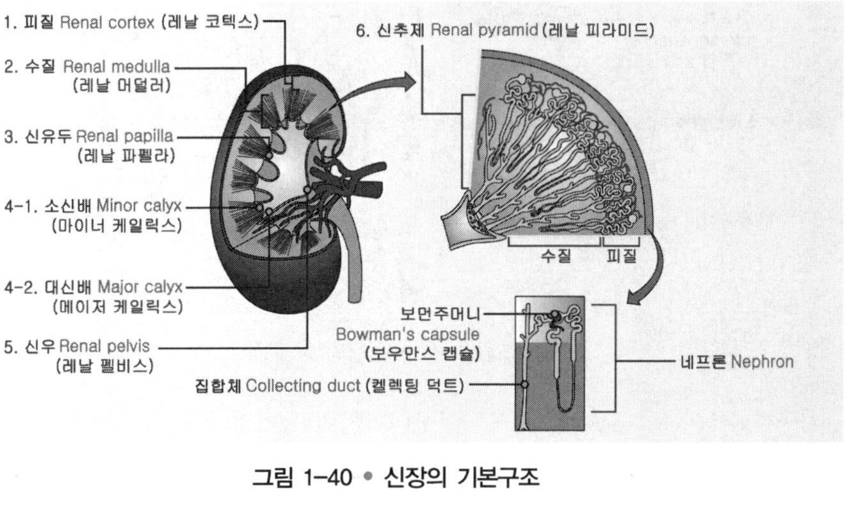

그림 1-40 • 신장의 기본구조

1. **신장피질**(renal cortex : 레날 코텍스)=(신장의 바깥쪽 부위) : 바깥층, 표층. 신장 피질의 단면을 육안으로 보면, 신소체, 신세뇨관, 혈관 등이 풍부하기 때문에 어두운 갈색 과립상으로 보인다.
2. **신장수질**(renal medulla : 레날 머덜러) : 내층. 신장피질의 단면을 육안으로 보면 담홍색을 띠고 부챗살 모양으로 보이는데, 이는 집합 세뇨관이 신우를 향해 달리고 있기 때문이다.
3. **신유두**(renal papillae : 레날 파펠라) : 신소체와 신세뇨관으로 구성되는데, 신세뇨관은 다시 원·근위세뇨관, 헨리고리의 상행각과 하행각, 집합 세뇨관으로 구성된다.
4. **신배**(remal calyx : 레날 케일릭스) : 컵 모양으로 생긴 신우의 집합부위. 신원으로부터 신장깔대기까지 요를 이동시키는 관의 계통이며 minor calyx(마이너 케일릭스), major calyx(메이저 케일릭스)가 있다.
5. **신우**(renal pelvis : 레날 펠비스) : 신배가 모여서 형성되는 공간으로 요관으로 연결되며, 신장의 안쪽(내측) 부위이다.
6. **신추제**(renal pyramids : 레날 피라미드) : 수질에 존재하는 8~15개 정도의 피라미드 모양의 구조물이다.

(3) 신장의 상세구조

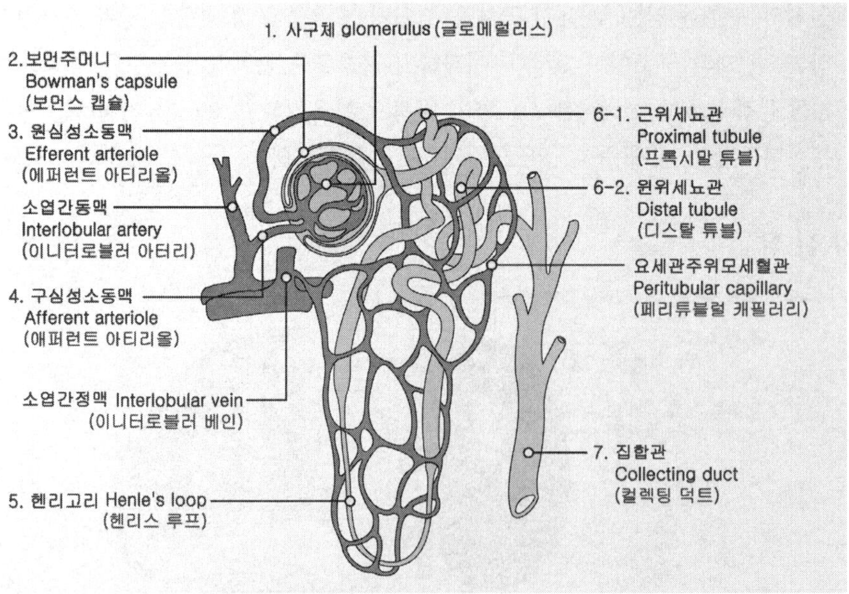

그림 1-41 • 신장의 상세구조

1. **사구체**(glomerulus : 글로메럴러스) : 실꾸러미처럼 뭉쳐져 있는 소동맥의 덩어리로 여과가 일어나는 부위이며, 모세혈관의 집합체이다(신원상부에 위치하고 작은 공모양).

2. 보먼 주머니(Bowman's capsule : 보먼스 캡슐) : 사구체를 싸고 있는 주머니 모양의 구조물로서 뒤에 이어지는 신장세뇨관의 시작부위이다.

3. 원심성 소동맥(efferent arteriole : 에퍼런트 아티리올, =수입 소동맥) : 사구체에서 나가는 소동맥이다.

4. 구심성 소동맥(afferent arteriole : 애퍼런트 아티리올, =수입 소동맥) : 사구체로 들어오는 소동맥이다.

5. 헨리고리(Henle's loop : 헨리스 루프) : 원위 세뇨관과 근위 세뇨관 사이의 세뇨관으로 신장의 수질부를 향해 달리는 하행각과 신장의 피질부를 향해 달리는 상행각으로 구성되며, U자 모양을 하고 있어 염소에 의한 삼투압차가 발생하고, 이러한 삼투압차는 요농축에 중요한 역할을 한다.

6. 소관, 세관(tubule : 튜뷸) : tube(튜브)보다 가는 관

① **근위세뇨관**(proximal tubule : 프록시말 튜블)

② **원위세뇨관**(distal tubule : 디스탈 튜블)

7. 집합관(collecting duct : 컬렉팅 덕트)

① **네프론, 신장단위**(nephron : 네프론) : 신장의 구조적 · 기능적 단위로 사람의 신장은 약 100만 개의 네프론으로 구성되어 있다. 신장의 가장 작은 기능단위이며, 신장세포와 모세혈관을 포함하여 요를 형성한다.

② **신소체**(renal corpuscle : 레날 코퍼슬) : 사구체와 보먼주머니로 구성되는 구조물로 이를 통하여 여과작용을 한다.

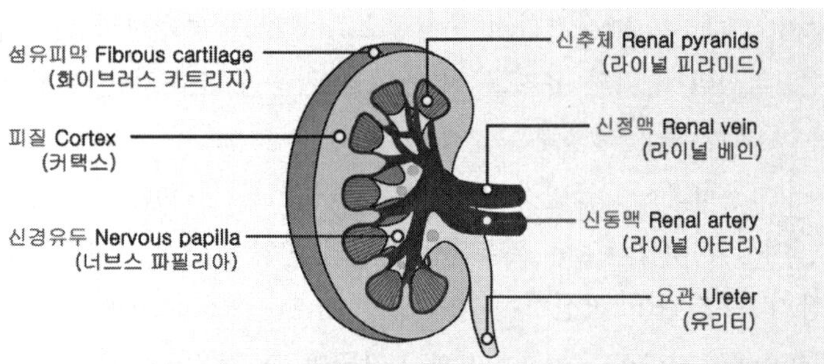

그림 1-42 • 신장의 구조

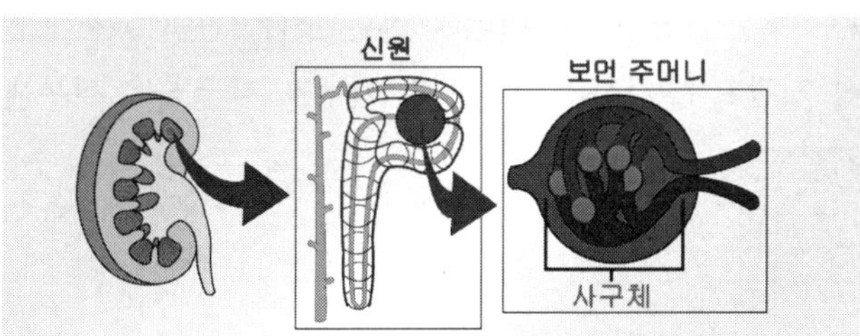

그림 1-43 • 신단위(nephron)**의 구조**

12. 여성생식기계의 해부 관련 용어

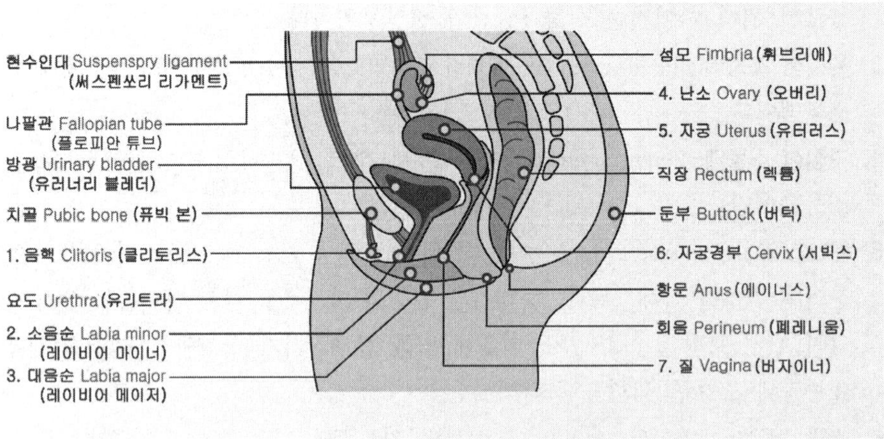

그림 1-44 ● 여성생식기계(female reproductive system : 피메일 리프러덕티브 시스템)

1. **음핵**(clitoris : 클리토리스) : 남성의 음경에 해당하며 여성의 요도 개구부 앞쪽에 위치한 발기성 조직으로 혈관분포가 풍부한 발기성 조직이다.
2. **소음순**(labia minor : 레이비어 마이너) : 대음순의 안쪽에 위치한 두 쪽의 작은 주름. 대음순과 습한 피부 사이에 두 개의 주름이 작은 것으로 덮여 있다.
3. **대음순**(labia major : 레이비어 메이저) : 발생학적으로 남성의 음낭에 해당하며, 앞뒤로 연장된 두 개의 긴 피부주름, 피부 최외층에 지방이 많고 발기성의 피부로 2개의 주름이 덮여 있다.
4. **난소**(ovary : 오버리) : 폐경기까지 주기적으로 난자를 성숙시켜 배출하고 여성의 2차성징 발현, 임신의 준비와 유지를 위한 호르몬 등을 분비하는 여성 생식선이다(수정에 관여하는 난자를 생성 · 방출하는 생식선).
5. **자궁**(uterus : 유터러스) : 골반강 안의 표주박처럼 생긴 근육조직으로 여기서 태아가 발육한다. 여성의 내성기로서 소골반강의 거의 중앙에 있는 전후로 약간 편평한 달걀크기의 장기, 수정란이 착상하여 발육하는 장소(womb : 움)이다.
6. **자궁경부**(cervix : 서빅스, =자궁목 부위) : 자궁의 질 측 입구, 세포 모양 변화에 의한 이형성증이 다발하고 자궁경부암이 발전되는 부위이다.
7. **질**(vagina : 버자이너) : 자궁경부와 이어져 있는 교접기관인 동시에 산도를 이루는 확장성이 큰 막성 기관으로 여성의 내성기의 일부로 자궁경부 질부에 이어지는 관으로 된 형태의 기관이다.

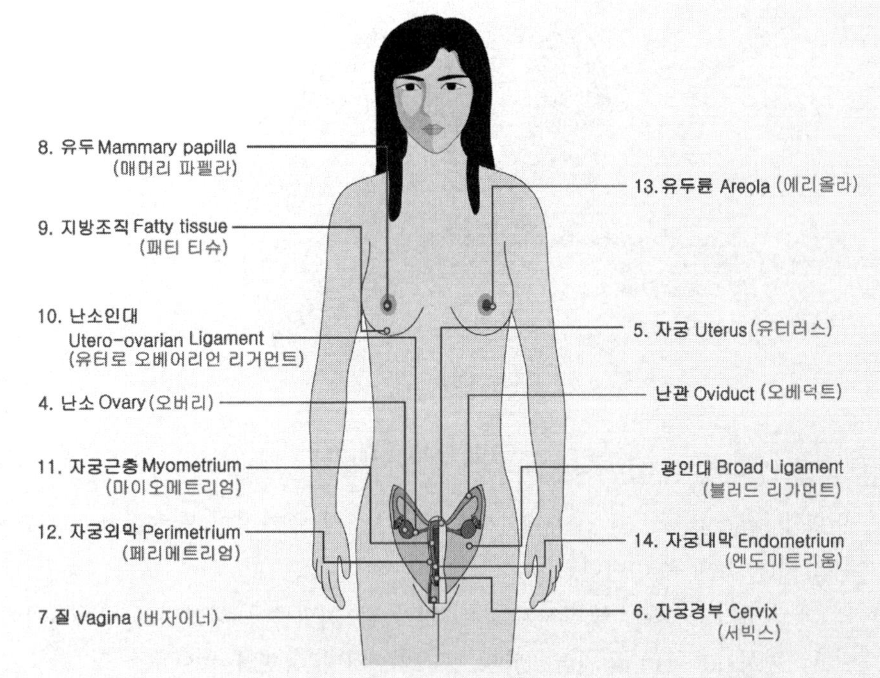

그림 1-45 • 여성생식기

8. **유두**(mammary papilla : 매머리 파펠라) : 유방이 외부로 튀어나온 부위. 모든 포유류의 젖샘 개구부에 있는 돌기이다.

9. **지방조직**(fatty tissue : 패티 티슈) : 유방의 모양을 유지하고, 모유의 온도를 유지하는 기능을 하는 지방세포로 구성된 조직이다.

10. **자궁 난소인대**(utero-ovarian ligament : 유터로-오베어리언 리거먼트) : 난소를 복강벽과 자궁에 부착시키는 인대이다.

11. **자궁근층**(myometrium : 마이오메트리엄) : 자궁을 구성하는 근육부위로 자궁의 근육층이다.

12. **자궁외막**(perimetrium : 페리메트리엄) : 자궁의 가장 바깥을 싸는 전형적인 장막으로 생긴 결합성 조직으로 구성되어 있으며 자궁의 최외층이다.

13. **유두륜**(areola : 아리올라) : 유두 주위의 짙게 착색된 부위이다.

14. **자궁내막**(endometrium : 엔도미트리엄) : 자궁의 가장 안쪽 층으로 난소에서 분비되는 호르몬의 영향을 받아 수정란의 착상을 준비하고, 수정이 이루어지지 않으면 기저층을 제외한 나머지 부분이 주기적으로 탈락된다(자궁 안 주위에 점액성막).

① **임신**(pregnancy : 프레그넌시) : 수태라고도 하며 태아가 자궁 안에서 자라는 상태이다.

② **분만**(parturition : 파튜어리션) : 태아가 모체 밖으로 나오기 위해 자궁경부가 열리고 자궁체부가 수축하는 과정이다.

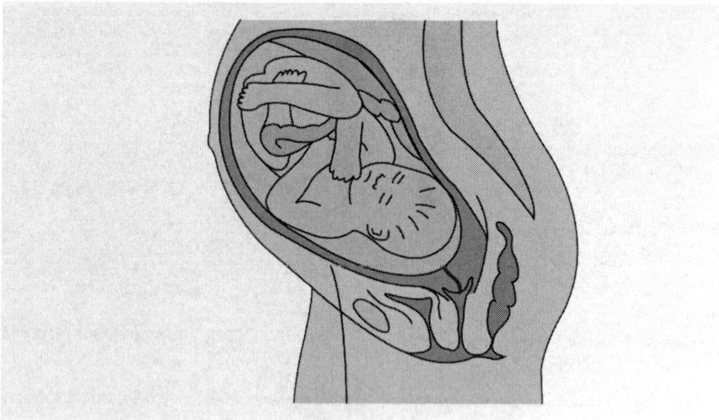

그림 1-46 • 태 아

③ **월경**(menstruation : 멘스트루에이션) : 자궁내층의 주기적인 탈락현상으로 발생되는 출혈(약 28일 주기)이다.

㉠ 월경기(1~5일) : 출혈시기, 자궁내막 중 치밀층과 해면층의 탈락시기이다.

㉡ 증식기(6~14일) : 자궁내막의 증식기, 일명 여포기이다.

㉢ 분비기(15~26일) : 일명 임신전기, 배란시기, 기초체온 상승시기이다.

㉣ 월경전기(27~28일) : 자궁내막의 국소적 빈혈 초래시기이다.

④ **배란**(ovulation : 오불레이션) : 난소에서 성숙한 난자가 난소 밖으로 방출되는 것이다.

⑤ **초경**(menarche : 미나키) : 첫 월경(월경의 처음). 대체로 12~13세경 시작한다.

⑥ **폐경**(menopause : 메너포즈, =갱년기) : 여성의 생식선이 작용을 멈추어 임신이 불가능해지는 시기(월경이 멈추는 것으로 대체로 45~50세 폐경이 된다)이다.

⑦ **태반**(placenta : 플러센터) : 임신 중 착상한 수정란과 모체의 자궁내막에 의해 발달하는 혈관이 풍부한 기관이다.

⑧ **피임**(contraception : 콘트러셉션) : 수정을 교란하여 임신을 방지하는 방법이며, 수태조절을 위해 임신을 자발적(스스로)으로 방지하는 것이다.

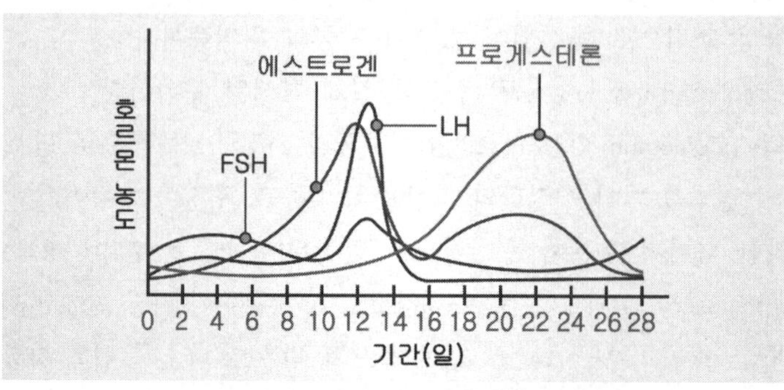

그림 1-47 • 월경주기에 따른 호르몬의 농도변화 그래프

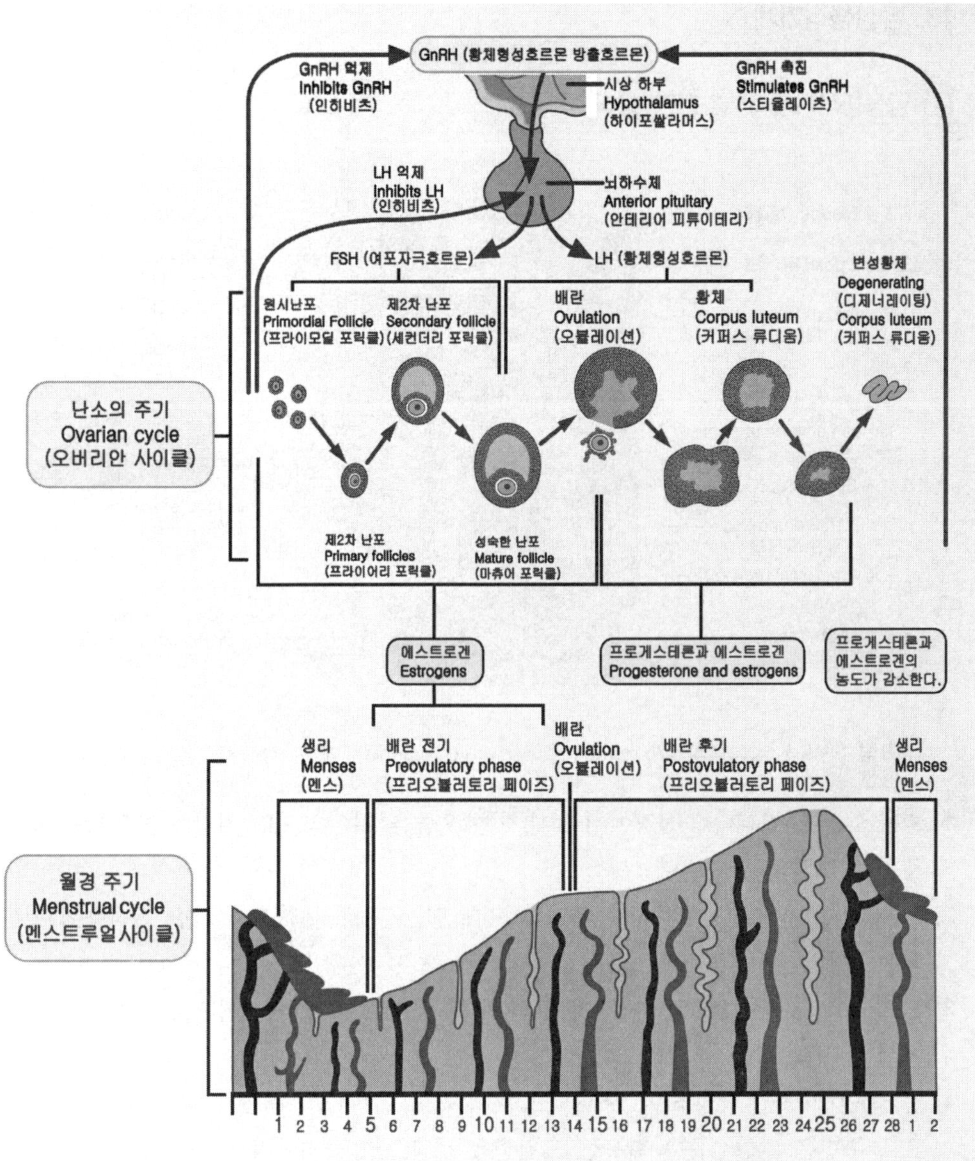

그림 1-48 • 월경주기에 따른 자궁 내막과 호르몬의 변화

13. 남성생식기계

(1) 남성생식기계 해부 관련 용어

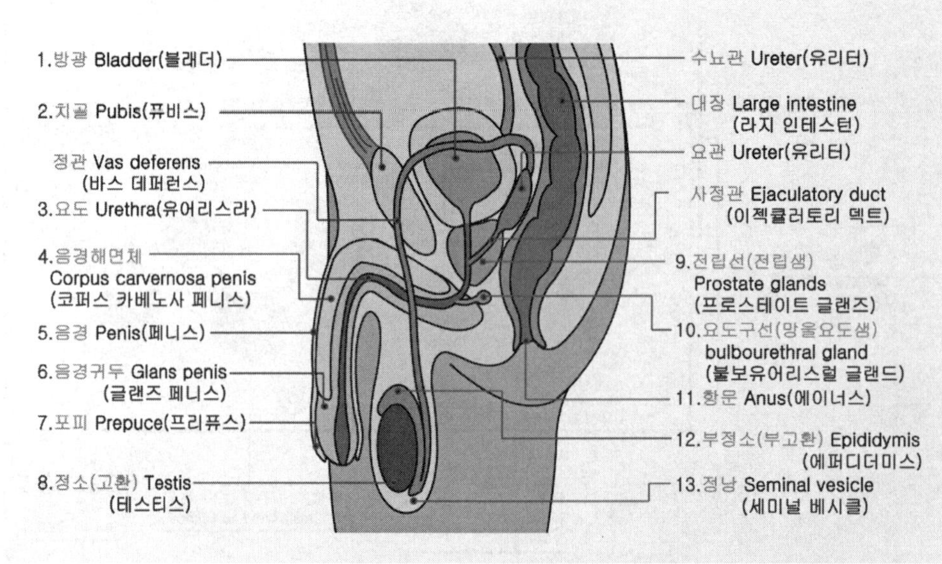

그림 1-49 • 남성생식기계(male reproductive system : 메일 리프로덕티브 시스템)

1. **방광**(bladder : 블래더) : 신장에서 보내지는 오줌을 일시적으로 저장하는 역할을 하는 주머니 모양의 장기이다.
2. **치골**(pubis : 퓨비스) : 한자어로 부끄러운 데 있는 뼈로 불리지만 골반 전하부에 있는 좌우 1쌍의 뼈이다.
3. **요도**(urethra : 유어리스라) : 방광에 고인 요를 체외로 배출하는 관으로 남성의 요도는 여성에 비해 길다.
4. **음경해면체**(corpus carvernosa penis : 코퍼스 카베노사 페니스) : 음경이나 음핵의 발기조직으로 주변은 탄성섬유를 함유한 교원섬유 성막으로 둘러싸여 있다.
5. **음경**(penis : 페니스) : 체내수정을 하는 동물로서 암컷의 체내에 정자를 보내는 남성교미기관이다.
6. **음경귀두**(glans penis : 글랜즈 페니스) : 음경의 민감한 끝부분이다.
7. **포피**(prepuce : 프리퓨스) : 음경귀두를 싸고 있는 부분이다.
8. **고환**(testis : 테스티스) : 남성의 생식선. 정자와 남성 호르몬(testosterone : 테스토스테론)을 생성. 쌍으로 구성된 남성생식선이다.
9. **전립선**(prostate glands : 프로스테이트 글랜즈) : 남성생식기의 부속샘의 하나, 모양과 크기는 밤알과 비슷하다.

10. **요도구선**(bulbourethral gland : 불보유어리스럴 글랜드)=(쿠퍼샘) : 남성의 요도 가까이에 있는 두 개의 선으로 요도를 매끄럽게 하는 분비물을 생성한다. 쿠퍼선(Cowper's gland(쿠퍼스 글랜드))라고 불리며 전립선 밑에 위치하여 요도로 액체를 분비한다.

11. **항문**(anus : 에이너스) : 소화관 맨 끝부분의 배설구이다.

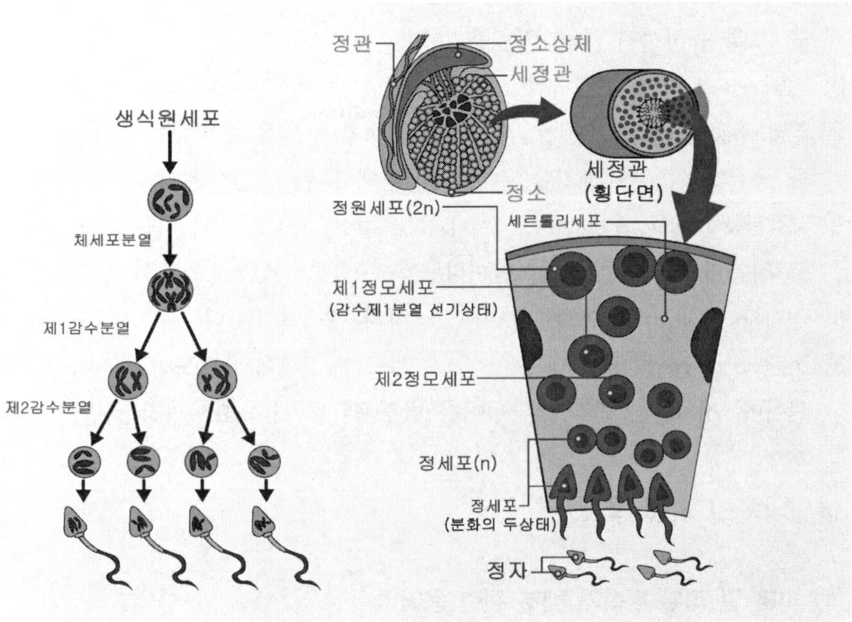

그림 1-50 • 정자의 생성

12. **부고환**(epididymis : 에퍼디더미스) : 고환의 위쪽 끝에서 시작하여 뒷모서리를 따라 내려가는 가늘고 긴 기관으로 정관에 연결. 고환에서 만들어진 정자를 보관하고 정관으로 이동시키는 역할을 한다.

13. **정낭**(seminal vesicle : 세미널 베시클) : 남성의 생식관으로 성교시 액체 내용물을 사정관으로 분비하는 2개의 긴 자루처럼 생긴 샘이다.

(2) 남성생식기 용어

① **사정**(ejaculation : 이재큘레이션) : 요도로부터 정자와 액을 방출하는 기능이며, 남성요도에서 정자와 액체가 나오는 것이다.

② **편모**(flagellum : 플러젤럼) : 정자에 운동성을 주는 꼬리부분이다.

③ **이란성쌍생아**(fraternal twin : 프러터널 트윈) : 두 개의 정자에 의해서 수정된 두 개의 각기 다른 난세포로부터 태어난 쌍둥이이다.

④ **일란성쌍생아**(identical twin ; 아이덴티컬 트윈) : 한 개의 수정란으로부터 태어난 쌍둥이이다.

⑤ **간질조직**(interstitial tissue : 인터스티셜 티슈) : 기관의 실질부분 사이의 조직이다.

⑥ **실질조직**(parenchymal tissue : 파렌카이멀 티슈) : 기관의 실질부분이다.

⑦ **전립선**(prostate gland : 프로스테이트 글랜드) : 방광의 기저부에 있는 선이며 사정할 때 요도에 체액을 분비한다. 방광 바로 아래에 위치하며 정액의 한 성분이 되는 알칼리성 분비물을 형성하는 선으로 이 분비물은 요도의 산도를 중화시키며 정자의 운동성을 오래 유지시켜 주는 역할을 한다.

⑧ **정액**(semen : 시멘) : 정자와 액이며 사정시 분비되는 물(sperm : 스펌)이다.

⑨ **정낭**(seminal vesicles : 세머널 베지클스) : 정관에 액을 분비하는 선이며, 정자에 영양분을 공급하는 노란 물질을 분비하는 정액의 한 구성성분이 되는 선이다.

⑩ **세정관**(seminiferous tubules : 세머니퍼러스 튜뷸) : 고환 속의 가는 관이며, 고환 속에 있고 정자가 발육하는 가는 관이다.

⑪ **정자**(spermatozoon : 스퍼머터조언) : 남성의 생식세포이다.

⑫ **정관**(vas deferens : 배스 데퍼런스, =수정관) : 부고환에서 요도까지 정자가 운반되는 가는 관이며, 정자를 골반강으로 들어가 방광주위를 지나 요도까지 운반하는 관이다.

14. 피부 및 피부 부속기

(1) 피부 및 피부 부속기 해부 관련 용어

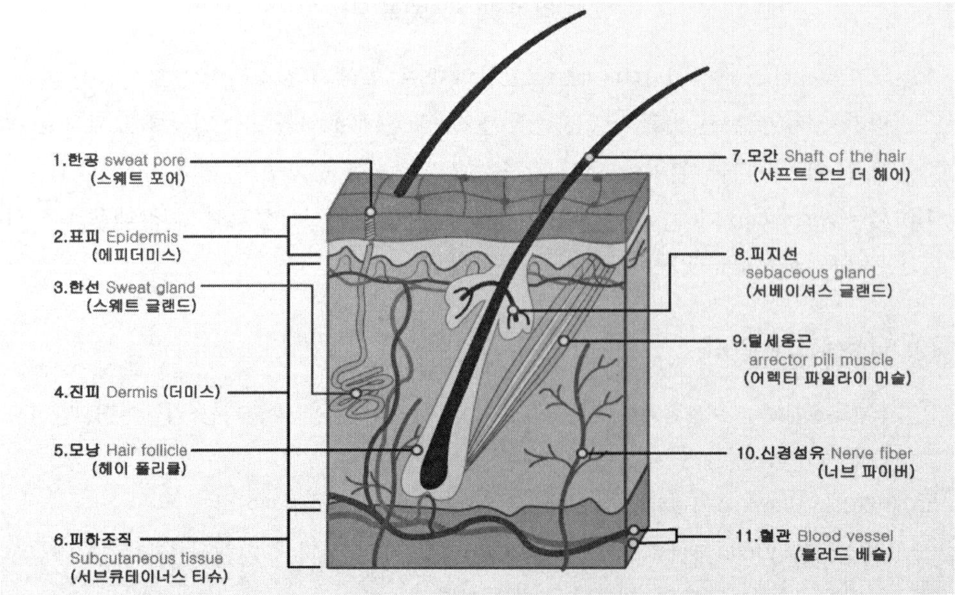

그림 1-51 • 피부의 구조

1. **한공**(sweat pore : 스웨트 포어, =땀구멍) : 땀을 분비하는 살갗의 구멍이다.
2. **표피**(epidermis : 에피더미스) : 피부의 최외층이며, 체표를 덮는 조직이다. 발생학적으로는 외배엽에서 유래되었다.
3. **한선**(sweat gland : 스웨트 글랜드, =땀샘) : 땀을 분비하는 선이다.
4. **진피**(dermis : 더미스) : 표피 밑에 있는 피부의 중간층으로 선, 혈관, 신경종말 등으로 구성된다. 표피 밑에 있는 층으로 혈관, 림프관, 신경, 모낭, 선(gland : 글랜드) 등이 진피 속에 들어 있다.
   척추동물의 표피 아래에 있는 조직으로 표피와 함께 피부를 형성한다.
   ① **섬유아세포**(fibroblast : 파이브로블래스트) : 교원질을 분비하는 세포이며, 섬유성 결합조직의 주요세포이다. 섬유아세포는 교원섬유[13] 형성에 관여한다.
   ② **조직구**(histiocyte : 히스티어사이트) : 진피에서 볼 수 있는 결합조직세포이다. 이 세포는 식세포이며, 이물을 파괴하여 생체를 보호하는 기능이며, 결합조직 속에서 탐식작용을 하는 대식세포이다.
   ③ **비만세포**(mastocyte : 마스토사이트) : 진피에서 볼 수 있는 결합조직세포이다. 이 세포는 알레르기 반응을 일으키는 히스타민 등의 물질을 함유하고 있으며, mast cell(마스트 셀)이라고도 한다. 항응고 물질인 heparin(헤파린)을 분비한다. heparine(헤파린), histamine(히스타민), serotonine(세로토닌) 분비하는 세포이다.
5. **모낭**(hair follicle : 헤어 폴리클) : 모근을 싸고 있는 주머니처럼 생긴 부분, 털주머니이다.
6. **피하조직**(subcutaneous tissue : 서브큐테이너스 티슈) : 진피의 밑에 존재하는 피부의 가장 깊은 층, 주로 지방조직을 포함한다. 지방을 포함한 결합조직이다.
   ① **지방세포**(lipocyte : 리포사이트=fat cell : 펫 셀) : 피하조직층에서 볼 수 있고, 지방으로 채워진 세포로서 지방조직을 구성. 지방조직을 형성하는 주세포로 현미경 관찰시 둥글게 보이며 일반염색(H · E)에는 염색이 안되기 때문에 특수염색 oil red O(오일 레드 오), sudan black B(수단 블랙 비)에 염색할 수 있다.
7. **모간**(shaft of the hair : 샤프트 오브 더 헤어) : 털줄기이다.
8. **피지선**(sebaceous gland : 서베이셔스 글랜드, =기름샘) : 피부의 진피 중에서 피지를 분비하며, 모발에 부속되어 있는 선이다.
   ① **피지**(sebum : 시범) : 피부의 피지선에서 분비되는 기름이다.
9. **털세움근**(arrector pili muscle : 어렉터 파일리 머슬) : 털을 곧게 잡아당긴다.
10. **신경섬유**(nerve fiber : 너브 파이버) : 신경세포에서 나오는 끈모양의 돌기와 이것을 싸고 있는 구조물을 합친 것이다.
11. **혈관**(blood vessel : 블러드 베슬, =핏줄) : 혈액을 운반하는 관으로 동맥, 정맥, 모세혈관의 3가지가 있다.

13) 교원섬유 : 뼈, 힘줄, 인대, 피막 등이다.

(2) 표피의 층구조

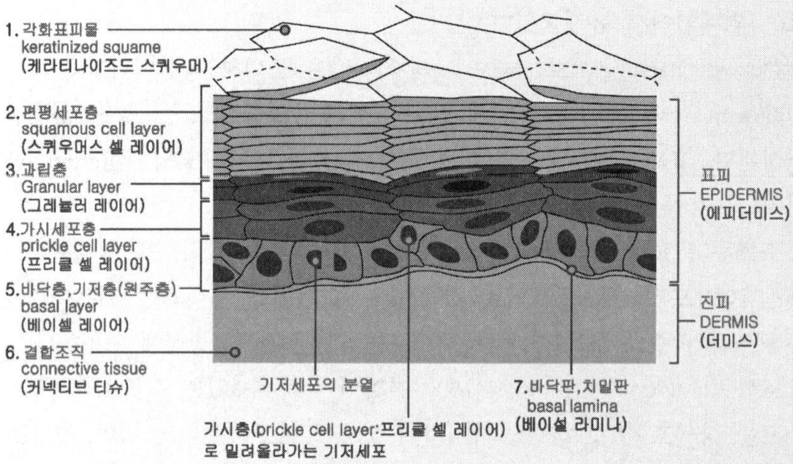

그림 1-52 • 표피의 층구조

1. **각화표피물**(keratinized squame : 케라티나이즈드 스퀴우머) : 벗겨진 각질
   ① **각화**(keratinization : 케라티나이제이션) : 각질세포로 분화되는 과정이며, 피부에서 케라틴 또는 각질이라 불리는 경단백질이 침착되는 현상이다.
2. **편평세포층**(squamous cell layer : 스퀴우머스 셀 레이어)
   = **각질층**(stratum corneum : 스트레이텀 코니움) : 표피의 최외층이다.
   ① **편평상피**(squamous epithelium : 스퀴우머스 에퍼실리엄) : 표피를 구성하는 편평한 세포군이다.
   ② **중층의**(stratified : 스트라티파이드) : 여러 겹의 층으로 되어 있는 상태이다.
3. **과립층**(granular layer : 그레뉼러 레이어)
4. **가시세포층**(prickle cell layer : 프리클 셀 레이어)
5. **바닥층, 기저층**(basal layer : 베이셀 레이어, =원주층) : 표피의 가장 깊은 곳에 위치하는 층이다. 기저층은 활발히 분열하는 피부세포로 되어 있으며, 여기서 만들어진 세포가 상층으로 이행, 표피의 가장 깊은 층에 위치한다.
6. **결합조직**(connective tissue : 커넥티브 티슈)
7. **바닥판, 치밀판**(basal lamina : 베이셀 라미나)

(3) 피부 부속기

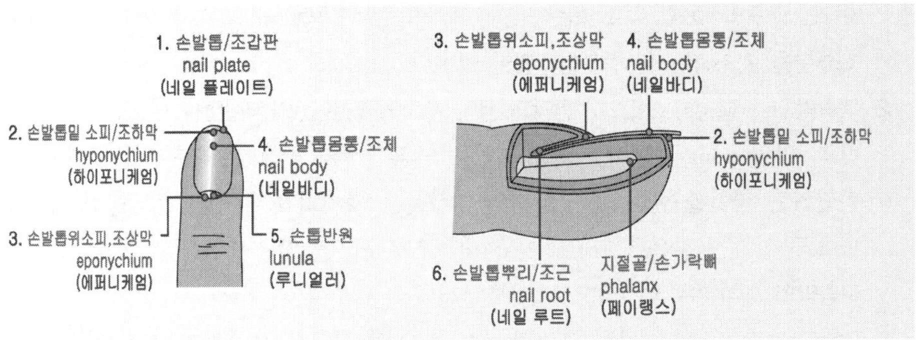

그림 1-53 • 손톱

1. **손발톱 / 조갑판**(nail plate : 네일 플레이트) : 손, 발톱을 구성하는 판이다.
2. **손발톱 밑 소피**(hyponychium : 하이포니케엄) : 조하막, 하조피이다.
3. **손톱**(발톱)**위 소피**(eponychium : 에퍼니케엄) : 조상막, 상조피이다.
4. **손발톱몸통**(nail body : 네일 바디) : 조체이다.
5. **손톱반원**(lunula : 루니얼러) : 손톱뿌리에 있는 반달형의 흰 부분이다.
6. **손톱**(발톱)**뿌리**(nail root : 네일 루트) : 조근이다.
   ① **손발톱**(nail : 네일) : 케라틴으로 형성되어 있다.
   ② **각질세포**(horny cell : 호니 셀=keratin : 케라틴) : 털이나 손발톱, 표피에 있는 굳은 단백질. 경(硬 : 단단할)단백질의 하나로 모발, 손발톱, 피부의 구조 단백질이다.

15. 눈

(1) 해부와 생리

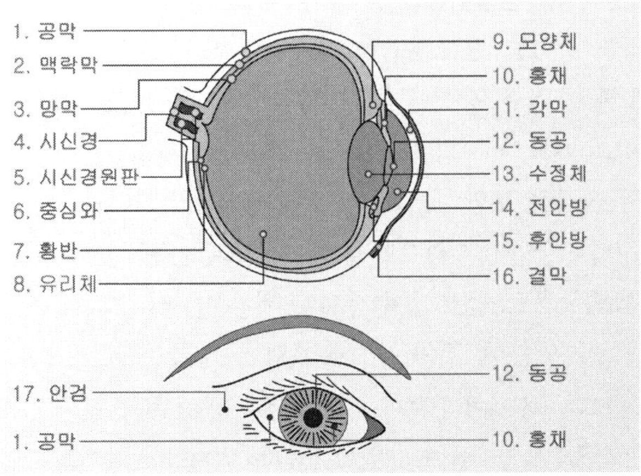

그림 1-54 • 눈

1. 공막(sclera : 스크리어) : 각막에서 시각신경까지 연결된 질기고 섬유질인 흰 바깥쪽 막이다. 안구의 5/6를 싸고 있는 단단한 백색막으로 각막(cornea)으로 이어진다. 안구외벽의 대부분을 차지하는 흰색의 불투명한 막이다.
2. 맥락막(choroid : 코로이드) : 망막과 공막 사이에 있는 눈의 맥관선이다. 공막(sclera : 스클레러)과 망막(retina : 레티너) 사이에 있는 암흑갈색의 막으로 외부에서 들어오는 광선을 차단하는 역할을 한다. 안구외벽의 대부분을 차지하는 흰색의 불투명한 막으로, 안구벽을 구성하는 것은 3개의 막이고 내층으로부터 망막 · 안구중막 · 공막이 있는 데 안구중막의 대부분은 맥락막으로 이루어진다.
3. 망막(retina : 레트나) : 원뿔 모양과 막대 모양의 세모를 포함한 눈의 민감한 신경선. 안구의 가장 내부에 있으며 상(像)이 맺히는 곳으로 상당히 연해 손상받기 쉽다. 망막구성세포는 간상체(rod : 로드)와 추상체(cone : 콘)로 구성된 신경세포로, 광선을 시신경철 세포로 보낸 후, 시신경 원판에 모여 시신경(optic nerve : 옵틱 너브)을 통해 뇌로 간다. 안구안벽의 가장 안층으로 시세포가 많이 분포되어 있는 특수한 감각상피이다.
4. 시신경(optic nerve : 옵틱 너브) : 망막에서 물체가 맺힐 때 뇌로 자극을 받아 두 개 신경으로 전달되는 신경. 시각정보를 뇌에 전달하는 신경으로 시신경은 제2 뇌신경이다.
5. 시신경원판(optic disc : 옵틱 디스크) : 망막이 만나는 시신경의 눈 뒷부분에 위치해 있다. 시신경이 모여서 눈의 유두. 시신경이 모여서 뇌로 나가는 곳이다.
6. 중심와(fovea centralis : 포비어 센트럴리스) : 맑게 보이는 부위의 망막 안에 조그마하게 파인 부위. 망막의 중심부에 있는 오목한 곳에서 가늘고 긴 추체가 빽빽이 집합되어 있는 부위이며, 공간분해 능력이 가장 높은 영역이다.
7. 황반(macula lutea : 매쿨러 루티아) : 망막의 노란 부위 ; 망막의 중심화가 포함되어 있다. 망막상의 한 점으로 중앙부가 오목하게 들어간 중심화 중 물체의 상이 가장 선명하게 보이는 곳이다. 망막 중심부의 색각과 시력이 가장 예민한 부분으로 적갈색을 띠며 그 중심부에는 중심 홈이라는 함입부위가 있다. 중심 홈에는 강한 광선 아래에서 색깔과 형태를 구별하는 기능을 하는 원뿔세포가 집중되어 있고 주변으로 갈수록 원뿔세포의 수는 급격히 감소하고 약한 광선을 받아 명암만을 감각하는 간상세포가 증가한다.
8. 유리체(vitreous body : 비트리어스 보디, =vitreous humor) : 눈의 수정체 뒤에 위치하고 유리 모양의 물질을 포함하고 있다. 수정체와 망막 사이의 공간으로 젤리 같은 물질이 들어 있어, 안구의 모양을 유지하고 빛을 통과시키며, 안구내압을 유지시키는 역할을 한다. 안구 내에 존재하는 구조물로서 수정체의 뒷부분부터 망막에 이르는 부위 안에는 유리체액이 가득 차 있으며 투명도가 유지되어 명확한 시력이 가능하도록 한다.
9. 모양체(ciliary body : 실리어리 보디) : 맥락막과 홍채를 연결하는 수정체 사이 각각에 위치해 있다. 맥락막(choroid : 코로이드) 전방에 위치하며, 수정체(crystalline lens : 크리스털린 렌즈)의 만곡을 조절하며, 안방수(aqueous humor : 에이퀴어스 휴머)를 분비한다. 안구를 싸

는 막의 일부로 맥락막 · 홍채와 함께 눈알의 수축운동에 관계한다. 후방은 맥락막과 전방은 홍채와 연결되고 각막과 공막의 경계부이며 수정체를 둘러싼 윤상조직이다.

10. **홍채**(iris : 아이리스) : 수정체 주위를 둘러싸는 막의 앞쪽은 색소가 착색되어 있다. **눈의 색이 있는 부분으로 각막 뒤에 위치하며 동공으로 들어오는 빛을 조절하기 위하여 동공을 수축 · 확장하는 역할.** 각막 후방, 수정체의 전방에 위치하며, 중앙은 동공에 의해 관통되고 있고, 눈을 통과하는 빛의 양을 조절하며 어두운 곳에서는 이완되고, 강한 광선에서 빛의 양을 줄이기 위해 수축된다. 안구 정면에서 각막을 통해 보이는 부분으로 **색소를 함유해서 홍채의 색깔에 따라 눈 색깔이 달라지는데 한국인은 다갈색**이다. 홍채의 중앙에는 동공(눈동자)이 있어 빛을 받아들인다. **홍채는 안에 분포하는 동공 괄약근과 동공 산대근의 작용으로 동공의 크기를 조절하여 눈 안으로 들어오는 광량을 조절**한다.

11. **각막**(cornea : 코니어) : 안구 앞에 확장 펼쳐진 섬유층으로 깨끗한 피부 모양이며, **전체 안구의 1/6을 차지하며 굴절기능**을 한다. 홍채, 동공, 앞부분을 덮고 있는 투명한 안구의 앞부분이며, 안구의 바깥벽으로 공막의 전면에 볼록하게 나와 있는 투명막이다. **안구 중에서 가장 굴절력을 많이 지닌 투명한 조직**이다.

12. **동공**(pupil : 퓨플) : 빛이 통과하는 홍채에 의해 둘러싸인 **눈이 열리는 검은 부위**(홍채에 의해 둘러싸인 눈의 검은 구멍으로 광선이 통과하는 부위)이다.

13. **수정체**(crystalline lens : 크리스털린 렌즈) : 투명하고, 양면의 볼록한 렌즈로 눈동공 뒤에 있고, 망막 위에 빛의 초점이 맺히도록 할 수 있다. 볼록렌즈 모양의 투명체로 동공 뒤에 위치하며, 광선전달과 수정체의 두께조절을 통해 상의 초점이 망막(retina : 레티너) 위에 맺히도록 도와주고 있다. **척추 · 연체 · 절지동물에 있어서 발달된 카메라 눈의 렌즈**이다.

14. **전안방**(anterior chamber : 앤티리어 체임버) : 수정체와 홍채 앞에 있고 각막 뒤에 위치하며 물을 함유하고 있다. 각막과 홍채 사이를 전안방이라 하며 안방수가 들어 있다. **각막 뒤 홍채 앞의 방수가 있는 부위**이다.

15. **후안방**(posterior chamber : 포스티리어 체임버) : 홍채 뒤에 있으며, 물을 함유하고 있다. **홍채와 수정체 사이에 위치하며, 투명한 림프액인 안방수**(aqueous humor : 에이퀴어스 휴머)가 들어 있다.

16. **결막**(conjunctiva : 콘정타이버) : 눈꺼풀 안쪽 내면과 안구의 외면을 연결하는 막이다. 혈관과 림프절이 분포하는 투명한 점막으로, 외기노출로 인해 외인적 질병이 잘 생기며, **안검 · 안구 일부를 덮고 있다. 눈꺼풀의 안쪽 내면과 안구의 외면을 연결하는 점막부위**이다.

17. **안검, 눈꺼풀**(eyelid : 아이리드) : 안구 표면 앞쪽을 보호하기 위해 위로나 아래나 2개 움직일 수 있는 껍질이다. 안구와 안와를 덮고 있는 **위 · 아래 2개의 보호막으로 가장자리에 첩모**(cilia : 실리아)가 있다.

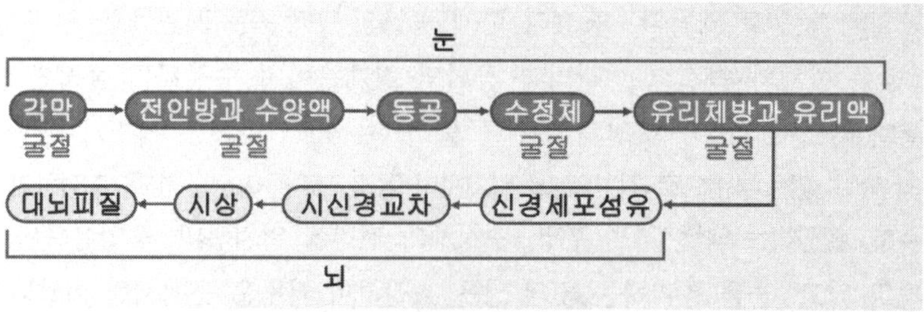

그림 1-55 • 빛 광선 들어가는 길

(2) 눈물망, 눈물관

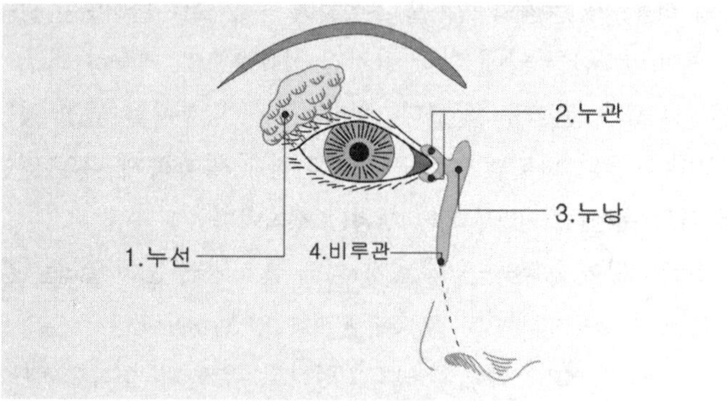

그림 1-56 • 눈물낭, 눈물관

1. **누선**(lacrimal gland : 라크리멀 글랜드) : 눈물선 ; 눈물의 분비와 완와의 위 바깥쪽에 놓여 있다. 안검의 외측 상방에 위치하여 눈물을 분비한다. 눈물을 내는 외분비선을 누선이라고 한다.
2. **누관, 누도**(lacrimal duct : 라크리멀 덕트) : 선에서 아래에 결합되는 뇌궁에서 펼쳐진 눈물선이다.
3. **누낭**(lacrimal sac : 라크리멀 색) : 중간완와 벽과 눈물선에 위치한 눈물주머니이다.
4. **비루관**(nasolacrimal duct : 네소라크리멀 덕트) : 눈물샘의 통로로 배출되는 것과 안쪽 아래 코의 관이 열려 있는 곳이며, **눈물주머니의 아래 끝에서 코 아래로 향하는 길로 통하는 물질**이다.

(3) 증상 용어

① **정시안**(正視眼 ; emmetropia : 에머트로피어) : 정상적으로 보는 것, 굴절이 잘못되지 않은 것으로, 즉 **정상적인 시력**이다.

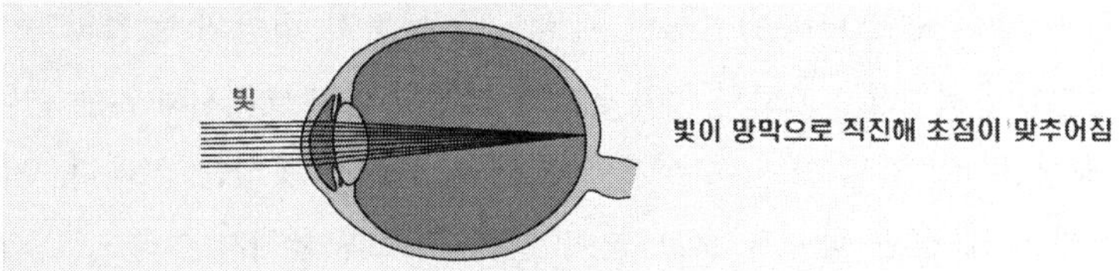

그림 1-57 • 정상 눈

② 근시(myopia : 마이오피어) : 가까이 있는 것이 잘 보이고 굴절이 잘못된 상태이다. 상이 망막(retina : 레티너) 앞에 맺어지는 현상으로 원거리보다 근거리 물체를 잘 본다.

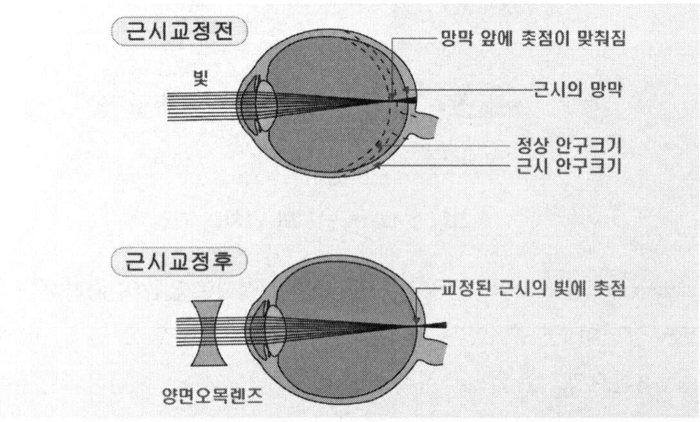

그림 1-58 • 근시와 근시의 교정

③ 원시(hyperopia : 하이퍼로피어, hypermetropia : 하이퍼미트로피어) : 멀리 있는 게 보이는 것, 굴절이 잘못된 병이다. 상이 망막 뒤에 맺어지는 현상으로 근거리보다 원거리 물체를 잘 본다. 바깥에서 들어오는 평행광선이 망막보다 뒤에서 초점을 맺기 때문에 물체가 흐릿하게 보이는 상태로 이것을 교정하는데 볼록렌즈로 이용해 눈의 렌즈계의 초점 거리를 짧게 하여 망막 위에 초점이 맞추어지도록 한다.

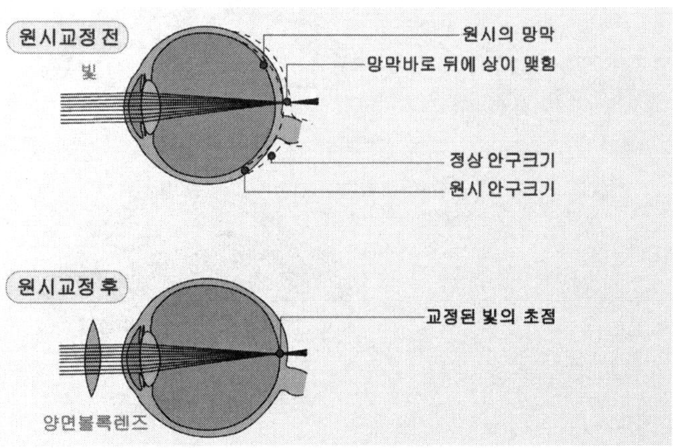

그림 1-59 • 원시와 원시의 교정

④ **난시**(astigmatism : 어스티그머티즘) : 눈의 각막이 구부러져 결함과 굴절의 문제가 있다. **각막이나 수정체의 굴절면이 고르지 않아 망막에 정확히 상이 맺혀지지 않는 현상.** 눈 안에 들어오는 평행광선이 각막 또는 수정체에 초점을 만들지 못하는 상태다. 가까운 곳과 먼 곳 양쪽에 대해 심한 장애가 오고 눈이 쉽게 피로해 물체가 이중으로 겹쳐 보이며 머리가 몹시 아플 때도 있다. 각막과 수정체의 비정상 만곡부분 때문에 빛의 초점이 비정상이 된다. 굴절력이 잘못된 것을 교정한 적당한 렌즈(교정이 맞는)로 초점을 맞춘다.

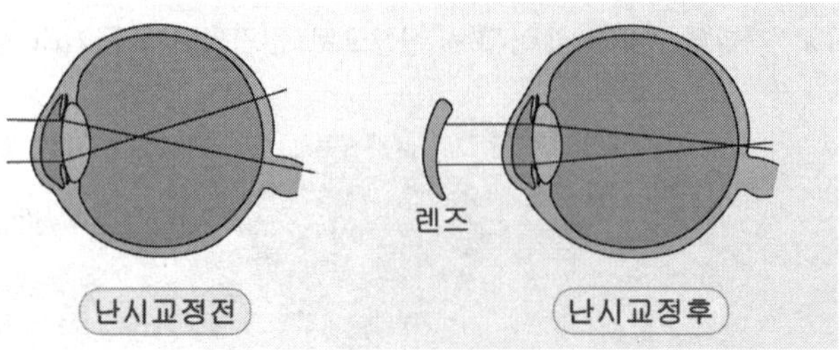

그림 1-60 • 난시와 난시의 교정

⑤ **녹내장**(glaucoma : 글로코머) : **망막과 시신경 손상 결과로 안압이 증가하는** 것이며, 치료하지 않으면 장님이 될 수 있다. 녹내장은 안압의 상승으로 인해 시력상실을 가져올 수 있는 질환으로 홍채(iris : 아이리스)와 각막(cornea : 코니어)의 유착으로 전안방(anterior chamber : 앤티리어 체임버) 주위의 배수관으로 연결되는 각도(angle : 앵글)가 좁아져서 생기거나, 각 앵글은 정상이나 배수관이 차단되어 **안방수**(aqueous humor : 에이퀴어스 유머) **유출이 안되어 안압이 상승되어 발생한다.**

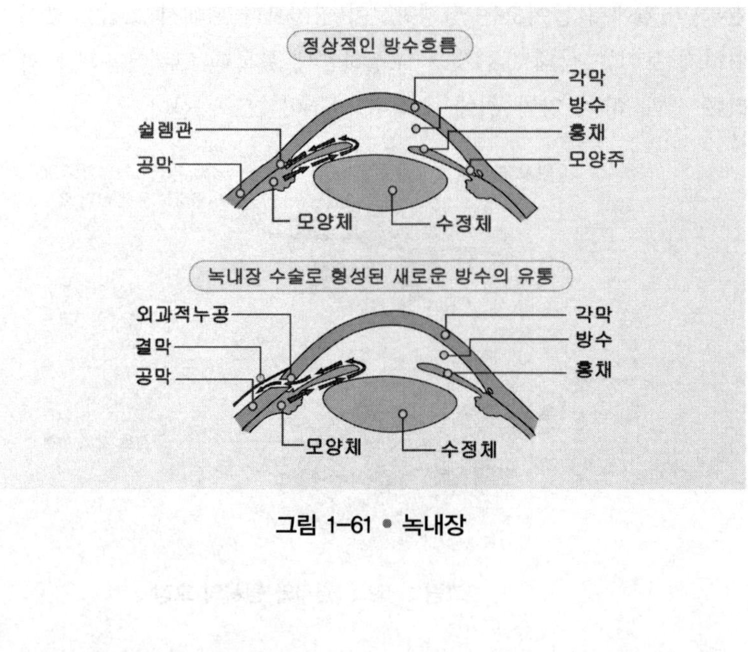

그림 1-61 • 녹내장

치료는 약물치료를 원칙으로 하나, 상태에 따라 안방수의 배출로를 만들어 주기 위해 **홍채절제술**(iridectomy : 이리덱터미), **모양체해리술**(cyclodialysis : 사이클로다이알리시스) 등을 시행한다. 안압이 비정상적인 상승을 계속하여 그 안압의 높이와 지속시간에 따른 여러 정도의 시신경장애가 일어나는 증상이며, 시신경장애가 심해지면 실명한다. 이러한 이상이 나타난 **눈에서는 동공이 약간 청록색**으로 보인다. 3세 이하에서 발생하는 녹내장은 각막과 안구가 소의 눈과 같이 커지기 때문에 우안(牛眼)이라 한다.

⑥ **백내장**(cataract : 캐터랙트) : 시력감퇴로 인해 수정체에 얼룩무늬처럼 흐린 상태이다. 수정체가 혼탁해지는 것으로 **선천성**(congenital : 컨제니털) 백내장과 **노인성**(senile : 시나일) 백내장이 있고, 2차적으로 오는 경우도 있다.

시력감퇴가 서서히 오며, 치료는 수정체(lens : 렌즈) 피낭을 포함하여 **수정체 전체를 적출하는 수정체낭 내 적출과 수정체 피낭을 열고 수정체 내용물만 적출하는 수정체낭 외 적출**을 한다. 눈의 수정체가 혼탁해지는 질환이다. 시력장애를 일으키며 크게 선천성과 후천성으로 나누는데 원인이나 혼탁의 형상 및 위치에 따라서 분류하기도 한다. 산모가 임신 중에 풍진에 걸리면 백내장이 발생하는 경우도 있다. 시력이 나빠지며 때로는 실명상태에 이르는 것 외에 특별한 증상은 나타나지 않는다.

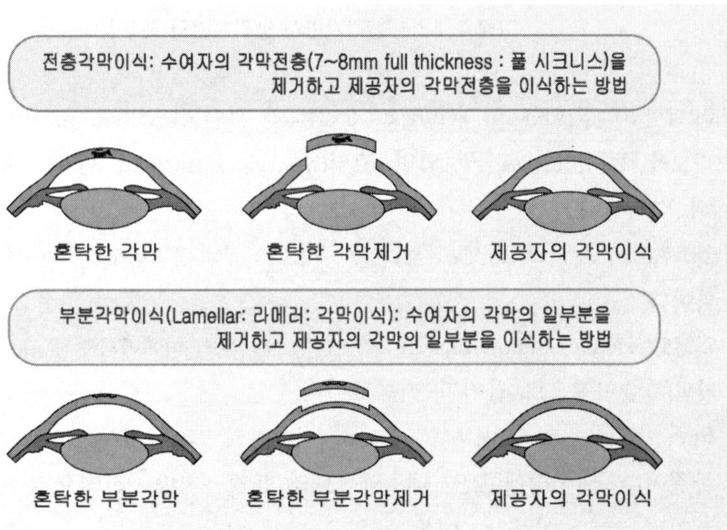

그림 1-62 • 각막이식

⑦ **공막절제술**(sclerectomy : 스클레엑터미) : 공막을 절제하는 것이다.

⑧ **안검절제술**(blepharectomy : 브리퍼렉터미) : 눈꺼풀절제법이다.

⑨ **안검성형술**(blepharoplasty : 브리퍼러플라스틱) : 눈꺼풀을 고쳐서 만드는 것이다.

⑩ **안각성형술**(canthoplasty : 캔서플라스티, =canthus) : 안각을 외과적으로 고치는 것이다.

16. 귀의 해부와 생리

귀(the ear : 디 이어)는 **외이**(outer ear : 아우터 이어), **중이**(middle ear : 미들 이어), **내이**(inner ear : 이너 이어)의 세 부분으로 나누어지며, **외이와 중이는 소리의 전도기능**을 하고, 내이는 소리를 받아 뇌의 대뇌피질(cerebral cortex : 세러브럴 코텍스)로 **전달하는** 기능을 한다.

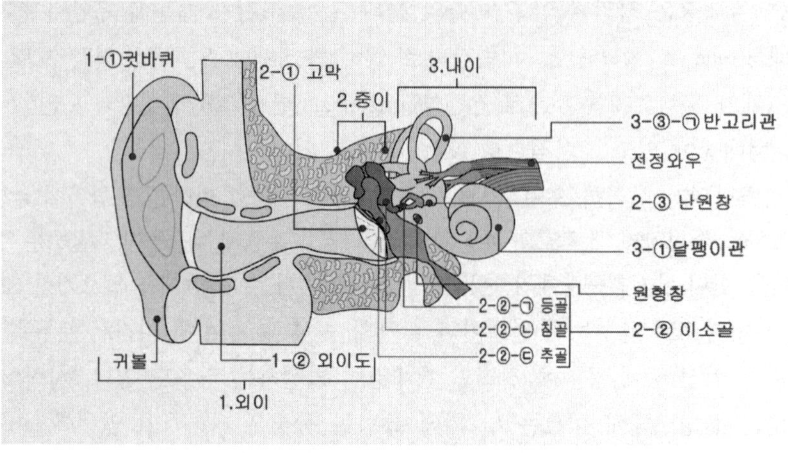

그림 1-63 • 청각기관과 청각기관의 해부상의 관계

1. **외이**(바깥귀) : 외이는 이개(auricle : 오리클)와 외이도(external auditory meatus : 익스터널 오디토리 미에이터스)로 구성되며, 고막(tympanic membrane : 팀패닉 멤브레인)에 의해 중이와 격리된다.

1-① **귓바퀴**(pinna : 피너, auricle : 오리클, =이개) : 귓바퀴 : 바깥쪽 귀 부분에 튀어나온 부위이다.

1-② **외이도**(external auditory meatus : 익스터널 오디토리 미에이터스, auditory canal : 오디토리 커낼) : 중이쪽으로 들어가는 통로이다.

1-③ **이구, 귀지**(cerumen : 시루멘=earwax : 이어왝스) : 외이에서 분비하는 밀랍처럼 굳은 물질이다. 귓구멍에 모인 때. 외이도의 표피 · 지방 · 진액으로 이루어지며 이것이 커지면 잡음 · 이물감 · 이통 등을 느끼게 된다.

2. **중이** : 중이(middle ear : 미들 이어)는 고실(tympanic cavity : 팀패닉 캐버티)이라고도 하며 **외이에서 전해온 공기의 진동을 기계적인 진동으로 바꾸는 곳**으로 공기로 차 있으며, 고막(tympanic membrane : 팀패닉 멤브레인)에서 받은 진동을 내이로 전달한다. 중이와 내이는 난원창(oval window : 오벌 윈도)에 의해 격리된다.

2-① **고막**(tympanic membrane : 팀패닉 멤브레인, eardrum : 이어드럼) : 외이와 중이 사이에 있는 막이다. **외계의 음향으로 막이 진동**하면 그 진동이 막 안쪽에 부착된 **이소골을**

통해서 속귀로 전달되어 청각을 일으킨다.

2-② **이소골**(ossicles : 오식클스) : 중이에 있는 세 개로 구성된 작은 뼈(small bone : 스몰 본)로 이들은 관절로 연결되어 있어 **고막에서 받은 진동을 내이로** 전달한다.

2-②-㉠ **등골**(stapes : 스테이피즈) : 중이 외 세 번째 이소골이다.

2-②-㉡ **침골**(incus : 잉커스) : 중이(뼈)에서 두 번째 이소골이며, 두 개의 뒤쪽 하부를 이루는 뼈이다.

2-②-㉢ **추골**(malleus : 맬리어스, =망치뼈) : 중이에서 첫 번째 뼈의 이소골이다. 고막에 망치 모양으로 붙어 있으면서 귀청의 진동을 전하는 가운데 귀의 한 뼈이다.

2-③ **난원창**(oval window : 오벌 윈도) : 가운데귀와 속귀 사이에 있는 타원형의 구멍. 이 구멍에 등자뼈의 바닥 부분이 꽂혀 있어, 고막에서 받아들인 소리의 진동을 속귀에 전달하는 구실을 한다.

2-④ **이관**(eustachian tube : 유스테이션 튜브, auditory tube : 오디토리 튜브) : 인두와 중이 사이에 연결하는 통로. 인두와 중이를 연결하는 통로로, **유양돌기**(mastoid process : 매스토이드 프로세스)와 **이관은 고막 내외의 압력이 대기의 압력과 동일하도록 유지하는** 역할을 한다.

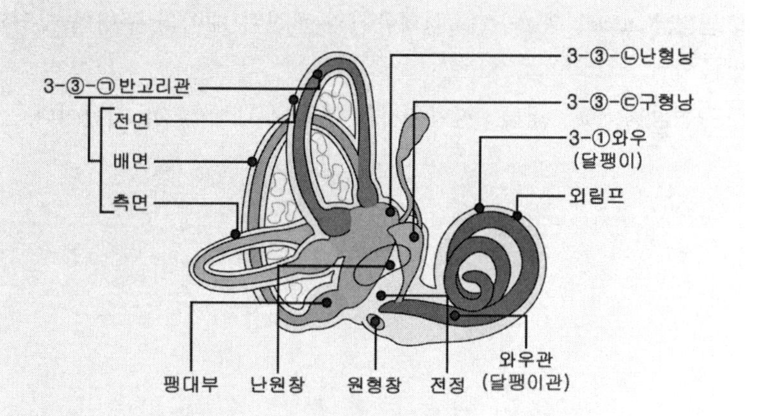

그림 1-64 • 달팽이관

3. **내이** : 미로(labyrinth : 래버린스)라고도 하며, **음파를 뇌로 전달하는 기능과 평형감각을 유지하는 기능**을 한다.

3-① **달팽이관**(cochlea : 카클리어) : 민감한 소리를 받는 세포를 함유한 내이관에 달팽이 모양(소용돌이)으로 되어 있다. 와우관에는 액체인 외림프(perilymph : 페리림프)와 내림프(endolymph : 엔도림프)로 채워져 있고, 이 속에 청각 수용기관인 코르티기관(organ of corti : 오르간 오브 코르티)이 있어 음파의 움직임에 따라 음파를 청신경(auditory nerve fiber : 오디토리 너브 파이버)으로 전달하여 **뇌의 대뇌피질**(cerebral cortex : 서리브럴 코텍스)**에서 인지하도록** 한다.

3-② **청신경**(auditory nerve fibers : 오디토리 너브 파이버스) : 내이에서 뇌로 자극해 움직이는 신경이다. **귀로부터 대뇌를 통하여 청각을 맡은 지각신경**이다.

3-③ **밸런스**((balance)organ of equilibrium : 오르건 오브 이퀼리브리엄) : 내이는 평형감각의 중요기관으로 평형에 관여하는 **반고리관**, **구형낭**(saccule : 새큘), **난형낭**과 같이 세 기관이 있다.

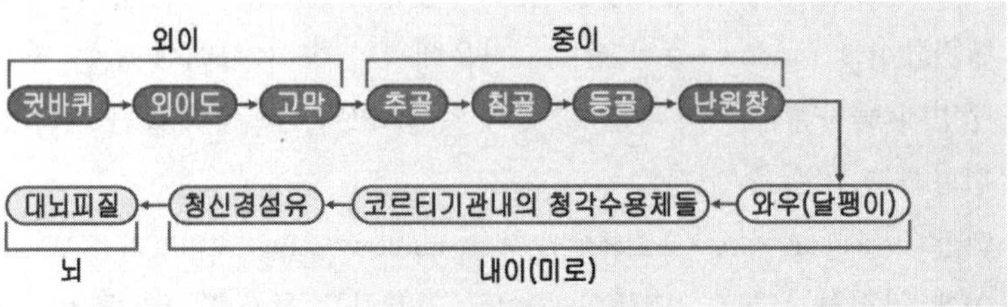

그림 1-65 • 소리(음향)의 진동의 길

3-③-㉠ **반고리관**(semicircular canals : 세미서큘러 커낼스) : 평형(균형)유지와 관련된 내이의 한 기관이다.

3-③-㉡ **난형낭**(utricle : 유트리클) : 평형유지와 관련된 내이의 주머니 모양의 구조로 되어 있다.

3-③-㉢ **구형낭**(saccule : 사쿨) : 평형유지와 관련된 내이의 한 기관이다.

02 생리학의 개요

제 1 절 생리학의 개요

1. 신경세포와 흥분의 전달

인체의 내적 변화 및 외적인 변화를 조절하고 통합하여 항상성을 유지하는 방법은 두 가지로 나눌 수 있다.

① **내분비계**에서 분비하는 **호르몬**에 **의해 조절**하는 것으로 이 방법은 반응은 느리지만 내분비계에 호르몬이 분비하므로 인체의 대사조절에 도움을 준다.
② **신경계**를 통한 조절방법도 있다. 신경계는 일종의 위성정보망으로 구성되어 인체 전역에 분포하고 있으며, 이 중 신경세포는 먼 거리 조직 사이의 신호교환이 빠르고 정확하지만 작용이 오래 지속되지 않는다.

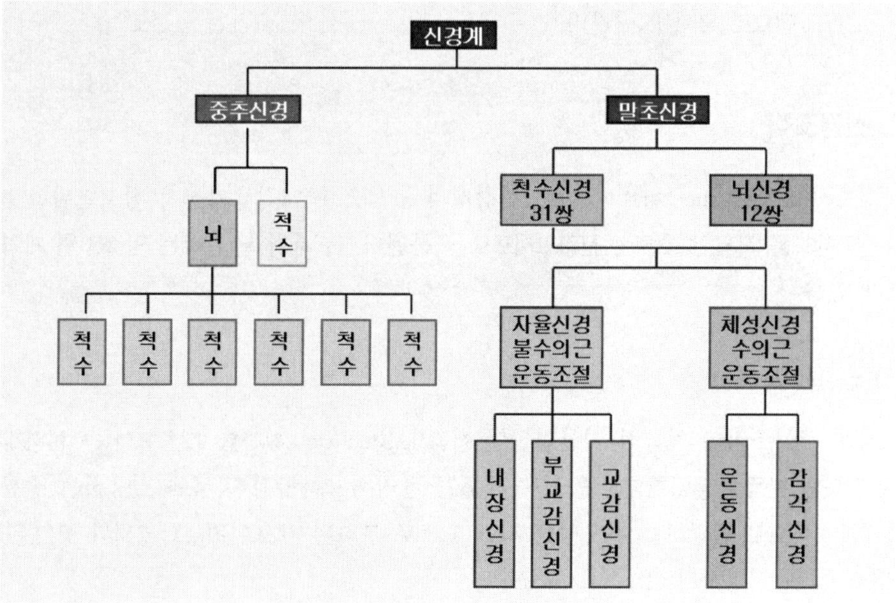

그림 1-66 • 신경계의 분류

신경계는 그림 1-66과 같이 크게 **중추신경계**(Central Nevous System(CNS) ; 센트럴 너버스 시스템)와 **말초신경계**(Peripheral Nervous System(PNS) ; 페리퍼럴 너버스 시스템)로 구분할 수 있으며 그 하부조직들로 다시 세분화할 수 있다.

① 중추신경계는 뇌와 척수로 이루어지며, 말초수용기를 통해 인체의 내 · 외에서 들어오는 모든 정보를 총괄하여 원활한 활동이 가능하도록 통제하고 조정하는 중심적 기능을 발휘한다. 중추신경계는 인체의 기관 중 가장 중요한 부분이므로 두개골과 척수에 의해 보호되며 뇌척수액에 떠 있어 외부로부터 들어오는 충격을 감소시켜 준다.

② 말초신경계는 뇌신경과 척수신경으로 구성되는데, 12쌍의 뇌신경은 뇌에서 시작하여 뇌와 인체의 각 장기를 연결하고 있으며, 31쌍의 척수신경은 척수에서 시작해서 척수와 인체의 각 장기부분으로 연결하고 있다.

③ 말초신경계는 신경전달 방향에 따라 구심성 신경과 원심성 신경으로 나눈다.

㉠ 구심성 신경은 말초에서 수용한 정보를 중추로 보내는 신경이며 감각신경이라고도 한다.

㉡ 원심성 신경은 운동신경이라고도 하며 중추에서 효과기로 보내는 신경이다. 이러한 원심성 신경은 다시 체성신경계와 자율신경계로 구분한다.

ⓐ 체성신경계에는 신경이 지배하고 있는 부위가 골격근으로서 주로 의지와 관련되어 효과를 일으킨다.

ⓑ 자율신경계는 주로 내장평활근, 심근, 선 세포에 분포하면서 의지와 상관없이 교감신경과 부교감신경이 서로서로 반대적으로 적절하게 도우면서 생명현상을 생리적으로 유지해 나간다.

2. 신경조직

신경조직(nerve tissue : 너브 티슈)은 신경계의 구성은 형태적 · 기능적 최소단위인 신경세포와 신경세포를 지지, 보호하는 신경교세포로 구분된다. 우리의 뇌 속에는 약 250억 개의 신경세포가 있다.

(1) 신경세포

신경계 구성조직의 기능적 기본단위인 **신경세포**(neuron : 신경원 또는 뉴런)는 **신경계의 흥분 및 전도의 활동을 담당한다**. 즉, 신경세포는 물리적 · 화학적 자극에 반응하는 흥분성과 이를 다른 세포로 전달하는 전도성을 지닌 고도로 분화된 세포이며 그 크기와 모양은 위치에 따라 매우 다양하다(그림 1-67 참조).

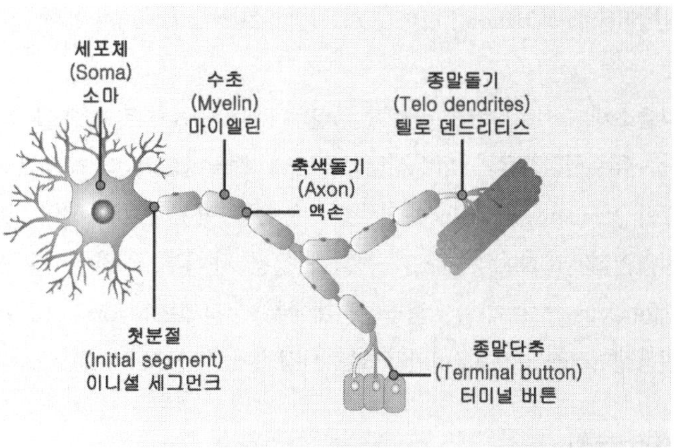

그림 1-67 • 신경원(신경세포, 뉴런)

(2) 신경세포의 운동신경원의 구조

1) 세포체

① **구형, 타원형** 혹은 별모양으로 되어 있으며 일반적으로 다른 세포보다 크다.

② **니슬소체**(nissl's body : 니슬스 보디)를 함유한다.

③ **신경세사**와 **미세소관들**이 **망사형태**를 이룬다.

2) 수상돌기

① 여러 개가 있으며 **구심성 돌기**이다.

② **니슬소체**나 **미토콘드리아**를 볼 수 있으나 골지체는 없다.

③ 전기적 절연체인 **수초**(myelin sheath : 마이엘린 시스)와 **슈반초**(schwann sheath : 슈반 시스)로 싸여 있다.

④ **유수신경섬유**(myelinated nerve fiber : 마이엘리네이티드 너브 파이버) : 수초가 있는 축색돌기이며 **백색**이다.

⑤ **무수신경섬유**(unmyelinated nerve fiber : 언마이엘리네이티드 너브 파이버) : 수초가 없는 축색돌기이며 **회백색**이다.

3) 축 색

① 1개가 있고 **원심성돌기**이다.

② **축색소구**(axon hillock : 액손 힐럭) : 활동전압을 일으키는 **역치가 낮고** Na^{+}(나트륨) **통로**가 많다.

③ **랑비에 결절**(node of Ranvier : 노드 오브 랑비에) : 약 1.5[mm] 정도의 일정한 간격으로 **수초와 신경초가 있는 마디**이다.

④ 종말단추(terminal button : 터미널 버튼) : 소포(vesicle : 베시클)에 신경전달물질을 함유하고 있다.

㉠ 니슬소체(Nissl's body : 니슬스 보디) : RNA과립으로 단백질 합성, 영양, 재생에 관여함. 유수신경섬유가 무수신경섬유보다 전달속도가 더 빠르고 ATP 소모량이 적다.

㉡ 슈반 세포(shwann cell : 슈반 셀) : 수초를 형성하고 축색의 영양과 재생에 관여한다.

㉢ 신경연접(synapse : 시냅스) : 신경과 신경 사이로 간격은 약 20[mm]이다.

㉣ 핵(nucleus : 뉴클리어) : 중추신경계에서 신경세포체(soma : 소마)의 집단이다.

㉤ 신경절(ganglion : 갱글리언) : 말초신경계에서 신경세포체(soma : 소마)의 집단이다.

(3) 신경세포조직

① 신경세포는 세포체(cell body : 셀 보디 혹은 soma : 소마), 축색(axon : 액손), 수상돌기(dendrite : 덴드라이트)로 이루어져 있다.

㉠ 세포체는 핵이 있으므로 대사가 일어나는 중심체가 되고 세포체 둘레에 많은 돌기가 있는데 그 중 여러 개의 짧은 돌기를 수상돌기라 하고, 축색소구를 거쳐 길게 뻗친 것을 축색이라 한다.

㉡ 수상돌기는 정보를 받아들여서 그 자극을 신경세포체로 전달하고 신경세포체에서 받은 자극을 축색돌기로 전달한다. 그러므로 수상돌기는 정보를 받아들이는 역할을 하고 축색돌기는 정보를 전도하는 역할을 한다.

② 신경세포체는 여러 가지 형태이며 그 안에는 사립체, 니슬소체, 신경원섬유, 골지체, 핵이 있다. 이 중 신경원섬유는 지주적 역할과 신경자극을 전달하는 흥분전도에 관여하고, 니슬소체는 많은 양의 RNA를 포함하고 있어 단백질 합성에 관여하며, 신경세포 손상 시에 니슬소체 모양이나 수가 변동하므로 염기성 색소에 쉽게 염색되는 성질을 이용해 진단에 사용된다.

③ 축색이 모여 다발을 이룬 것을 신경섬유(nerve fiber : 너브 파이버)라고 한다.

㉠ 축색의 둘레는 슈반 세포가 둘러싸고 있다.

㉡ 슈반 세포는 축색 가장 외측막인 신경초 또는 슈반초(Schwann sheath : 슈반 시스)를 만들고 있다.

㉢ 나중에 축색과 신경초 사이에 수초가 생기게 되는데 이것을 유수신경섬유라 한다. 또 수초가 생기지 않은 것을 무수신경섬유라 한다.

④ 유수신경섬유의 수초는 슈반 세포에 의해 형성된다. 처음에는 슈반 세포막이 함몰되어 축색을 받아들이고 얼마 후 슈반 세포막이 축색을 계속하여 둘러싸게 된다. 완성된 수초를 전자현미경으로 보면 소용돌이처럼 둘러싸서 끝은 슈반 세포막에 연속되어 있다. 슈반 세포의 핵과 세포질은 세포막의 가장 바깥 부분, 즉 수초의 바깥쪽에 위치하게 된다. 수초의

구조는 두 줄의 지질층 사이에 단백질층을 가지고 있어서 전기저항이 매우 높고 이온의 투과도 거의 없어 절연작용을 한다. 이에 비해 슈반 세포는 이온의 투과가 자유롭고, 유수신경섬유에서는 수초가 군데군데 잘려져 없는 곳이 있는데 이곳을 랑비에 결절이라 한다.

⑤ 유수신경섬유는 수초가 절연체의 역할을 하기 때문에 일단 활동전압이 생기면 랑비에 결절에서 다른 랑비에 결절로 건너뛰어 흐르게 되어 전도속도가 빨라지게 되는데 이와 같은 전도 방식을 도약전도라 한다.

또한 신경을 끊으면 그 말초 쪽은 빨리 흥분성을 잃고 끊긴 곳에서 말단을 향하여 형태학적인 변화가 일어나는데 이것을 왈러(Waller) 변성이라고 한다. 이때 신경섬유는 축색의 일부를 지닌 채 수초가 타원형의 조각으로 분리되어 얼마 안 있어서 흡수되며, 변성을 하기 위해서는 4~6일 정도가 필요하다. 그리고 중추쪽의 섬유 및 신경세포에도 변화가 일어나게 되는데 이것을 역행성 변성이라 한다.

⑥ 신경이 끊어지면 두 끝부분의 사이에 섬유소와 같은 물질이 생기고 이것을 따라서 말초 쪽 말단으로부터 신경초가 자라난다. 한편 중추 끝의 축색이 끊어진 지 5~6일이 지나면 많은 가지를 만들면서 재생되기 시작한다. 이때 말초쪽에서 자라나온 신경초를 만나면 이것에 인도되어 하루에 4~5[mm]의 속도로 자라나기 시작한다. 만약에 두 끝 사이의 거리가 크면 결합조직의 증식에 의하여 섬유소 비슷한 물질이 끊겨 축색은 신경초를 만날 수 없게 된다. 재생한 신경은 머지않아 축색이 굵어지고 수초가 두꺼워지는데 이것을 성숙이라 한다.

⑦ 재생된 운동신경이 근육에 이르면 종판부에서 생리적 연락을 회복하게 되는데 이것을 재신경지배라 한다.

⑧ 수초를 싸고 있는 슈반 세포는 말초신경 축색의 영양과 수초형성에 관여하며, 말초신경 섬유가 손상당했을 때 말초신경섬유의 재생에 참여하게 된다. 하지만 중추신경계에는 슈반 세포가 없어서 뇌나 척수와 같은 중추신경이 손상하면 재생되지 않는다.

⑨ 축색의 끝은 여러 개의 가지로 갈라지고 그 끝부분은 약간 팽창되어 종말단추를 이루면서 다른 신경세포의 수상돌기, 세포체, 근위축색 및 원위축색과 접속하는데 이것을 시냅스라 하며, 근세포와 접합하는 경우를 신경·근연접이라고 한다.

⑩ 신경흥분은 축색으로 전도되어 종말단추에 이르고, 시냅스 또는 신경·근접합을 거쳐서 다른 신경세포 또는 근세포에 흥분을 전달한다.

(4) 신경교세포

신경조직에는 뉴런보다 몇 배나 많은 신경교세포가 있어서 신경세포를 보호하거나 영양소를 공급함으로써 세포의 생활환경을 뒷받침해 주고 지지하는 역할을 하고 있다. 하지만 이러한 신경교세포는 중추신경계와 말초신경계에서 약간의 차이가 있다.

① 중추신경계의 신경교세포는 신경세포와 신경섬유 사이에 흩어져 존재하며 상의세포, 회돌기교세포 및 소교세포가 여기에 해당된다.

② 말초신경계의 지지세포는 신경절이나 뉴런의 세포체 주위를 둘러싸서 보호하는 위성세포와 축색돌기에서 수초를 형성하고 지지하는 슈반 세포로 구성되어 있다. 신경세포와 신경교세포는 전체 부위의 약 50[%]가 뇌와 척수를 형성하고 있다.

㉠ 신경교세포의 기능

ⓐ 뉴런의 지주이며, 뉴런에 영양을 공급한다.

ⓑ 노폐물을 처리하며, 세포 외액 K^{+}(칼륨 이온)의 완충작용을 한다.

ⓒ 뉴런의 발육을 하며, 뇌혈관장벽 형성하며, 수초 생산을 한다.

㉡ 신경교세포의 종류

ⓐ 성상교세포(astrocyte : 아스트로사이트) : 신진대사 담당, 뇌혈관장벽을 형성한다.

ⓑ 희돌기교 세포(oligedemdroglia : 올리고덴드라글리아) : 중추신경계의 수초를 형성한다.

ⓒ 소교세포(microglia : 마이크로글리아) : 중배엽성 발생, 식작용으로 신경계를 보호한다.

ⓓ 상의세포(ependymall cell : 에펜디몰 셀) : 뇌실의 내면세포, 뇌척수액을 분비한다.

3. 신경의 흥분과 전도

두 개의 미소전극을 안정상태에 있는 축색돌기의 세포막 표면에 접촉시키고 전압계에 연결해 보면 전류는 어느 방향으로도 흐르지 않는다(그림 1-68 참조).

그러나 한쪽 전극을 세포막내로 넣으면 순간적으로 전류가 흘러 세포 내외에 일정한 전압차를 관찰할 수 있는데, 이를 안정막 전압(resting membrane potential : 레스팅 멤브레인 퍼텐셜)이라고 하며, −90[mV]의 전압차를 보인다.

① 안정막 전압이란 자극을 받지 않는 상태에서 세포막 내외에 존재하는 전압차이며 이러한 상태를 분극상태(polarization : 폴러리제이션)라 한다.

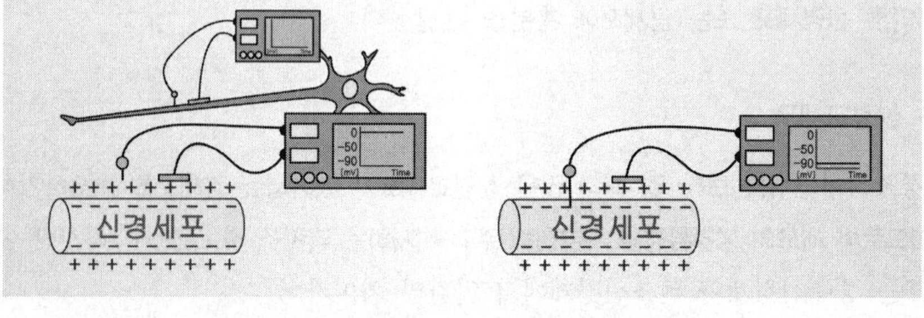

그림 1-68 • 안정막 전압 : 세포막 내부가 음성

안정막 전압이 존재하는 이유는 세포 내외에 있는 이온의 배치상황이 서로 다르고, Na^{+}(나트륨 또는 소듐 이온)와 K^{+}(칼륨 또는 포타슘 이온)을 능동적으로 이동시키는 기전인 $Na^{+}-K^{+}$ 펌프가 세포막에 있기 때문에 나타난다. **세포 내외의 이온을 비교해 보면 K^{+}농도는 세포 내가 세포 외보다 약 30배가 높으며, Na^{+}농도는 세포 외가 세포 내보다 약 10배가 높다.** 즉 세포 외에는 Na^{+}이 많고 K^{+}은 적지만 세포 내에는 이것과 반대로 K^{+}이 많고 Na^{+}은 적다(표 1-5 참조).

표 1-5 ● 세포 내외의 이온농도

이 온	세포 내액	세포 외액
Na^{+}(나트륨)	15	150
Cl^{-}(염소)	10	120
K^{+}(칼륨)	150	5
HCO_3^{-}(탄산수소)	8	27
A^{-}(단백질)	155	45

② **신경세포가 안정상태에 있을 때 칼륨 이온은 세포막을 비교적 쉽게 투과하나, 나트륨 이온의 투과성은 칼륨 이온의 약 1/100에 불과하여 나트륨 이온은 세포막을 투과하기가 어렵다.** 그러므로 **칼륨 이온은 세포 내외에 이미 설정된 30 : 1의 높은 농도 기울기에 의해 세포 내에서 세포 밖으로 확산되어** 나오려고 한다. 이때 전기적으로 양성을 띤 칼륨 이온이 확산되어 나오려는 힘은 곧 세포 내를 전기적으로 음성으로 만들게 되므로, 이 세포 내 음전기는 칼륨 이온을 세포 내에 붙잡아 두려는 힘이 생기게 된다(그림 1-69 참조).

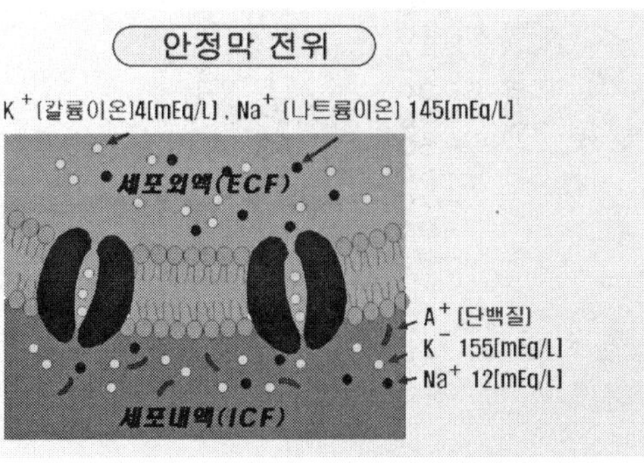

그림 1-69 ● 세포막 내외에서 이온의 분포

③ 세포 내의 음전하는 칼륨 이온을 세포 내에 붙잡아 두려는 힘과 농도차로 칼륨 이온이 세포 밖으로 확산하려는 힘이 어느 시점에서 균형을 이루게 된다. 이때 **세포 안은 약 −90[mV]의 전압을 띠게 되는데 이 전압을 막전위 혹은 안정막 전압**이라고 한다.

④ **안정막 전압**(resting membrane potential : 레스팅 멤브레인 퍼텐셜)

㉠ 안정상태시 **세포막의 전기적 대립상태, 즉 분극상태**이다.

㉡ 세포막 투과성이 좋은 K^+(칼륨)의 이동으로 형성한다.

㉢ 크기 −60∼−90[mV](−70[mV])이다.

4. 흥분과 활동전압

(1) 흥 분

신경세포나 근세포의 세포막 한 점에 기계적 힘이나 전류를 통하면 전기적 변동, 세포막을 거치는 이온의 이동, 열의 발생 및 에너지 소비 등의 일련의 변화가 일어나는 것을 흥분이라 한다.

(2) 활동전압

안정상태에 있는 세포에 역치 이상의 자극을 가하면 세포막의 나트륨 이온의 투과성이 급속히 증가되어 10 : 1의 농도기울기에 의해 나트륨 이온은 빠른 속도로 세포 안으로 들어가게 되며, 이로 인하여 막전압이 감소하는 탈분극(depolarization : 디폴러리제이션)이 일어나면서 세포 바깥쪽은 음전하를, 막 안쪽은 양전하를 띠는 안정막 전압의 역전현상까지 보인다. 그러나 다시 안정막 전압으로 복귀하는 재분극 과정이 진행된다. 이러한 일련의 전압변동을 활동전압(action potential : 액션 퍼텐셜)이라고 하며, 이를 세포막의 흥분이라고 한다(그림 1-70 참조).

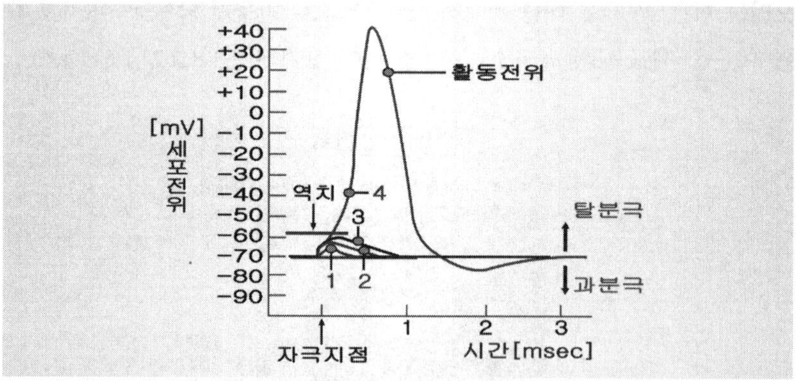

그림 1-70 • 활동전위

① **역치정의** : 생체에 자극이 작용하여 흥분이 유발되는 경우 이러한 흥분이 일어나는 데 필요한 최소자극의 세기를 한계값이라고 하며 다음과 같다.

㉠ 활동전압을 일으킬 수 있는 최소의 자극강도이다.

㉡ 막전위를 −55[mV]까지 떨어뜨릴 수 있는 자극이다.

② **탈분극** : 휴지전위 상태일 경우 세포막을 기준으로 막의 바깥쪽은 양전하, 안쪽은 음전하를 띠게 되는데 이러한 상태를 휴지전위라고 한다.

③ **과분극** : **재분극**이 심하게 일어나는 경우 **휴지전위 때 세포막 안쪽에 음전하가 안정수치** 이하로 떨어지게 되는데 이 상태를 **과분극**이라고 한다.

④ **분극** : 세포 내(−), 세포 외(+) : **안정막 전위**(−90[mV])이다.

⑤ **탈분극** : 세포 내(+), 세포 외(−) : **초과전위**(+30[mV])이다.

⑥ **재분극** : 세포 내(−), 세포 외(+)로 환원된다.

⑦ **활동전압** : 120[mV]이다.

㉠ 활동전압의 발생은 **세포막에서 자극을 받는 국소의 이유는 분명치 않지만 일단 자극을 받은 세포막은 나트륨 이온에 대한 투과성이 갑자기 커진다.** 그러면 세포 밖에 높은 농도로 있던 나트륨 이온은 이미 존재하는 세포 내의 농도경사와 전압차에 따라서 세포 내로 유입하게 되고 그 결과 국소의 막전압의 크기가 감소하기 시작하여 막전압이 낮아지면 이것이 원인이 되어 나트륨 이온에 대한 투과성을 더욱 크게 한다. 그 결과 막전압이 없어지는 방향(0[mV])으로 진행된다. 마치 세포막이 갑자기 나트륨 이온에 대한 문을 활짝 여는 것처럼 나트륨 이온이 세포 속으로 몰려 들어가게 되며 **−90[mV]이던 안정막 전압이 +30[mV]로 뛰어오르게 되는 것이다. 이때 급속히 탈분극되어 정점을 이루는 것을 가시전압**이라 한다. 그 후 막**전압은 다시 급속히 안정막 전압으로 회복되는데 이를 재분극**(repolarization : 리폴라리제이션)이라고 한다.

㉡ **재분극으로 세포막의 나트륨 이온 투과성은 정상으로 돌아가고 대신 칼륨 이온에 대한 투과성이 현저히 증가**하므로 많은 양의 양전하를 띤 칼륨 이온이 세포 내에서 세포 외로 확산되고, 세포 내로 들어왔던 나트륨 이온은 나트륨 이온 펌프에 의해서 다시 세포 외로 나가게 되어 세포막은 안정막 전압으로 돌아오게 되는 것이다(그림 1-71 참조).

㉢ 신경이 흥분하여 활동전압을 발생하려면 먼저 신경에 자극이 가해져야 하고, 자극이 자극으로서 유효하려면 첫째는 **자극의 강도**, 둘째는 **자극의 속도**, 셋째는 **자극되는 기간** 등의 세 가지 조건에 합당하여야 한다.

ⓐ **자극강도가 역치 이상이어야 한다.** 즉 신경섬유를 흥분시킬 수 있는 최소한의 자극강도(역치, threshold : 스레시홀드)가 있어야 비로소 흥분하게 된다. 그러나 **자극강도를 역치보다 더 높여도 발생된 활동전압의 크기에는 변화**가 없다.

ⓑ **충분히 빠른 속도로 자극이 도달되어야만 자극의 역할을 하게 된다.** 빛이 너무 천천히 밝아지거나 혹은 온도가 너무 서서히 오르게 되면 미처 느끼지 못하고 지나칠 수가 있다. 같은 크기의 변화일지라도 갑자기 밝아지거나 갑자기 온도가 오르면 우리는 분명히 그것을 느낄 수 있는 것과 같다.

㉮ 소음이 시끄럽게 들리다 갑자기 소음이 뚝 끊어지면 소리가 계속 들리는 착각을 일으키는 것과 같다.

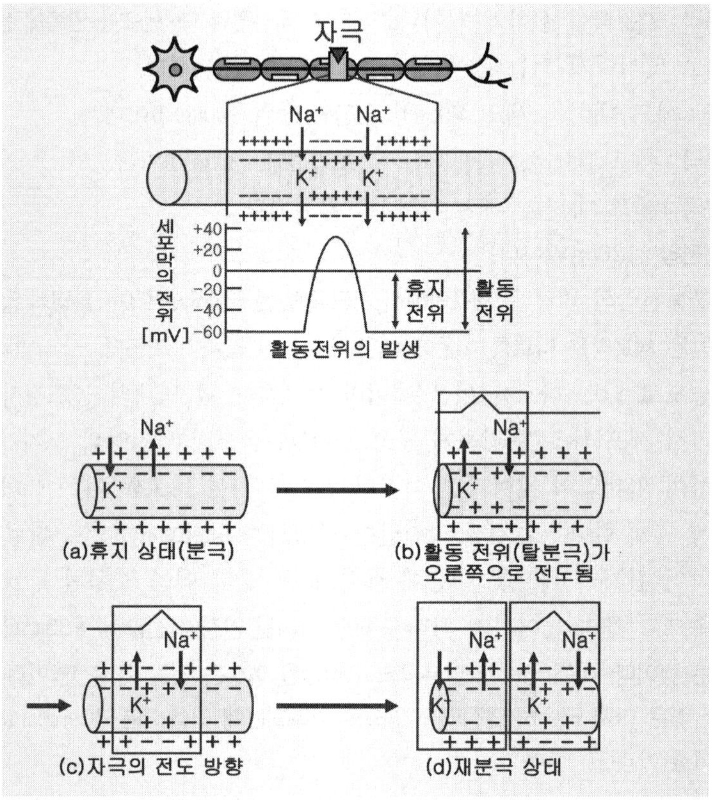

그림 1-71 ● 활동전위와 이온의 이동관계

ⓒ 역치자극 이상의 자극이라 하더라도 일정한 시간 이상 지속되어야만 비로소 자극으로서의 효과가 있다. 만일 자극의 강도가 아무리 강하더라도 일정한 시간 동안 계속되지 않으면 신경흥분은 유발시킬 수 없다.

(3) 불응기

신경섬유는 충격파가 지나가면 얼마 동안은 다음 충격파가 지나갈 수 없지만 그 후 곧 회복하여 다시 흥분을 전달할 수 있게 된다. 이 사이 신경섬유는 불응기에 들어서 있는데, 그 기간은 약 0.001~0.005초의 매우 짧은 기간이다. 그 사이에 신경섬유는 안정상태로 회복되고 흥분성과 전도성을 되찾는다.

불응기에는 절대적 불응기와 상대적 불응기가 있다.

① 절대적 불응기 : 활동전압이 생성되어 일정 기간 동안 아무리 큰 자극을 가해도 반응을 하지 않는 기간이다.

② 상대적 불응기 : 활동전압의 말기에 자극강도가 역치자극보다 강한 경우에 반응하는 기간이다.

(4) 실무율

신경자극에 대하여 최고의 흥분을 하거나, 흥분하지 않는 현상으로 역치 이상일 때는 반응을 일으키고, 역치 이하일 때는 활동전압이 발생되지 않는다. 다만 흥분성의 변화만이 있는 것을 실무율이라고 한다.

① 단일 신경섬유가 자극의 강도에 따라 최고의 흥분을 하거나 흥분을 하지 않는 현상을 실무율이라 한다.

② 실무율과 불응기는 신경세포뿐만 아니라 심근과 골격근에서도 볼 수 있다. 그러나 실무율은 단일세포의 성질이며 많은 세포로 된 조직에는 적용되지 않는데, 수백 수천의 신경섬유로 된 신경줄기를 자극하여 자극부위강도를 높여 주면 더욱 많은 신경섬유에 따라서 역치, 흥분전도 속도가 다르기 때문이다.

(5) 자극의 가중

단일역치 이하 자극이라 할지라도 가능한 한 빨리 여러 번 반복하여 자극하면 신경흥분을 유발시킬 수 있다. 이것은 처음에 가한 자극이 불완전한 탈분극을 형성하였지만 아직 부분적 탈분극이 남아 있어 다음의 자극을 가하면 점차 탈분극의 정도가 높아져서 완전한 탈분극이 일어나 마침내 신경이 흥분을 전도하게 된다. 이러한 형상을 자극의 가중이라 한다.

즉, 각각의 신경섬유가 자극의 크기에 따라서 흥분하여 가시전압의 진폭이 어느 정도까지 점차적으로 커지며 활동전압의 기간도 길어지고, 그 정점도 여러 개로 나타나게 되는데 이것을 복합 활동전압이라고 한다.

5. 신경흥분 전도의 기전

활동전압이 발생된 신경섬유 부분은 나트륨 이온의 유입으로 세포 내 하전이 음성에서 양성으로 바뀌었지만 인접 안정부분은 전기적으로 음성이어서 전류는 섬유 속 (+) 부분에서 (−)부분으로 흐르게 된다. 이 전류는 세포막을 나와서 세포 외액을 돌아 다시 흥분된 제자리에 되돌아오는 전류회로를 만드는데 이 회로를 국소회로라 하고 이 전류를 국소전류라 한다.

① 국소전류는 활동전압이 발생된 바로 옆 안정부분의 막전압에 영향을 미쳐서 이곳도 탈분극시키고 같은 방식으로 다음 부분도 나트륨 이온에 대한 문을 열어 주어 계속 활동전압을 유발한다.

② 흥분전도의 기전은 주로 전기적인 것임에 틀림없다. 즉, 활동전압이 발생하고 있을 때 활동전압에 의한 국소전류가 인접부에 대한 자극전류로서 작용하여 흥분이 전도된다고 생각하고 있다.

③ 한 곳에서 활동전압이 발생되면 그 마디가 다음 마디를 자극해 흥분시키고 다시 다음 마디로 활동전압이 릴레이식으로 축색돌기 끝에서 끝으로 흥분이 전달되어 마치 도화선의 연소와 같다고 할 수 있다.

④ 단일 신경섬유의 일정 부분을 자극하여 생긴 국소전류는 처음 탈분극된 지점을 중심으로 해서 양쪽으로 흐르지만, 정상적인 정보전달이 이루어지기 위해서는 활동전압이 세포체로부터 신경말단을 향해 단일방향으로 진행되어야 한다. 이렇게 세포체에서 신경말단 쪽으로 진행하는 흥분전도를 정방향전도라고 하며, 그 반대방향으로의 전도는 역방향전도라고 한다.

(1) 도약전도

유수신경섬유처럼 전기저항이 높은 수초를 가지고 있는 섬유에서는 수초가 절연체의 역할을 하기 때문에 국소전류는 이곳의 랑비에 결절에서 다른 랑비에 결절로 건너뛰어 흐른다. 따라서 마디 사이 부분은 흥분하지 않고 마디부분만이 흥분하여 다음의 마디로 뛰어넘어 전달된다. 이와 같은 전도방식을 도약전도(跳躍傳導)라고 한다(그림 1-72 참조).

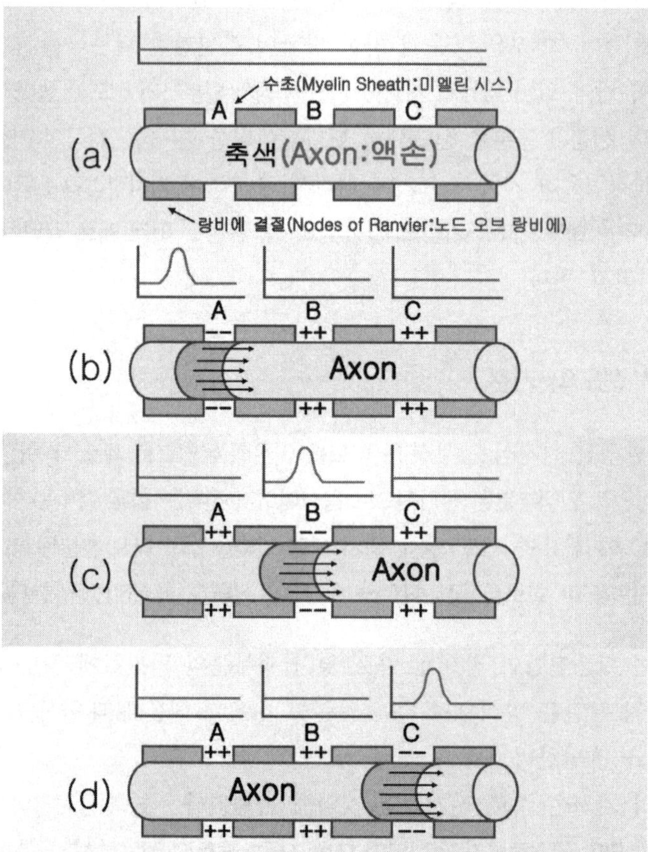

그림 1-72 • 도약전도 : 신경이 뛰어서 전해져 뇌로 또는 근으로 인도

(2) 전도속도

활동전압이 신경섬유를 전도하는 속도(흥분의 전도속도)는 신경섬유의 직경이 크면 클수록 빠르며, 수초가 있는 유수신경섬유의 도약전도로 인해 무수신경섬유보다 흥분의 전파속도가 빠르다.

① 신경의 굵기는 전도속도와 관계가 있으며 굵은 신경섬유, 즉 전도가 빠른 신경으로는 골격근을 지배하는 운동신경 등이며, 가늘고 전도속도가 느린 신경에는 통각을 전달하는 신경과 자율신경 등이 포함된다.

② 신경섬유의 굵기는 전도속도에 차이가 있을 뿐만 아니라 부분마취를 했을 때 마취효과에도 관계한다. 직경이 작은 신경섬유일수록 빨리 마취된다. 또한 신경이 주행하고 있는 부위를 장시간 압박하면 마비가 일어나는데 이런 경우에는 굵은 신경이 쉽게 마비를 일으킨다. 가는 섬유는 압박의 영향을 잘 받지 않아서 운동신경이나 촉각, 압각이 마비된 후에도 통각이 남아 있는 경우가 많다.

③ 알코올, 진정제, 마취제는 나트륨 이온의 막투과성을 감소시킴으로써 신경의 흥분을 차단시키고 신경섬유에 지속적인 압력을 가한다.

㉮ 얼음주머니를 댈 경우 혈액순환이 적어지고 온도가 내려가 흥분전도 능력은 감소된다. 또한 피로가 오면 역치가 증가하고 불응기가 길어지면 전도속도가 늦어진다.

6. 뉴런의 연락 방식

(1) 시냅스의 구조

신경계는 수많은 뉴런이 복잡한 그물을 만들면서 질서정연하게 자극의 전도를 이룬다. 이들이 연락되는 과정을 살펴보면 한 뉴런의 축색이 다음의 뉴런과 접속하게 되는데, 한 뉴런과 다음 뉴런의 접속되는 부위를 시냅스(synapse)라고 한다. 또한 시냅스는 신경세포와 근세포 또는 신경세포와 선세포 사이에서도 형성될 수 있다.

① 시냅스는 시냅스 전 섬유, 시냅스 간격, 시냅스 후 섬유로 구성된다.

㉠ 다른 신경세포체에 접근하는 신경섬유를 시냅스 전 섬유라 한다.

㉡ 시냅스 후 뻗어나가는 신경섬유를 시냅스 후 섬유라 한다.

㉢ 시냅스 전 섬유와 시냅스 후 섬유는 직접 접해 있지 않고 약 200[Å]의 간격을 두고 분리되어 있는데 이 공간을 시냅스 간격이라 한다.

② 시냅스 후 섬유는 다른 뉴런이나 근육세포 혹은 선세포의 막이 여기에 해당되는데 이들 중 신경세포와 근세포의 연결은 신경·근연접이라고 하며, 신경세포와 선세포와의 연결은 신경·선연접이라고 한다. 하나의 축색 끝은 여러 가지로 갈라진 후에 그 끝이 약간 팽창되는데 이 부위를 종말단추라고 한다.

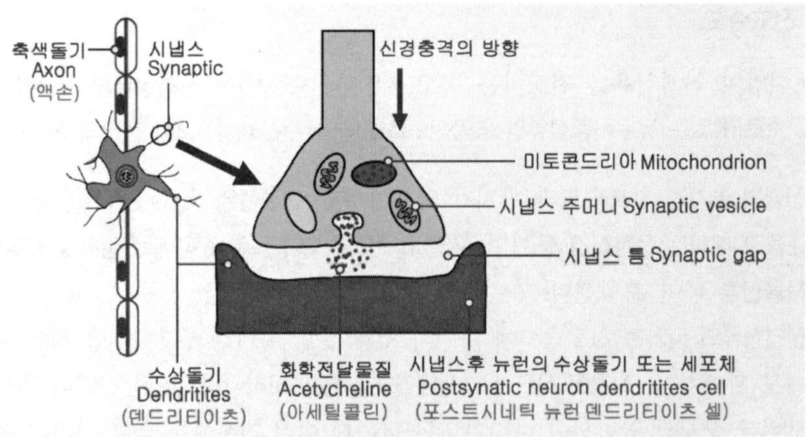

그림 1-73 • 시냅스의 구조

③ 종말단추에는 직경 200～800[Å]의 수많은 소포와 미토콘드리아가 들어 있으며 이 소포 속에는 신경전달물질이 함유되어 있다.

④ 뉴런의 연합 방식은 축색의 종말단추가 다음 신경원의 어느 부위에 접속되느냐에 따라 네 가지로 나눈다(그림 1-73 참조).

㉠ 축색-수상돌기 시냅스

㉡ 축색-세포체 시냅스

㉢ 축색-축색 시냅스

㉣ 축색-수상돌기-세포체 시냅스

(2) 시냅스에서의 흥분의 전달

시냅스란 한 세포와 또 다른 세포와의 연접부위이다. 신경계 대부분은 화학적 시냅스이며 화학적 신경전달물질이라는 화학적 전령을 통해 흥분을 전도한다.

① 시냅스 전 섬유에 신경흥분이 전달되면 축색 말단에서 칼슘 이온 통로가 활성화되고 그 결과 세포 외에 있던 칼슘 이온이 세포 속으로 들어간다. 세포 속으로 들어간 칼슘 이온은 전달물질을 함유하는 소포에 작용하여 소포 속의 신경전달물질을 세포 밖으로 유리시킨다. 이때 신경전달물질은 시냅스 간격에서 확산에 의해 시냅스 후 섬유막의 수용체와 결합하여 수용체에 연결된 이온통로의 문을 열어 준다.

② 이온통로 중 칼륨 이온 통로가 열리면 칼륨 이온이 세포 내에서 세포 외로 이동하면서 흥분이 억제되며, 반대로 나트륨 이온 통로가 열리면 나트륨 이온은 세포 외에서 세포 내로 이동하면서 활동전압이 발생한다.

③ 이온들은 각각 열린 문을 통하여 전기화학적 경사에 따라 세포 내외로 이동하게 되어 시냅스 전류가 발생하고 그 결과 시냅스 후 섬유에 발생한 전압이 역치를 넘게 되면 전도

성 활동성 전압이 발생한다.

④ 전달물질에는 시냅스 후 신경세포의 흥분성을 높이는 것도 있고 이와 반대로 오히려 흥분성을 억제하는 것도 있다. 만약 흥분성 전달물질이 종말단추에서 분비되면 시냅스 후 섬유막의 나트륨 이온의 투과성을 증가시켜 나트륨 이온이 농도차와 전압차에 따라 세포 외에서 세포 내부로 이동하므로 시냅스 후 섬유막의 탈분극이 일어나며, 이로 인해 시냅스 후 섬유막의 막전압이 감소되고, 활동전압이 발생되게 한다. 이것을 흥분성 시냅스 후 전압이라고 한다.

⑤ 흥분성 전달물질로 아세틸콜린(Acetylcholine : Ach)을 들 수 있는데 아세틸콜린은 시냅스 후 섬유막의 수용체와 결합한 후 매우 짧은 시간, 약 0.001초 동안 시냅스 후 뉴런의 세포막에 작용하여, 곧 시냅스 간격 내에 있는 아세틸콜린 에스터리아제(acetylcholin esterase)에 의해 콜린(choline)과 아세트산(acetic acid)으로 분해된다. 하나의 종말단추 흥분은 하나의 흥분성 시냅스 후 전압만을 생기게 하고, 그 지속시간도 짧아 시냅스 후 신경세포막은 나트륨-칼륨 펌프 작용으로 다시 안정막 전압으로 회복하게 된다.

⑥ 신경전달물질의 종류는 아세틸콜린(acetylcholine), 노르에피네프린(norepinephrine), 도파민(dopamine), 세로토닌(serotonin), 히스타민(histamine), 글루터메이트(glutamate) 등이 있다. 억제성 물질로는 글리신(glycine), 가바(GABA) 등이 있다.

7. 근 육

중배엽을 기원으로 하는 근육(musle : 머슬)은 힘과 운동을 일으키기 위해 화학 에너지를 사용할 수 있는 모든 세포에서 제한되어 있다. 그러나 근육세포는 수축을 통해 인체를 움직이게 한다. 즉 운동이나 개체이동에 의한 외적 환경에 대처하는 행동을 할 수 있고, 내적 환경변화에 대한 조절반응을 나타낼 수 있다. 또한 말하고, 글을 쓰고, 예술적 표현을 하는 것과 같은 의사소통의 능력도 근육의 수축에 의해서이다. 그러므로 근육의 활동을 조절하는 것만으로도 인간의 마음을 표현할 수 있다.

근육조직은 구조, 수축성, 조절기전에 따라 3종류로 분류된다(그림 1-74 참조).

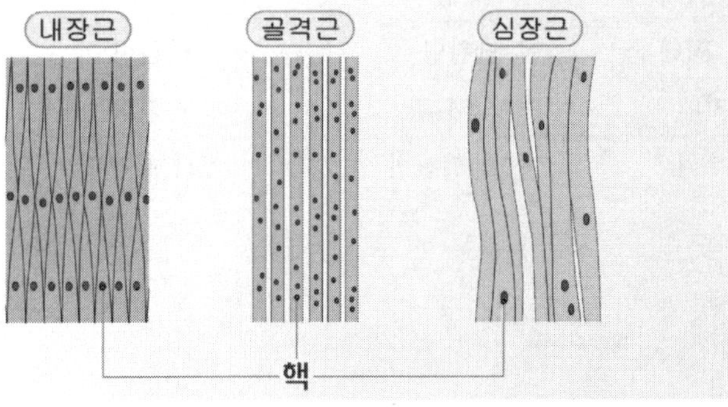

그림 1-74 • 근육의 종류

① 내장근은 내장기관 중에 널리 분포하고 그 기관들을 움직이는 넓은 의미에서의 운동을 담당한다.

㉠ 평활근은 내장근이라고도 하며 가로무늬가 없으며 위, 장, 방광, 자궁, 혈관 및 기도와 같은 여러 기관의 벽을 둘러싸고 있으며 이들 근육이 수축하여 관의 직경을 변화시킴으로써 관을 통한 내용물의 흐름을 조절한다.

㉡ 눈의 홍채, 피부의 소름을 유발하는 기모근에도 평활근이 있다.

㉢ 평활근의 수축은 자율신경계, 호르몬, 화학신호의 지배를 받으며, 불수의적 조절에 따라 일어난다는 점이 골격근과 다르며 세포의 형태는 방추상 모양이며 핵은 1개씩 있다.

② 일반적으로 근육이란 골격근을 가리킨다. 골격근은 주로 골격에 부착해서 골격을 움직이거나 지탱하는 것이다. 이러한 골격근의 양끝은 건 힘줄(tendon : 텐던)에 의하여 뼈에 연결되어 있어 뼈를 지지해 주고 움직여 주는 역할을 한다.

㉠ 골격근 세포는 가로무늬가 규칙적으로 보이므로 횡문근이라고 한다.

㉡ 골격근의 수축은 체성신경계인 운동신경의 지배를 받으며 수의적 조절에 따라 일어난다.

③ 심근(심장근)은 심장의 벽을 만든다.

㉠ 심근은 심장을 둘러싸고 있는 근육으로 가로무늬가 있으며 핵은 중앙에 1개씩 있고 자동능(pacemaker)이 있고 윤반(개대간막)이 있으며 실무율 법칙에 따라 리듬적 수축을 한다.

㉡ 심근의 수축은 순환계를 통해 혈액을 이동시키며 평활근과 마찬가지로 자율신경계, 호르몬의 지배를 받으며 불수의적 조절에 따라 수축반응을 일으킨다(표 1-6 참조).

표 1-6 • 근육의 종류에 따른 특성비교

		평활근(내장근)	골격근(횡문근)	심근(심장근)
형태		가늘고 긴 방추형	원주형	원주형
핵	수	단핵	다핵	1~2개
	위치	중앙	가장자리	중앙
	형태	난원형	타원형	난원형
신경지배		자율신경	체신경	자율신경
분포부위		주로 혈관벽	골격에 부착	오직 심근에만 존재

8. 골격근

(1) 골격근의 구조

인체에는 약 6,000개 이상의 골격근(skeletal muscle : 스켈러틀 머슬)이 있으며, 하나의 골격근은 수천 개의 근섬유로 이루어져 있다(그림 1-75 참조)

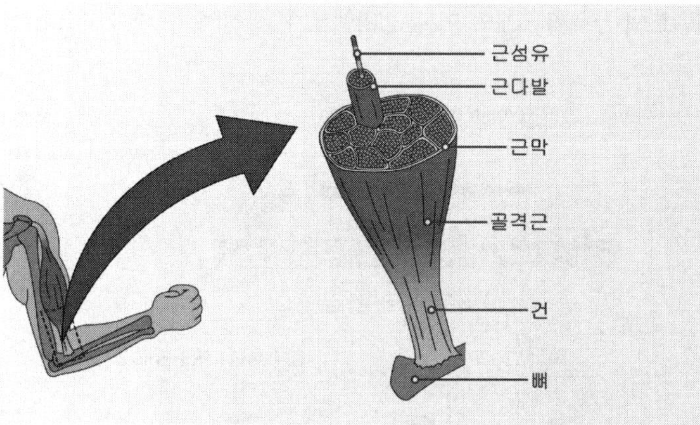

그림 1-75 • 골격근의 구조

① 골격근은 근섬유와 이를 결합하는 결체조직으로 구성된다. 근섬유는 다발을 이루고 있는데, 이를 근섬유속이라고 하며 이러한 근섬유속은 근내막이라는 결체조직이 둘러싸고 있다.
② 여러 개의 근섬유속은 근다발막에 의해 서로 연결되어 있다. 여러 개의 근섬유속을 함께 묶고 있는 근주막의 외측은 다시 근외막 혹은 근막으로 둘러싸여 있으며, 근막은 근육을 이루게 하는 외측의 결체조직으로서 건으로 이행하여 뼈에 부착된다.
③ 골격근의 기본 구조단위는 근섬유로서 그 직경은 10~100[μm] 정도이고 길이는 20[cm] 범위 내의 가늘고 긴 근섬유의 집합체이다. 이러한 근섬유 수천 개가 모여 하나의 골격근을 이루고 있으며, 개개의 근섬유는 근장 속에 평행하게 배열된 많은 근원섬유를 지니고 있다. 또한 근원섬유는 많은 근필라멘트로 구성되어 있다.

1) 근섬유

개개의 근섬유(muscle fiber : 머슬 파이버)는 근섬유막에 의해서 하나의 독립된 세포로 외부와 경계를 짓고 있으며 이 세포막을 근초라고 한다. 이러한 근초는 구조상 뉴런의 축색돌기와 비슷하며 흥분성과 전도성을 지니고 있다.

① 근초의 일부분은 근섬유 내부로 깊숙이 함입되어 T-세관을 이루고 있다. T-세관 내의 액체성분은 세포 외액과 동일하며, 근초의 연장이므로 근초에서 발생되는 흥분성 변화는 T-세관을 따라서 근섬유로 쉽게 전달될 수 있다.

② 근초의 내부에는 근원섬유가 세로로 배열되어 있고 근원섬유 사이를 근형질이 채우고 있으며 근형질은 세포 전체의 약 40[%]에 이른다. 또한 근세포 내의 물질운반의 통로 역할을 하는 그물 모양의 내형질세망은 근형질세망 또는 근장내그물이라고 한다.

2) 근필라멘트

근원섬유에는 크고 작은 2가지 근필라멘트(muscle filament : 머슬 필라멘트)가 있는데, 1개의 굵은 필라멘트의 주위를 6개의 가는 필라멘트가 정연하게 싸고 있다(그림 1-76 참조).

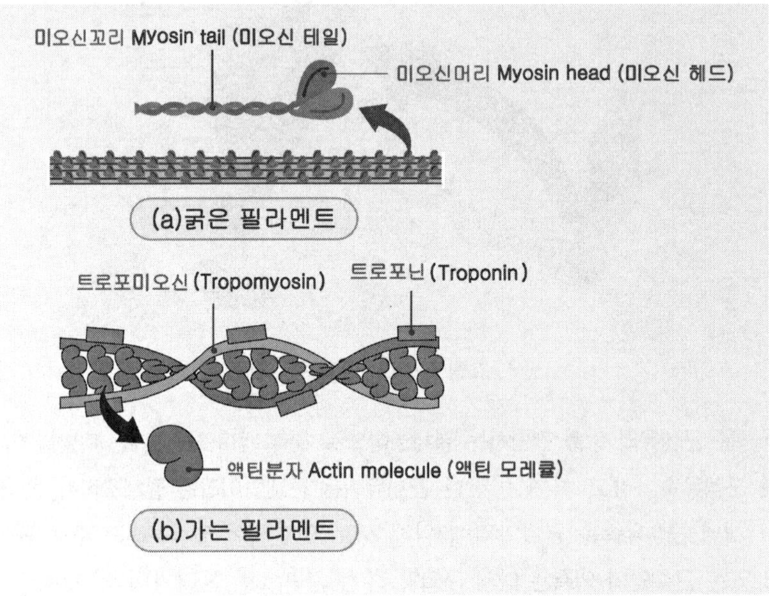

그림 1-76 • 굵은 필라멘트와 가는 필라멘트의 구조

① 굵은 필라멘트 : 무거운 분자량의 단백질인 미오신(myosin)으로 구성되어 있다. 미오신은 한 쌍의 무거운 사슬과 두 쌍의 가벼운 사슬을 가지고 있다. 무거운 사슬의 미오신은 α-helical(알파-헬리컬) 구조를 지니며, 두 개의 사슬이 서로서로를 감싸며 미오신의 꼬리부분을 이루고 있다.

4개의 가벼운 사슬은 2개의 구형으로 미오신의 머리부분을 이루고 있다. 이러한 구형의 머리부분에는 액틴 결합부위와 ATP 분해효소가 있어서 이 부위는 미오신을 액틴에 결합시키는 교차다리를 형성하는 역할을 한다.

② 가는 필라멘트 : 액틴(actin), 트로포미오신(tropomyosin), 그리고 트로포닌(troponin)이라는 세 가지 단백질로 구성되어 있다.

(2) 운동단위와 신경지배

골격근을 지배하는 신경세포의 수는 근육섬유의 수보다 적다. 따라서 각각의 신경세포는 몇 개의 근육섬유를 지배하기 위해 가지를 쳐야 하고 특정한 신경세포를 따라 전달된 신경자극은 신경세포가 지배하는 모든 근육섬유에 도달한다(그림 1-77 참조).

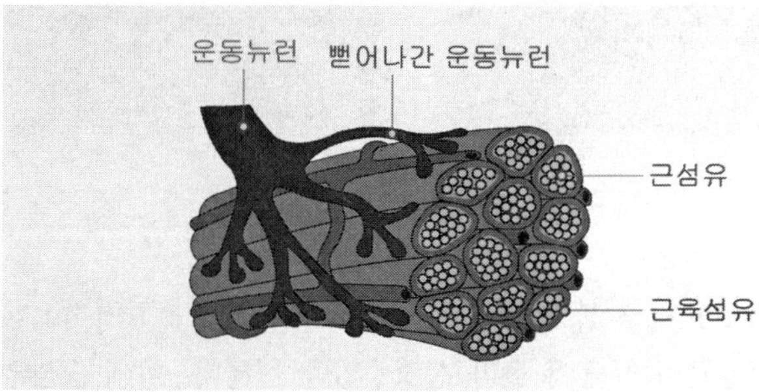

그림 1-77 • 운동단위

① 하나의 신경세포와 그 신경세포가 지배하는 모든 근육섬유를 운동단위 또는 활동단위라 한다. 운동단위는 그 크기가 다양하며, 근섬유가 적을수록 정교한 운동을 일으킬 수 있다.

㉮ 눈의 외안근의 운동단위는 단위당 10개로 정교한 운동을 일으킬 수 있다. 반면 등 쪽에 있는 큰 근육의 운동단위는 100여 개로 매우 거친 운동을 유발한다.

② 상처나 병으로 운동신경의 일부가 소실되면 운동단위가 마비된다. 그러나 손상되지 않았던 가지가 자라서 마비된 근섬유와 연결되어 원래 가지고 있던 근섬유의 수보다 많은 새로운 운동단위가 형성되면 근섬유를 지배하는 정도는 줄어들지만 일부 근육의 기능이 회복하게 된다.

③ 신경세포 하나가 근섬유를 지배하는 것을 지배비율이라 한다. 지배비율은 근육의 종류 또는 그 기능에 따라서 차이가 있다.

④ 고도로 분화된 원형질인 근형질은 기계적·전기적 또는 화학적 자극에 반응하여 수축하는데, 정상적으로는 신경계의 자극에만 반응한다.

⑤ 모든 근에는 운동신경이 분포하여 뇌와 척수의 흥분을 전달받아 반응한다. 이와 같이 근에 운동신경이 분포하는 것을 신경지배라고 한다. 신경지배비는 근육활동이 정교한 것은 적고 운동량이 크며 빠른 것일수록 많다.

㉮ 안근의 경우에는 1∼10이지만 하지근은 1,000∼1,500이다.

(3) 신경근연접

자극에 의해 신경섬유가 흥분하면 전기적 변동이 일어나 신경섬유를 따라 전도하게 된다(그림 1-78 참조).

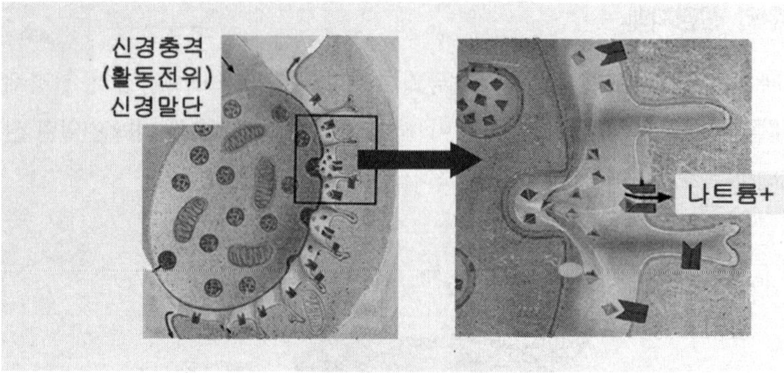

그림 1-78 • 신경근연접

① 운동신경섬유가 근섬유에 가까이 접하게 되면 먼저 수초가 없어지고 근섬유의 표면에 인접된 신경섬유의 끝이 부풀어 올라 신경종말을 이룬다. 이때 근섬유의 근막이 함몰되어 종판이 된다.

② 신경종말과 종판 사이에는 약 150~200[Å] 정도의 간격이 있어 종판과 신경종말 사이에 세포질의 직접적인 연락은 없다. 이 부위를 가리켜 신경근 연접이라고 한다. 운동신경말단에는 다수의 세포가 있고 이곳에 미토콘드리아 및 화학전달물질인 아세틸콜린 등이 함유되어 있다.

③ 흥분이 신경종말까지 전도되면 세포 속에 저장되어 있던 아세틸콜린이 분비되어 신경종말과 종판 사이의 좁은 간격으로 확산되어 유출된다.

㉠ 유출된 아세틸콜린은 근육의 수용기에 도달되어 수용기-아세틸콜린 복합체를 만든다.

㉡ 아세틸콜린 복합체는 좁은 간격과 근섬유 내에 있는 여러 종류의 이온으로 하여금 종판의 막에 대한 투과성을 높이므로 막에 탈분극이 일어나서 흥분을 새로이 발생시키며 이것을 근섬유에 전달하게 된다.

9. 근육수축기전

근육수축시 근육길이의 단축은 근원섬유 내에 직렬로 연결되어 있는 많은 근절들의 단축결과로서 초래된다(그림 1-79 참조).

① 수축과정에 있어서 액틴 필라멘트가 미오신 필라멘트의 중앙으로 미끄러져 들어가 서로 겹치기 때문에 근절의 길이가 짧아지는 것이다. 이것을 근수축의 활주설(sliding filament : 슬라이딩 필라멘트)이라고 한다.

② 미끄러지는 과정에서 미오신이나 액틴 필라멘트 어느 것도 그 자체의 길이가 짧아지지 않으며, 다만 서로 겹치는 구간의 길이만 변화된다. 이와 같은 현상은 액틴 필라멘트와 미오신 필라멘트 사이에 교차다리가 형성되어 작동되기 때문이다.

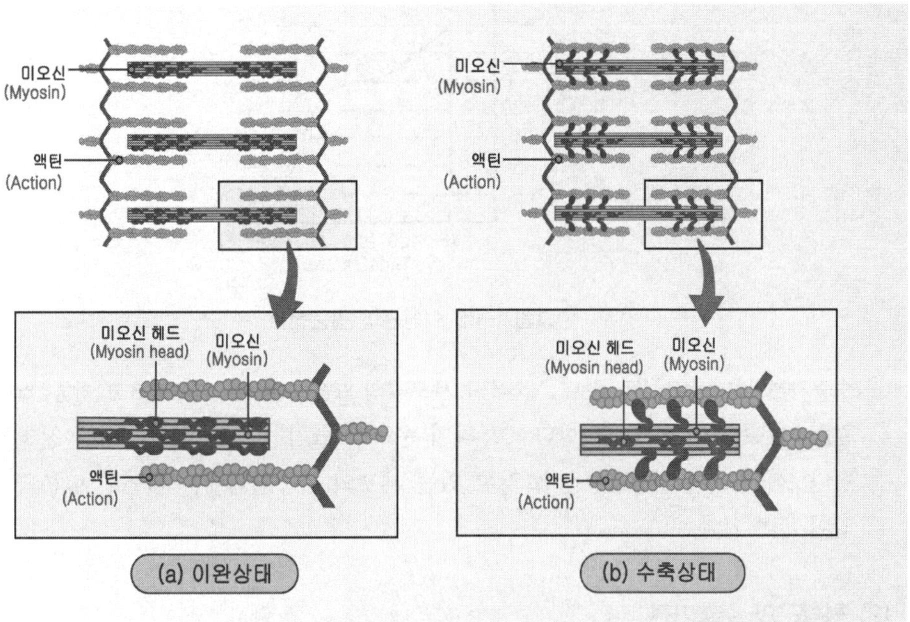

그림 1-79 • 근육수축의 기전 – 슬라이딩 필라멘트이론

③ 골격근 세포막은 신경세포막과 같이 활동전압을 발생시키고 전도하는 특성을 가지고 있다. 이것은 활동전압 자체는 근장 내 칼슘 이온 농도의 증가를 일으키고 이차적인 칼슘 이온 유발반응이 활동전압 종료 이후에도 수축기전을 지속적으로 이끌어가기 때문이다.

④ 근세포막의 활동전압이 근세포 내부 깊숙한 곳의 근필라멘트에서 교차다리 형성을 유발하기까지 단계적 반응이 일어나는데 이러한 일련의 과정을 흥분수축연결이라고 한다. 이때 칼슘 이온이 중요한 역할을 하고 있다.

10. 심근 및 평활근

(1) 심근의 특징

심근(heart muscle : 하트 머슬)은 심장을 이루는 근으로 모양은 원주상이고 횡문근이지만 골격근보다도 원형질이 많고 근원섬유나 근형질세망은 적다. 활동전압의 모양은 가시전압에 이어 뚜렷이 긴 평탄부가 있다(그림 1-80 참조).

① 활동전압 기간에 불응기가 계속되기 때문에 심근의 불응기는 현저히 길다. 이 때문에 심근의 연축은 가중되지 않는다. 그러나 길이–장력곡선이나 부하–속도곡선은 골격근의 것과 매우 흡사하다.

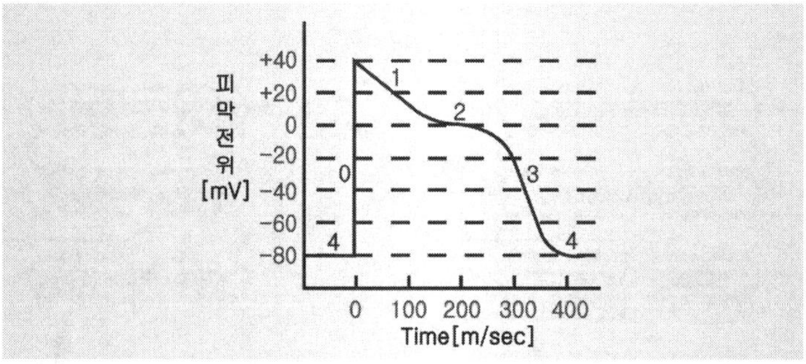

그림 1-80 • 심근의 활동전위

② 수축기전도는 골격근과 같다. 그러나 세포막의 칼슘 이온 투과성이 크고 활동전압 사이에 칼슘 이온 농도에 의해 변화한다. 그 외에 수축의 크기는 수축빈도에 의해 철저히 변화한다. 심근 내에 자동흥분성을 갖고 있는 세포의 활동전압에는 완만한 탈분극의 저전압이 선행된다.

(2) 평활근의 수축기전

평활근(smooth muscle : 스무드 머슬)은 횡문근 구조가 없고 가지런한 근세사 배열이 없으나 2종류의 근세사는 있다.

① 평활근의 수축은 느리고 지속적이며 쉽게 피로하지 않는다.
② 평활근은 골격근에 비해 수축과 이완에 약 30배 정도 더 걸리며 1[%] 미만의 에너지로 장시간 동안 같은 장력을 유지할 수 있다.
③ 평활근은 골격근에 비해 ATP[14] 분해의 속도가 느리고 수축하는 동안 평활근과 근필라멘트가 서로 맞붙어 있어 에너지가 절약된다.
④ ATP 소모가 작은 평활근 수축은 인체 항상성에 극히 중요하며, 소동맥과 다른 내부장기의 평활근은 중 정도의 수축을 유지하는데 이를 평활근의 긴장도라 한다.
⑤ 평활근은 에너지 요구가 낮기 때문에 평활근 세포에 상대적으로 미토콘드리아수가 적고 대부분의 ATP는 혐기성 대사를 통해 형성된다.
⑥ 신경자극에 의해 평활근이 활성화되는 것은 골격근과 동일하다. 활동전압은 신경전달물질이 막감수체에 결합됨으로써 생성되고 근장으로 칼슘 이온을 내보내게 된다. 그러나 평활근이 받은 모든 신경신호가 활성화되는 것은 아니다.
⑦ 내부장기의 평활근을 지배하는 자율신경섬유는 신경전달물질을 분비하며 신경전달물질

14) ATP(Adenosine Triphosphate : 아데노신 트리포스페이트) : 아데노신 3인산이라고도 한다. 동물 · 식물 · 미생물 등 모든 생물의 세포 내에 풍부히 존재하는 물질이며, 생물의 에너지 대사에서 매우 중요한 역할을 하고 있는 물질이다.

은 평활근 세포의 특정군을 흥분시키거나 억제한다. 신경전달물질이 평활근에 미치는 효과는 근막의 수용체 분자가 자극적 또는 억제적인가에 달려 있다.

⑧ 일부 평활근은 자연적 혹은 화학자극에 의해 탈분극되며 또 다른 평활근은 신경자극과 화학자극에 모두 반응한다. 활동전압 없이도 평활근의 수축과 이완을 유발할 수 있는 화학적 요인은 호르몬, 산소부족, 이산화탄소 과다, 낮은 pH 등을 포함하며, 화학적 자극에 대한 평활근의 직접적인 반응은 국소 조직의 요구에 따라 평활근 활동을 변화시킬 수 있다. 이것이 평활근의 긴장도를 나타낸다.

제2절 호 흡

생체가 생명에 필요한 대부분의 에너지를 산화과정에서 얻고 있으며 이때 필요한 O_2를 공급, CO_2를 배출하는 전 과정을 호흡하는 것이다. 호흡(respiration : 레스퍼레이션)에는 내호흡과 외호흡이 있다.

외호흡은 3단계 과정으로 나눌 수 있다.

① 공기가 폐포 내로 들어가는 과정이다.
② 폐포 내 공기가 폐포에 분포된 혈관 내로 이동되는 과정이다.
③ 혈액 내에서 일반조직으로 이동하는 과정이다.

내호흡은 혈액에서 얻은 산소를 세포 내에서 대사과정에 이용하는 과정이므로 이것은 생화학에서 취급하고 있다. 생리학에서는 외호흡만을 취급한다.

1. 호흡기 구조

호흡기(structure of respiratory : 스트럭처 오브 리스파이러터리)는 코 → 비강 → 인두 → 후두 → 기관 → 기관지 → 폐로 구성되어 있다(그림 1-81 참조).

호흡기계의 구성은 다음과 같다.

① 기도(전도영역)
  ㉠ 비강 : 섬모원주 상피(가온, 이물질 제거)
  ㉡ 인두 : 호흡계, 소화기계 공동 통로임
  ㉢ 후두 : 후두개(분리)
  ㉣ 기관 : 10~12[cm], 섬모원주 상피, 점액
  ㉤ 기관지, 세기관지, 종말 세기관지

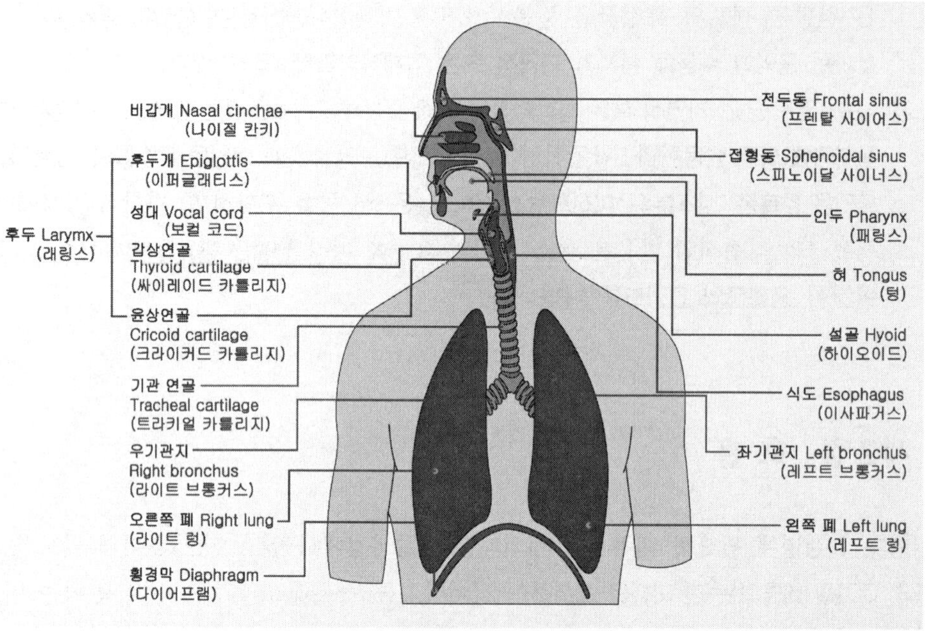

그림 1-81 • 호흡기의 구조

② 평활근

㉠ 교감신경(epinephrine, isoprotereol : 에피네프린, 아이소프로터리올) : 이완

㉡ 부교감신경(histamine : 히스타민) : 수축

2. 호흡단계

(1) 외호흡

외호흡(external respiration : 익스터널 레스퍼레이션)은 인체와 대기 사이에 일어나는 가스 교환, 즉 공기를 폐에 출입시켜 혈액과의 사이에 가스 교환이 일어나게 하는 기능이다.

(2) 내호흡

내호흡(internal respiration : 인터널 레스퍼레이션)은 체액과 세포 사이에 일어는 가스 교환, 즉 혈액과 조직세포 사이의 가스를 교환한다.

1) 호흡기

내호흡 기능에 따라 분류하면 전도영역과 호흡영역으로 구분한다.

① 전도영역 : 호흡시 공기의 통로가 되는 부분으로 코, 비강부터 인두, 후두, 기관, 기관지

및 종말세기관지로 구성되며, 가스 교환이 일어나지 않는 부위이다.

② 호흡영역 : 호흡세기관지, 폐포관, 폐포낭 및 폐포로 구성되며 실제로 가스 교환이 발생하는 곳이다.

2) 비 강

호흡계에서 공기가 처음으로 접촉하는 곳으로 혈관과 점액선의 분포로 흡입한 공기를 따뜻하게 하고 습기를 풍부하게 하며, 점액을 분비하여 이물질을 제거할 뿐만 아니라 발성시 공명기관이 되며, 후각 수용체를 가지고 있어 냄새를 맡을 수 있다. 비강 내벽에 3개의 융기를 상·중·하 갑개라고 한다.

3) 인 두

비강에 계속되는 기도 구강에 연결되어 있으며 음식물의 통로로 호흡기계와 소화기계에 공동으로 관여하는 약 13[cm]의 근육성 관이다.

① 위쪽으로는 비강이라 한다.
② 앞쪽으로는 구강이라 한다.
③ 밑쪽으로는 식도와 후두로 통해 있다.

인두는 다시 3부분, 즉 비인두, 구인두, 후두인두로 나뉘며 구인두에 편도선이 위치한다.

4) 후 두

인두 바로 아래에 위치하며 후두개에 의해 음식물이나 삼킨 이물질이 호흡기 내에 유입되는 것을 방지한다. 또한 성대가 있어 발성기관으로서 기능을 한다.

① 기관은 성인의 경우 길이가 10~12[cm], 직경이 2.5[cm]이고 흉골각의 높이, 즉 5번째 흉추에서 좌우 기관지로 나뉜다.
② 기관벽에는 15~20개의 C자형 기관 연골이 있어 이것이 기관을 둘러싸고 그 형태를 유지하는 역할을 한다.
③ 기관의 내부표면에 섬모원주상피가 있는데 이 섬모가 위쪽으로 물결치므로 점액을 후두바깥쪽으로 밀어내며, 이러한 청소기능은 기침, 가래와 함께 호흡기계에 들어온 불순물이나 흡입된 먼지 등을 내보내는 데 중요한 역할을 한다.

5) 기관지

기관과 폐 사이를 연결하는 관으로 폐외 기관지와 폐 내 기관지로 구분된다.

① 폐외 기관지는 좌우 기관지로 갈라지는 부위에서 폐문까지이다. 좌우 기관지가 이루는

각도는 70[°]이다.

② 기관지와 세기관지의 벽에는 **평활근**이 포함되어 있어 **자율신경계의 영향**으로 그 직경이 변화한다.

③ **부교감신경의 자극에 의해 수축**하고, **교감신경의 자극에 의해 수축을 억제**한다. acetylcholine(아세틸콜린), histamine(히스타민), pilocarpine(필로카르핀) 등은 **수축을 촉진**하고, adrenaline(아드레날린), epinephrine(에피네프린), atropine(아트로핀) 등은 **수축을 억제**한다.

6) 폐

우측 3엽, 좌측 2엽으로 구성되어 있고 각 폐엽은 **늑막의 견고한 섬유성 막**으로 싸여 있다.

① **폐문을 통하여 들어간 폐 내 기관지**는 우측은 3개, 좌측은 2개로 갈라져 각 **폐엽 속으로 들어가 엽기관지**로 되고 이들은 엽내에서 다시 갈라져서 구회 기관지로 되며 이는 다시 세기관지로 된다.

② **세기관지의 끝**은 두 개 혹은 그 이상의 **호흡 세기관지로 계속되고** 각 **호흡 세기관지 끝에는** 여러 개의 **폐포**가 달려 있다.

7) 폐 포

폐포관 및 **폐포낭** 모두를 말한다.

① 폐포의 내면은 **모세혈관과의 사이에 가스 교환**이 일어날 수 있는 **단층편평상피**, 즉 **호흡상피**로 덮여 있다(그림 1-82 참조).

② **폐포의 직경**은 약 250[μ]이고 **폐의 모세혈관의 직경**은 약 8[μ]이다. **폐포의 수**는 양쪽 폐에 약 3억 개로 추정되고 총 **호흡면적**은 75[m^2], **체표면적에** 약 50배이다.

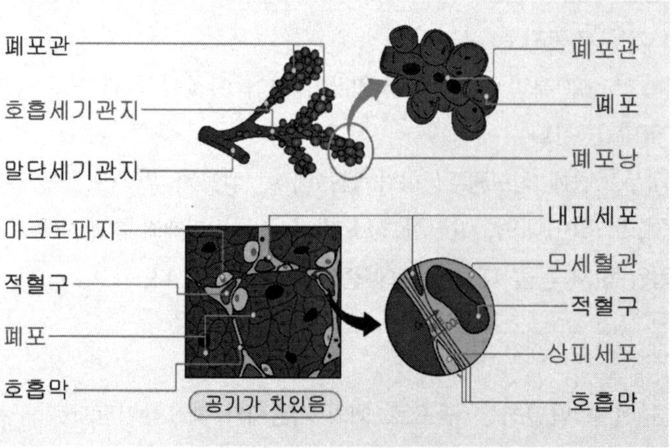

그림 1-82 • 폐포의 구조

③ **호흡상피**는 **두께가** 약 0.1[μ]의 **얇은** 막으로 모세혈관에 접해 있어 쉽게 공기가 확산되어 호흡표면을 형성하고 있다.

④ 1개의 **폐포**를 둘러싸는 **모세혈관의 수는** 약 2,000개로 추정된다.

⑤ **산소가 폐포**로부터 적혈구 내로 확산하기 위해서는 **호흡상피, 기저막, 모세혈관내피, 혈장, 적혈구의 세포막 등을 관통**하지 않으면 안된다.

⑥ **호흡상피, 기저막, 모세혈관내피**를 합한 **호흡표면의 두께는 전체가** 약 0.2~0.6[μ]에 지나지 않는다.

⑦ **폐포상피세포** : 표면상피세포와 중격세포로 구분되는데, **표면상피세포**는 단층의 편평상피세포로 되어 있으며 **가스 교환**의 **기능**을 한다.

참고 1 **※ 폐(lung : 렁)의 기능적 구조**

1. 폐의 기능
   1) 폐 환기 기능을 한다.
   2) 폐포를 통해 가스 교환을 한다.
   3) 혈액의 가스를 운반한다.
   4) 호흡을 조절한다.
2. 폐의 구조
   1) 폐포 역할
      ① 약 3억 개(2.5~3.5억 개)이다.
      ② 크기 : 직경이 150~300[μm]이다
      ③ O_2와 혈액 사이에 가스 교환을 한다.
      ④ 모세혈관이 많이 분포되어 있다.
   2) 우측에 3개의 폐엽(lobe : 로브), 좌측에 2개의 폐엽(lobe : 로브, pleura : 플루어러) — 늑막에 싸여 있다)으로 구성되어 있다.
   3) 늑막(pleura : 플루어러)
      ① 폐늑막(pulmonary pleura : 펄머너리 플루어러) : 폐의 표면에 부착되어 있다.
      ② 체벽늑막(parietal pleura : 퍼라이어틀 플루어러) : 흉벽의 내면을 덮는 막
      두 늑막 사이에 늑막액이 존재한다.
   4) 좌우 폐 사이에는 심장, 큰 혈관, 신경 및 식도들이 들어 있는 공간이 있는데, 이것을 종격동(mediastinum : 메디아스터넘)이라 한다.

⑧ **중격세포** : 계면활성 물질을 분비하는데 계면활성제는 폐포를 둘러싼 액체의 표면장력을 약화시켜서 **폐포를 쉽게 확장**시킨다.

㉠ **계면활성제**는 폐포허탈을 방지하며 이것이 부족할 때 **폐포에** 7~14배의 힘이 가해져야만 확장이 되므로 이때 흡식에 관여하는 근육이 지치게 된다.

㉡ 계면활성제는 **폐가 일정한 용적을 유지**하는 데 중요한 역할을 한다.

⑨ **폐포**에서 기체교환이 잘되는 폐포의 구조적 특성으로는 폐포벽과 폐포 주위 모세혈관벽 사이의 기체 확산 거리가 매우 짧으며, 또한 폐포벽이 단일 세포층으로 이루어져

있고 모세혈관막도 내피세포만으로 되어 매우 얇을 뿐만 아니라 두 막 사이의 간질공간이 매우 좁다. 뿐만 아니라 폐포 안쪽의 호흡상피 표면에 계면활성제로 덮여 있기 때문이다. 폐포에는 운동성이 강한 대식세포가 있어 식균작용으로 이물질을 제거한다.

⑩ **폐포모세혈관** : 우심실에서 오는 폐동맥에서 유래하지만 기관지 모세혈관은 좌심실에서 오는 기관지동맥에서 유래한다.

3. 폐환기

횡격막과 늑간근의 수축과 이완에 의해 공기가 폐의 외부와 내부로 이동하는 것을 폐환기라고 한다.

참고 2 ‖ 폐환기

1. 흡식(inspiration : 인스퍼레이션) : 흉곽확장(횡격막 수축, 외늑간골 수축) — 폐포내압 감소한다.
2. 호식(expiration : 엑스퍼레이션) : 횡격막과 외늑간근 이완, 내늑간근이 수축한다.
3. 폐용적과 폐활량

① 폐용적과 폐활량

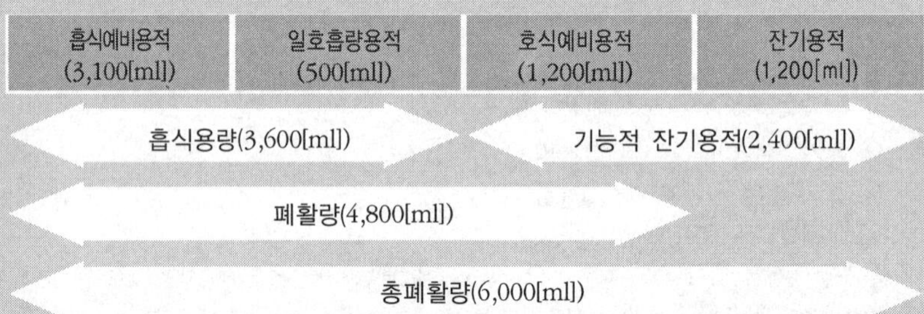

② 폐포환기량

1분 호흡용적 : 500[ml] × 12회/분 = 6,000[ml/분]

폐포환기율[ml/분] = (500 − 150)[ml] × 12회/분

= 4,200[ml/분](150[ml] : dead space[데드 스페이스], 사강) = 4[L]

③ 호흡운동

㉠ 흡식(inspiration : 인스퍼레이션)운동 : 공기를 폐 속으로 흡식한다.

ⓐ 횡격막(diaphragm : 다이어프램) 수축 : 복강 쪽으로 이동한다.

ⓑ 외늑간근(external intercostal muscle : 익스터널 인터코스틀 머슬) 수축한다.

ⓒ 복부 근육이 이완된다.

ⓓ 폐포의 표면장력 약화가 일어난다.

㉡ 호식(expiration : 엑스퍼레이션)운동 : 폐 속의 공기를 외부로 배출, 흡식운동의 역작용으로 에너지를 필요로 하지 않는 수동적 운동을 한다.

ⓐ 횡격막이 이완된다.

ⓑ 외늑간이 이완된다.

ⓒ 복부근육이 이완되면 수동적 운동을 한다.

(1) 호흡운동

공기는 압력이 높은 곳에서 낮은 곳으로 이동된다.

① **흡식** : 대기로부터 공기가 **폐 안으로 들어오는 것**이며 대기압이 폐 내 압력보다 높기 때문에 일어난다.
② **호식** : 폐 내의 **공기가 밖으로 나온 것**으로 폐 내 압력이 대기압보다 높아야 한다.

폐 내의 압력은 흉곽의 크기에 따라 변화하는데, 즉 **흉곽의 크기가 커지면 폐 내의 압력이 줄어들어 대기압과 같아질 때까지 공기가 폐로 들어온다.** 이것은 폐에서는 탄력섬유는 풍부하지만 근육이 없기 때문에 폐 스스로 움직이지는 못하지만 흉곽이 안정되면 이에 따라 수동적으로 확장되기 때문이다(그림 1-83 참조).

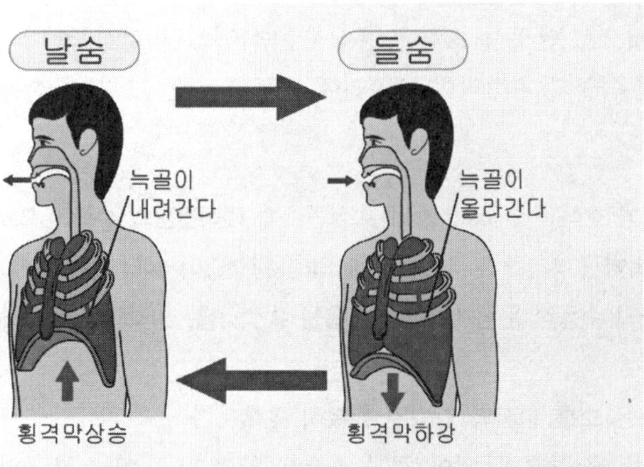

그림 1-83 • 호흡운동

1) 흡 식

공기의 흡입은 **공기를 폐 속으로 빨아들이는 숨으로 흉곽 확장과 횡격막 수축**에 의해 흉강용적이 확대되어 폐포 내압이 대기압보다 낮아 폐 내로 공기가 수동적으로 유입되기 때문에 일어난다.

① **안정시 흡식**(inspiration)이 일어날 때 폐 내 압력이 **대기압보다 1~2[mmHg] 정도 낮아 매 흡식 때마다 500[ml]의 공기가 폐 내**로 들어온다.
② **흉곽**의 확장은 주로 **외늑간근 및 늑연골부의 내늑간의 수축**에 의한다. 이때 늑골은 전, 후, 좌, 우로 치켜 올라감으로써 흉강이 넓어진다.
③ **횡격막**의 수축으로 흉강 내로 올라와 있던 **횡격막이 복강으로 내려감**으로써 흉강이 넓어진다.
④ **늑간근**과 **횡격막**을 **주호흡근**이라고 한다. **늑간근은 흉수**(T1~12)에서 나오는 늑간신경의

지배를 받는다. 늑골의 거상에 의한 가슴둘레의 확대는 상위늑골부에서는 주로 전방으로, 하위늑골부에서는 주로 옆 방향으로 확장된다.

⑤ 심호흡 때에는 더욱이 척추를 펴는 근(후거근, 늑간근 등)이나 어깨를 올리는 근(승모근, 견갑거근, 능현근 등)도 관여한다. 이들 근을 보조 흡식근이라고 한다.

⑥ 횡격막의 수축에 의해 좌우 2개의 원개부(둥근덮개부위)가 1.5[cm](심호흡시는 6~7[cm]) 내려간다. 횡격막의 면적은 약 300[cm^2]로 횡격막 운동에 의해서만 흡입량은 약 450[ml]이다. 안정시에는 주로 횡격막 호흡에 의한다. 횡격막이 내려감으로써 복부내장은 그만큼 앞쪽으로 내밀린다. 노력성 흡식을 하는 동안 외늑간근의 수축이 두드러진다.

2) 호 식

폐 속의 공기를 외부로 배출, 흡식운동의 역작용으로 에너지가 필요하지 않는 수동적 운동을 하는 것으로 안정시 호식은 흡식시 수축되었던 횡격막과 외늑간근의 이완으로 탄성반동에 의해 늑골과 횡격막이 제자리에 되돌아온다. 그 결과 흉곽의 크기는 줄고 폐 내 압력은 증가된다.

① 노력성 호식(expiration)은 주호식근, 즉 내늑간근의 수축에 의해 흉곽의 하강 및 보조호식근인 복벽근(복직근 등)이 수축에 의해 횡격막이 올라오는 것에 의한다.

② 흉곽의 수동적 운동에 의한 호흡을 흉식호흡, 횡격막의 운동에 의한 것을 복식호흡이라고 한다.

③ 호흡은 보통 양자의 합병된 흉복식 호흡이다.

④ 여자는 흉식호흡을 많이 하는 것으로 알려졌다. 이는 복근의 긴장이 약한 것과 후천적으로 허리띠나 코르셋으로 압박하는 경우 때문이다.

(2) 폐용적과 폐용량

폐가 간직하는 공기량을 조건에 따라 4개의 용적과 4개의 용량으로 구분한다(그림 1-84 참조).

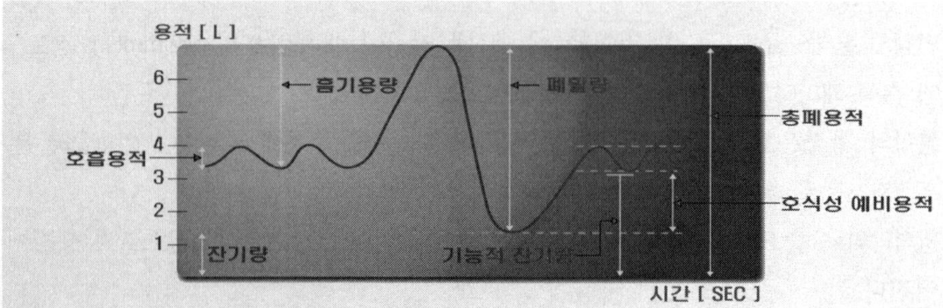

그림 1-84 • 호흡곡선

참고 3

1. 폐의 용적과 용량(volume and capacity of lung : 볼륨 앤드 커패시티 오브 렁)
   1) 안정시 성인의 환기량(Ventilation Volume : 벤털레이션 볼륨)
      ㉮ 남자 : 약 8.0[L/ml]이다.
      ㉯ 여자 : 약 4.5[L/ml]이다.
   2) 안정시 성인의 호흡운동 : 16[회/min]이다.
   3) 일회 호흡용적(tidal volume : 타이들 볼륨) : 한 번에 폐로 들어가는 공기량은 약 500[cc]이다.
   4) 폐활량(vital capacity : 바이털 커패시티) : 최대 흡입 후 최대로 호출해 내는 공기 전량이다.
   5) 잔기량(residual volume : 리지주얼 볼륨) : 최대 호출 후에도 폐 내에는 공기가 남아 있는데 이것을 잔기량이라 한다.
   6) 흡식성 예비용적(inspiratory reserve volume : 인스파이러터리 리저브 볼륨) : 안전상태에서의 흡식 후 최대로 흡입할 수 있는 공기량이다.
   7) 호식성 예비용적(expiratory reserve volume : 익스파이러터리 리저브 볼륨) : 안정호식 후 최대로 호출할 수 있는 공기량이다.
2. 폐기량의 결정인자와 영향요인
   1) 폐기량의 결정인자
      ㉮ 안정호기 위치(기준위치)에서 폐의 내압 : 외기압이며 기능적 잔기량의 결정인자이다.
      ㉯ 폐기종 : 폐의 탄성력이 저하되고 폐의 과팽창이 일어나며 기능적 잔기량이 증가한다.
      ㉰ 폐섬유증 : 폐의 탄성력이 증가하고 폐의 과수축이 일어나며 기능적 잔기량이 감소한다.
   2) 폐기량에 영향을 주는 요인
      ㉮ 체위 : 신체의 움직임(변화)에 따라 횡격막의 위치, 흉곽의 형태, 폐 내 혈액량 등이 변화한다.
         ㉠ 선 자세 > 앉은 자세 > 누운 자세
         이런 변화량은 기능적 잔기량과 예비 호기량의 감소가 현저하다.
      ㉯ 연령
         ㉠ 20~30대에서 폐활량이 최대로 증가하고 10년에 200[ml]씩 감소한다.
         ㉡ 1초량 : 노력성 폐활량은 고연령이 될수록 감소하고, 1초율은 불변이다.
         ㉢ 잔기량 : 기능적 잔기량은 10년에 200[ml]씩 증가한다.
         ㉣ 잔기율(RV/TLC)은 연령증가에 따라 증가한다.
         ㉤ 총 폐기량, 예비호기량, 최대 흡기량은 연령증가에 따라 감소한다.
      ㉰ 체격 : 신장과 상관관계가 높다.
      ㉱ 성별 : 남자가 여자보다 폐활량이 크다.
   3) 측정값에서 벗어남
      ㉮ 피검자의 협력이 매우 중요하다.
      ㉯ 3회 이상 측정 후 최대값을 사용한다.
      ㉰ 측정치의 변이계수(CV) : 일내변동 5[%] 이내이며, 일간변동 10[%] 이내이다.
   4) 호흡곡선(spirometry : 스피로머트리)의 질환과 평가
      ㉮ 정상형 : 폐활량이 80[%] 이상이며, 1초율이 70[%] 이상이다.
      ㉯ 구속성 환기장애(제한성 환기장애(restrictive impairment : 리스트릭티브 임페어먼트)
         ㉠ 폐활량이 80[%] 이하이며, 1초율이 70[%] 이상이다.
         ㉡ 총폐기량이 감소하고, 잔기율은 상승한다.
         ㉢ 1초율 : 최대 환기량은 정상이다.
            ⓐ 폐 자체가 딱딱해지는 질환
               - 폐종양, 무기폐, 폐섬유증(간질성 폐염), 진폐, 울혈 : 폐실질의 감소를 초래한다.
               - 호흡근 장애, 흉수, 폐울혈은 광범위한 폐렴이나 폐암이다.
               - 폐섬유증 : 폐포간질의 섬유화 질환이다.

- 폐렴 : 폐의 실질성 질환이다.

ⓑ 흉곽계가 딱딱해지는 질환

- 결핵성 흉막염, 암성 흉막염에 의한 흉수액 저류 : 흉곽의 운동장애를 초래한다.
- 흉막염 후유증의 흉막 병저 등의 흉막 질환이다.
- 흉막유착, 횡격막 거상, 호흡근 마비, 측만증 같은 흉부확장 장애이다.
- 복수나 복부종양, 임신 등에 의한 횡격막의 운동을 제한한다.

ⓒ 신경호흡근의 장애

- 중증 근무력증, 소아마비 등의 호흡근은 마비된다.
- 횡격막은 신경마비가 일어난다.
- 뇌졸중 등에 의한 호흡중추마비가 일어난다.

㉰ 폐쇄성 환기장애(obstructive impairment : 어브스트럭티브 임페어먼트)

㉠ [%]폐활량이 80[%] 이상이며, 1초율이 70[%] 이하이다.

㉡ 폐활량은 정상이나 시간폐활량(1초율) 및 최대 환기량은 감소한다.

㉢ 잔기량 증가 : 총폐기량도 증가하고, 잔기율도 상승한다.

㉣ 흉곽계의 호출력 감소나 기도의 저항증대에 의해 일어나는 질환이다.

ⓐ 종양, 흉터, 이물질 등에 의한 기도협착, 기관이나 굵은 기관지의 종양에 의한 협착, 대기관의 협착이다.

ⓑ 기관지 천식, 폐기종, 만성기관지염 등에 의한 만성폐쇄성 질환이다.

ⓒ 점막의 종창, 분비물의 저류 등에 의한 미세하고 작은 기관지의 협착이다.

㉱ 혼합성 환기장애(combined impairment : 컴바인드 임페어먼트)

㉠ [%]폐활량이 80[%] 이하이며, 1초율이 70[%] 이하이다.

㉡ 폐활량 감소하고, 시간폐활량 감소하며, 최대 환기량도 감소한다.

㉢ 폐쇄성 및 구속성 장애가 더욱 악화되고 진전된 경우이다.

㉣ 구속성＋폐쇄성

호흡곡선(spirometry : 스피로머트리)으로 나타난다.

1) 1회 호흡용적

1회 호흡용적(Tidal Volume(TV) : 타이들 볼륨)은 안정상태에서 호흡시 1회 들이마시거나 내쉬는 공기의 용적을 말하며, 1회 호흡량이라고도 하며 정상 성인은 보통 500[ml]이다.

2) 흡기예비용적

흡기예비용적(Inspiratory Reserve Volume(IRV) ; 인스파이러터리 리저브 볼륨)은 정상 호흡에서 공기를 들이마신 후 최대로 더 공기를 들이마실 수 있는 공기의 양이며, 정상범위는 2,500~3,500[ml]이다.

3) 호기예비용적

호기예비용적(Expiratory Reserve Volume : 익스파이러트리 리저브 볼륨, ERV)은 정상 호흡에서 내쉰 후에도 폐에는 여전히 많은 공기가 남아 있는데, 이 중 호식근육들의 적극적인 수축으로 최대로 내쉴 수 있는 공기량이며 보통 1,200[ml]이다.

4) 잔기용적

잔기용적(Residual Volume(RV) : 리지주얼 볼륨)은 최대로 강하게 호식을 한 후에도 폐 안에는 여전히 공기가 남아 있는데, 이 남아 있는 공기의 양이며, 정상값은 약 1,200[ml]이다.

(3) 폐용량

폐용적 중 두 가지 이상을 합한 것이다.

1) 흡기용량

흡기용량(Inspiratory Capacity(IC) : 인스파이어러터리 커패시티)은 1회 호흡용적과 흡기예비용적을 합한 것(TV+IRV)이며 정상적으로 흡식한 공기의 양과 최대한으로 들이마실 수 있는 공기의 양을 합한 양으로 약 3,600[ml]이다.

2) 기능적 잔기용량

기능적 잔기용량(Functional Residual Capacity(FRC) : 펑셔널 리지주얼 커패시티)은 잔기용적과 호기예비용적을 합한 것(RV+ERV)으로 정상적인 호식 후 폐에 남아 있는 공기의 양이며 약 2,400[ml]이다.

3) 폐활량

폐활량(Vital Capacity(VC) : 바이털 커패시티)은 최대한으로 숨을 들이마신 후에 최대한으로 내쉴 수 있는 공기의 양이며, 1회 호흡용적과 흡기예비용적에 호기예비용적을 합한 값(TV+IRV+ERV)으로 약 4,800[ml]이다.

4) 총폐활량

총폐활량(Total Lung Capacity(TLC) : 토털 렁 커패시티)은 최대의 흡식으로 폐 내에 수용할 수 있는 공기량으로 모든 폐용적을 합한 것(VC+RV)이다. 정상 성인의 정상값은 약 6[L]인데 나이, 성별, 체격에 따라 다르다.

5) 강제 폐활량

폐환기 능력을 평가하는 가장 유용한 측정치는 강제 폐활량이다. 강제 폐활량은 최대 흡식 후 강하고 빠르게 호식함으로써 불어낼 수 있는 최대의 공기용적이다. 강제폐활량을 결정하는 요인은 흉벽 및 복벽의 근력, 기도저항, 폐의 크기, 폐의 탄력성 등이다.

(4) 호흡량과 환기율

1분간 호흡기를 통하여 들어오고 나간 공기의 양을 매분 호흡량이라 하는데, 이는 매 호흡시 출입하는 공기의 양과 일 분간 호흡수를 곱한 수치로, 일회 호흡용적× 호흡수(회/분)로 나타낼 수 있다.

① 호흡기가 폐포 환기에 관여하더라도 폐포 내 가스 및 혈액 계면에서 가스 교환을 하지 못하면 그 공간도 호흡 무효공간에 포함되어야 한다.

② 해부학적 호흡 무효공간을 포함하여 혈액과의 가스 교환에 관여하지 못하는 모든 폐 내 공간을 생리학적 호흡 무효공간 또는 사강(dead space : 데드 스페이스)이라 하며, 용적은 약 150[ml]이다.

③ 일회 호흡용적이 500[ml]일 때 호흡사강에 속하는 150[ml]를 제외한 350[ml]만이 공기교환에 참여하게 된다.

④ 폐포 환기율은 1분 동안 폐포로 출입한 공기의 양, 즉 실제 공기교환에 차지하는 공기의 양을 의미하며 식 (1-1)이다.

$$\text{폐포 환기율(ml/분)} = \text{호흡수(회/분)} \times (\text{일회 호흡용적} - \text{호흡사강용적}) \tag{1-1}$$

예) 12회 × (500[ml] − 150[ml]) = 4200[ml]가 된다.

4. 가스 교환

(1) 가스 분압

혼합기체에서 각각의 기체가 나타내는 압력을 분압이라 하고 혼합기체 전체가 나타내는 압력을 전압이라 한다.

① 모든 기체는 액체에 용해될 수 있고 인체에서도 혈액이나 조직액 및 세포원형질 속에 이들 기체가 용해되어 있는 상태여서 이것을 용적비라고 하지 않는다. 그래서 생리학에서는 이것을 분압이라고 한다.

② 분압 : 가스 혼합체가 나타내는 총 압력에 용적비를 곱해서 얻는다. 즉 각 가스의 비율에 해당하는 부분압력을 식 (1-2)로 나타낸다.

$$\text{공기의 산소분압} = \text{지상 대기압} \times \text{산소용적비} \tag{1-2}$$

예) 760[mmHg] × 0.2094 = 159[mmHg]이다.

(2) 가스 교환

가스 교환(exchange of gas : 익스체인지 오브 가스)은 **폐포와 모세혈관 사이에서 일어나는 산소와 이산화탄소의 기체교환**은 각종 가스가 차지하는 분압의 차에 의해 확산현상으로 이루어지며 순 물리적인 분자의 이동이다. 확산에 의한 분자이동이 폐포나 모세혈관에서 단시간에 광범위하게 일어날 수 있는 것은 폐포나 모세혈관벽의 총면적이 매우 넓으며, 그들을 구성하는 벽이 매우 얇고 기체분자와 같은 크기가 작은 입자를 쉽게 통과시킬 수 있기 때문이다.

1) 폐포에서의 기체교환

① 폐포 내의 산소분압 PO_2 ─ 폐포 PO_2 = 100[mmHg], 정맥혈 PO_2 = 40[mmHg] ─ 60[mmHg]

② 폐포 내의 이산화탄소분압 PCO_2 ─ 폐포 PCO_2 = 40[mmHg], 정맥혈 PCO_2 = 46[mmHg ─ -6[mmHg]

기체분자는 분압이 높은 곳으로부터 낮은 곳으로 확산되어 이동한다.

③ **폐포 내의 산소분압**은 100[mmHg]이며, 정맥혈의 산소분압은 40[mmHg]이므로 60[mmHg]의 분압차에 의해서 **산소가 폐포에서 정맥혈 속으로 확산**되어 들어간다.

④ **이산화탄소**는 정맥혈과 폐포 내에서 이산화탄소분압의 차 46−40=6[mmHg]에 의해서 폐포 내로 확산한다(그림 1-85 참조).

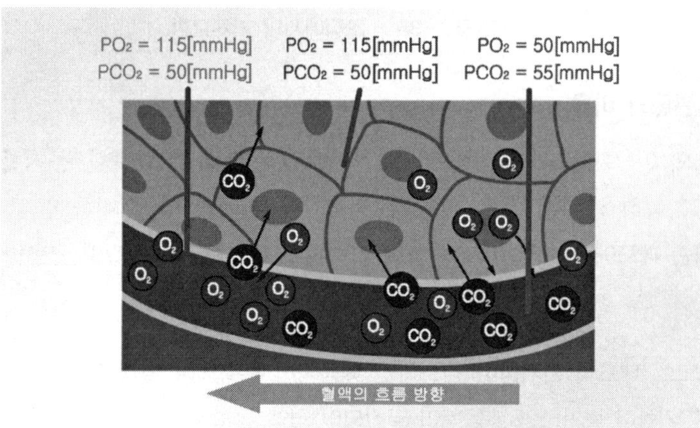

그림 1-85 • 폐포에서의 기체교환

2) 조직에서의 기체교환

① 조직은 그 활동에 따라 산소의 분압이 여러 가지로 변동하고 또한 장소에 따라 크게 차이가 있으나, 평균 30[mmHg]로 가정하면 조직에 도달한 동맥혈의 산소분압 100[mmHg]와의 분압차 70[mmHg]에 의하여 산소는 조직쪽으로 확산하여 나가고, 정맥혈의 산소분압은 40[mmHg]로 낮게 된다.

② 이산화탄소의 분압도 조직에 따라 다르므로 평균 50[mmHg]로 가정하면 동맥혈의 이산화탄소의 분압인 40[mmHg]보다는 10[mmHg]만큼 높으므로 이 압력경사에 따라서 조직으로부터 혈액 내로 확산하여 들어와서 정맥혈에서는 이산화탄소분압이 46[mmHg]로 증가한다(그림 1-86 참조).

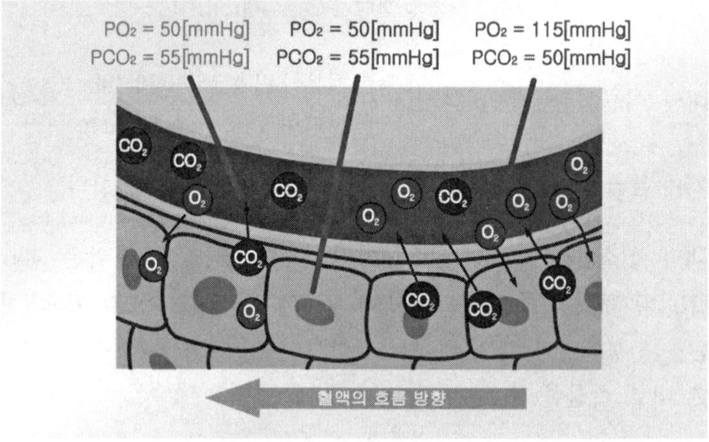

그림 1-86 • 조직에서의 기체교환

3) 환기와 관류의 비율

폐에서 산소와 이산화탄소가 이상적으로 교환되려면 신선하고 충분한 공기를 계속 폐포로 불어넣어 주고 특히 폐에서 서로 마주치는 공기와 혈액의 양적 비율이 맞아야 한다. 즉 흡식공기가 모든 폐포에 골고루 퍼져야 하며 혈액은 모세혈관으로 똑같이 균형있게 흘러들어야 한다.

① 정상적으로 폐포의 환기량이 감소하면 폐동맥이 수축되어 혈액 유입(관류량)이 감소되고, 폐포의 환기량이 증가하면 폐동맥이 확장되어 혈액 유입(관류량)이 증가한다. 이러한 자동조절에 의하여 환기량과 관류량의 비율은 일정하게 유지되며, 그 결과 불필요한 환기가 일어나지 않아 효율적인 기체교환을 한다.

② 안정시 폐포 환기량은 4[l/min][(500－150[ml])×12회]이며 폐의 모세혈관을 흐르는 혈액량은 5[l/min]이다. 이와 같이 환기량/혈류량 비율이 4/5, 즉 0.8일 때 가스 교환이 가장 효율적으로 일어난다.

③ 폐부위에 따른 **환기량과 혈류량의 비율을 보면 폐의 아래쪽 부분일수록 폐포가 팽창되어** 있는데 이는 중력에 의해 아래쪽으로 혈관이 확장되어 아래 부위의 환기량과 혈액량이 더 많다.

(3) 기체운반

1) 산소운반

기체교환에 의해 혈액으로 유입된 산소는 두 가지 방법으로 전신으로 운반되며, **동맥혈 100[ml]에는 20[ml]의 산소**가 있다. 그 중 **0.3[ml]의 산소는 혈액**에 녹아 있고, **19.7[ml]의 산소는 헤모글로빈과 결합하여** 운반된다.

① **용해 O_2 형태** : **혈장**의 산소용량은 극히 작아서 37[℃] 1기압의 순수 산소의 경우에는 혈장 1[ml]에 대해 약 0.023[ml]에 지나지 않는다. Henry(헨리)의 법칙에 의해 용해된 산소의 양을 구하는 식 (1-3)과 같다.

$$\text{용해산소(dissolved } O_2 \text{: 디졸브드 옥시즌)} = \alpha \times PO_2 \quad (1\text{-}3)$$

이다. α는 산소용해계수이며 0.003[ml] / 100[ml]/[mmHg]이다.

㉥ 100[mmHg] 정도의 산소분압(PO_2)하에서는 혈장 100[ml]에 대해 0.3[ml] 이상은 용해할 수 없다. 이는 전체 산소운반의 0.3~0.5[%]에 지나지 않으므로 주로 혈색소(Hb : 헤모글로빈)에 의해 산소운반이 이루어진다고 할 수 있다.

② **산화혈색소(HbO_2) 형태** : 혈장 중에 확산한 산소는 재빨리 적혈구 안을 확산하여 혈색소(Hb : 헤모글로빈)와 결합하여($Hb + O_2 \rightarrow HbO_2 \rightarrow O_2$) 산화혈색소 형태로 운반된다. **이 반응속도는 매우 빠르며 혈액은 다량의 산소를 결합할** 수 있으며 그림 1-87과 같다.

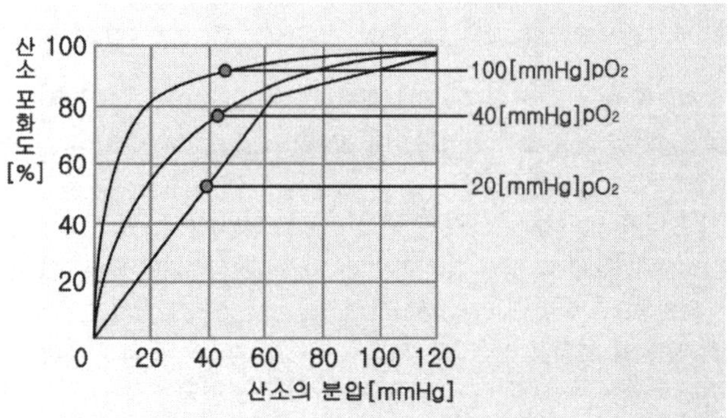

그림 1-87 • 산소해리(분리)곡선

㉠ 혈색소(Hb)의 산소 함유능은 혈액 100[ml]당 20.1[ml]이다. PO_2의 변동에 따르는 HbO_2의 양을 헤모글로빈의 산소포화도라 하며, 혈색소(Hb)의 O_2의 함유능에 대한 HbO_2의 함량의 백분비이다.

㉡ PO_2 100[mmHg]의 동맥혈 산소포화도는 약 97.5[%]이며, PO_2 40[mmHg]의 정맥혈 산소포화도는 약 75[%]이다. 여러 산소분압에 대하여 혈액의 산소결합량을 구해 혈색소의 해리곡선을 얻을 수 있다. 낮은 산소분압에서는 다소 S자 모양으로 보이는 쌍곡선으로 되어 있다. 해리곡선이 S자 모양으로 되는 것은 혈색소 분자 안의 4개의 heme(헴)에 대하여 4분자의 산소가 차례로 결합하는 동안에 촉진되기 때문이다.

㉢ 폐에서 기체교환을 끝낸 동맥혈의 산소분압은 100[mmHg]이며, 이때의 산소－혈색소 포화도는 거의 100[%](97.5[%])를 나타내는데, 이는 거의 모든 혈색소가 산소와 결합하고 있음을 의미한다. 그러나 산소분압이 낮은 조직에서는 혈액이 산소를 유리(결합)하여 정맥혈로 되면 약 40[mmHg]로 떨어지며, 이때 산소－혈색소 포화도는 75[%]이다. 따라서 동맥에서 정맥으로 혈액이 이동하는 동안 산소와 결합한 혈색소의 25[%] 정도가 산소를 해리(분리)시켜 조직으로 내보내었으며, 정맥에는 여전히 75[%] 정도의 혈색소가 산소와 결합하고 있다.

㉣ 산소분압이 약 10～50[mmHg]일 때 산소－혈색소 해리곡선의 경사도가 가장 큰데, 이는 산소분압의 변화에 대한 산소－혈색소 포화도의 변화가 매우 크다는 의미이다. 이 범위에서는 산소분압이 약간만 변해도 산소와 혈색소는 쉽게 결합하거나 해리(분리)될 수 있다. 그러나 산소분압이 80[mmHg] 이상일 때 해리곡선의 경사도는 매우 완만하여 산소분압의 변화에 따른 산소와 혈색소 포화도의 변화가 매우 적음을 알 수 있다.

참고 4 산소해리(분리)곡선 : 온도상승, pH 저하, PCO_2 증가, DPG

산소-혈색소 해리(분리)곡선은 혈중 산소분압 이외에도 온도, pH, PCO_2 분압, 적혈구 자체에서 생산하는 화합물인 DPG 증가에 의해 좌우 방향으로 이동한다(그림 1-87 참조).

① 체온이 상승할 때 산소와 혈색소의 결합력이 악화된다. 이는 대사활동이 증가하여 열생산이 상승할 때 산소는 혈색소에서 쉽게 떨어져 나올 수 있고, 그 결과 조직에 보다 많은 양의 산소를 공급할 수 있기 때문이다.

② PCO_2가 높다거나 pH가 낮은 경우, 즉 산성으로 되면 혈색소는 산소와 결합하기가 어렵게 된다. 정맥혈은 이산화탄소를 더 많이 가지고 있고, pH는 산성이지만 폐에 이르면 이산화탄소를 방출하므로 혈액은 염기성으로 된다. 따라서 폐에서 혈색소는 산소와 결합하기 쉽게 된다. 한편 말초에서는 반대로 이산화탄소를 받아서 산성으로 되므로 산소를 방출하기 쉽게 된다.

③ DPG(diphos phoglycerate : 디퍼스퍼글리시레이트)는 해당 작용에 의해 생성되며 환원혈색소에는 친화력이 있으나 산화혈색소에는 결합하지 않는다. 따라서 DPG의 농도가 증가하면 산소에 대한 혈색소의 친화력을 감소시켜 조직으로 산소유리가 더 많아진다.

④ PO_2 감소, PCO_2 증가, 체온상승, pH 감소가 있을 때 해리곡선은 우측으로 이동하고 그 반대일 때는 좌측으로 이동한다.

2) 이산화탄소 운반

이산화탄소는 혈액에서 3가지 형태로 운반된다.

① 용해 CO_2 형태 : **혈장**에서 물리적으로 용해되어 운반되는 것은 5[%]이다. **CO_2는 O_2보다 약 20배나 용해도가 높다.** 조직에서 생성된 이산화탄소는 체액에 용해된 형태로 혈액에 방출되며, 그 양은 Henry(헨리)의 법칙에 따라 용해된 이산화탄소의 양을 구하는 식 (1-4)와 같다.

$$(\text{dissolved[디졸브드] } CO_2 : \text{용해 이산화탄소}) = \alpha \times PCO_2 \qquad (1\text{-}4)$$

α는 이산화탄소 용해계수이며, 37[℃] 혈장에서 0.0301[ml]/100[ml]/[mmHg]이다.

② 혈장단백질과 carbamino 형태 : **혈장단백질**과 결합된 형태는 10[%]이다. 혈색소[Hb]와 혈액의 각종 단백질의 amino(아미노)가 CO_2와 결합하여 carbamino(카바미노) CO_2 형태로 운반된다. 이때 가장 중요한 단백질은 Hb의 globin(글로빈)이다. 단백질의 함량이 큰 적혈구 내에서 특히 혈색소가 carbamino(카바미노) CO_2를 많이 형성한다. Carbamino(카바미노) 혈색소를 만드는 과정은 식 (1-5)와 같다.

$$\underset{(\text{프로틴})}{\text{Protein}-NH_2} + CO_2 \leftrightarrows \underbrace{\underset{(\text{프로틴})}{\text{Protein}-NHCOO^-}}_{\text{carbamino(카바미노) 화합물}} + H^+ \qquad (1\text{-}5)$$

③ 중탄산이온 형태 : **중탄산 이온(HCO_3^-)**의 형태는 85[%]이다. CO_2의 대부분은 중탄산이온(HCO_3^-) 형태로 운반되는데 이는 식 (1-6)과 같은 반응을 통해 형성된다. 즉

$$CO_2 + H_2O \leftrightarrow H_2CO_3 \leftrightarrow H^+ + HCO_3^- \qquad (1\text{-}6)$$

이다. 결국 정맥혈 중에서 **유리 이산화탄소와 결합 이산화탄소의 비율은 1/20**이다.

㉠ **혈액**에 있어서 운반되는 산소의 양이 산소분압의 영향을 받는 것과 같이 혈액에 의하여 운반되는 **이산화탄소의 양 또한 혈중 이산화탄소분압에 따라서 변동**한다.

㉡ **혈색소**의 산소포화도에 따라서 **이산화탄소의 함량이 달라진**다.

㉢ **혈색소**의 산소포화도가 낮을수록 **정맥혈에 있어서는 더 많은 이산화탄소를 함유**할 수 있으며 따라서 그만큼 더 많은 양의 **이산화탄소 운반이 가능**하게 된다.

(4) 산소공급의 이상

저산소증은 산소공급이 생리적 요구량 이하로 떨어지게 되어 조직에서 산소가 부족하면 발생한다. 그 원인은 4가지로 구분할 수 있다.

1) 빈혈성 저산소증

정상적인 기능을 하는 적혈구 수의 감소(Hb : 헤모글로빈 감소)로 인해 조직으로 운반되는 산소의 양이 불충분하다. 원인으로는 혈액손실로 인한 적혈구 수의 감소, 철분결핍 등이다.

2) 허혈성 저산소증

혈액순환의 장애 또는 폐쇄에 의하여 일어나는데, 특정한 조직으로의 혈액공급이 저하되어 산소가 불충분하게 운반되는 경우이다.

3) 저산소혈증 저산소증

동맥 내 산소분압이 저하되어 조직으로의 산소공급이 불충분하게 된 경우로서 고산지대에 위치하거나 산소가 적은 공기를 흡입하거나 폐질환으로 인해 환기에 문제가 있을 때 일어난다.

4) 조직독성 저산소증

세포가 운반된 산소를 사용하지 못하는 경우로 세포에 대사성 독성 물질이 축적되어 있는 경우에 일어난다.

5. 호흡의 조절

단위시간당 호흡량은 호흡수와 일회의 호흡용적 모두를 고려하여 정확하게 조절된다. 운동과 같은 매우 다양한 상황하에서도 호흡은 폐공기의 PO_2(산소분압)와 PCO_2(이산화탄소분압)를 정상범위 안에서 유지할 수 있도록 잘 조절해 준다.

① 호흡은 생체의 요구에 따라 자동적일 뿐만 아니라 반사적으로 더 나아가서는 수의적으로도 조절된다. 호흡이 잠시라도 정지되면 목숨을 잃게 되므로 생명의 안전을 보장하기 위하여 조절경로는 몇 겹으로 발달하여 서로 연계되어 있다.

② 뇌간의 통제에 의하여 직접적으로 활동하는 호흡근 작용은 인체의 호흡조절계는 4가지 구성요소가 있으나 그중 뇌간이 호흡조절의 중심이 된다. 4가지 구성요소는 다음과 같다.

㉠ O_2와 H^+(또는 CO_2)에 대한 화학감수체이다.

㉡ 폐와 관절에 물리적 감수체이다.

㉢ 뇌간에 호흡조절 중추(연수와 뇌교)이다.

㉣ 뇌간의 통제에 의하여 직접적으로 활동하는 호흡근이다. 수의적 조절은 대뇌피질로부터의 명령에 의하여 시작될 수 있다. 그리고 호흡근들은 뇌간의 기능을 일시적으로 무효화할 수 있다.

③ 호흡조절 방법

㉠ 뇌의 호흡중추의 활동성을 통한 **신경성을 조절**(호흡중추 : 연수와 뇌교)한다.

㉡ H^+**농도 증가**(뇌척수액) : **중추화학감수체**(연수하면 흡식중추)는 호흡이 증가한다.

㉢ **순환혈액** 및 체액의 화학적 조성의 변동을 통한 화학적 조절이 있으며(화학감수체) **화학적 조절은 신경성 조절을 보완**한다.

㉣ **화학적 조절**은 PO_2의 감소는 **말초화학감수체**(경동맥소체, 대동맥소체)는 **민감도가 낮다.**

㉤ PO_2 **농도** 증가는 아주 예민하여 80[%]는 **중추**(H^+효과), 20[%]는 **말초**(신속)로 구성된다.

(1) 신경성 조절

호흡은 뇌간의 연수와 뇌교에 의하여 조절되는 불수의적 과정이다. 정상적인 호흡수는 세 그룹의 신경원에 의하여 조절된다. 즉, **연수 호흡중추, 뇌교에 있는 흡식중추와 호흡조절중추**가 그것이다.

1) 연수호흡중추

연수호흡중추는 해부학적 위치에 의하여 구분되는 두 그룹의 신경원으로 구성되어 있다. 배측 호흡군인 **흡식중추**와 복측 호흡군인 **호식중추**이다.

흡식중추와 호식중추는 서로 상관관계에 있으므로 **흡식중추가 흥분하면 호식중추**는 반대로 억제된다.

① **흡식중추**는 흡식의 횟수를 결정함으로써 호흡을 위한 기본적인 리듬을 조절한다. **흡식중추는 말초화학감수체와 폐에 있는 물리적 감수체에서 시작되는 구심성 신경흥분을 미주신경을 통하여** 정보를 받는다.

② **흡식중추**는 다시 **횡격막신경과 척수신경**을 거쳐 **횡격막과 늑간근에 작용하여** 이들을 최대수축을 일으킨다. 이때 흡식중추의 억압에 의하여 단축될 수 있다. 이와 같이 **흡식중추가 억제되기 때문에 자연히 호기**가 나타난다.

③ **호식중추**는 **복측 호흡 신경원에 위치하며 호식에 우선적으로 작용**한다. 호식이 정상적으로는 수동적 과정으로 진행되기 때문에 이 신경원들은 보통의 호흡 동안에는 활동하지 않는다. 하지만 **운동시와 같이 호식이 능동적으로 이루어질 때 이 중추가 활동**한다.

2) 뇌교호흡중추

① **지속성 흡식중추 : 뇌교의 하부 2/3에 위치하며**, 흡식중추를 자극하여 지속적인 흡식을 일으키고 촉진한다. 만약 조절되지 않는 상태에서는 **연수의 흡식중추가 흥분되어 횡격**

막 신경의 흥분이 연장되고, 그 때문에 횡격막의 수축이 연장되어 지속적인 흡식을 일으키고 연장된 흡식으로 인하여 숨을 헐떡거리는 것과 같은 비정상적인 호흡을 일으키며, 이어 흡식성 경련이 나타난다.

② 호흡조절중추 : 뇌교의 상부 1/3에 위치하며 미주신경과 더불어 지속성 흡식중추의 기능을 억제한다. 1회 호흡용적의 크기를 제한하고, 이차적으로 호흡률을 조절한다.

(2) 화학적 조절

뇌간은 구심성 감각정보와 횡격막에 보내는 원심성 운동정보에 의하여 호흡을 조절한다. 뇌간에 도착하는 이 구심성 감각정보들 중에 가장 중요한 것은 PO_2, PCO_2 그리고 동맥혈의 pH로 고려된다. 이 정보수집을 담당하는 것이 화학감수체로서 중추화학감수체, 말초화학감수체가 있다.

1) 중추화학감수체

중추화학감수체는 제9뇌신경(설인신경)과 제10뇌신경(미주신경)의 출구 근처인 연수의 하면에 위치하며 흡식중추와 매우 근접해 있다.

① 중추화학감수체는 흡식중추와 직접적으로 통하고 있다. 연수의 중추화학감수체는 직접 PCO_2의 증가에 반응하지 않고 주로 뇌척수액(CSF)의 H^+(수소이온) 농도의 증가에 반응한다. 즉 동맥 혈액 내 PCO_2가 올라가게 되면 CO_2는 뇌혈관장벽에 대한 투과도가 있기 때문에 뇌척수액으로 확산되어 들어가서 뇌척수액의 CO_2 농도를 증가시키고, 이 CO_2는 용매화되어 H^+를 유리하여 환기량의 증가를 일으키는 것으로 알려져 있다.

② 중추화학감수체는 사실상 혈액 내의 PCO_2의 증가에 반응하는 것이 아니라 오히려 뇌척수액의 PCO_2 상승 또는 H농도 상승시에 호흡반응이 나타나는데, 걸리는 시간은 말초화학감수체의 경우에는 1초 이내인데 비해 중추화학감수체에서는 수분이 걸린다. 뇌척수액의 pH 감소는 호흡수를 증가시키고, 뇌척수액의 pH 증가는 호흡수를 감소시킨다.

③ 중추화학감수체의 목적은 PO_2를 정상범위에서 유지시키는 것이다. 그러므로 PCO_2의 증가는 뇌와 뇌척수액에서 이산화탄소 분압의 증가를 이끌어낸다. 그로 인하여 뇌척수액의 pH는 감소된다. 뇌척수액의 pH 감소는 H^+에 예민한 중추화학감수체를 흥분시켜 흡식중추를 자극한다. 그 결과 호흡수는 증가하고, 좀 더 많은 이산화탄소를 내보내고 PCO_2는 정상으로 떨어진다.

2) 말초화학감수체

O_2, CO_2, 그리고 H^+에 대한 말초화학감수체에는 총경동맥의 나누어지는 부위에 있는 경동맥소체와 대동맥궁에 있는 대동맥소체에 있다.

구심성 신경은 미주신경(대동맥 소체로부터)과 설인신경(경동맥소체로부터)이다.

동맥혈의 산소분압, 이산화탄소분압 그리고 pH에 대한 정보는 제9뇌신경(설인신경), 제10뇌신경(미주신경)을 통하여 호흡중추에 이른다. 그리고 그 결과 호흡률이 증가하는 과정은 다음과 같다.

① 동맥혈의 산소분압의 감소 : 말초화학감수체에서만이 동맥혈 산소분압의 변화를 감지한다. 하지만 의외로 말초화학감수체는 산소분압의 변화에 민감하지 못하다.
   ㉠ 산소분압이 60[mmHg] 이하로 떨어질 때만 반응을 한다. 만일 산소분압이 100[mmHg]에서 60[mmHg] 사이이면, 호흡률은 사실상 안정하다.
   ㉡ 산소분압이 60[mmHg]보다 작다면 호흡률은 급격하게 상승된다. 이 범위의 산소분압에서 말초화학감수체는 산소에 대하여 너무 예민한 감수성을 갖는다.

② 동맥혈의 이산화탄소분압 상승 : 말초화학감수체는 동맥혈을 관류하는 혈액의 PCO_2의 상승 또한 감지한다. 이산화탄소분압의 변화에 대한 감지는 말초화학감수체보다는 중추화학감수체가 더 중요한 역할을 한다.
   ㉠ 말초화학감수체는 정상 PCO_2 양보다 10[mmHg] 이상 증가되어야 비로소 호흡반응이 나타난다.
   ㉡ 중추화학감수체에서는 PCO_2가 2[mmHg]만 높아도 1분 호흡용적이 보통보다 2배가 된다.

③ 동맥혈의 pH 감소 : H^+에 대한 말초화학감수체는 중추화학감수체보다 둔감하지만 동맥혈의 pH 감소는 환기 증가의 원인이 된다. 이와 같은 결과는 동맥혈에서의 이산화탄소분압의 변화와 관련 없으며, 여러 가지 경동맥소체에 있는 화학감수체의 중간 역할에 의한 것이다. 그러므로 대사성 산증에서 말초화학감수체는 환기율의 증가를 직접적으로 자극한다.

(3) 기타 조절

1) 다른 감수체들

폐신장 감수체, 관절·근 감수체, 자극성 감수체, 그리고 J감수체와 같이 호흡을 조절하는 몇 가지 다른 유형의 감수체들이 있다.

① 폐신장 감수체 : 물리적 감수체의 일종으로서 기도 주변의 평활근에 존재한다. 폐와 기도가 확장되었을 때 호흡률을 낮추는 반사가 시작되는데 이를 팽창반사라고 한다.

② 관절·근 감수체 : 사지의 운동을 감지하는 관절과 근육에 위치하는 물리적 감수체이다. 이 감수체는 호흡률의 증가를 위하여 흡기중추를 자극한다. 관절·근 감수체에서 오는 정보는 운동시 환기에서 중요한 역할을 한다.

③ 자극성 감수체 : 폐 내의 기도 표면에 있는데 암모니아 등의 화학적 자극이나 기계적 자극에

의해 흥분되고 호흡촉진을 일으킨다. 이 감수체는 축소반사에 관계될 뿐 아니라 병적 상태, 즉 심한 알러지 반응(anaphylaxis : 아나필락시스)의 경우에도 흥분한다.

④ J감수체 : 근접 폐모세혈관 감수체의 약칭이다. 폐포부위에 있다고 하지만 확실하지는 않다. 폐부종이나 폐울혈로 인하여 자극이 되며 빠른 호흡이 일어난다.

2) 대뇌피질

대뇌피질로부터 명령은 일시적으로 뇌간에서의 통제를 무력화시킬 수 있다.

㉠ 인간은 임의로 과다환기를 이끌어낼 수 있는데 그 결과 PCO_2는 감소되고 그로 인하여 동맥혈의 pH는 증가된다. 하지만 과다환기는 PCO_2의 감소로 무의식에 빠지거나 호흡중추를 직접적으로 자극함으로써 정상호흡 형태로 되돌아가기 때문에 자연적으로 중단된다. 임의로 숨을 참아서 과소환기를 이끌어낼 수 있다. 그 결과 PO_2의 감소와 PCO_2의 증가로 인하여 환기가 강력하게 유도된다.

(4) 척수의 신경

척수는 두께가 약 8[mm], 넓이 약 13[mm]이다. 척수는 뇌척수액, 경막, 지방, 혈관들로 둘러싸여 있다. 그래서 척수의 실제 두께는 10[mm] 정도이다. 따라서 척추관(뼈구멍)의 지름이 10[mm] 정도로 좁으면 척수가 압박당하고 있다. 척수신경은 31쌍이 있다(그림 1-88 참조).

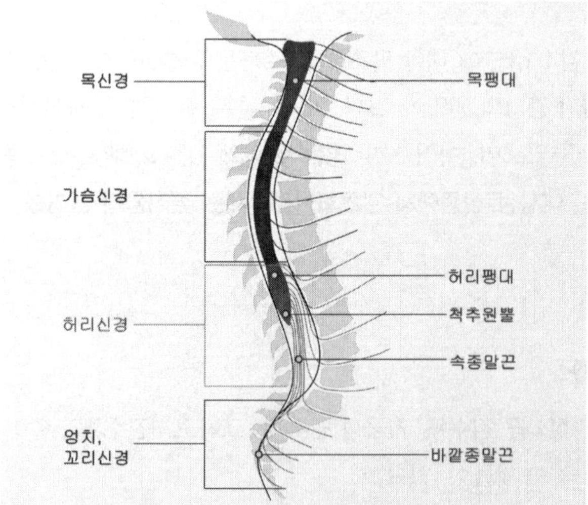

그림 1-88 • 척수신경

척수는 외형상 분절을 나타낸다. 척수는 31개의 분절로 구성된다. 각 분절에서 쌍으로 된 2개의 신경뿌리인 앞뿌리와 뒤뿌리가 있다. 앞뿌리는 척수로부터 운동섬유를 내보내고 감각섬유를 척수로 들여보낸다.

뇌에서 명령이 나오면 척수의 신경은 그 명령을 받아 온몸에 전달하는 역할을 한다. 뇌는 직접

팔 다리에 명령을 보낼 수 없다. 반드시 척수신경을 거쳐야 한다.

뇌에서 주는 메시지는 초고속이어서 척수신경에만 직접 간다. 척수신경은 그 명령을 전달 시행시키는 작용을 한다. 경추(목)와 흉추(등) 속에 들어 있는 신경은 중추신경이다. 중추신경은 하반신 전체를 지배한다. 요추(허리) 속에 들어 있는 신경은 말초신경이다.

(5) 산소의 독성

산소의 비율이 높은 기체를 호흡시켜도 혈액에 용해하는 산소량이 약간 증가할 뿐이므로 울혈이나 빈혈에 그다지 효과를 기대할 수 없다. 그러나 어떤 종류의 혈관질환이나 선천성 심장질환의 수술 때 환자를 높은 압력의 산소 중에 두면 혈액에 용해하는 산소량이 증가해 치료에 유리한 것으로 알려졌다. 그러나 산소 자체의 독성은 주의해야 한다.

① 100[%] 산소를 8시간 이상 흡입하면 기도가 자극되어 비강 출혈, 인후통, 기침 등의 증상이 나타난다.

② 폐포나 모세혈관의 세포증식, 폐탄력성 저하, 표면활성물질효과의 저하, 망막의 혈관경련 또는 혈전형성 등이 일어난다.

③ 장시간이 아니면 산소중독은 일어나지 않지만 1기압 이상의 고압이 되면 단시간에 경련, 현기증, 이상이 일어난다. 6기압이라면 수분 이내에 산소중독 증상이 시작되어 혼수에 빠진다. 따라서 고압산소요법은 3기압 이하, 5시간 이내가 원칙이다.

제3절 심 장

1. 심장의 구조

순환기계는 심장, 혈관, 혈액으로 이루어져 있으며 순환기계의 역할은 세포에 필요한 산소, 영양분, 호르몬 등을 세포로 운반하고, 반대로 대사결과 조직에서 생성된 CO_2와 노폐물을 배설기관으로 이동, 운반하는 일을 한다. 이러한 물질운반은 혈관 속으로 흐르는 혈액에 의해서 이루어지는데 이러한 혈액의 흐름을 일으키게 하는 곳은 펌프 작용을 하는 심장이다(그림 1-89 참조).

① 심장 : 심방과 심실로 구성된 원추형 근육기관으로 흉부내강(가슴부위 속 공간)과 종격동내(가운데 뼈 막부위 공간 안에) 폐 사이인 제2늑골에서 제5늑골 사이에 위치하고 있다.

㉠ 심장의 무게 : 보통 성인 여성의 경우 225[mg], 성인 남성의 경우 310[mg]으로 심장의 약 2/3는 정중선에서 왼쪽으로 치우쳐 있다.

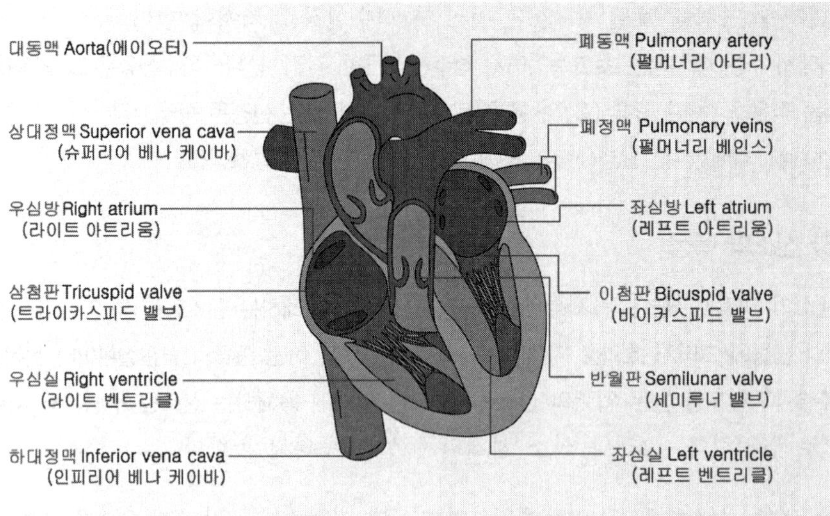

그림 1-89 • 심장의 구조(structure of heart : 스트럭처 오브 하트)

㉡ 심첨판 : 좌측흉부의 제5늑간의 정중쇄골선에 있으며 심장박동을 촉진할 수 있다. 이 지점을 최대 박동지점이라 한다.

② 심장벽 : 심내막, 심근, 심외막으로 구성되어 있다.

㉠ 심장은 특수한 외부피부로 싸여 있는데 이를 심낭이라 한다.

㉡ 심내막은 심장의 가장 안쪽에 내피세포로 구성되어 있고, 혈액과 직접 접촉하고 있으며, 심내막이 연결되어 판막을 형성한다.

㉢ 심근은 심벽두께의 75[%]를 차지하며 심근의 율동적인 수축은 순환을 유지하는 원동력을 제공하는 주요기능을 담당한다.

㉣ 심근은 구조상으로는 횡문근이고 기능상으로는 불수의근이면서 자율신경의 지배를 받으며 자동능력을 지니고 있어서 중추로부터 신경을 차단하여도 스스로 수축할 수 있다.

㉤ 심방의 심근층은 심실의 심근층보다 얇고 좌심실벽은 우심실벽보다 3배 정도 두꺼워 더 많은 양의 혈액을 내보낼 수 있다.

③ 심장외부막 : 장측 심낭으로도 불린다.

㉠ 심낭은 두 개의 막으로 구성되어 있는데 안쪽을 장측 심낭, 바깥쪽은 벽측 심낭으로 이 두 층 사이의 공간을 심낭강이라 한다.

㉡ 심낭강에는 약 30[ml] 정도의 심낭액이 있으며 심장의 수축과 확장시 마찰을 방지하는 역할을 한다.

④ 심장은 2개의 심방과 2개의 심실로 구성되어 있다.

㉠ 심방 사이에는 얇은 근육층인 심방중격에 의해 좌심방과 우심방으로 나뉜다.

㉡ 심실 사이에는 두꺼운 근육층인 심실중격에 의해 좌심실과 우심실로 구분된다.

㉢ 방실판은 심방과 심실 사이에 위치한 판막으로 우심방과 우심실 사이의 삼첨판과 좌심방과 좌심실 사이의 이첨판을 포함한다.

㉣ 반월판은 심장에서 두 개의 큰 혈관과 연결되는 폐동맥 판막과 대동맥 판막을 포함하고 있다. 이러한 판막의 역할은 혈액을 한 방향으로 흐르게 하는 것이다. 혈액의 역류를 막는 것이다.

⑤ 심근에 산소와 영양분을 공급하기 위해 분포된 혈관을 관상동맥이라 한다. 관상동맥은 대동맥판막 윗부분에서 좌우 2개의 관상동맥이 시작되며, 우관상동맥은 우심장을, 좌관상동맥은 다시 전하행동맥과 회선동맥으로 나뉘어 좌심장을 둘러싼다.

이 두 혈관은 심장 전체에 퍼져 심근에 혈액을 공급한 후 공급된 혈액의 70[%] 정도가 관상정맥동을 통해 우심방으로 돌아오고 나머지 30[%]의 혈액은 전심장정맥과 테베시안 정맥을 통해 우심방으로 되돌아온다.

⑥ 관상동맥은 다른 동맥과 다르게 공급되는 혈액의 약 75[%]가 심장의 이완기에 공급된다. 심실수축이 끝나고 대동맥 판막이 닫히면서 대동맥을 통과했던 혈액의 일부가 역류하는 이완기 때의 압력에 의해 좌우 관상동맥으로 혈액이 공급된다.

⑦ 수축기에는 심근의 수축으로 심근 사이에 분포되어 있는 관상동맥이 압박을 받아 혈류량이 적어진다. 그러므로 관상순환이 이루어지기 위해서는 이완기의 압력이 적어도 60[mmHg]가 되어야 한다.

2. 심근의 특성

심근의 특성(diagnosis of heart muscle : 다이어그노시스 오브 하트 머슬)으로 인하여 심장은 생명이 유지되는 동안 일정한 속도로 수축운동을 하여 혈액을 펌프해 온몸으로 보내고 있다.

① 심근의 특성에는 심장의 전기적 활동과정, 즉 심장활동전압, 특별한 전도조직에 따른 전도성 활동전압, 흥분과 불응기, 심박동수를 조절하는 자율신경계 영향, 전도속도, 흥분성 그리고 심전도 등 모두 포함한다.

② 심장의 기능은 맥관계로부터 혈액을 펌프하는 기능을 가진다. 펌프를 하기 위해서는 심실이 전기적으로 활동된 후 수축한다.

③ 심장근육의 전기적 활동은 정상적으로는 동방결절에서 시작된다. 동방결절에서 시작된 활동전압은 특히 심근 전체에 연속적으로 전달된다. 수축 또한 연속적으로 나타난다.

(1) 심근의 형태적 특성

심근은 결절조직, 퍼킨제 섬유, 횡문근의 세 종류의 조직으로 구성된다.

① 심장근육의 세포는 수축세포와 전도세포로 이루어져 있다.

㉠ 수축세포는 전반적으로 심방과 심실조직에 분포되어 있으며 심장의 활동세포로서 기능이다.

㉡ 수축세포의 활동전압은 수축을 유도하고 압력 또는 힘을 일으킨다.

② 심근섬유는 중간원반 부위에서 다른 근섬유와 연결되는데 이로 인하여 심근의 특정 지점에 흥분이 발생하면 모든 심근섬유로 빠르게 전달되어 마치 한 개의 세포와 같이 행동하며 이를 심근의 기능적 세포결체라 한다.

(2) 심근의 기능적 특성

심장의 기능적 특성은 율동성, 흥분성, 전도성, 수축성 등이다.

1) 율동성

심장은 조건을 갖추면 스스로 박동하는 능력을 갖춘 기관이며 이를 자동능이라 하며 혈액을 계속 순환시키기 위하여 흥분성이 일정한 주기로 발생한다.

① 전도세포가 분포되어 있는 동방결절, 방실결절, 히스속과 퍼킨제 섬유가 있기 때문이다. 이들을 흥분전도계라 한다.

② 전도세포는 특수근육세포 속에 분포되어 있는데 수축이나 힘을 발생시키지 않는 대신에 심근 전체에 빠르게 활동전압을 전달하는 기능을 가지고 있다. 전도세포는 활동전압을 자연적으로 발생시키는 능력을 가지고 있는데 박동의 시작부위는 동방결절이다.

③ 동방결절의 심근세포가 자동적·율동적으로 흥분을 계속하고, 심방근 전체에 퍼지며 자극전도계를 따라 심실까지 전파된다. 이 경우 동방결절을 심장박동의 위치를 잡아주는 일이다.

④ 정상적인 동성리듬은 다음과 같은 세 가지 특징이 있다.

㉠ 활동전압은 동방결절에서 시작된다.

㉡ 동방결절의 흥분은 반드시 규칙적으로 1분에 60~100회이어야 한다.

㉢ 심근의 활동은 정확한 시간과 지연(delay : 딜레이)이 연속적으로 나타나야 한다(그림 1-90 참조).

2) 흥분성

흥분성은 어떠한 자극에 대하여 반응할 수 있는 성질이며 심근에도 흥분성, 즉 활동전압을 형성할 수 있는 능력이 있다(그림 1-90 참조).

심장세포의 안정막 전압은 −90[mV]이며 세포 내 전압변화를 곡선으로 나타낸 것을 활동전압곡선이라 하며 Phase 0(페이즈 0)에서 Phase 4(페이즈 4)로 나눈다.

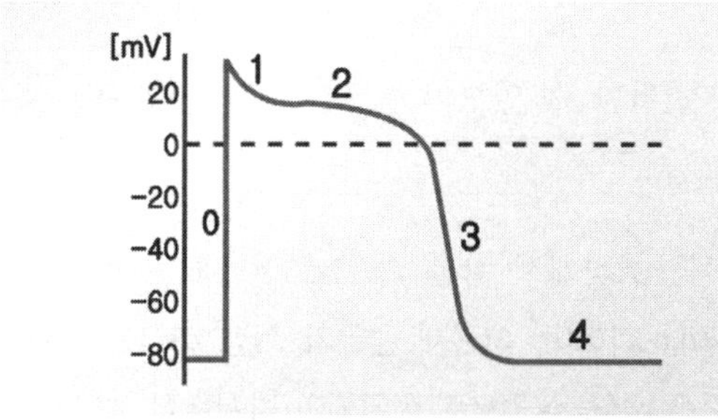

㉮ Phase 0 : 탈분극기

㉯ Phase 1 : 재분극 시작

㉰ Phase 2 : 고평부

㉱ Phase 3 : 재분극

㉲ Phase 4 : 안정막 전압

그림 1-90 • 심장세포의 활동전압 곡선

① Phase 0, 가시파(탈분극기) : 심방, 심실, 퍼킨제 섬유의 활동전압은 매우 빠른 탈분극으로 시작되는데 이를 upstroke(업스트로크)라 한다. 신경과 골격근에서의 upstroke는 Na^+(나트륨 이온) 통로가 열리면서 Na^+ 투과도가 일시적으로 증가하기 때문이다. Na^+ 통로는 급속히 열리고 닫히게 된다. upstroke의 정점에서 막전압이 +20[mV]에서 탈분극된다.

② Phase 1, 재분극 시작 : 심실, 심방, 퍼킨제 섬유가 재분극을 일으키는 단계로 upstroke가 일어난 직후 나타난다. 짧은 기간 동안 일어나는 약간의 재분극으로서 Na^+ 통로가 갑자기 폐쇄되면서 Na^+ 투과도가 감소하기 시작하여 세포 내 전압이 0[mV]로 급격히 감소되는 시기이다.

③ Phase 2, 고평부 : 고평부 동안은 상대적으로 막전압이 일정하게 유지되는 기간이다. 이 기간은 Ca^{2+}(칼슘 이온) 투과도의 느린 증가에 의한 유입이 K^+(칼륨 이온)의 유출과 평형을 이루는 시기이다. 고평부 동안 열리는 Ca^{2+}통로는 차단제에 의해 억제된다.

④ Phase 3, 재분극 : 막전압이 안정막과 전압까지 재분극되는 시기로서 Ca^{2+} 투과도의 감소와 함께 K^+ 투과도 증가함으로써 세포 내 안정전위로 회복되는 시기이다. 1기, 2기, 3기를 합쳐서 재분극이라 한다.

⑤ Phase 4, 안정막 전압 : Phase 3에서 막전압이 완전히 재분극되고 안정막이 약 −85[mV]로 되돌아가는 것을 의미한다.

㉠ 심근에서 발생하는 활동전압 기간은 200～500[msec]으로 신경이나 골격근섬유에 비해 길다.

㉡ 심근의 활동전압이 긴 것은 활동전압이 끝날 때까지는 새로운 활동전압을 형성할 수 없음을 의미한다.

㉢ 활동전압을 형성하는 기간 중에는 어떠한 자극에도 반응하지 않는 불응기가 있다.

㉣ 심근의 활동전압은 불응기를 길게 하여 수축이 끝나기 전에 다시 심근이 흥분되는 일이 없도록 해준다.

㉤ 심장에서는 가중현상이나 강축현상이 일어날 수 없고 그 결과 심근이 펌프로서 기능을 할 수 있게 한다.

3) 전도성

심근은 흥분을 세포에서 세포로 전달할 수 있으며 심근조직에서 전도능이 특히 발달된 것이 퍼킨제 섬유이다.

① 심장에서의 전도속도가 모든 심근조직에서 같은 속도로 전달되는 것은 아니다. 방실결절이 가장 늦으며 0.01～0.05[m/sec]이며, 퍼킨제 섬유가 가장 빠르고 2～4[m/sec]이다.

② 활동전압이 동방결절에서 제로로 시작, 심방으로 전달되어 방실결절, 히스속과 퍼킨제 섬유 그리고 심실까지 전달되는 총 시간은 220[m/sec]이다.

③ 방실결절을 통과하는 전도는 총 전도속도의 1/2이 요구되는데, 지연되는 이유로는 방실결절의 전도속도가 가장 느리기 때문에 0.01～0.05[m/sec]이며, 전도시간이 가장 길며 100[m/sec]이다. 이는 심방수축이 일어난 다음 심실이 수축할 시간을 가지게 된다.

㉠ 방실결절의 느린 전도속도는 심실이 이전에 활동하지 못하도록 한다. 반면 퍼킨제 섬유의 전도속도가 매우 빠른 것은 심실을 빠르게 활동하게 하여 충분한 혈액을 분출하게 하기 위함이다.

4) 수축성

동방결절에서 발생한 흥분이 심근 전체로 파급되면 심방과 심실은 각기 하나의 근섬유처럼 동시에 수축하게 된다.

① 심근의 수축력은 일정한 범위 내에서는 심근섬유의 길이에 비례하는데 이것을 Starling(스탈링)의 심장의 법칙이라고 한다.

② 이완기의 심실내압 또는 용량은 수축 직전의 심근길이에 영향을 주며, 심실 수축시 내압이 증가하므로 수축기의 심실내압의 크기는 심근의 수축력을 나타낸다.

③ 이완기의 심실내압의 변동에 따른 수축기의 심실압력의 관계는 양 심실 중 한쪽 심실에서 심박출량이 감소하면 혈액이 그 심실에 잔류하므로 그 다음에 유입된 혈액과 합쳐져 혈액량이 전보다 증가한다.

④ 심실근의 길이가 증가되고 수축력이 보다 증가하므로 많은 양의 혈액을 박출하여 이완기의 심실용적을 원래의 양으로 회복시킨다.

5) 실무율

심근의 형태적 특성 때문에 한 세포의 자극은 심근 전체로 파급되는데, 이때 역치 이하의 자극에는 반응을 하지 않으며 역치 이상의 자극에는 최대의 동일한 반응형태를 나타낸다.

3. 심장주기

심방수축을 시작해서 다음 심방수축을 시작할 때까지를 심장주기(cycle of heart : 사이클 오브 하트)라 하고 안정시 심박동수는 분당 75회일 경우 심장주기는 0.8초이다.

1회 심장주기 때 나타나는 전기적 현상과 기전으로 심장주기는 마지막까지 7단계로 나눈다(그림 1-91 참조).

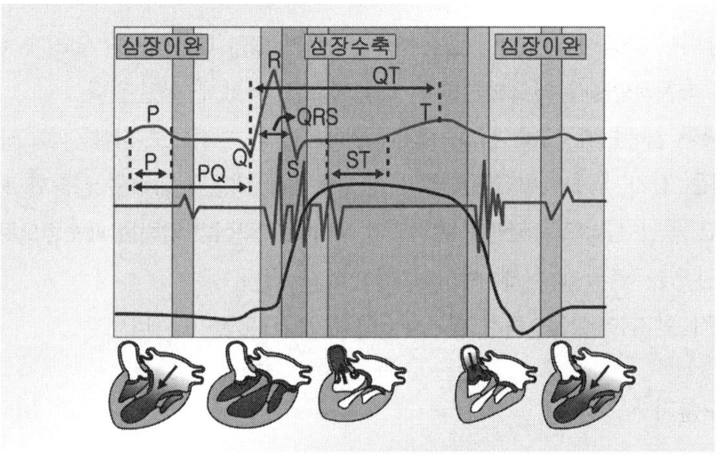

그림 1-91 ◦ 심장주기

(1) 심방수축기

심방수축기는 심방수축이 나타나는 시기이다.

① ECG상에서 볼 때 P파가 선행된 후에 나타난다.
② 좌심방의 수축은 좌심방 압력을 증가시킨다.
③ 이 시기에 좌심실은 이완되며 승모판이 열리고, 심방수축기 전에 심방에서 심실로 혈액이 유입된다.
④ 심방수축은 승모판을 통해 좌심방에서 좌심실로 혈액을 박출시켜 좌심실 용적을 증가시키게 된다.

(2) 심실 등장성 수축기

심실 등장성 수축은 QRS군이 형성되는 동안 시작하며 심실의 전기적 활성화를 의미한다.

① 좌심실이 수축하면 좌심실 압력이 증가하기 시작한다.
② 좌심실의 압력이 좌심방 압력보다 올라갈 때 바로 승모판이 닫히게 된다.
③ 방실판이 닫히게 되면 제1심음이 발생한다.

④ 승모판이 삼첨판보다 조금 일찍 닫히게 되면 분리될 수 있다.
⑤ 이 기간 동안 심실압력은 급속히 증가하나 모든 판막이 닫혀 있기 때문에 심실용적은 일정하게 유지된다.

(3) 급속구출기

심실이 지속적으로 수축하면 심실 내 압력이 가장 높은 압력에 도달하게 된다.

① 심실압력이 대동맥 압력보다 훨씬 더 높아지게 되면 대동맥판이 열리게 된다.
② 혈액은 대동맥판을 통해 좌심실에서 대동맥으로 빠르게 분출된다.
③ 거의 모든 일박출량은 급속 심실구출기 동안에 박출하는 것으로 심실용적이 빠르게 저하된다.
④ 대동맥은 갑자기 유입된 많은 양의 혈액에 의해 대동맥 압력은 상승한다.
⑤ 이 기간 동안 심방으로 혈액이 유입되기 시작하고 좌심방 압력은 폐순환으로부터 좌심방으로 돌아오는 혈액에 의해 서서히 상승하게 된다.
⑥ 이 시기 말기는 심실수축기 말기로 ECG상에 ST분절이 나타난다.

(4) 감소구출기

심실구출이 감소되는 동안 심실은 재분극이 시작되고 ECG에서는 T-파가 나타나기 시작한다.

① 심실이 더 이상 수축하지 않게 되어 심실 내 압력은 저하된다.
② 대동맥판이 열려 있고 좌심실에서 대동맥으로 여전히 혈액을 박출한다.
③ 심실용적은 감소되고 박동수도 감소된다.
④ 좌심방 압력은 폐에서 좌심방으로 혈액이 돌아옴에 따라 꾸준히 증가한다.

(5) 등장성 이완기

등장성 심실이완기의 시작은 심실이 충분히 재분극을 나타낼 때이며 ECG에서는 T파 말기에 나타난다.

① 좌심실이 이완하면 좌심실 압력은 급격히 떨어진다.
② 좌심실 압력이 대동맥 압력보다 떨어지면 대동맥 판막은 닫힌다.
③ 대동맥 판막은 폐동맥 판막보다 일찍 닫히게 되고 제2심음을 나타낸다.
④ 흡기는 폐동맥 판막이 닫히는 것을 늦추고 폐동맥 판막과 대동맥 판막이 닫히는 시간이 크게 차이가 나는데 이는 제2심음 분리음의 원인이 된다.
⑤ 대동맥 판막이 닫히는 시점에서 대동맥압 곡선에 나타나는 함몰부를 절흔이라 한다.
⑥ 이 기간 동안 모든 판막은 닫혀 있어 심실용적은 일정하게 유지된다.

⑦ 심장은 휴식을 취하면서 소비된 O_2(산소)와 영양물질의 공급을 받고 대사산물은 내보냄과 동시에 심실은 확장하여 혈액이 가득 차게 되므로 이 단계는 다음 수축을 준비하는 시기라 할 수 있다.

(6) 급속충만기

심실의 압력이 최하로 감소하면 승모판이 열린다.

① 승모판이 열리게 되면 좌심방으로부터 혈액이 흘러들어오고, 심실용적은 빠르게 증가한다.

② 심실이 이완되어 있기 때문에 심실압은 여전히 낮다.

③ 심방에서 심실로 빠르게 유입되는 혈액의 속도는 제3심음을 나타내는데 어린이의 경우 제3심음을 들을 수 있으나, 정상성인의 경우에는 들을 수 없다.

④ 이 기간 동안 대동맥에서 동맥가지로 혈액을 보내기 때문에 대동맥압은 감소된다.

(7) 감소된 충만기

조기 심실충만 또는 분리기는 심장주기 중 가장 길고 심실충만의 마지막 부분이며 앞의 기간보다 천천히 나타난다.

① 이 시점에서 심실용적은 이완기말 용적과 같다.

② 심장박동수의 변화는 분리기의 시간을 변화시켜 심장주기의 가장 긴 기간을 가지게 된다.

㉠ 심박동수의 증가는 다음 P파가 나오기 전의 시간간격을 감소시키고 심실충만의 마지막 부분을 없게 하거나 감소시킨다. 만일 **심박동수 증가**에 분리기가 감소되면 심실충만과 이완기말 용적은 감소되어 결과적으로 **하루박출량은 감소**된다.

4. 심 음

심장 근처의 가슴벽에 청진기를 대거나 또는 귀를 직접 가슴에 대면 특별한 소리가 들리는 것을 심음이라고 한다.

① 심음(phonocardiogram : 포노카디어그램)은 심장수축과 이완에 따라 심장판막의 열림과 닫힘, 혈액의 흐름, 심장벽의 진동으로 나타난다. 즉 심장의 소리 에너지(심음, 심장음)라는 기계적 현상을 심음계를 이용해 전기적 에너지로 바꾸어 그래프화한다.

㉠ 제1심음은 수축기음으로 심실수축기시 방실판(삼첨판과 승모판)의 폐쇄음이 나타난다.

㉡ 제2심음은 확장기음으로 심실확장기시 반월판막(대동맥판 및 폐동맥판)의 폐쇄음을 나타낸다.

② 심실확장기음으로 심실벽의 진동음으로 어린이나 젊은 사람에게 있고 청진기로는 듣기 어렵지만 가슴 위에 아주 예민한 마이크로폰(작은 마이크)을 부착시키면 제2심음이 지난 다음에 또 하나의 진폭을 얻을 수 있다. 이것을 제3심음이라고 한다. 또한 심방수축에 앞서 혈액이 열린 방실판 구멍을 통해 심실로 들어갈 때 낮고 약한 소리를 내는데 보통 청진기로 듣기 곤란하며 이를 제4심음이라고 한다.

③ 심음의 발생기전은 심장근의 수축과 판막의 폐쇄 및 혈액의 흐름 등으로 발생되는 진동 때문에 생긴다.

㉠ 제1심음은 심실근의 수축 초기에 방실판이 닫힘과 동시에 혈액이 판막벽에 부딪힘으로써 생긴 진동음이다.

㉡ 방실판의 폐쇄부전 또는 협착증이 있을 때는 제1심음은 제2심음이 들릴 때까지 계속하여 들린다.

㉢ 제2심음은 심실확장기의 시작 직후에 대동맥 판막과 폐동맥 판막이 닫힘으로써 일어나는 진동음이다.

㉣ 대동맥과 폐동맥 판막의 결손이 있을 경우에는 역시 제2심음이 계속해 나타나 다음 심장주기의 제1심음이 일어날 때까지 이어진다.

㉤ 제3심음은 확장기 심음으로 제2심음보다 0.1~0.2초 후에 들리며 심실의 급속충만기 끝에 심방으로부터 심실로 유입되는 혈액이 심실을 진동시키기 때문에 나타난다.

㉥ 심음을 듣고 진단함으로써 심장의 상태를 파악할 수 있어서 질병의 진단에 많은 도움을 주고 있다.

제4절 혈액순환

혈액순환(the circulation of blood : 더 서큘레이션 오브 블러드)의 방법에는 2종류가 있다.

① 좌심실→동맥→모세혈관(동맥)→조직→모세혈관(정맥)→정맥→우심방의 회로를 거치는 대순환 또는 체순환

② 우심실→폐동맥→폐→폐정맥→좌심방의 회로를 거치는 소순환 또는 폐순환

인체의 모든 혈관계는 하나의 폐쇄회로 순환계를 형성하고 있다. 따라서 혈액순환의 역학적 조건은 심장의 펌프력, 순환혈액량, 혈관계의 용적 또는 순환저항 등에 의해 결정되고 이들에 의해 각 부위에 혈류량 및 흐르는 속도가 결정된다.

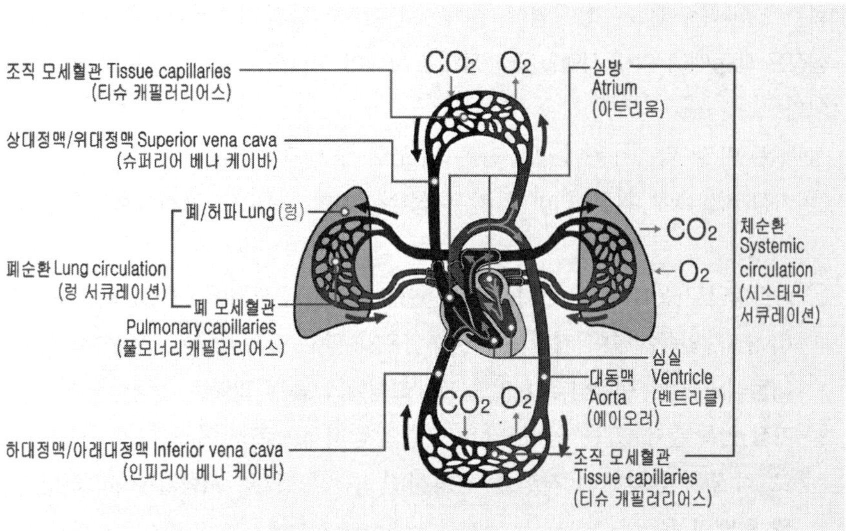

그림 1-92 • 체순환과 폐순환

① 심장의 펌프력은 심근 및 판막의 상태에 의한다.
② 순환혈액량은 요량 및 모세혈관벽의 투과성에 의한다.
③ 순환저항은 동맥 혈관벽의 탄력 및 수축상태에 의해 좌우된다.

이들은 모두 **자율신경성 또는 체액성의 통합기전**에 의해 조달되고 있으며, 부분적인 어떤 장기의 혈류량이 변해도 전체로서 각 장기에 대한 산소공급에 지장이 없도록 잘 조절되고 있다(그림 1-92 참조).

1. 혈관의 종류와 형태

혈관(blood vessel : 블러드 베설)은 **장기로 가는 혈액을 운반하는 관으로 동맥, 정맥, 모세혈관의 3가지**가 있으며 혈액의 흐름을 조절하는 다양한 기능을 지닌 폐쇄된 체계이다.

혈관의 형태와 크기는 혈관벽의 조직학적 특징에 따라 다양하고 혈관은 크게 **동맥계, 모세혈관, 정맥계**로 나눌 수 있으며 다음과 같은 특징을 갖는다.

(1) 동 맥

온몸순환에서 가장 큰 동맥은 대동맥이며 중간 크기와 작은 크기의 동맥들이 대동맥으로부터 분지된다. **동맥은 산화된 혈액을 장기에 전달하는 기능**을 지니고 있다.

① 동맥 속을 흐르는 **동맥혈은 산소를 충분히 포함한 혈액**이다. 그러나 **폐동맥**(심장에서 폐장으로 향하는 동맥)은 **산소가 부족한 혈액**이다. 폐동맥 속의 혈액은 체내의 불필요한 이산

화탄소를 흡수해 온 정맥혈이고 이산화탄소를 심장이 받아들여 폐장으로 밀어낸다. 심장은 폐동맥에 의해 정맥혈을 폐장으로 보내어 이산화탄소와 산소의 교환을 처리하는 것이다.

② 동맥은 바깥 막, 가운데 막, 안쪽 막으로 구성되어 있다.

㉠ 가장 바깥쪽에 위치한 바깥 막은 섬유성 결합조직으로 구성되어 있어 매우 질긴 막이다.

㉡ 중간층인 가운데 막은 탄력섬유와 평활근층으로 구성되어 정맥에 비해 탄력성과 신전성이 좋다. 안쪽지름이 커질수록 탄력섬유가 많고 안쪽지름이 작을수록 평활근이 많다. 대동맥의 경우 탄력섬유가 많으므로 좌심실의 높은 압력을 감당할 수 있게 된다.

㉢ 가장 안쪽 층에 있는 안쪽 막은 단층의 상피세포로 되어 있다. 동맥계는 대체적으로 직경을 변화시켜 저항을 변화시킬 수 있으므로 저항혈관이라 하며, 동맥에 포함된 혈액의 용적을 25[%] stressed volume(스트레스트 볼륨)이라 한다.

㉣ 안쪽 지름이 가장 작은 소동맥은 평활근이 잘 발달되어 있으며 혈액유속에 대해 가장 높은 저항을 유지한다.

③ 소동맥의 평활근은 긴장도가 높다. 소동맥은 넓은 지역으로 교감신경섬유가 분포되어 있으며 그중 대부분이 adrenergic(아드레너직)이고 아주 적은 수가 cholinergic(콜리너직)으로 구성되어 있다.

④ α −adrenergic(알파−아드레너직) 감수체는 소동맥 혈관상에 분포되어 있어 혈관의 평활근을 수축시켜 혈관의 직경을 조절해 주므로 각 장기에 분포하는 혈류량 조절에 중요한 역할을 하고 있다.

⑤ β2−adrenergic(베타2−아드레너직) 감수체와 cholinergic(콜리너직) muscarinec(머스카리넥) 감수체는 다른 혈관 모양의 소동맥에 분포되어 있다.

㉠ 감수체들은 혈관의 평활근을 이완시켜 소동맥의 직경을 크게 하여 혈액의 흐름의 저항을 감소시킨다.

㉡ 소동맥은 혈관계에서 높은 저항을 유지하게 되는데 카테콜라민 분비나 다른 혈관활동 물질에 의해 교감신경계 활동변화를 초래하게 된다.

(2) 모세혈관

모세혈관의 벽은 내피세포라고 하는 단층 평면 상피세포로 이루어진 얇은 막으로 구성되어 있으며 이는 기저막으로 둘러싸여 있다.

① 모세혈관은 혈관 중 가장 가는 구조로 되어 있는 혈관으로 육안으로 볼 수 없으며 세포 혹은 간질공간과의 사이에서 물질교환을 담당하고 있다. 즉 혈장단백질을 제외한 영양분, 가스, 수분, 용질들을 혈액과 조직 사이에서 교환한다.

② 모세혈관은 다른 혈관들에 비해서 표면적이 크고, 혈류속도가 느리므로 물질교환에 도움이 된다. 성인의 총 모세혈관 면적은 500~700[m^2]에 달하며 한 모세혈관을 혈액 1[ml]가 흐르는데 무려 5~7시간이 소요된다.

③ 모든 모세혈관이 언제나 혈액을 통해 흐르는 것은 아니다. 즉 모세혈관은 거의 닫혀 있고 혈액은 동정맥 문합을 통해 바로 순환된다. 조직에서 요구하는 대사에 의존하여 모세혈관상에서 선택적으로 통해 흐르게 된다. 선택적 관류는 소동맥이나 전 모세혈관 괄약근의 수축이나 이완의 정도에 따라 결정된다. 수축과 이완의 정도는 조직에서 혈관의 대사 활동과 혈관 평활근의 교감신경에 의해 조절된다.

④ 피부나 신경 또는 소화관 내의 모세혈관들은 생체가 운동할 때나 안정시에나 일정한 수가 활동, 즉 열려 있지만 골격근 내에 있는 모세혈관들은 안정시에 많은 혈관이 닫혀 있다가 운동할 때는 열리는데 이때 약 100배까지도 증가된다. 이와 같이 조직 내에 있는 모세혈관들은 그 조직의 생리적 기능상태에 따라 활동상태가 변화한다.

(3) 정 맥

정맥벽은 동맥벽의 굵기보다 얇으나 동맥벽과 마찬가지로 3층으로 되어 있다. 안쪽 막은 1층에 배열된 내피 세포층과 세로로 뻗은 민무늬근섬유, 가운데 막은 둥글게 감긴 민무늬근섬유, 탄성섬유와 결합조직, 바깥쪽 막은 종주근섬유, 탄성섬유와 결합조직으로 구성되어 있다.

① 정맥의 직경은 동맥보다 큰 편이나 동맥벽과의 큰 차이점은 중막의 발달이 미약하고 탄력섬유가 적게 분포되어 얇으나, 평활근이 있으므로 신전성이 커서 동맥보다 정맥은 매우 많은 혈액을 보유하고 있다. 사실 정맥은 심혈관계에서 75[%]의 가장 많은 혈액을 보유하고 있어 이를 수용혈관이라 한다.

② 정맥에서 보유하는 혈액량을 unstressed volume(언스트레스트 볼륨)이라 한다. 정맥벽의 평활근은 소동맥처럼 교감신경섬유가 분포되어 있다. 교감신경 활동증가는 정맥을 수축하고 이는 용적을 감소시킨다.

③ 정맥 안에는 정맥판막이 있어 정맥순환을 촉진한다.

㉠ 모세혈관 근처에서 15~20[mmHg]인 혈압은 소정맥에 이르면 10~12 [mmHg]가 되며 정맥을 따라 점차 내려가 우심방으로 들어가는 곳의 압력은 4~5[mmHg]로 이것을 중심정맥압이라고 한다. 작은 압력차이로도 많은 혈액을 심장으로 돌려보낼 수 있는 것은 정맥의 저항이 거의 없기 때문이다.

㉡ 심장으로 정맥이 되돌아오는 방법으로는 골격근의 수축, 정맥판막의 작용, 정맥벽의 긴장도 등이 있다(그림 1-93).

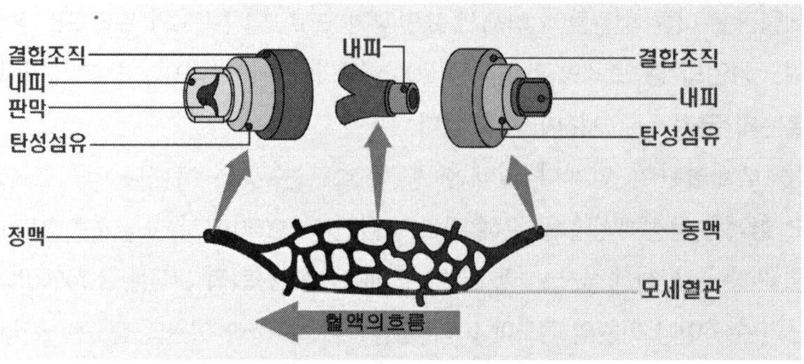

그림 1-93 • 혈관의 종류와 구조

2. 심혈관계의 압력

(1) 순 환

1) 산화된 혈액이 좌심실을 채운다

폐에서 산화된 혈액은 폐정맥을 통해 좌심방으로 돌아오며 승모판을 통해 좌심방에서 좌심실로 흘러들어 온다.

2) 좌심실에서 대동맥으로 혈액이 뿜어져 나간다

좌심실에 있는 혈액은 좌심실과 대동맥 사이에 있는 대동맥판을 통해 대동맥으로 흘러들어 온다. 좌심실이 수축하면 좌심실 내압이 증가하고 이 압력에 의해 대동맥판이 열리게 되며 혈액은 대동맥으로 강하게 뿜어져 나간다. 혈액은 좌심실의 수축에 의해 형성된 압력(pressure of heart's blood system)에 의해 동맥계로 흐르게 된다.

3) 장기에 혈액을 공급한다

좌심실에서 분출된 심박출량은 동맥을 통해 각 장기로 나누어 공급된다.

① 심박출량의 15[%]는 뇌동맥을 통해 뇌로 이동한다.
② 심박출량의 5[%]는 관상동맥을 통해 심장으로 이동한다.
③ 심박출량의 25[%]의 혈액은 신동맥을 통해 신장으로 이동된다.
④ 심박출량의 25[%]는 위장으로 이동한다.
⑤ 심박출량의 25[%]는 골격근으로 이동한다.
⑥ 심박출량의 5[%]씩 나누어져 피부로 흐르게 된다.

순환계 전체의 혈류량은 곧 심박출량으로 매분 5[ℓ]이다. 그러나 모든 장기의 혈류량이 언제나 고정된 것은 아니다.

㉮ 격렬한 운동시에는 근육혈관이 확장되고, 식사 후에는 장내혈관이 확장하여 골격근과 장내로 가는 혈류량은 올라가게 되며 이는 근육운동과 소화를 돕게 된다.

4) 장기에서 나온 혈류는 정맥에 모인다

장기에서 나온 혈액은 정맥혈로서 이산화탄소(CO_2)와 같은 대사로부터 나온 노폐물을 포함하고 있다. 이렇게 혼합된 정맥혈은 가장 큰 정맥인 상하대정맥을 통해 우심방으로 유입된다.

5) 정맥혈은 우심방으로 되돌아온다

대정맥의 압력은 우심방 압력보다 높아서 혈액을 우심방으로 유입시킨다. 우심방으로의 혈액유입량은 좌심실에서의 심박출량과 같다.

6) 혼합된 정맥혈은 우심실을 채운다

혼합된 정맥혈은 우심방의 삼첨판을 통해 우심방에서 우심실로 흐른다.

7) 우심실에서 폐동맥으로 혈액이 뿜어져 나간다

우심실이 수축하면 혈액은 폐동맥판을 통해 폐동맥으로 뿜어져 나가 폐로 흘러들어간다.

① 우심실에서 뿜어져 나간 심박출량은 좌심실에서 뿜어져 나간 심박출량과 같다.
② 폐포를 둘러싼 모세혈관에서는 CO_2(이산화탄소)를 폐포로 주고 폐포 속의 산소를 모세혈관에 공급해 가스 교환을 하게 된다.
③ 혈액이 폐를 거치면서 혈액 안의 산소농도는 증가하고 이산화탄소농도는 감소된다.

8) 폐를 거친 혈액은 폐정맥을 통해 심장으로 되돌아온다

산화된 혈액은 폐정맥을 통해 좌심방으로 흘러들어오고 새로운 순환이 시작된다.

(2) 맥관계의 압력

혈액의 압력은 대동맥, 동맥에서 가장 높고 소동맥, 모세혈관, 정맥으로 갈수록 점차 저하된다(그림 1-94 참조).

대동맥 안의 수축기압력은 120[mmHg], 이완기압력은 80[mmHg]로 평균적으로 100[mmHg]를 유지한다. 이렇게 높은 평균동맥압을 유지하는 두 가지 원인은 다음과 같다.

① 대량의 혈액이 좌심실에서 펌프되어 대동맥으로 들어간다.
② 동맥벽은 낮은 순응도를 유지하기 때문이다.

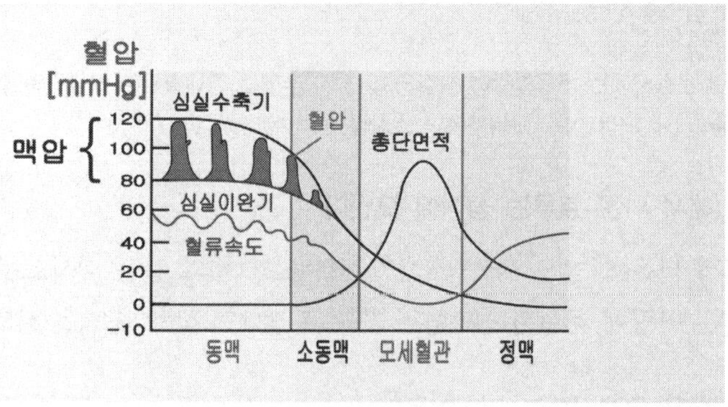

그림 1-94 • 혈관의 압력

대동맥에서 분지된 큰 동맥에서는 높은 압력을 그대로 유지하는데, 이는 동맥벽의 강한 탄력성 반동 때문이다. 그러므로 적은 에너지로 대동맥에서 동맥가지로 혈액이 흐르게 한다.

① 작은 동맥들의 처음 일어나는 부위에서 동맥압은 낮아지는데 가장 크게 감소되는 곳은 소동맥이다. 소동맥 끝부분에서 평균 동맥압은 약 30[mmHg]이다. 이렇게 갑작스런 압력의 감소는 소동맥이 흐름에 대한 높은 저항을 유지하고 있기 때문이다.

② 혈류가 심맥관계 어느 수준에서나 일정하므로 저항이 증가한 것만큼 압력은 저하되어야 한다.

③ 모세혈관에서 압력이 저하되는 것은 두 가지 원인에 의한다.

㉠ 흐름에 대한 마찰저항과 모세혈관 밖으로 체액의 여과 때문이다.

㉡ 혈액이 소정맥과 정맥에 도착하게 되면 압력은 더욱 감소된다(정맥의 순응도는 매우 높기 때문에 낮은 압력에서 다량의 혈액을 보유하고 있다).

㉢ 대정맥에서 압력은 4~5[mmHg]이고 우심방은 0~2[mmHg]로 더 낮다.

3. 혈류역학

혈액은 점성도를 갖고 도관 내를 이동하며 혈관은 탄력성을 갖고 있는 관이므로 혈액이 혈관 속에 흐를 때 일어나는 변화가 부분적 혈류량과 혈압에 영향을 미치게 된다.

포와즈유에 의하면 끈끈한 성질의 액체가 관을 통과하여 흐를 때 단위시간에 흐르는 액체량은 식 (1-7)과 같이 나타낼 수 있다.

$$\text{액체량} = \frac{\text{압력차} \times (\text{관의 직경})^4}{8 \times \text{점성} \times \text{관의 길이}} \tag{1-7}$$

$$\text{압력차} = \text{액체량} \times \text{흐름의 저항}$$

압력 차이는 관의 길이, 단면적 사이에서의 압력차이다. 즉 혈류량은 압력경사에 비례하고 혈관직경의 4제곱에 비례하며 혈관길이와 점성도에 각각 비례함을 알 수 있다. 또한 실제로는 혈압이 높아지면 혈관은 신전성이 있어서 얼마간 직경이 커진다. 그러므로 압력증가에 따르는 혈류량 증가 외에 직경의 변화는 움직임으로 늘어난다. 혈류량의 증가가 여기에 더해진다.

포와즈유 공식에서 주목해야 할 것은 혈류가 혈관직경의 4제곱에 비례하는 것이다. 특히 소동맥에는 평활근 성분이 많이 들어 있고, 이 평활근의 긴장도는 신경성으로 또는 여러 가지 화학물질에 의하여 변화하여 움직일 수 있다. 이 변동이 조금만 일어나도, 즉 소동맥의 직경이 조금만 변동해도 거기에 연결된 모세혈관 분포부위의 혈류량은 크게 변화할 수 있다.

(1) 혈류량

혈류량이란 단위시간에 흐르는 혈액의 양으로 단위는 [ml/sec]이며 식 (1-8)이다.

$$\text{혈관의 단면적} \times \text{평균혈류속도} = \text{혈류량} \qquad (1\text{-}8)$$

으로 나타내며, 실제로는 동맥에서 정맥 쪽으로 끊임없이 혈액이 흐르고 있을 때에는 1분 동안에 심장으로부터 대동맥 안에 들어가는 양과 동맥으로부터 말초저항을 지나 정맥에 흘러들어오는 양과 같아야 한다.

① 모세혈관의 총 단면적은 대동맥의 총 단면적의 약 800배나 되므로 모세혈관의 혈류속도는 매우 느리다.

② 큰 동물의 대동맥에서의 혈류속도는 약 0.5[ml/sec]이고 상하대정맥 2줄기의 횡단면적은 대동맥의 2배나 되므로 혈류속도는 이것의 1/2이 된다.

(2) 혈압과 혈류량의 관계

심장이 대동맥으로 혈액을 내보내는 것은 심장의 수축일 때만 일어난다. 그러나 동맥혈압은 확장기에도 80[mmHg] 정도의 압력을 가지고 있다.

① 동맥벽의 탄력이 짧고 빠르게 흐르는 것을 계속적으로 빠르게 흐르게 하기 때문이다. 어떤 혈관에서 한쪽 끝의 혈압이 높고 다른 끝이 낮을 때는 혈압이 높은 곳에서 낮은 곳으로 혈액이 흐르는데, 이 혈압의 차를 압력경사라 하며 이때 혈류량은 이 압력경사의 크기에 비례한다.

② 혈압 대신에 액체에 미치는 중력의 크기, 즉 정수압[15)]이 액체의 유량에 미치는 영향을 나타내면 압력이 2배가 되면 유량도 2배가 된다.

③ 인체의 혈관 내에 있는 혈액의 흐름에 주된 영향을 주는 것은 혈압이지만 실제로는 이 정수압과 혈압의 대수화(기호나 수로 나타내는 것)가 작용하는 것이다.

---

15) 정수압 : 정지되어 있는 유체 속에 설정한 면에 대하여 양측 유체가 서로 미치는 힘이다.

④ 심장에서 다리로 향하는 혈액은 혈압 : 정수압이 작용하여 혈류량이 좌우된다. 즉, 혈압이 일정하다고 하면 서 있을 때와 누워 있을 때와는 인체 어떤 부위에서든지 혈관 내의 압력이 다르다는 것을 의미한다.

(3) 혈관저항과 혈류량

저항이란 혈관에 혈액이 흐를 때 흐름의 반대방향으로 작용하는 힘을 말하며 혈관에 의해서 나타나는 일종의 마찰력이다. 저항의 크기는 혈관의 길이, 직경 및 혈액의 점성과 관련이 있다.

① 혈관의 길이는 길면 길수록 저항이 증가하고 길이와 저항은 비례한다. 길이가 2배가 되면 흐름은 1/2이 되며, 길이가 4배가 되면 흐름은 1/4이 된다. 그러므로 혈액이 흐르면서 가장 큰 저항을 받는 것은 소동맥과 모세혈관이다.

② 혈관의 직경과 유통량의 관계는 복잡하다. 액체가 도관 내에 흐를 때 주로 저항을 받는 것은 관 벽에 가까운 곳을 흐르는 액체로서 이곳의 흐름은 매우 느린데 비해 관의 직경이 커지면서 이 중앙부를 흐르는 액체는 매우 빨리 흐르게 된다. 이와 같은 관계는 흐름이 직경에 비례하는 정도보다 훨씬 커져서 직경의 4제곱에 비례한다. 즉 저항은 직경의 4제곱에 반비례한다.

(4) 혈액의 점성과 혈류

액체의 점성이 클수록 액체는 흐르기가 어렵게 되는데 이것은 혈관 내에서의 마찰이 커지기 때문이다. 그래서 혈류량은 혈액의 점성에 반비례한다. 일반적으로 점성은 주로 혈액 내의 혈구수와 관련이 깊으며 이보다는 낮지만 혈장 내의 단백질량과도 관련이 있다.

① 빈혈 때는 적혈구수가 감소되므로 점성이 낮아지는데 이것은 오히려 유익한 일이다. 왜냐하면 혈압이 변하거나 움직이지 않았다고 가정할 때 점성이 낮아졌으므로 일정 시간에 흐르는 혈액량은 증가하고, 따라서 혈색소의 감소로 혈액의 산소운반능력은 감소되었지만 같은 시간에 조직에 공급할 수 있는 산소량이 어느 정도 보상되는 결과가 되기 때문이다.

② 백혈병일 때는 적혈구수가 증가한다. 이때는 백혈구수가 정상시의 수십 배가 되어 혈액 점성이 매우 커지므로 조직에 흐르는 혈류량이 감소되고 정상 때와 같은 수의 적혈구가 있더라도 조직은 산소결핍상태가 된다.

③ 일반적으로 온도가 낮게 되면 액체의 점성이 급속히 커지는데 동절기에 인체의 말단부에 동상이 생기기 쉽다. 인체의 말단부는 특히 온도가 낮아지기 쉬우므로 그곳을 흐르는 혈액의 점성이 커져서 혈류저항이 커진다. 그러므로 혈류속도가 느려져서 산소와 영양분 공급이 부족해지고 따라서 동상이 발생하기 쉽게 되는 것이다.

03 해부학의 개요

해부학(anatomy : 아나토미)이란 생물체를 해부하여 그 구조에 대해 관찰, 기술, 연구하는 학문으로 생물학 전반에 가장 기본이 되는 분야이다. 연구대상에 따라 인체해부학, 동물해부학, 식물해부학으로 구분한다. 그밖에 여러 동물 간의 형태적 특성을 비교, 연구하는 비교해부학은 상동[16], 상사[17], 퇴화[18] 등의 관계를 밝힘으로써 여러 생물체의 진화역사와 환경변화에 따른 생물체의 적응을 추론할 수 있다. 여기서 인체해부학은 보통사람의 구조에 대한 지식을 바탕으로 질병에 대한 이해와 그 해결방법을 찾아내는 의학의 기본이 되는 학문이다.

1. 해부학의 연구방법

(1) 계통해부학

계통해부학(systemic anatomy : 시스테믹 아나토미)이란 인체의 각 부위를 다음과 같이 발생학적인 계통으로 나누어 연구하는 학문이다.

1) 표 피

표피(integument : 인테규먼트)란 생물체의 체표를 덮는 조직으로 동물은 피부나 점막의 상피를 일컫는다.

2) 근골격계

근골격계(the musculoskeletal system : 더 머스큘로스켈레탈 시스템)는 근육계와 골격계의 합한 계통으로 골격계의 뼈이다. 연골, 관절로 구성되는 인체의 운동기관으로 수동적 활액낭으로 구성되는 인체의 능동적 운동장치이다.

3) 신경계

신경계(the nervous system : 더 너버스 시스템)는 뇌와 뇌신경, 척수와 척수신경 등으로 이루어

---

16) 상동 : 형태학적으로 같은 것이다.

17) 상사 : 상동과 대립하는 비교형태적 개념이다.

18) 퇴화 : 진화의 반대말로 어떤 기관이 없어지는 것이다.

지며, 인체의 지각과 내외의 환경적응을 주관하는 계통이다.

4) 순환계

순환계(the circulatory system : 더 서큘러토리 시스템)는 심장, 혈관, 림프관, 림프절, 비장, 흉선, 편도 등으로 이루어지며 가스, 영양분, 노폐물 등의 운반과 림프구 및 항체의 생산을 주로 담당한다.

5) 소화계

소화계(the digestive system : 더 디제스티브 시스템)는 입, 식도, 위, 소장, 대장, 항문, 간, 췌장, 담낭, 타액선 등으로 이루어지며 음식물 섭취, 소화와 배설에 관여한다.

6) 호흡계

호흡계(the respiratory system : 더 리스파이러터리 시스템)는 코, 인두, 후두, 기관, 기관지, 폐 등으로 이루어지며, 산소와 이산화탄소의 교환 및 배출에 관여한다.

7) 비뇨기계

비뇨기계(the urinary system : 디 유어러네리 시스템)는 신장, 요관, 방광, 요도로 이루어지며 뇨의 생산과 배설에 관여한다.

8) 생식계

생식계(the reproductive system : 더 리프러덕티브 시스템)는 난소, 자궁, 난관, 질, 음부, 정소, 정관, 부정소, 정낭, 전립선, 음경 등으로 이루어지며, 난자 및 정자의 생산과 배출, 그리고 수정란의 잉태 및 성장에 관여한다.

9) 내분비계

내분비계(the endocrine system : 디 엔도크라인 시스템)는 뇌하수체, 갑상선, 부갑상선, 부신, 췌장, 난소, 정소, 송과체 등으로 이루어지며, 호르몬의 생산 및 분비에 관여한다.

(2) 국소해부학

국소해부학(regional anatomy : 리저널 아나토미)은 인체 각각의 부위를 국소적인 부위로 나누어 탐구하는 학문이다.

(3) 기능해부학

기능해부학(functional anatomy : 펑셔널 아나토미)은 인체 각 부위의 구조와 기능의 연관성을 탐구하는 학문이다.

(4) 임상해부학

임상해부학(clinical anatomy : 클리니컬 아나토미)은 인체 각 부위별의 정상구조와 질환구조를 비교, 분석, 탐구하는 학문이다.

(5) 응용해부학

응용해부학(capphed anatomy : 캐피드 아나토미)은 인체의 정상적인 형태와 구조를 연구하는 인체해부학 지식을 다른 학문 분야에 응용하는 것이다. 임상분야 학문에서는 인체해부학 지식을 진단이나 수술 등의 치료에 응용한다.

2. 해부학적 용어

해부학적 용어(anatomical terminology : 아나토미컬 터미놀로지)는 해부학을 공부하는 데 있어 필요한 위치의 구조, 방향, 관절의 운동형태 등에 대한 사전적 용어이다.

(1) 해부학적 자세

해부학적 자세(anatomic position : 아나토믹 포지션)는 인체의 각 부위 또는 장기들의 위치나 방향을 나타내는 기준으로, 사람이 똑바로 서서 눈은 수평으로 앞쪽 방향을 바라보고, 팔은 양쪽 옆에 붙이고, 손바닥과 발가락은 앞쪽 방향으로 향한 자세이다(그림 1-95 참조).

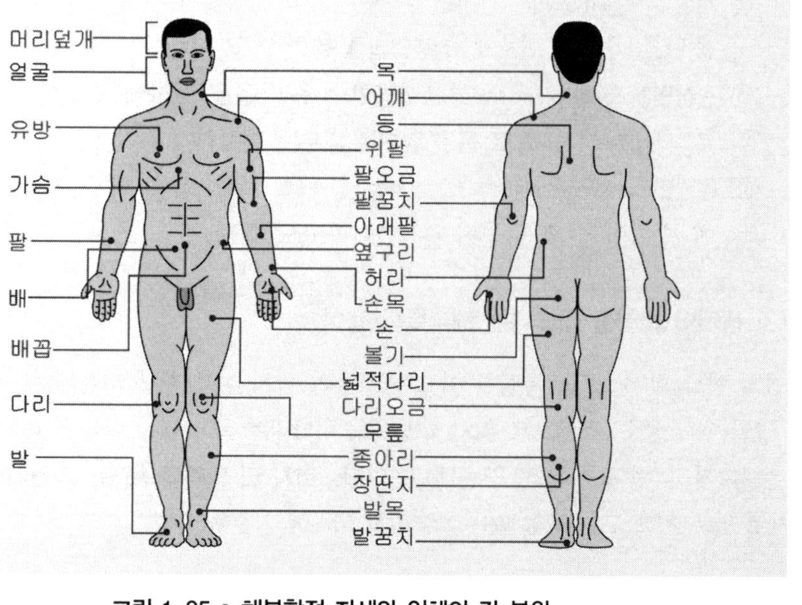

그림 1-95 ● 해부학적 자세와 인체의 각 부위

(2) 해부학적 평면

해부학적 평면(anatomic plane : 아나토믹 플레인)은 인체의 상하, 좌우, 전후를 나누는 가상적인 면이다(그림 1-96 참조).

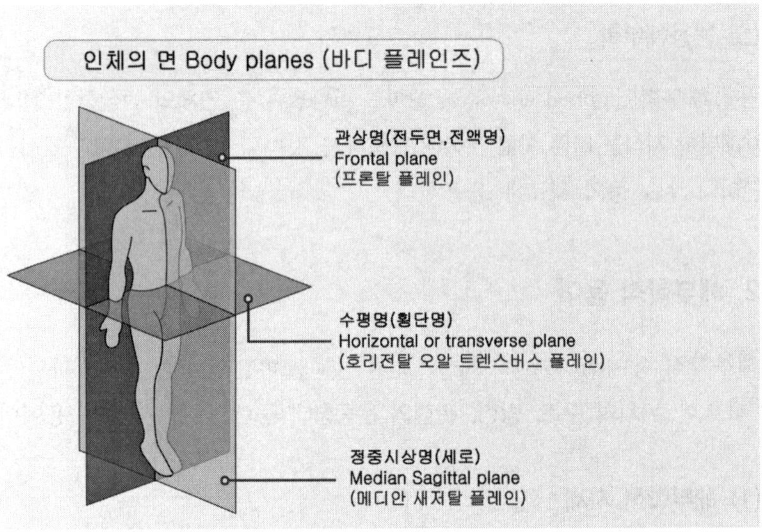

그림 1-96 • 해부학적 평면

① 정중면(midsagital plane : 미드사지탈 플레인) : 우리 몸을 좌우대칭으로 이등분으로 나누는 면이다.

② 시상면(sagital plane : 사지탈 플레인) : 우리 몸을 전후 방향인 세로로 절단해 인체 좌우로 나누는 면으로 정중면과 나란한 면을 이룬다.

③ 관상면(coronal plane : 코로날 플레인) : 우리 몸을 이마에 평행이 되게 나누는 면으로 시상면과 직각으로 몸을 앞뒤로 나누는 면이다.

④ 횡단면(transverse plane : 트랜스버스 플레인) : 우리 몸을 위아래로 나누는 면으로 지면에 수평이 되게 나누며 수평면이라고도 한다.

(3) 생체의 방향을 나타내는 해부학적 용어

몸의 어느 한 곳 또는 특정한 어느 구조물의 위치 및 방향을 다른 것에 비추어 상대적으로 말할 때 쓰이는 것이므로 위치 및 방향을 나타내는 용어이다. 이들은 대개의 경우 대응되는 뜻을 가진 두 용어씩 짝을 이루고 있다. 위치 및 방향의 용어는 사람이 실제로는 어떠한 자세로 있든 간에 표현을 할 때는 해부학적 자세에 기준을 둔다.

1) 앞, 뒤

두 개의 구조물 중 **몸의 앞쪽 면**(가슴 또는 배)에 가까이 있는 것을 **앞**(anterior : 앤티리어)에 있다고 하며, **상대적으로 몸의 뒷면**(등)에 가까이 있는 것을 **뒤**(posterior : 포스티리어)에 있다. 그러나 손바닥과 손등의 경우 각각 해부학적 자세에서 볼 때는 손의 앞면과 뒷면에 해당되지만 **관습상 정확하게 구별되는 손바닥**(palm : 팜)과 **손등**(dorsum of the hand : 도섬 오브 더 핸드)으로 표현된다.

2) 위, 아래

머리에 보다 가까운 쪽의 것을 위(superior : 슈피리어)에 있다고 하며 상대적으로 **발에 가까운 것을 아래**(inferior : 인피어리어)에 있다. 손의 경우처럼 **발에서도 윗면과 아랫면은 일반적으로 발등**(dorsum of the foot, 도섬 오브 더 풋)과 **발바닥**(sole, 솔)으로 쓰는 경우가 더 많다(그림 1-97 참조).

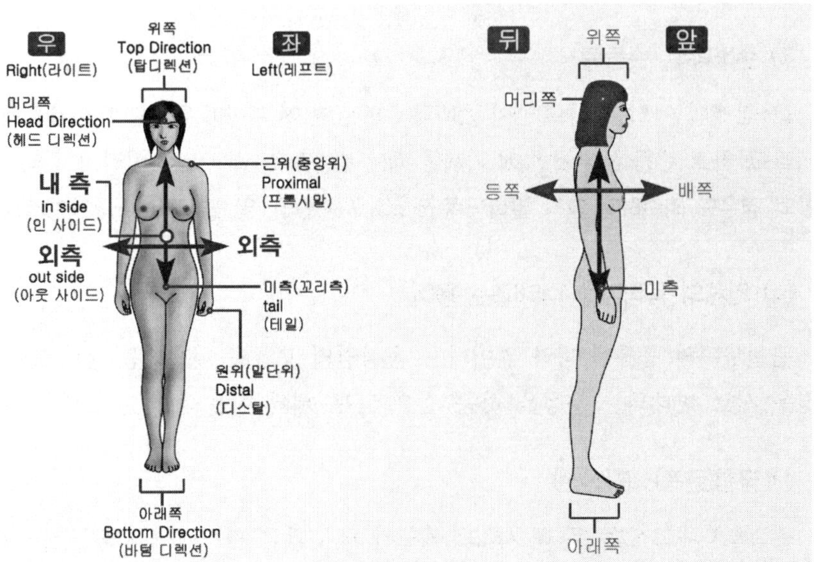

그림 1-97 • 해부학적 방향

3) 안쪽, 가쪽

두 개의 구조물 중 **정중면에 보다 가까운 쪽에 있는 것을 안쪽**(medial, 미디얼)에 있다고 하며 **정중면에서 보다 먼 쪽에 있는 것을 가쪽**(lateral, 래터럴)에 있다고 한다. 나란히 있는 세 개의 구조물 중 **가운데 있는 것을 중간**(intermediate : 인터미디에이트)이라고 한다.

4) 몸쪽, 먼쪽

팔이나 다리처럼 긴 구조물에서 상대방 위치를 말할 때 쓰이는 것으로 팔이나 다리의 어느 부분이 **몸통에 보다 가까운 곳을 몸쪽**(proximal : 프록시멀)이라고 하고 **몸통에서 보다 먼 곳을 먼쪽**(distal : 디스탈)이라고 한다.

5) 바깥, 속

속이 빈 기관(심장, 방광, 위, 작은 창자 등) **또는 몸통의 겉과 속 공간을 가리킬 때 쓰이는 것으로** 각각 **바깥**(external : 익스터널) 및 **속**(internal : 인터널)으로 표현된다.

6) 얕은, 깊은

두 개의 구조물의 상대적 깊이를 표현하는 용어로서 몸의 표면인 피부로부터의 상대적 거리에 따라 **피부에 보다 가까운 것을 얕은**(superficial : 슈퍼피셜)이라고 하며 **피부에서 보다 먼 쪽의 것을 깊은**(deep : 디프)이라 한다.

7) 손바닥쪽, 손등쪽

손 안에서 어느 한 구조물이 **손바닥**(손의 앞면)**에 가까이 위치할 때는 손바닥쪽**(palmar : 팰머)이라고 하고 **손등**(손의 뒷면)**에 가까울 때는 손등쪽**(dorsal : 도설)이라고 한다. 이러한 용어는 **발의 경우도 비슷하여 각각 발바닥쪽**(plantar : 플랜터) 및 **발등쪽**(dorsal : 도설)이라 한다.

(4) 인체의 움직임을 나타내는 용어

관절부위의 종류에 따라 일어나는 움직임의 모양을 나타내는 용어로서 이들은 대개의 경우 서로 반대되는 운동을 하는 것으로 두 개씩 짝을 이루고 있다.

1) 굽힘(굴곡), 폄(신전)

관절을 이루고 있는 두 뼈 사이의 각도가 해부학적 자세에서 **시상단면을 따라 굽혀져 각이 작아지는 운동상태를 굽힘**(flexion : 플렉션)이라고 하고 반대로 **시상단면을 따라 펴지며 각이 커지는 운동상태를 폄**(extension : 익스텐션)이라고 한다.

몸의 부위에 따라 펴지는 움직임이 해부학적 자세의 **한계를 넘어서 계속되는 신전을 젖힘**(hyperextension : 하이퍼익스텐션) 또는 **과신전**이라고 하며 어깨관절과 엉덩이관절에서 일어나는 움직임이 그 예가 된다. 그러나 손목이나 발목에서처럼 굽힘과 폄의 정도가 해부학적 자세의 한도를 비교적 많이 넘는 경우에는 굽힘, 폄, 젖힘의 구분이 잘 안되므로 혼란을 줄이기 위하여 **손끝이 아래팔의 앞쪽에 가까워지는 움직임을 손바닥굽힘**(palmar flexion : 파머 플렉션)이라 하고(굽힘에 해당), 반대로 **멀어지는 움직임은 이를 손등굽힘**(dorsal flexion : 도설 플렉션)이라 한다(폄에 해당). 발에서는 발끝이 위로 치켜지는 움직임은 폄에 해당되는 운동이지

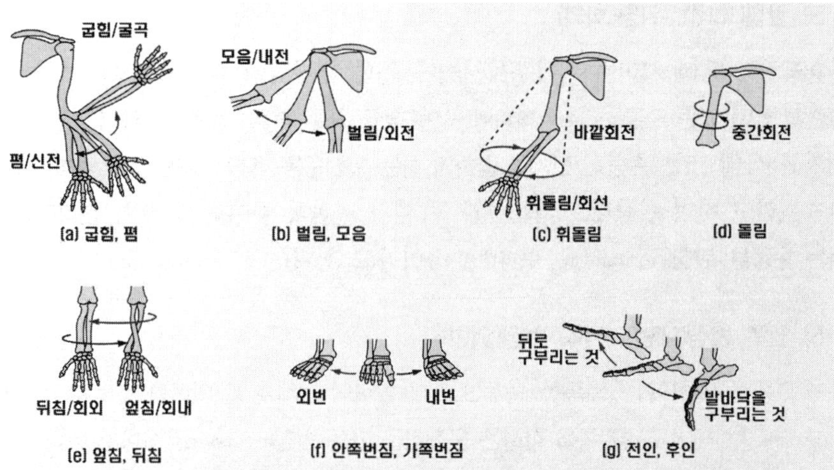

그림 1-98 ● 인체의 운동을 나타내는 그림

만 이를 발등굽힘(dorsal flexion : 도설 플렉션), 발끝이 아래로 내려지는 굽힘에 해당되는 운동은 그대로 발바닥굽힘(plantar flexion : 플랜터 플렉션)이라고 한다(그림 1-98(a) 참조).

2) 벌림(외전), 모음(내전)

몸체의 한 부분이 정중면에서 멀어지는 움직임을 벌림(abduction : 앱덕션)이라 하며, 반대로 정중면에 가까워지는 움직임은 이를 모음(adduction : 애덕션)이라 한다. 이 벌림과 모음의 움직임은 팔다리 운동을 표현할 때 주로 쓰이지만 손가락, 발가락이나 눈(안구)의 움직임에서도 쓰인다.

손가락의 경우는 그 기준이 몸의 정중면이 아니고 가운데 손가락을 기준으로 하며 발에서는 둘째 발가락을 기준으로 좌우로 퍼지는 것을 벌림, 모여드는 것을 모음이라고 한다. 눈에서는 눈의 위아래를 꿰뚫는 축을 기준으로 눈동자가 가쪽(귀쪽)으로 향하는 것은 벌림, 안쪽(코쪽)으로 향하는 것은 모음이라고 한다. 벌림을 외향, 모음을 내향이라고 한다(그림 1-98(b) 참조).

3) 휘돌림(회선)

한 관절에서 굽힘, 벌림, 폄, 모음의 네 가지 움직임이 연속된 상태로 일어나는 운동을 휘돌림(circumduction : 서컴덕션)이라고 하며 팔이나 손가락으로 원추를 그리는 운동이 그 예가 된다. 긴뼈에서 몸통쪽으로 가까운쪽 끝 관절부위는 고정되고 먼 쪽 끝 뼈는 원을 그리며 돌아가는 운동이다(그림 1-98(c) 참조).

4) 돌림(회전)

몸의 한 부분이 그 부분의 장축을 중심으로 하여 도는 움직임을 돌림(rotation : 로테이션)이라고 한다. 내측회전과 외측회전이 있는데 고개를 좌우로 돌리는 움직임이다(그림 1-98(d) 참조).

5) 엎침(회내), 뒤침(회외)

아래팔의 두 뼈 사이에서 이루어지는 독특한 움직임에 한해서 쓰이는 용어로서 평행으로 나란히 놓여 있던 요골(radius : 레디어스)이 척골(ulna : 얼너) 앞으로 와서 긴 X자 모양으로 겹쳐지는 상태 또는 손등이 전방을 향하게 하는 회전운동상태가 되는 것을 엎침(pronation : 프로네이션)이라고 하며 원상태로 되돌아가 두 뼈가 나란히 놓이는 것 또는 손바닥이 전방을 향하게 하는 운동을 뒤침(supination : 수퍼네이션)이라고 한다(그림 1-98(e) 참조).

6) 안쪽 번짐(내번), 가쪽 번짐(외번)

발운동시 일어나는 독특한 운동으로서 발바닥 전체가 몸 안쪽을 향하는 움직임을 안쪽 번짐(inversion : 인버전), 바깥쪽을 향하는 움직임을 가쪽 번짐(eversion : 이버전)이라고 한다. 그러나 이 움직임은 발등 굽힘과 발바닥 굽힘 등이 어느 정도 복합적 운동으로 나타나는 움직임이다(그림 1-98(f) 참조).

7) 전인, 후인

하악관절이나 위쪽 얼굴부위에서 부위를 앞쪽으로 미는 운동을 전인(protraction : 프로트랙션), 전인되었던 부위를 원래 위치로 되돌리는 운동을 후인(retraction : 리트랙션)이라 한다(그림 1-98(g) 참조).

3. 근골격계

(1) 뼈의 기능

우리 몸은 총 206개의 뼈로 구성되어 있다. 뼈의 기능에는 무기물의 저장 역할, 지주대 역할, 운동 역할, 보호 역할, 조혈세포를 만드는 역할을 한다. 206개의 뼈들은 서로 연결되어 뼈대를 이루어 우리 몸의 모양, 형태를 유지한다. 뼈는 근육이 붙는 자리가 되며 관절에서 운동이 일어날 때 지렛대와 같은 역할을 한다. 어떤 뼈는 속에 장기를 감싸서 보호하며, 또 뼈 속의 골수에서는 혈액세포를 만든다.

(2) 형태에 따른 뼈의 분류

뼈[19]는 형태에 따라 긴 뼈(long bone : 롱 본), 짧은 뼈(short bone : 숏 본), 납작뼈(flat bone : 플랫 본), 불규칙뼈(irregular bone : 이레귤러 본), 공기 골(air bone : 에어 본), 종자뼈(sesamoid bone : 시세모이드 본) 등으로 나눈다(그림 1-99 참조).

19) 뼈 : 한자어로 표기하면 골(骨)이라 하고 우리말로 뼈이다.

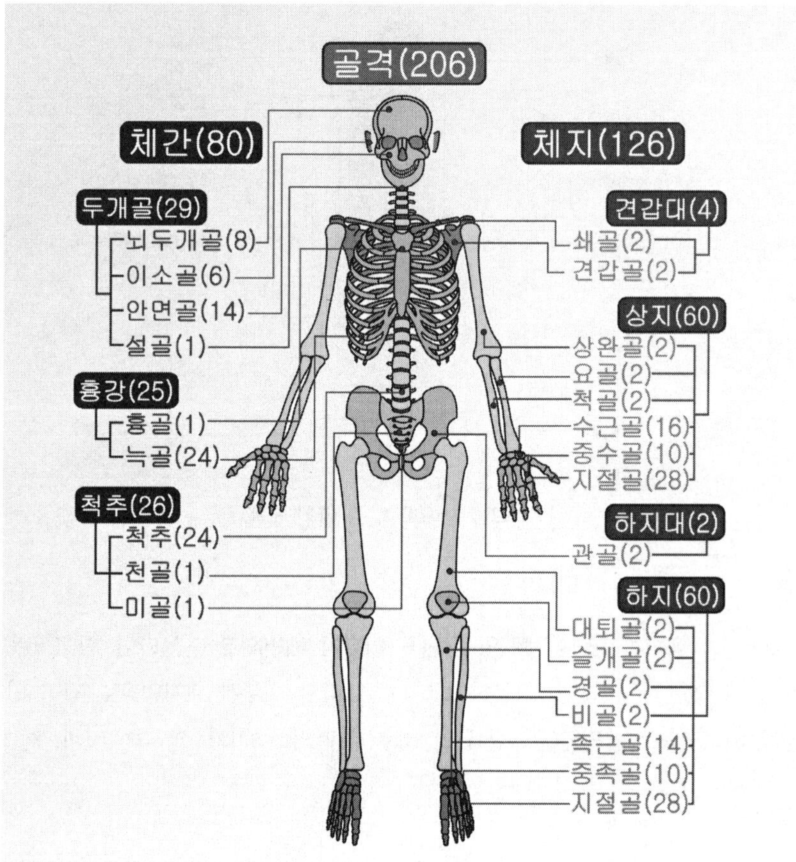

그림 1-99 • 인체의 골격

① **장뼈** : 대퇴골, 상완골 등의 관상뼈이다.

② **단뼈** : 수근골, 족근골 등이다.

③ **편평뼈** : 흉골 등이다.

④ **부정뼈**(불규칙골) : 추골 등이다.

⑤ **함기뼈** : 상악골, 전두골, 사골, 접형골, 측두골(두개골에서만 볼 수 있음) 등이다.

⑥ **종자뼈** : 건 속에 있는 소골로 인체 최대의 종자골은 슬개골이다.

(3) 뼈의 구조

1) 뼈몸통

뼈몸통(diaphysis : 다이어피지스)은 **뼈의 중심부를 이루며 치밀뼈로 구성되어** 있고, **중앙에 골** 수강이 있다.

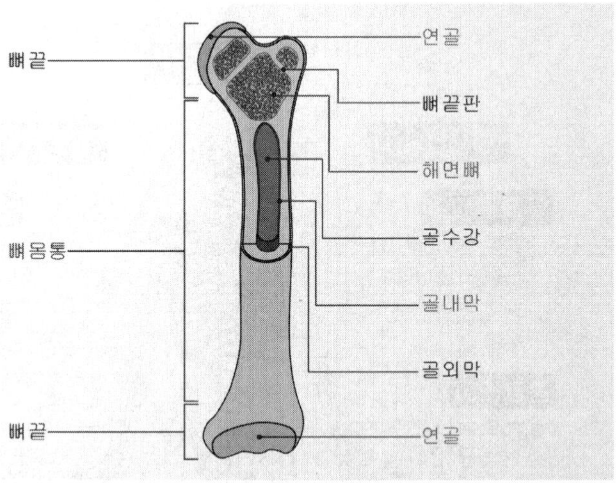

그림 1-100 • 긴 뼈의 구조

2) 뼈끝

뼈끝(epiphysis : 에피피지스)은 **뼈 양 끝단을 이르며 해면뼈로 구성**되어 있고, 관절 주위에 근육이 붙을 수 있는 넓은 면을 제공하고 있다. 그리고 대부분 **초자연골**로 되어 있으며, **뼈의 나이 판정에 이용되므로 골단연골**(골단판)이 **비후**(비대)되어 키가 커지는 것과 연관이 있다.

3) 뼈끝판

뼈끝판(epiphysial disc : 에피피지얼 디스크)은 **뼈몸통과 뼈끝의 연결부위의 경골부위**로 키가 크기 위해 **뼈의 성장이 밀집되어** 있는 곳이다.

4) 골수강

골수강(medullary cavity : 메덜레리 캐비티)은 **혈액세포를 만들기 위해 골수강에는 세망조직 형태인 골수**(bone marrow : 본 매로)가 들어 있다. 골수의 종류로는 **적골수, 황골수, 교양골수**가 있다.

① **적골수** : **조혈작용**이 진행중인 골수이다.
② **황골수** : 지방세포로 대치되어 **조혈이 중지된 골수**이다.
③ **교양골수** : 황골수의 변형으로 **노인이나 소모성 질환환자**에게 볼 수 있다.
④ **조혈작용** : 갈비뼈, 척추뼈, 가슴뼈, 엉덩이뼈에만 있다.

5) 골외막

골외막(periosteum : 페리오스티엄)은 **뼈의 신경 중 주로 감각신경**이 위치하고, **골의 표면**(관절연골 제외)을 싸고 있는 **질긴 두 겹의 섬유막**으로 기능적인 면에서 **뼈의 보호 · 영양 · 재생 · 성장**을 담당하고 **뼈의 부피가 증가되는** 곳이다.

6) 치밀층

치밀층(compact layer : 콤팩트 레이어)은 뼈의 가장 외부층에 있고, 신경과 혈관의 통로인 하버스관과 볼크만관이 발달되어 있다.

7) 해면층

해면층(spongy layer : 스펀지 레이어)은 뼈의 중간층(골단에 발달)으로 골소주가 발달되어 있어 압력과 장력층 판에 영향을 미친다.

8) 골내막

골내막(endosteum : 엔도스티엄)은 해면층과 골수강의 경계막 선으로 세망조직으로서 뼈형성과 조혈작용이 잠재되어 있다.

9) 연 골

연골(cartilage : 카틸리지)은 골격계의 일부로서 지지조직에 속하며 연골세포 사이를 채우고 있는 다량의 연골기질로 구성된 조직이다.

(4) 관 절

두 개 이상의 뼈가 교차되는 곳을 관절(joint : 조인트)이라고 한다. 대개 관절은 움직이는 작용을 기능으로 보고 구조적 분류는 표 1-7과 같다.

① 뼈 사이에 끼어 있는 조직의 종류에 따라 부동관절, 반관절, 가동관절로 나누어진다.
   ㉠ 부동관절 : 움직일 수 없는 관절로 인체의 움직임이 제한된다.
   ㉡ 반관절 : 관절의 움직임을 약간 제한한다. 척주관절이 대표적이다.
   ㉢ 가동관절 : 인체 대부분의 마음대로 움직이는 관절이다.

② 관절은 목적에 따라서 여러 가지 복잡한 운동을 하는데, 온몸의 관절을 운동양식에 따라 일축성 관절, 이축성 관절, 다축성 관절의 3종류로 나눌 수 있다.
   ㉠ 일축성 관절 : 주관절(팔꿈치관절)과 같이 굴신운동밖에 하지 못하는 관절로 운동축은 1개뿐이며 주관절을 가로질러서 수평으로 뻗어 있다.
   ㉡ 이축성 관절 : 서로 직각으로 교차하는 두 방향의 축을 가진 관절로서, 구체적으로는 2개의 축을 따라 네 방향의 운동을 차례로 연속해서 하면 원을 그리는 운동을 할 수 있다.
   ㉢ 다축성 관절 : 견관절과 같이 모든 방향으로 움직일 수가 있으며 축회전(비틀기)을 할 수 있다.

표 1-7 ● 관절의 구조적 분류

구 조	유 형	기능적 범주
뼈융합 (bone fusion : 본 퓨전)	골격결합(synotosis : 시노토시스)	부동결합(synarthrosis : 시나스로시스)
섬유관절 (fibrous joint : 피브러스 조인트)	봉합(suture : 수처)	부동결합
	설상봉합(gomphosis : 곰포시스)	부동결합
	인대결합(syndesmosis : 신데스모시스)	부전동결합(amphiarthrosis : 앰피아르스로시스)
연골관절 (cartilaginous joint : 카틸래저너스 조인트)	연골결합(synchondrosis : 싱컨드로시스)	부동결합
	섬유성 연골결합 (symphysis : 심퍼시스)	부전동결합
활막성 관절 (synovial joint : 시노비얼 조인트)	단축성관절(monaxial : 모낵시얼)	가동관절 (diarthrosis : 다이르스로시스)
	이축성관절(biaxial : 바이액시얼)	
	삼축성관절(triaxial : 트라이액셜)	

1) 가동성 관절의 구조

① 섬유성 연결조직낭은 관절의 표면을 싸고 있다.
② 부드러운 활액막이 관절낭을 둘러싸고 있다.
③ 초자연골이 관절의 끝부분을 둘러싸고 있다.
④ 낭을 채우고 있는 활액은 골단을 부드럽게 하여 마찰의 표면을 감소시킨다.

가동성 관절은 활막성 관절이라고도 한다.

2) 가동성 관절의 종류

표 1-8 ● 관절의 기능별 분류

기능별 범주	구조적 범주		해 설	예
부동결합	섬유관절	봉합	섬유결합과 지상돌기 접착이다.	두개골의 뼈
		설상봉합	섬유결합과 치조결합이다.	치근인대
	연골관절	연골결합	연골판의 결합이다.	골단
	골융합	골격결합	다른 관절의 형태를 고체형태의 뼈로 전화한다.	두개골부위
부전동결합	섬유관절	인대결합	인대결합이다.	전완과 하퇴
	연골관절	섬유연골결합	연골섬유다발의 결합이다.	골반, 척주
가동관절	활막	활막	관절낭과 연결되고, 윤활액을 포함하는 복합관절이다.	
		단축성 관절	한 평면에서 움직인다.	팔굽, 팔목
		이축성 관절	두 평면에서 움직인다.	늑골, 손목
		삼축성 관절	세 평면에서 움직인다.	어깨, 엉덩이

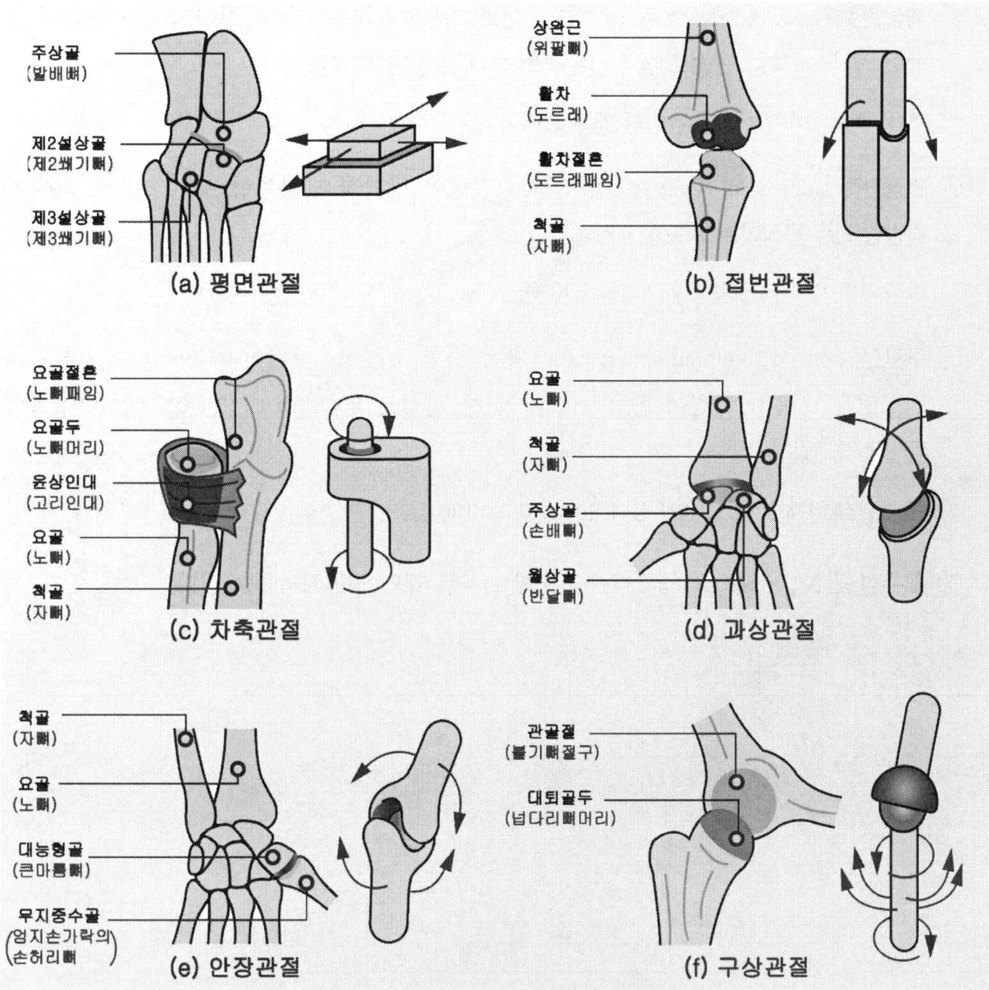

그림 1-101 • 가동성 관절의 종류

① **평면관절**(plane joint : 플레인 조인트) : 두 관절면이 평면이고 좁은 관절낭과 강한 인대로 싸여 있어 운동이 매우 제한된 관절이다.

㉥ 족근간관절, 수근간관절, 경비관절, 추간관절 등이다(그림 1-101(a) 참조).

② **접번관절**(hinge joint : 힌지 조인트) : 1축성 관절로 펴고 굽히는 운동만 가능하고 한 평면에서의 움직임을 제한한다.

㉥ 슬관절, 거퇴관절, 주관절, 지절간관절 등이 있다(그림 1-101(b) 참조).

③ **차축관절**(pivot joint : 피벗 조인트) : 차바퀴같이 회전하는 1축성 관절이다.

㉥ 상요척관절, 환축관절 등이다(그림 1-101(c) 참조).

④ **과상관절**(condyloid joint : 콘딜로이드 조인트) : 관절머리쪽이 타원형이며 장・단축의 운동을 하는 2축성 관절로 움직임은 가능하나 회전은 불가능하다.

㉠ 악관절, 환추후두관절, 요골수근관절 등이다(그림 1-101(d) 참조).

⑤ **안장관절**(saddle joint : 새들 조인트) : 두 관절면이 말안장 모양처럼 생긴 것으로 서로 직각방향으로 움직이는 2축성 관절이다.

㉠ 무지의 수근중수관절 등이다(그림 1-101(e) 참조).

⑥ **구관절**(구상관절, ball and socket joint : 볼 앤 소켓 조인트) : 관절머리쪽엔 공모양이고 관절구멍은 오목하고 깊어 운동성이 가장 큰 관절로 무한하며 다양한 평면에서의 움직임을 할 수 있다.

㉠ 견관절(어깨관절), 고관절 등이 있다(그림 1-101(f) 참조).

⑦ **활주성 관절**(gliding joint : 글라이딩 조인트) : 두 개의 평면에서 움직인다.

(5) 근 육

1) 인체의 부위별 근육의 명칭

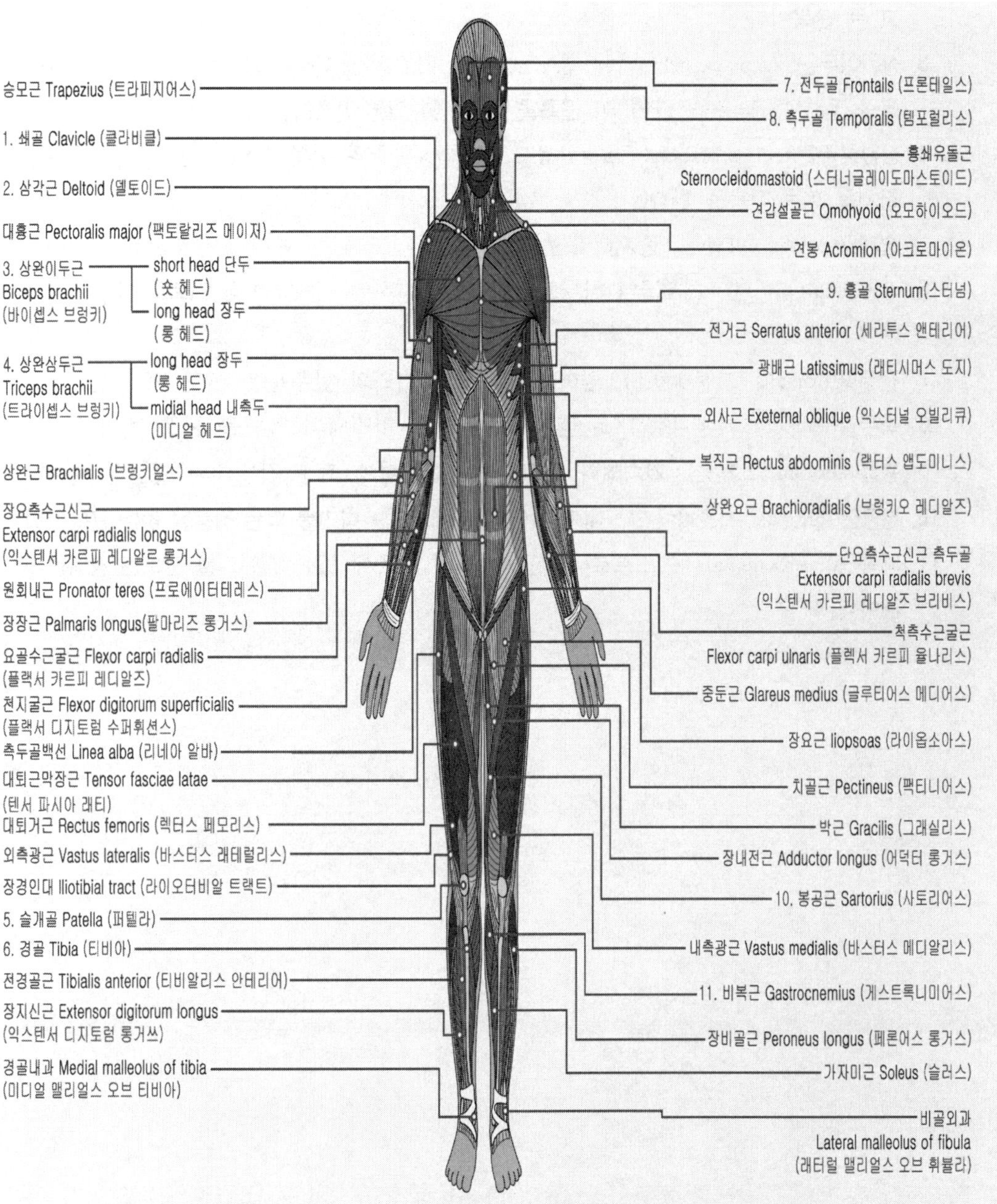

그림 1-102 • 인체 전면의 근육(muscle : 머슬)

1. 쇄골(clavicle : 클래비클) : 좌우 견갑골의 어깨 봉우리 끝부분과 가슴뼈 상단을 연결하는 1쌍의 긴 뼈. 빗장뼈라고 한다.
2. 삼각근(deltoid : 델토이드) : 견관절을 앞뒤 및 바깥쪽에서 덮고 있는 삼각형 모양의 강하고 큰 근육이다.
3. 상완이두근(biceps branchii : 바이셉스 브렁키) : 위팔의 앞쪽에 있는 큰 근육. 주로 아래팔을 굽히는 작용을 하며 이 근육을 수축하면 알통이 생긴다.
4. 상완삼두근(triceps branchii : 트라이셉스 브렁키) : 위팔의 뒤쪽에 있는 큰 근육. 주로 팔꿈치를 펴는 작용을 한다.
5. 슬개골(patella : 퍼텔라) : 종지뼈라 하며 무릎을 덮고 있는 종지 모양의 오목한 뼈이다.
6. 경골(tibia : 티비아) : 하지골의 하나로 정강이뼈라 하며 인체골격 중 대퇴골 다음으로 크다.
7. 전두골(frontalis : 프론테일스) : 앞머리뼈라 하고 머리의 앞부분을 이룬 뼈이다.
8. 측두골(temporalis : 템퍼럴리스) : 옆머리뼈라 하고 머리뼈의 옆면을 이룬 뼈이다.
9. 흉골(sternum : 스터넘) : 가슴뼈라 하고 가슴 한복판에 좌우 갈빗대와 잇닿은 뼈이다.
10. 봉공근(sartorius : 사토리어스) : 대퇴의 앞부분에 있는 다리를 펴는 작용을 하는 근육이다.
11. 비복근(gastrocnemius : 게스트로니미어스) : 하퇴 뒤쪽에 있는 장딴지를 만드는 강대한 굴근이다.

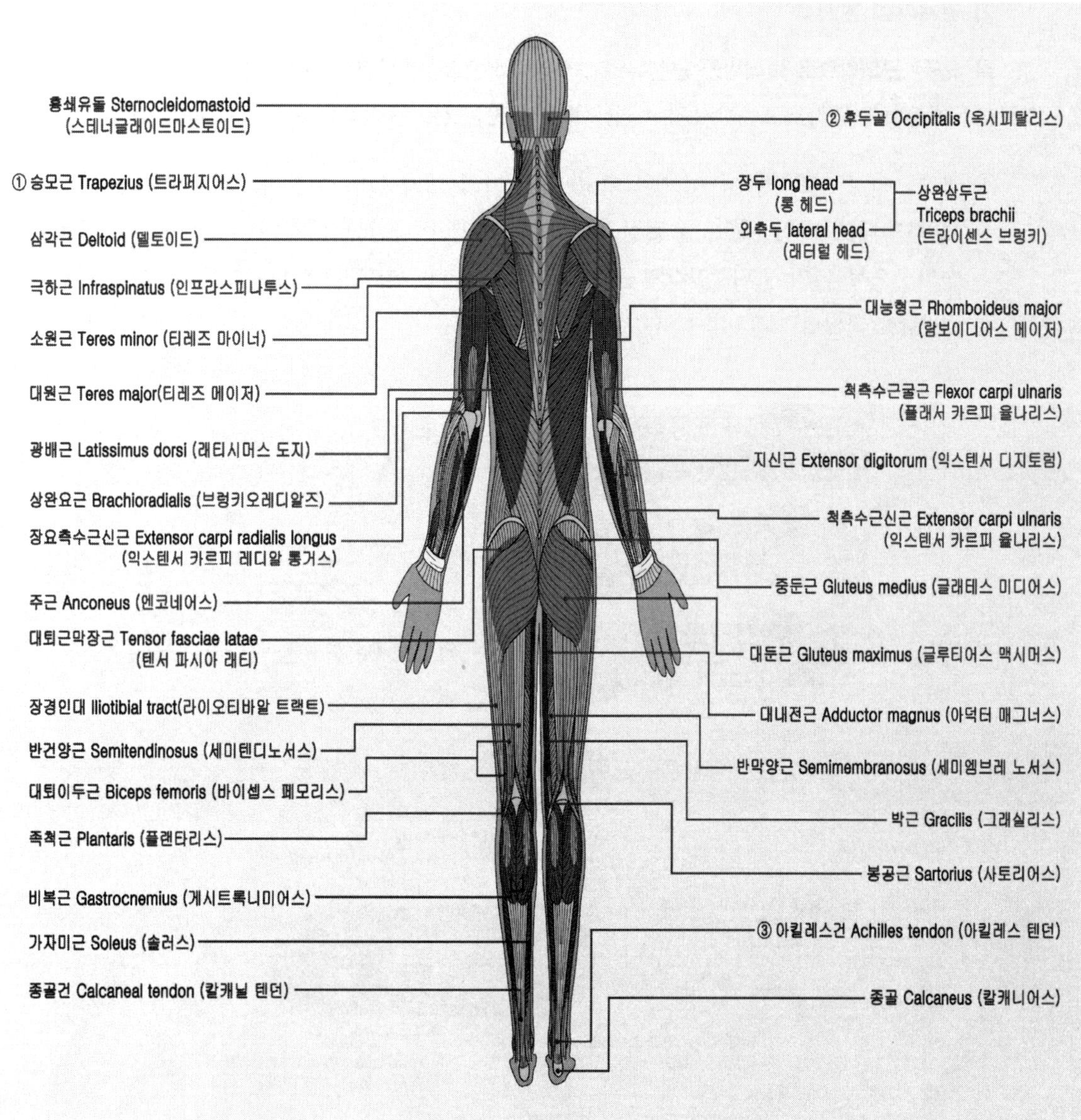

그림 1-103 • 인체 후면의 근육

① **승모근**(trapezius : 트라피지어스) : 등의 한가운데 선에서 시작하여 다른 근육과 함께 어깨뼈의 운동을 맡은 세모꼴의 근육이다.

② **후두골**(occipitalis : 옥시피탈리스) : 뒷머리 뼈라 하며 두개골의 뒤쪽을 차지하는 큰 뼈이다.

③ **아킬레스 힘줄**(건)(achilles' tendon : 아킬레스 텐던) : 종아리 뒷부분의 장딴지 아래에서 발뒤꿈치의 뼈를 향해 뻗고 피하에 닿은 줄 모양의 힘줄이다.

2) 골격근의 조직

골격근은 근외막으로 둘러싸인 근섬유속(근섬유다발)으로 구성된다. 다발은 근주막의 연결조직섬유에 의해 분리되고, 각각의 다발 내에서 근섬유는 근내막에 의해 둘러싸여 있다.

① 골격근의 특징은 횡문근이 구성되고 핵이 여러 개가 들어 있으며, 섬유가 길고 원통 모양 형태로 되어 있고, 운동신경의 지배를 받아 자신의 의지대로 움직일 수 있는 수의근으로 되어 있다. 각각의 근섬유에는 핵이 많고 세포질은 미토콘드리아와 다른 세포 기관들을 포함한다(그림 1-104(a) 참조).

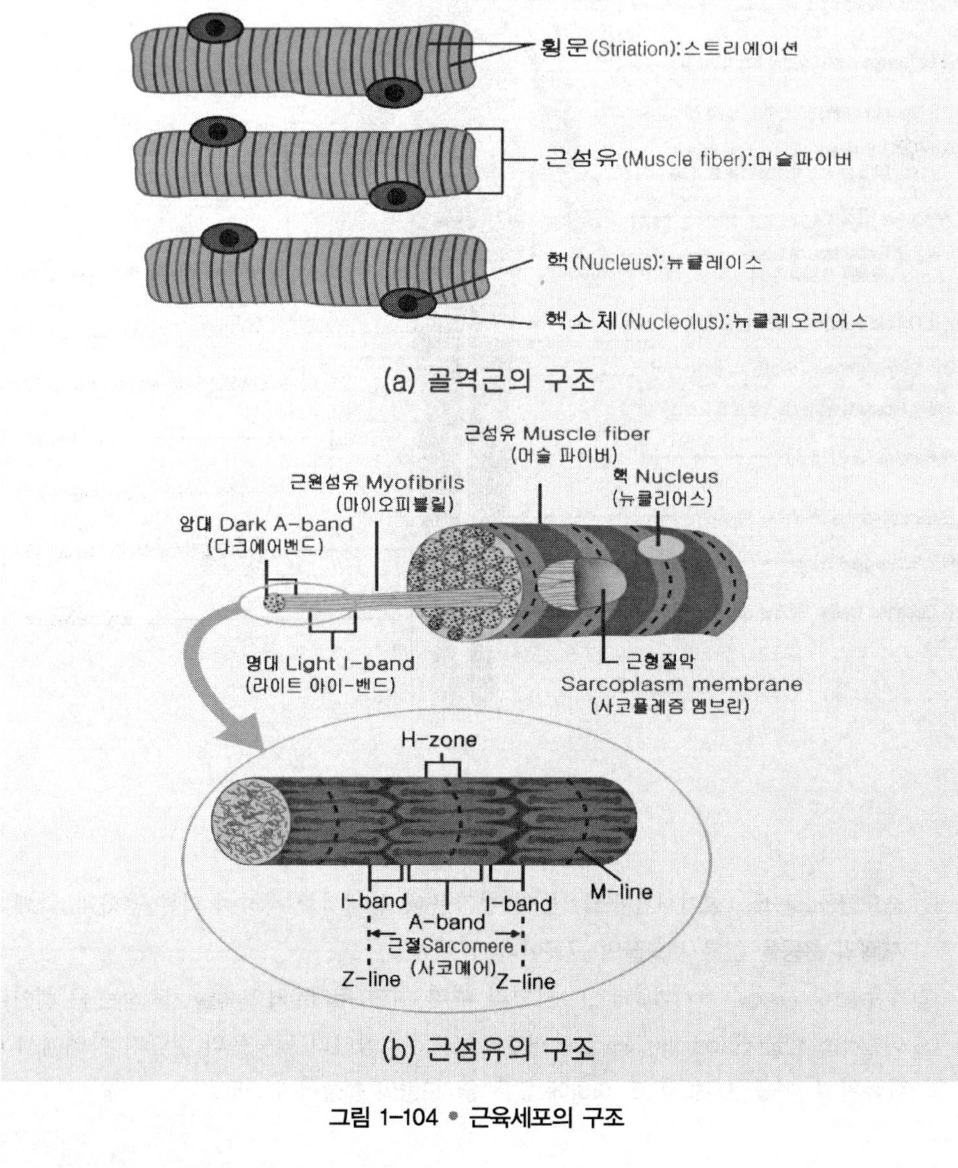

그림 1-104 • 근육세포의 구조

② 근섬유의 구조를 보면 그림 1-104(b)와 같다.

㉠ A－band : 어두운 부위(암대), myosin(미오신)과 actin(액틴)이 겹쳐 있는 곳이다.

㉡ I－band : 밝은 부위(명대), actin(액틴)만 있는 곳이다.

㉢ 근절 : Z-line~Z-line 사이, 골격근의 기본단위이다.

3) 근세포

근육은 근섬유 곧 근세포들로 구성되어 있다. 즉, 근육은 수많은 근세포들로 구성되어 있다. 각 근세포들은 세포의 최대 길이만큼 신장시킬 수 있는 얇고 모서리가 둥근 원통 모양을 지니고 있다.

① 근육세포의 구성(그림 1-104(b))

㉠ 근섬유막 : 근세포의 세포막이다.

㉡ 근형질 : 근세포의 세포질로 수많은 미토콘드리아를 포함한다.

㉢ 근형질세막 : 근세포의 근형질 내에 위치하는 막이다.

㉣ 근원섬유 : 근형질 안의 수많은 실가닥 같은 단백질로 근원섬유는 서로 평행을 이루며, 두 종류가 있다.

ⓐ 얇은 근원섬유 : 액틴 단백질로 구성되며 섬유라고도 한다.

ⓑ 두꺼운 근원섬유 : 미오신 단백질로 구성되며 미오신 섬유라고도 한다.

㉤ 근절 : 서로 겹쳐져 있는 수많은 미오신 섬유와 액틴 섬유로 구성된 근세포의 중요한 단위로 겹쳐짐은 근세포의 바깥모양 표면에 끈이나 밴드 모양으로 나타난다.

② 근세포의 수축

㉠ 근세포는 근신경접합부위의 신경섬유로부터 오는 신경흥분으로 자극된다.

㉡ 아세틸콜린은 근신경접합부의 사이에서 신경전달물질이 확산되어 근섬유를 자극하는 수용체로 결합한다.

㉢ 자극의 결과로 근형질세망의 칼슘 이온이 근섬유의 근형질로 확산된다.

㉣ 고농도의 칼슘 이온으로 인해 미오신 섬유와 액틴 섬유 사이에 다리가 형성되며, 섬유들은 서로 미끄러진다. 이러한 현상은 근수축을 유발한다.

㉤ 칼슘 이온이 존재하는 한 수축은 지속된다. 그러나 이온은 능동수송에 의해 근형질세망으로 급속히 이동된다.

㉥ 근형질 아래부위에 칼슘이 농축되면 다리가 파괴되며 근섬유가 이완된다.

③ 근육의 협동작용

㉠ 주동근 : 실제의 원하는 운동을 주로 움직일 수 있는 근육이다.

㉡ 길항근 : 주동근의 수축시 이완되는 근육으로 반대작용을 하는 근육이다.

㉢ 협동근 : 주동근 수축시 동시에 수축하여 주동근의 운동을 보조, 협동하는 근육이다.

표 1-9 ● 인체 주요 부분과 근육

위 치	근 육	기 능
경부	흉쇄유돌근(stenocleidomastoid : 스터노클레이도마스토이드)	머리를 굴곡시킴
등부	승모근(trapezius : 트라이퍼지어스)	상지를 뻗음
	광배근(latissimus dorsi : 래티시머스 도지)	상지를 뻗음
흉부	대흉근(pectoralis major : 펙토랄리스 메이저)	상지내전
	전거근(serratus anterior : 세라투스 앤테리어)	이깨외전
복벽	외복사근(external oblique : 익스터널 오블리크)	복부의 압박
어깨	삼각근(deltoid : 델토이드)	팔의 외전
상지	상완이두근(biceps : 바이셉스)	전완굴곡
	상완삼두근(triceps : 트라이셉스)	전완신전
	상완근(brachialis : 브렁키얼스)	전완굴곡
전완	상완요근(brachioradialis : 브렁키오레디알즈)	전완굴곡
	원회내근(pronator teres : 프로네이터 테레스)	팔의 회내 · 굴곡
둔부	대둔근(gluteus maximus : 글루티어스 맥시머스)	대퇴신전
	소둔근(gluteus minimus : 글루티어스 미니머스)	대퇴외전
	중둔근(gluteus medius : 글루티어스 메디어스)	대퇴외전
	대퇴근막장근(tensor fasciae latae : 텐서 파시아 래티)	대퇴외전
대퇴부 전면	대퇴직근(rectus femoris : 렉투스 페모리스)	대퇴굴곡
	외측광근(vastus lateralis : 바스터스 래터럴리스)	다리신전
	내측광근(vastus medialis : 바스터스 메디알리스)	다리신전
	중간광근(vastus intermedius : 바스터스 인터메디어스)	다리신전
대퇴부 중간	단내전근(adductor brevis : 어덕터 브레비스)	대퇴내전
	장내전근(adductor longus : 어덕터 롱거스)	대퇴내전
대퇴부 후면	대퇴이두근(biceps femoris : 바이셉스 페모리스)	다리 모두 굴곡
	반건양근(semitendinosus : 세미텐디노서스)	다리 모두 굴곡
	반막양근(semimembranosus : 세미멤브레노서스)	다리 모두 굴곡
다리	전경골근(tibialis naterior : 티비얼리스 나테리어)	발 내전
	비복근(gastrocnemius : 게스트록니미에스)	발 신전
	가자미근(soleus : 솔러스)	발 신전

4. 신경계

신경계(nerve system : 너브스 시스템)는 100여 개의 신경(nervous : 너브스)으로 구성되어 있다.

① 자극에 의해 흥분을 일으키는 **피자극성**(irritability : 이러터빌러티)이다.

② 흥분을 말초신경에서 중추신경쪽으로 전달하는 일. **전도성**(conductivity : 컨덕티비티) : 구심성 신경이다.

③ 중추신경으로부터 말초신경 쪽으로 다시 전도하는 일 : 원심성 신경이다.

④ 기능에 따른 분류

㉠ 운동신경 : 중추의 흥분을 근이나 선(gland : 글랜드)에 전달한다.

㉡ 감각신경 : 감각정보를 중추로 전달한다.

㉢ 혼합신경 : 운동신경과 감각신경을 합한 신경이다.

⑤ 위치에 따른 분류(그림 1-105 참조)

㉠ 중추신경계 : 중추신경계는 뇌와 척수로 구분되며 뇌는 전뇌(대뇌 · 간뇌), 중뇌, 후뇌(교뇌 · 소뇌 · 연수)로 나눌 수 있다.

㉡ 말초신경계 : 말초신경계는 뇌신경과 척수신경으로 나누며 뇌신경 : 12쌍(운동 · 호흡 · 감각), 척수신경 : 31쌍(혼합)으로 나눌 수 있다.

㉢ 자율신경계 : 자율신경계는 교감신경(흥분 · 위급 상태), 부교감신경(편안한 상태)로 나눌 수 있다.

(1) 중추신경계

중추신경계(central nervous system : 센트럴 너버스 시스템)는 뇌(brain)와 척수로 구성된다.

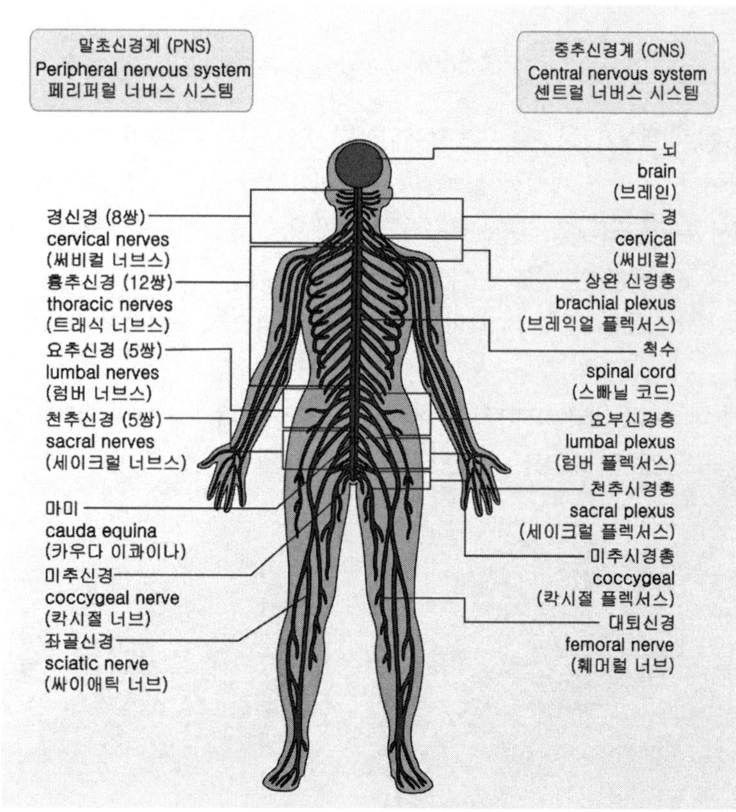

그림 1-105 • 인체의 신경분포

1) 뇌

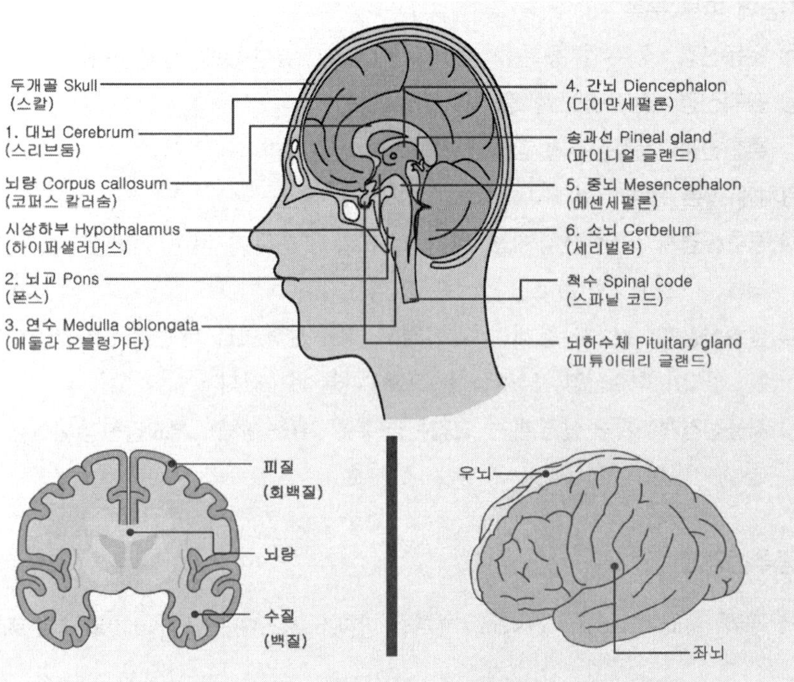

그림 1-106 • 뇌의 구조 1

뇌는 신경계의 핵심으로서 발생은 외배엽에서 유래하며 두개골 속에 있는 무게 약 1,500[g] 정도의 기관이다. 우리 인체에서 혈류량이 큰 변화가 없는 게 뇌이다. 중추신경계에서 척수를 제외한 나머지 부분을 뇌라고 하며, 척수와 마찬가지로 반사중추의 역할도 하지만 부위에 따라 보다 더 고차원적인 기능의 다양한 활동을 한다.

뇌는 외막(경막), 거미막(지주막), 내막(연막)의 3개의 막으로 구성되어 있다(그림 1-106, 그림 1-107 참조).

뇌는 크게 대뇌피질, 대뇌 기저핵, 변연계 등을 포함하는 대뇌, 시상, 시상하부 등을 포함하는 간뇌, 중뇌, 뇌교, 연수를 포함하는 뇌간, 소뇌로 나눈다.

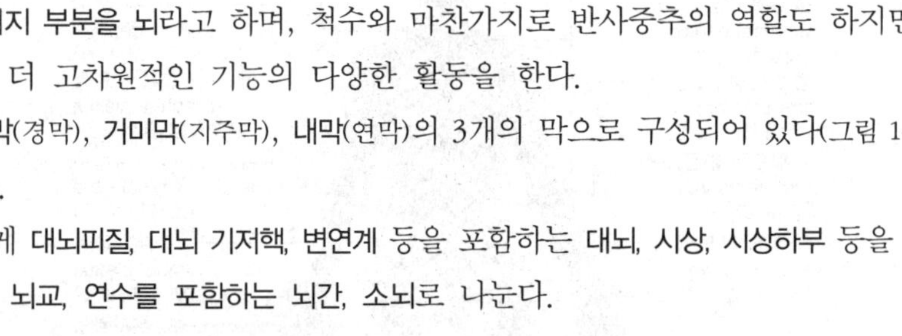

그림 1-107 • 뇌의 구조 2

1. 대뇌(cerebrum : 스리브둠) : 뇌 전체 중량의 80[%]를 차지하는 대뇌. 뇌 중에서 최고로 발달된 곳이다.
2. 뇌교(pons : 폰스) : 백질로 구성되어 있고 연수에서 대뇌피질로 가는 섬유의 연락장소이며 대뇌에 출입하는 신경섬유속이다. 많은 뇌신경들이 연수에서 시작한다. 그리고 중뇌와 연수 사이에 볼록하게 튀어나온 부위, 뇌교의 배측부 회백질에는 삼차신경, 외전신경, 안면신경, 내이신경의 기시핵들이 있다.
3. 연수(medulla oblongata : 매둘라 오블렁가타) : 뇌교와 척수를 연결하는 곳. 뇌의 마지막 부분 소뇌 앞에 위치하며 추체교차가 일어나는 곳이며 추체로가 있다. 호흡중추, 심장활동중추, 연하중추, 구토중추 및 혈관중추가 존재하며 망상체가 있어 의식을 유지하는 기능이 있다.
4. 간뇌(diencephalon : 다이만 세펄론) : 말초에서 대뇌피질로 전달되는 모든 감각신경(후각신경 제외)을 중계하는 곳이고 위치는 중뇌와 대뇌 사이에 있다. 구획은 시상(thalamus : 샐러머스)과 시상하부(hypothalamus : 하이퍼샐러머스)가 있다. 기본적인 정서와 관련(기초 생명유지의 주보호장치 체온, 혈압, 스트레스)이 있다.
5. 중뇌(mesencephalon : 메센세펄론) : 운동명령을 전달하는 운동섬유 뇌관의 가장 윗부분이다. 상하 2개씩 융기인 상구와 하구로 구성되며, 상구는 시각반사중추이며 하구는 청각반사중추를 담당한다.
6. 소뇌(cerbelum : 세리벌럼) : 후두개와에 들어 있고 운동중추를 돕는다. 그리고 몸의 평형, 운동 및 근의 긴장도에 관한 감각정보를 담당하며 정상체온을 유지하는 항원 조절기로 무게는 120[g]이고 뇌교와 연수의 뒤쪽에 위치한다.

2) 척 수

척수(spiral cord)는 거의 편평하며, 큰 구멍의 뇌바닥으로부터 나온 원통형의 비어 있는 통로로 두 번째 요추의 끝까지 이어져 있다. 척수는 척주의 척주관 안에 들어 있다(그림 1-108).

① 척수의 구성 : 척수는 31개 부분으로 구성되며, 척수신경의 31쌍으로 되어 혼합신경에 속하고 경추척수신경 8쌍, 흉추척수신경 12쌍, 요추척수신경 5쌍, 천골신경 5쌍, 미골신경 1쌍으로 구성되고 다양한 인체 각 부위들로 가지를 뻗어 중추신경계로 각 부분을 연결한다.

㉠ 길이는 42~45[cm]이고 척수분포는 연수에서 요추 1~2까지 분포한다.
㉡ 척수는 백질로 둘러싸인 나비 모양의 회백질에 둘러싸인 중심관을 포함한다.
㉢ 회백질의 안쪽, 아래쪽 날개를 후각과 전각이라 한다.

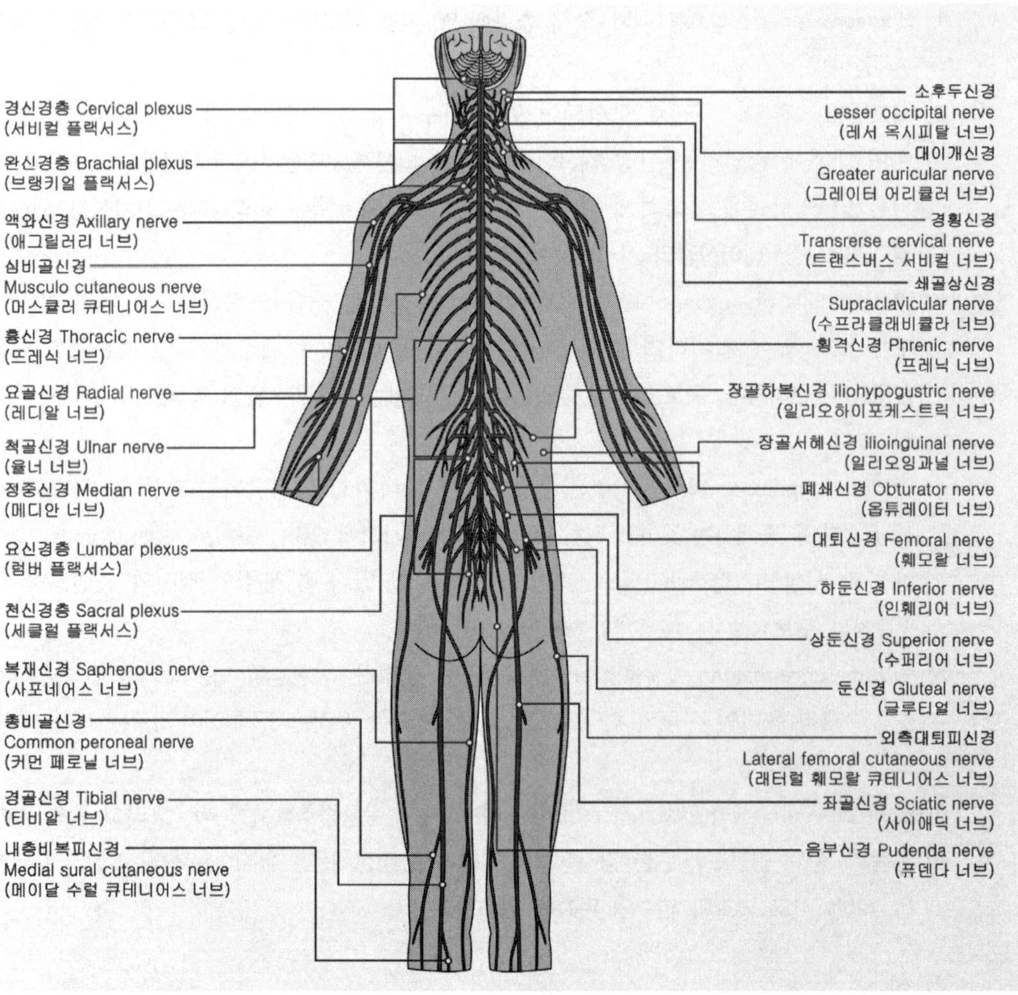

그림 1-108 ● 척수와 말초신경

② **척수의 기능** : 인체부분으로부터 흥분을 전달해 감각정보를 뇌에 전달하고, 뇌로부터 다양한 인체부분에 운동흥분을 전달한다. 말초에서 전달하는 통로는 뇌로 흥분을 전달한다. 또한 인체의 많은 반사를 조절한다.

㉠ **척수막** : 척수막은 뇌와 척수를 둘러싸고 있는 막층으로 3부분으로 구성된다.

㉮ **경질막** : 뇌와 척수를 싸고 있는 두껍고 튼튼한 섬유질 막으로 혈관과 신경이 있는 하얀색의 섬유성 결합조직으로 구성된 가장 최외층 바깥쪽의 막이다.

㉯ **거미막**(지주막) : 혈관이 없는 얇은 결합조직으로 그물 같은 막이다.

㉰ **연질막** : 부드러운 막이라 하여 유막이라고 하며 혈관과 신경이 풍부한 매우 얇은 가장 내 쪽의 막으로 척수와 뇌 표면에 직접 붙어 있다.

ⓛ 뇌척수액 : 뇌척수액(Cerebro Spinal Fluid(CSF) : 세러브로스파이널 플루이드)은 가운데 공간에 존재하는 물질로 중추신경계와 말초신경계를 구분하는 척도가 되기도 하며 다음과 같은 역할을 한다.

㉮ 뇌와 척수에 부력을 제공하여 충격을 흡수시키는 역할을 한다.

㉯ 혈액으로부터 여과된 물질을 녹이고 이동시킨다.

㉰ 혈액과 뇌척수액 간의 찌꺼기 및 영양교환의 중간 역할을 한다.

㉱ 뇌척수액(CSF) 천자 부위는 요추 3~4부위에서 가는 침으로 지주막 하강에서 채취할 수 있다.

(2) 말초신경계

말초신경계(peripheral nervous system : 페리퍼럴 너버스 시스템)는 중추신경계에서 나와 몸체의 거의 모든 곳으로 분포되어 있고, 중추의 정보를 인체조직 및 각 기관으로, 각 조직 및 기관의 정보를 중추로 전달하는 역할을 한다. 말초신경계는 12쌍의 뇌신경과 31쌍의 척수신경계로 나누어지는데, 형태학적으로 뇌에서 나오는 것을 뇌신경, 척수에서 나오는 것을 척수신경이라 한다.

표 1-10 ● 말초신경계(표 1-11 뇌신경번호 참조)

- 체신경계 (somatic nerve system : 소매틱 너브 시스템)
  - 뇌신경
  - 척수신경
    - 감각신경(1, 2, 8)
    - 운동신경(3, 4, 6, 11, 12)
    - 혼합신경(5, 7, 9, 10)
- 자율신경계(automatic nerve system : 오토매틱 너브 시스템)
  - 교감신경
  - 부교감신경
    - 원심신경
    - 구심신경

1) 뇌신경

뇌에서 바로 시작하는 말초신경을 뇌신경이라 하며 순서대로 ① 속귀(내이)신경, ② 얼굴(안면)신경, ③ 혀인두(설인)신경, ④ 후각(후)신경, ⑤ 미주신경, ⑥ 혀밑(설하)신경, ⑦ 눈돌림(동안)신경, ⑧ 도르래(활차)신경, ⑨ 시각(시)신경, ⑩ 갓돌림(외전)신경, ⑪ 삼차신경, ⑫ (부)신경이 있다(그림 1-109 참조).

표 1-11 ● 12쌍의 뇌신경 이름과 기능

번호	이 름	기 능
1	**청신경**, 내이신경[감각신경] vestibulocochlear nerve(베스티불로코클리어 너브)	청각, 평형감각
2	**안면신경**[혼합신경] facial nerve(페이셜 너브)	혀의 앞의 2/3의 미각, 얼굴, 머리, 외이, 목의 운동, 타액선분비(부교감신경)
3	**설인신경**[혼합신경] glossopharyngeal nerve(글로소파린지얼 너브)	혀의 뒤 1/3의 미각, 구개, 편도선, 인두의 촉각, 온도감각, 타액선의 분비(부교감신경)
4	**후신경**[감각신경] olfactory nerve(얼팩토리 너브)	후각
5	**미주신경**[혼합신경] vagus nerve(베이거스 너브)	인두, 후두근의 운동, 심장활동억제, 기관지, 위, 췌장, 담낭, 소장, 대장의 운동과 분비조절
6	**설하신경**[운동신경] hypoglossal nerve(하이포글로살 너브)	혀의 근운동
7	**동안신경**[운동신경] oculomotor nerve(악큘로모터너브)	안구운동, 부교감 신경섬유를 가지므로 동공축소를 일으킴
8	**활차신경**[운동신경] thochlear nerve(트로클리어 너브)	안구운동
9	**시신경**[감각신경] optic nerve(옵틱 너브)	시각
10	**외전신경**[운동신경] abducens nerve(앱더센스트 너브)	안구운동
11	**삼차신경**[안신경, 상악신경, 하악신경](혼합신경) trigeminal nerve(트라이제미널 너브)	얼굴, 눈, 코, 이, 잇몸 및 혀의 감각 하악근의 운동
12	**부신경**[운동신경] accessory nerve(액세서리 너브)	목의 근 및 후두의 근운동

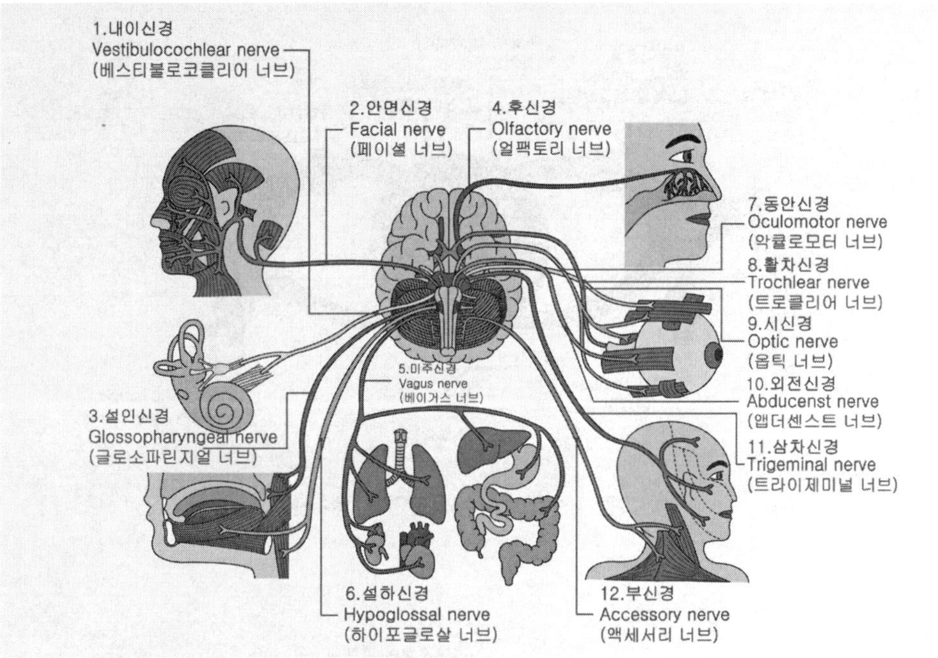

그림 1-109 • 12쌍의 뇌신경

2) 척수신경

전형적인 척수신경은 목 아래 인체 각 부분 기능을 관계하는 척수에서 두 개의 뿌리로 일어난다.

① **말초신경**을 구성하는 신경섬유에는 **흥분을 인체 각 부에서 중추신경계로 전달하는 감각성 신경섬유**(구심성 신경섬유)와 **흥분을 중추신경계에서 인체 각 부로 전달하는 운동성 신경섬유**(원심성 신경섬유)가 있다.

② **척수신경영역**에서 복측(전방)에서 **앞쪽뿌리**(ventral root : 벤트럴 루트)**인 전근은 운동신경섬유가 분포하며, 척수의 배측**(후방)에서 척수로 들어가는 **뒤쪽뿌리**(dorsal root : 도설 루트) **인 후근은 감각신경섬유가 분포한다. 감각신경섬유는 피부, 근육, 근막, 관절, 골막, 내장, 혈관 등으로부터 오는 정보를 중추신경계에 전달하**는 일을 한다. 이들 정보에는 의식적인 것과 무의식적인 것이 있다.

③ **운동신경섬유**는 **중추신경계의 명령에 따라 골격근의 운동을 지배**한다. 한편 **민무늬근**(내장근), **심근, 선**(gland : 글랜드)의 기능을 조절하는 **신경섬유는 자율신경섬유**라고 한다.

④ 인체 각부에서 볼 수 있는 신경에는 대개의 경우 **감각신경섬유, 운동신경섬유, 자율신경섬유**가 여러 가지 비율로 섞여 **있다**(그림 1-110, 1-111 참조).

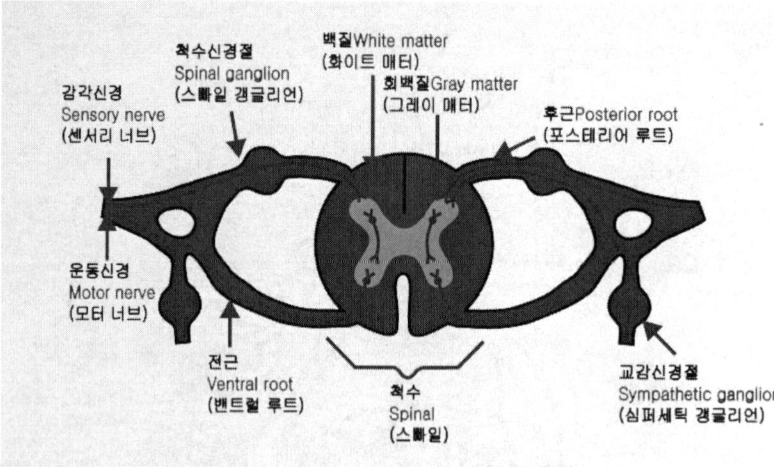

그림 1-110 • 척수의 단면과 척수신경

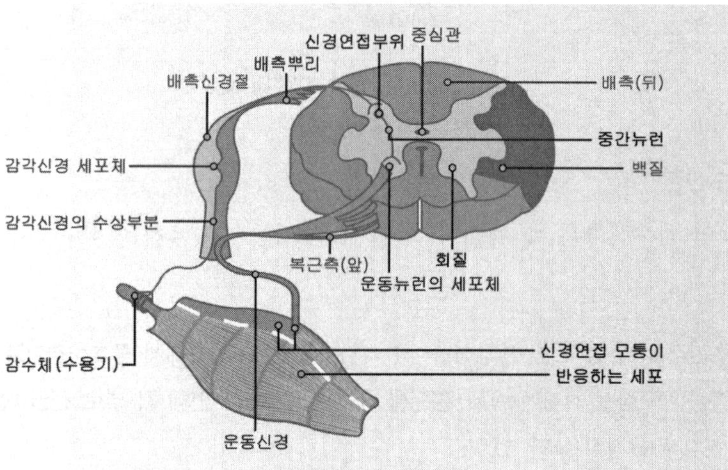

그림 1-111 • 척수신경이 이루는 반사궁

(3) 자율신경계

자율신경계는 교감신경계통, 부교감신경계통, 내장신경계통을 포함하며 직접 우리의 자발적인 의지대로 조절할 수 없어 자율신경이라고 한다.

① 교감신경의 작용은 정신적으로 흥분이나 운동시에 높아지고 스트레스하에서의 인체기능을 담당하고, 이러한 상황에서는 교감신경이 흥분함으로써 눈이 크게 떠지고(동공산대), 얼굴은 창백해지며(안면혈관수축), 정신적으로 땀이 많이 나와서 손에 땀이 차는 상태가 된다.

② **부교감신경**의 경우에는 일반적으로 **사람이 안정하고 편히 쉬고 있을 때, 즉 휴식중이나 수면시에 활동이 증가**한다. 그 결과 **동공의 축소, 기관지 민무늬근의 수축**이 생기는 외에 심장의 박동이 억제되어 **심박동수 감소, 혈압저하**가 일어나며 **소화액분비나 비뇨생식기계 활동이 촉진**되며, 이러한 교감신경과 반대로 인체기능의 유지를 담당한다(표 1-12, 1-13 참조).

표 1-12 • 전달물질과 수용기

신 경	절전섬유		절후섬유	
	전달물질	수용기	전달물질	수용기
교감신경	acetylcholine (아세틸콜린)	nicotinic (니코티닉)	noradrenalin (노르아드레날린)	adrenergic(α, β) (아드러널직)
부교감신경	acetylcholine (아세틸콜린)	nicotinic (니코티닉)	acetylcholine (아세틸콜린)	muscarinic (머스카리닉)

표 1-13 • 자율신경의 작용

기 관	교감신경	부교감신경
동 공	확 장	수 축
타액선	분비억제	분비촉진
한 선	분비촉진	분비억제
입모근	수 축	이 완
소화기분비선	분비촉진	분비억제
심박동	촉 진	억 제
방 광	이 완	수 축
괄약근	수 축	이 완

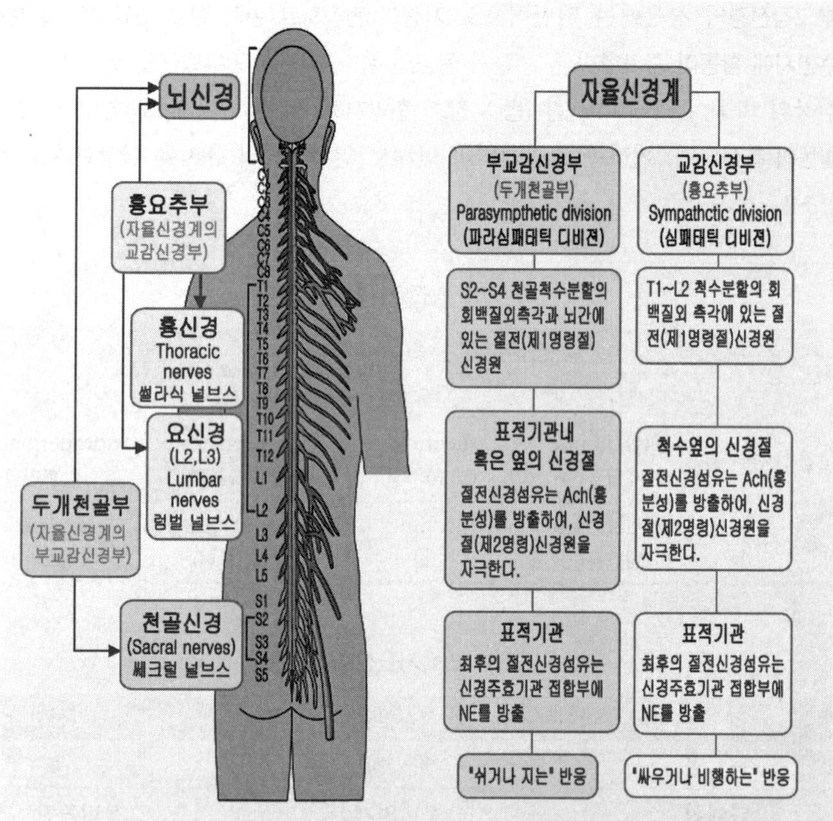

(a) 자율신경계의 해부학적 구분, 두개골, 천골층에서 중추신경계(CNS)의 내장의 원심성 신경섬유가 부교감신경부 혹은 구개천골부를 구성한다.

(b) 자율신경계(ANS)의 구성요소

그림 1-112 • 자율신경계의 구성요소

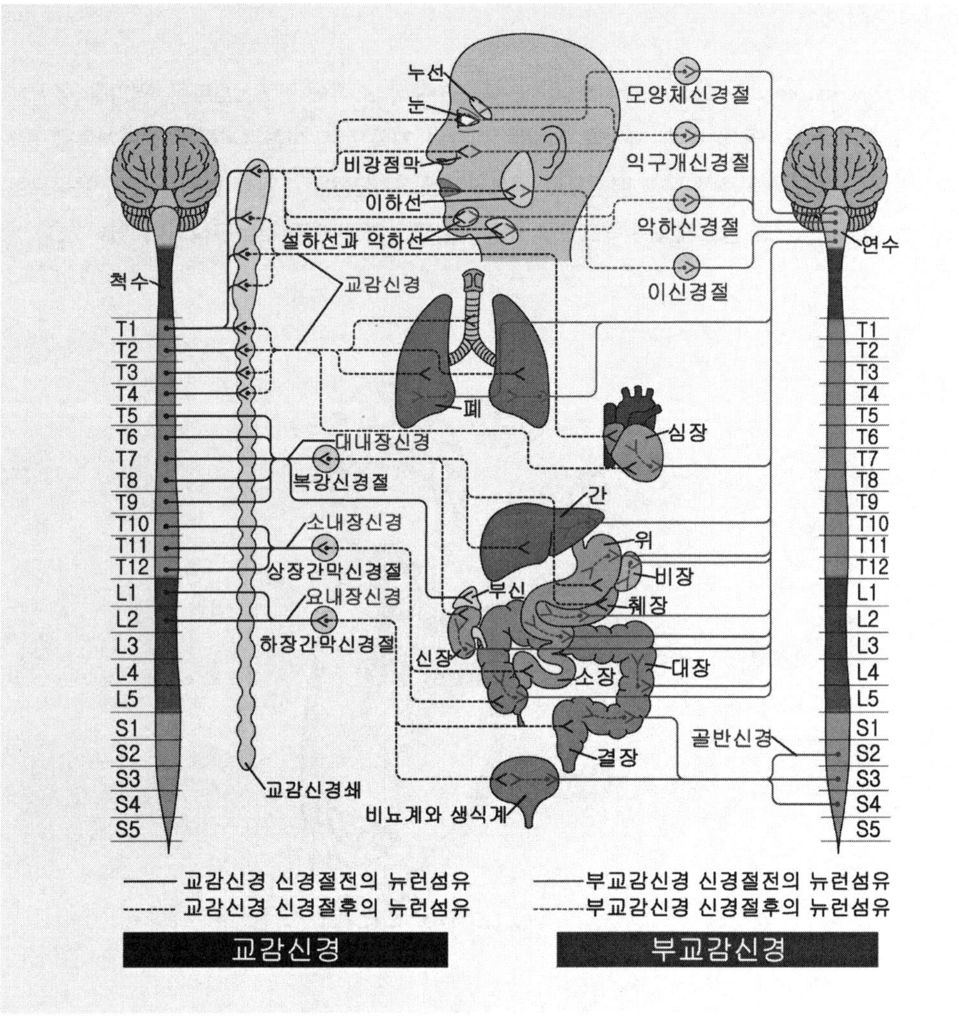

그림 1-113 • 교감신경과 부교감신경

5. 순환계

순환계(circulatory system : 서큘러토리 시스템)는 여러 조직에 산소, 호르몬, 영양을 공급하고, 가스 교환이나 노폐물의 배출 따위를 행하는 기관의 계통으로 심혈관계통과 림프계통을 합하여 지칭한다. 심혈관계통은 심장과 혈관으로 구성되어 있고, 심장은 순환한 혈액을 받아 온몸으로 내보내는 역할을 한다. 림프계통은 림프구를 형성하는 장기와 림프관으로 구성되어 있다(그림 1-114 참조).

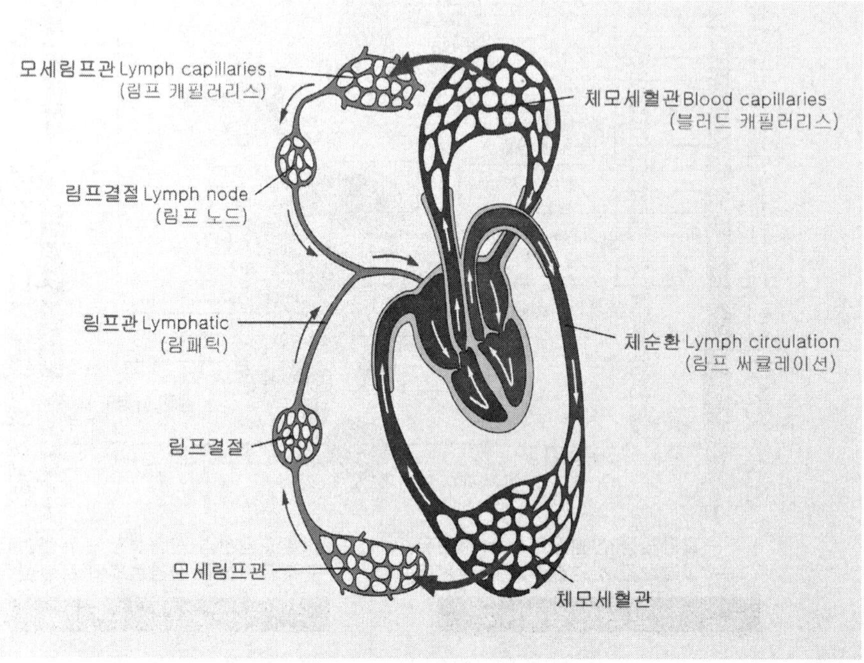

그림 1-114 • 순환계의 모식도

(1) 혈관의 종류와 형태

혈관은 장기 속으로 가는 혈액의 유속을 조절하여 많은 역할을 지닌 폐쇄된 체계이다. 혈관의 모양과 직경은 혈관 벽의 조직적인 특성에 따라 다양하다. 혈관은 동맥계, 모세혈관계, 정맥계로 이루어져 있다(그림 1-115, 1-116, 1-117 참조).

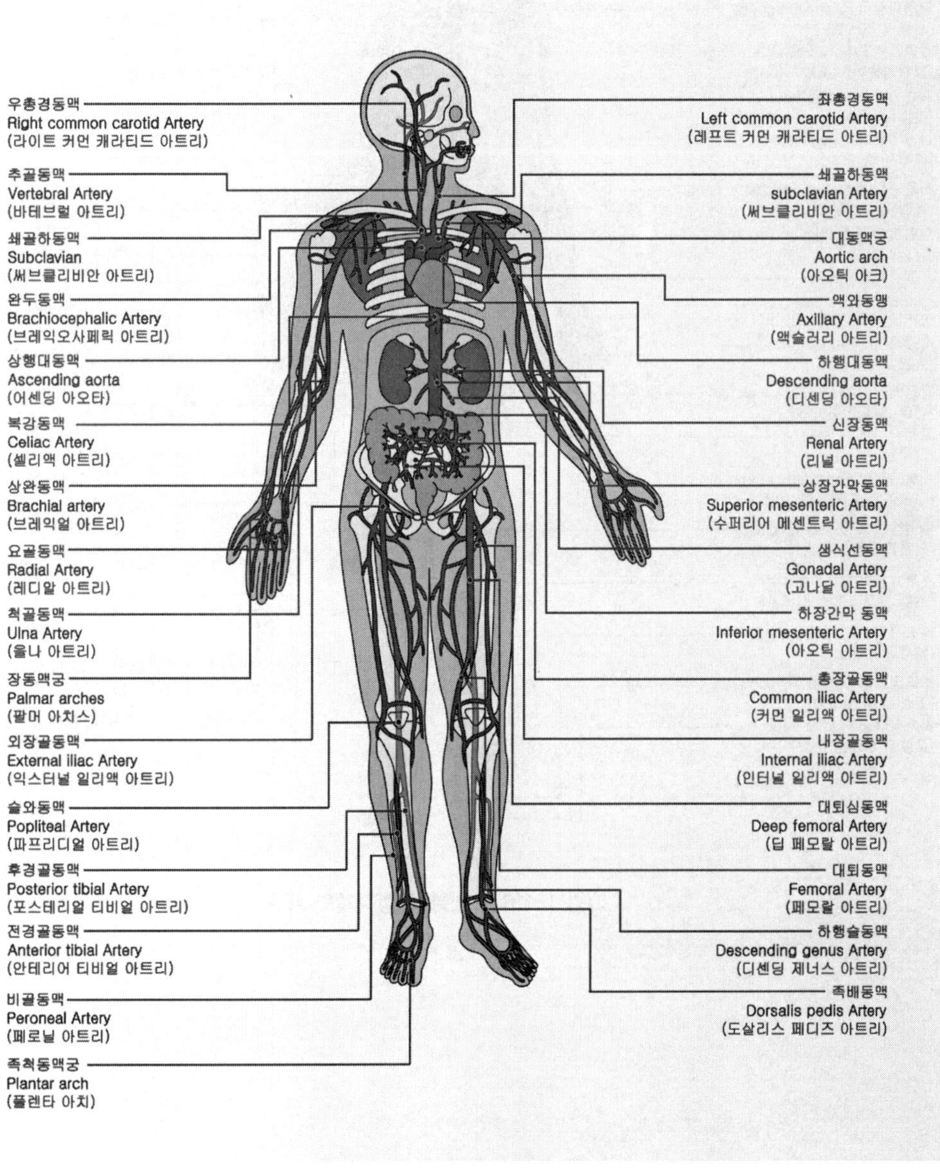

그림 1-115 • 계통적 동맥계의 개관

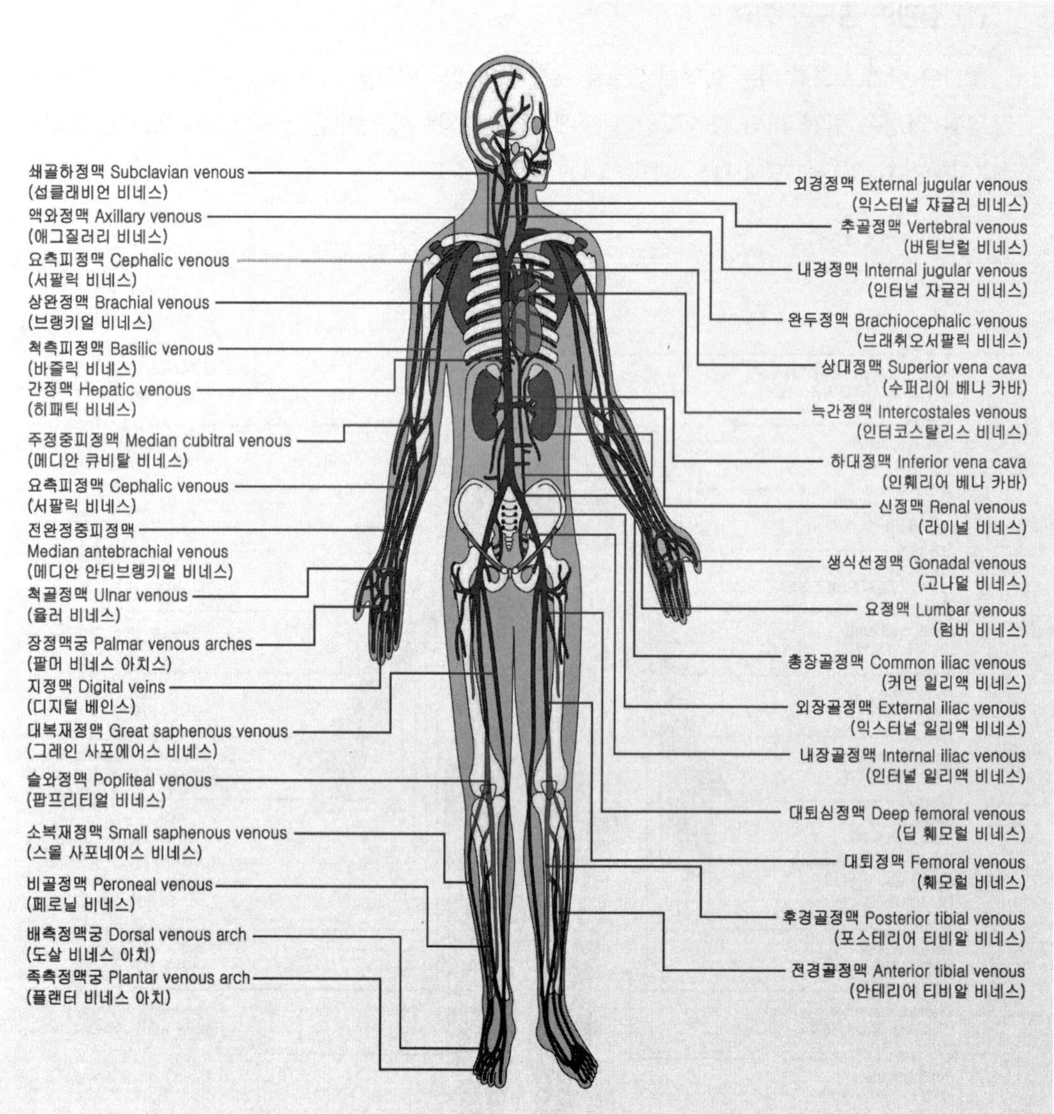

그림 1-116 ● 계통적 정맥계의 개관

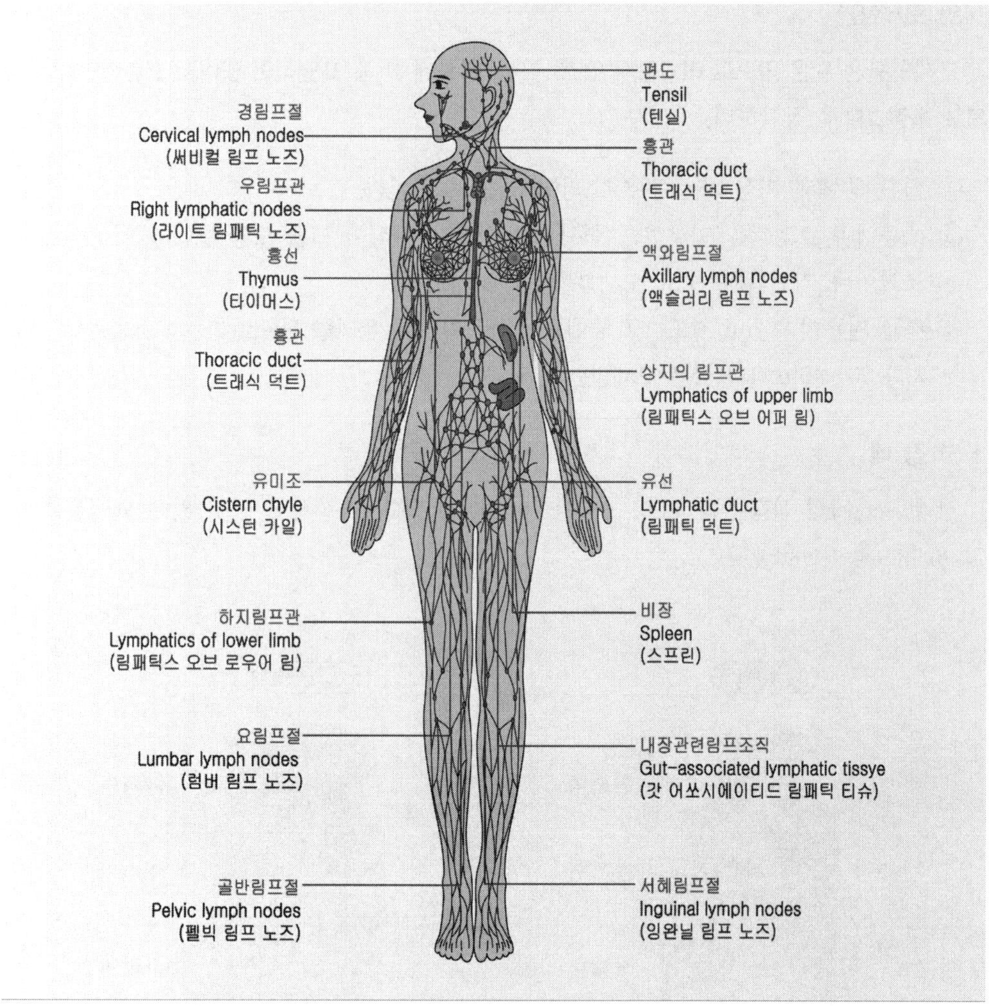

그림 1-117 • 림프계의 구조

1) 동 맥

동맥(artery)은 **산화된 혈액을 장기 속에 운반하는 역할**을 한다. 동맥의 특성은 **탄력섬유로 이루어져 있어서 좌심실의 높은 압력을 받아들일 수 있다**(그림 1-118(a) 참조).

① 심장에서 **말초기관**으로 향하는 혈관이다.
② 심장에서 **배출되는 혈액**을 흘려보내는 혈관이다.
③ 동맥 속을 흐르는 **동맥혈은 산소를 충분히 포함한 혈액**이다.
④ 벽이 두터우며 **탄력성**이 있다.
⑤ **3층의 구조막**(내막, 중막, 외막)으로 이루어져 있다.

2) 모세혈관

모세혈관은 얇은 막으로 이루어져 있고, 다른 혈관에 비해 표면적이 넓어서 혈류속도가 느리므로 물질교환에 적합하다.

① 혈관 중에서 가장 가는 구조로 되어 있는 혈관이다.
② 소동맥과 소정맥을 연결하는 혈관으로 서로 연결되어 그물 모양 형태를 이룬다.
③ 조직이나 기관 내부에서 모세혈관망을 형성한다.
④ 평균 지름이 8[μm] 정도, 그 중에는 적혈구가 겨우 통과할 정도로 가는 모세혈관도 있고 지름 30~40[μm]의 굵은 모세혈관도 있다.

3) 정 맥

정맥(venous)의 직경은 동맥보다 크지만 탄력섬유가 적다. 확장성이 커서 많은 혈액을 가지고 있다(그림 1-118(b) 참조).

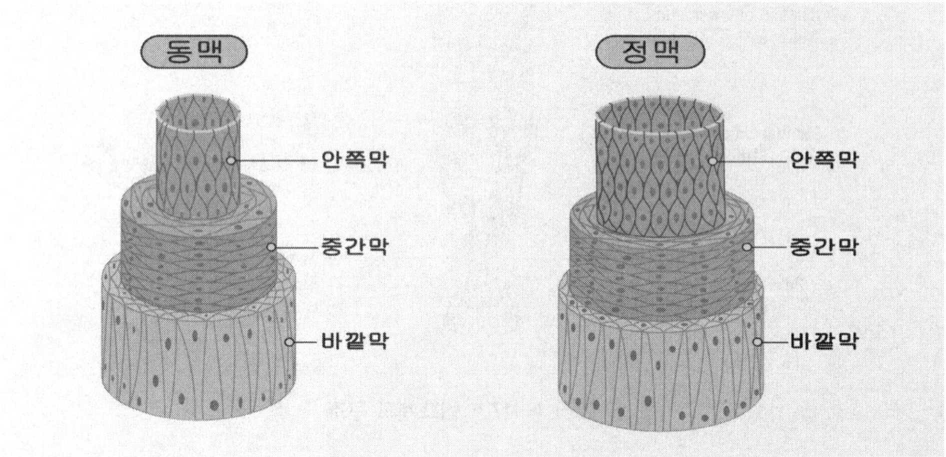

(a) 동맥　　(b) 정맥

그림 1-118 • 동맥과 정맥의 비교

① 온몸의 혈액을 모세혈관에서 심장으로 운반하는 혈관이다.
② 온몸의 정맥은 그것이 뻗어 있는 부위에 따라 얕은 정맥과 깊은 정맥으로 나눌 수 있다.
　㉠ 얕은 정맥은 이른바 피하정맥으로 피하조직 속을 동맥과는 평행하지 않게 단독으로 뻗어 있다.

ⓑ 피하정맥은 피부를 통해 파르스름하게 보이며, 그 통로는 **피부표면**에서도 알 수 있다.

ⓒ 피하정맥은 얕은 층의 조직으로부터 피를 모아서 깊은 정맥으로 연결하고 있다.

③ 정맥은 동맥보다 얇은 벽이며, 3층 구조 중막의 **평활근섬유**는 극히 작다.

④ 관의 곳곳에 **판막**이 있어 **혈액 역류**를 막아 한쪽 방향으로만 흐르게 한다.

⑤ 혈압(BP)이 낮다.

(2) 순환경로

1) 체순환(대순환)

산소가 풍부한 혈액을 심장에서 운반해 대동맥을 통해서 폐를 포함한 모든 인체기관으로 전달하고 산소가 부족한 혈액을 심장으로 가져온다(그림 1-119 참조). 좌심실에서 대동맥으로 흐른 피가 온몸을 순환한 뒤에 대정맥을 통하여 우심방으로 돌아오는 피의 순환경로이다.

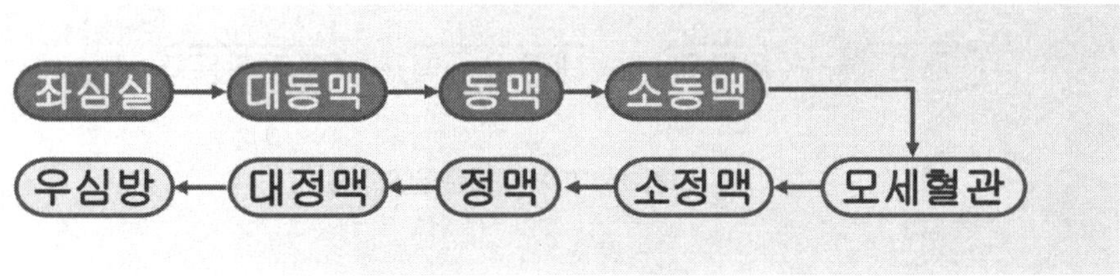

그림 1-119 • 체순환 경로

2) 폐순환(소순환)

산소가 부족한 혈액을 심장에서 폐의 폐포로 이동한 후 산소가 풍부한 혈액을 다시 폐에서 심장으로 이동한다(그림 1-120 참조). 심장에 모인 피가 우심방에서 나와 허파동맥에 의하여 허파를 거쳐서 허파정맥을 통해 좌심방으로 돌아오는 피의 순환경로이다.

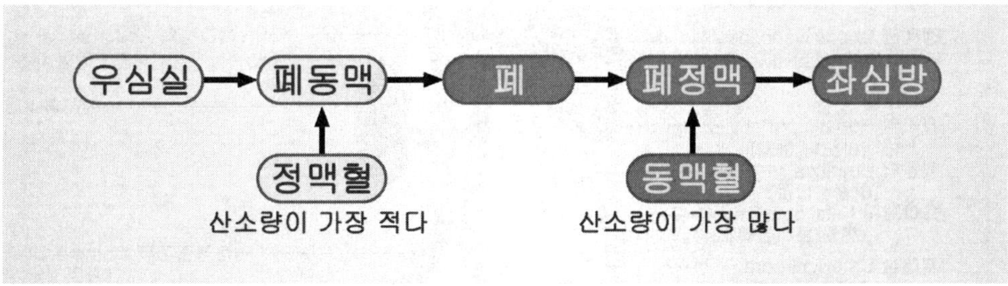

그림 1-120 • 폐순환 경로

3) 간문맥순환

소화기관에서 간 쪽으로 가는 하나밖에 없는 경로로 위·장·췌장·비장 등의 정맥혈이 다른 복강장기처럼 직접 하대정맥으로 유입되지 않고 혈액을 모아서 간장으로 보내는 혈액의 흐름이며 영양분을 간으로 운반한다.

4) 태아순환

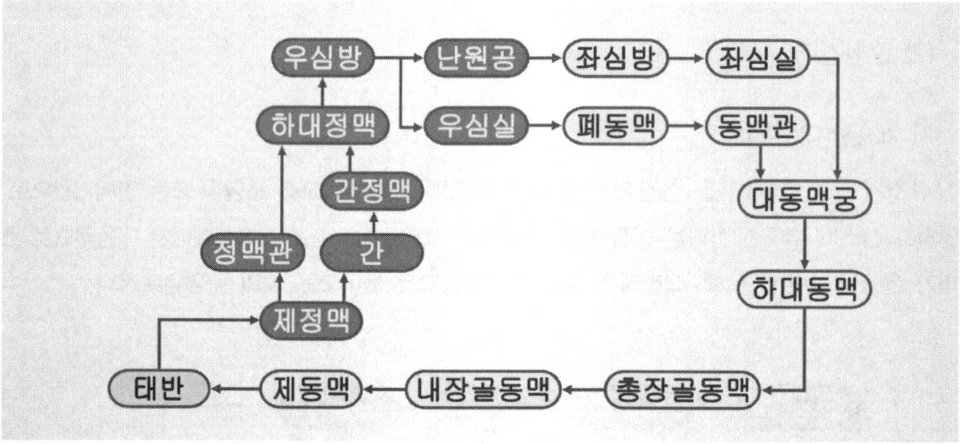

그림 1-121 • 태아순환(모식도)

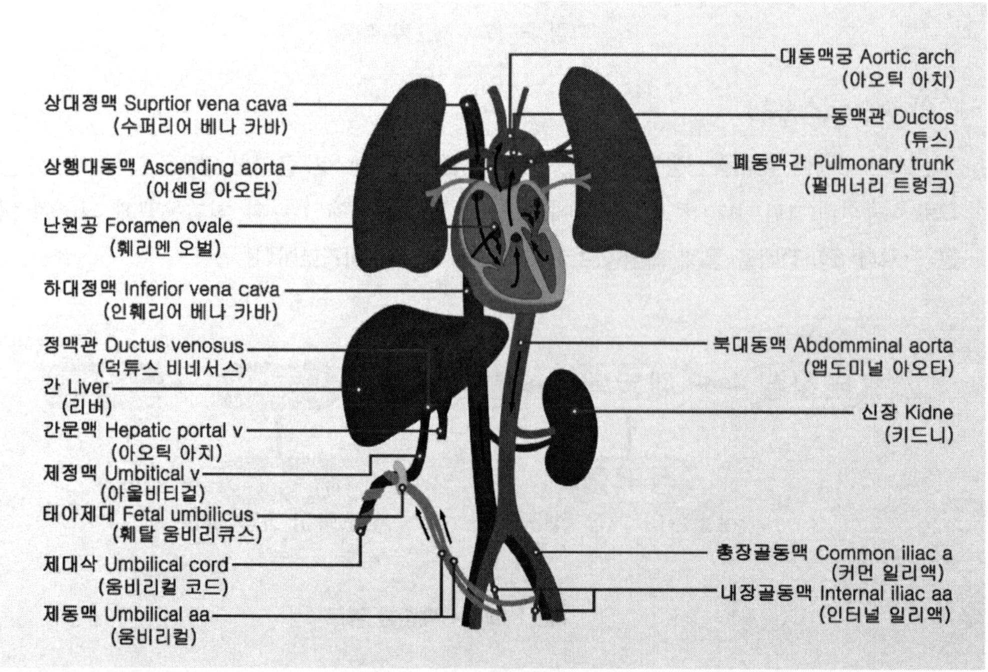

그림 1-122 • 태아순환(순환도)

태아와 임신한 모체 사이의 순환으로 모체의 **자궁 내에서 발육, 성장하는 태아는** 폐와 소화기의 활동이 없으므로 **산소 및 영양물질을 모체 혈액에서 얻고 이산화탄소나 노폐물은 혈액을 통하여 모체에 되돌려 보낸다.** 태아와 모체의 혈액을 교환하는 장소가 자궁벽에 만들어진 태반이다(그림 1-121, 1-122 참조).

표 1-14 ● 중요 동맥의 지지지역

동맥(=오름대정맥)	동맥이나 지지지역
상행대동맥(ascending aorta : 어센딩 아오타)	관상동맥
동맥궁=동맥활(부분) (aortic arch : 아오틱 아치	좌쇄골하동맥 좌총경동맥 무명동맥
무명동맥(innominate : 이노미네이트)	우총경동맥 우쇄골하동맥
쇄골동맥(subclavian : 서브클라비안)	액와동맥 추골동맥
액와동맥(axillary : 액실러리)	상완동맥
상완동맥(brachial : 브라키얼)	척골동맥 요골동맥
요골과 척골동맥 (radial and ulnar : 래디얼 엔드 얼나)	수장동맥궁 : 손과 손가락
총경동맥=온 목동맥 (common carotid : 커먼 캐로티드)	내(총)경동맥 : 전두골, 측두골에 분포하고 뇌(전뇌 · 중뇌), 눈, 후교통동맥, 전 맥락동맥으로 구성 의(총)경동맥 : 경막, 안면부에 분포하고 설동맥, 안면동맥, 상악동맥, 후두동맥, 후이개동맥, 상행인두동맥, 중경막동맥 등으로 구성
하행흉대동맥 (descending thoracic aorta : 디센딩 소라식 애오타)	내장성 가지들 : 복강동맥간은 위동맥, 간동맥, 비동맥으로 가지를 뻗는다. 좌 · 우 총장골 동맥 상장간막 동맥(소장) 좌 · 우 신 동맥(신장) 좌 · 우 정삭 동맥(고환) 하장간막 동맥(대장)
총장골동맥=온 엉덩이동맥 (common iliac : 커먼 일리악)	외장골 동맥(다리) 내장골 동맥(골반벽과 내장)
외장골동맥=바깥 엉덩이동맥 (external iliac : 익스터널 일리악)	대퇴동맥
대퇴동맥(femoral : 피모랄)	슬와동맥
슬와동맥(popliteal : 포플리티얼)	후경골동맥 전경골동맥
경골동맥(tibial artery : 티비얼 아터리)	족저궁동맥, 족저

6. 표 피

(1) 표피의 원리

표피(epidermis : 에피더미스)는 발생학적으로 외배엽에서 유래하며 피부와 피부의 다양하게 파생되는 물질들(머리카락, 선, 손톱 및 감각 수용기)로 형성되어 있다. 피부는 특수한 기능을 행하기 위해서 구조적으로 결합된 많은 조직들로 이루어져 있다.

(2) 표피의 기능

① 체온을 조절한다.
② 안쪽에 있는 몸의 조직들을 보호한다.
③ 외부적 환경으로부터 자극을 수용한다.
④ 물과 염류 및 일정한 유기합성물을 분비한다.
⑤ 비타민 D 합성을 이루어낸다.
⑥ 특수세포를 통해서 면역성의 증진을 부여한다.

(3) 표피의 구조

1) 표 피

표피(epidermis : 에피더미스)는 바깥쪽의 얇은 부위로 혈관이 없는 게 특징이다. 2개의 중요한 층과 여러 개의 작은 층들로 구성되어 있다(그림 1-123 참조).

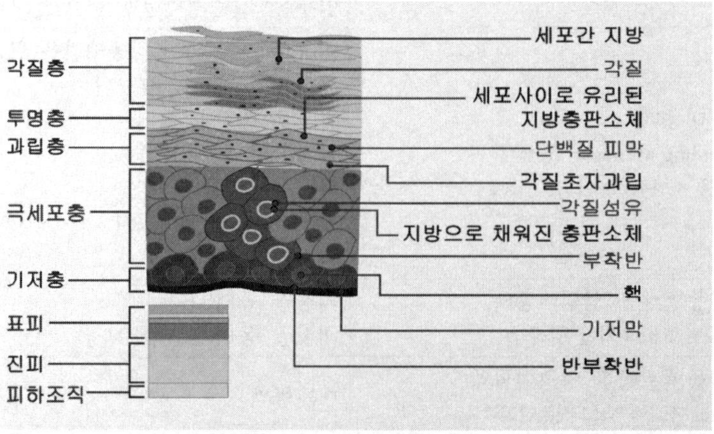

그림 1-123 • 표피조직

① 각질층(stratum corneum : 스트레이텀 코니엄)은 표피의 최외층으로 25~30줄의 생명을 잃은 편평상피세포들이 각질화되어 있는 두꺼운 층 세포는 핵이 없으며, 각질(keratin : 케라

틴)로 차 있고, 끊임없이 표면에서 계속 벗겨지고 교체된다.

② 투명층(담명층, stratum lucidum : 스트레이텀 루시덤)은 각질층 아래의 광택이 나는 층으로서 손바닥과 발바닥에만 볼 수 있으며, 세포질 안에 엘레이딘(eleidin)이라는 반유동성 물질이 차 있다. 손바닥과 발바닥의 두꺼운 피부 부위에만 있다. 투명층에서는 세포가 각질화되어 핵을 볼 수 없으며 투명하고 편평한 죽은 세포들로 구성된다.

③ 과립층(stratum granulosum : 스트레이텀 그래뉼로섬)은 3~5층의 납작해진 세포로 구성되어 있는 층으로, 세포질 안에는 불규칙한 각질화된 과립을 가지고 있으며, 핵은 위축되어 퇴행성 변화를 일으키고 있다.

④ 배아층(stratum germinativum : 스트레이텀 저미나티범)은 표피의 최내층으로, 영양분을 수용하는 표피세포로 포함되어 있다. 세포들은 계속해서 나누어지며 체표면으로 각질이나 때가 되어 밀려난다.

㉠ 유극층(stratum spinosum : 스트레이텀 스피노섬) : 두 번째로 가장 깊이 있는 층으로, 다면세포, 신경세포가 들어 있다.

㉡ 기저층(stratum basale : 스트레이텀 베이설) : 가장 깊이 있는 층으로 기저층 세포 내에는 세포분열상이 관찰되고, 입방형에서 원주형의 세포로서 세포가 계속해서 재생산되는 부위이다. 또한 멜라닌 색소과립도 다량 함유되어 있다.

2) 진 피

진피(dermis : 더미스)는 피부 내측의 두꺼운 부분으로 단단하기 때문에 다량의 콜라겐 섬유 외에 탄성섬유, 혈관, 신경, 평활근 섬유 등의 결합조직에 서로 섞여 구성된다. 혈관, 신경, 선 및 모낭을 포함한다. 인체를 필수적으로 서로 결합하는 강하고 신전이 가능한 층이다(그림 1-124 참조).

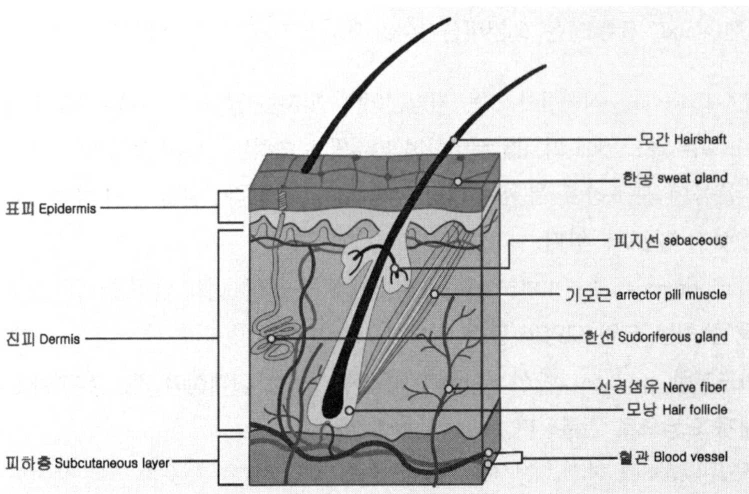

그림 1-124 • 피부의 구조

① 유두층(papillary : 파필러리)은 진피의 표층으로 작은 유두가 솟아올라 있어 피부 표면이 울퉁불퉁한데 특히 손바닥, 발바닥에서는 유두가 일정한 배열을 이루고, 이에 따라 피부 표면에서도 서로 평행하는 융기선이 특수한 무늬를 나타낸다.

㉠ 손가락에서의 무늬는 지문, 손바닥에서의 무늬는 장문, 발바닥에서의 무늬는 족척문이다.

② 망상층은 진피의 가장 깊은 층으로 결합섬유다발이 비교적 굵고 그물 모양을 이루나, 혈관, 신경 및 다른 세포들의 주행방향이 인체 각 부위의 기능에 맞도록 피부표면에 평행하므로 위치에 따라 각기 다른 주름이 생기게 마련이다. 이를 랑거선이라 하며 피부절개시 이 선과 직각으로 시술하면 창구가 커지고 평행하게 자르면 창구가 작고 결합조직 섬유다발이 깨끗하게 잘려진다.

(4) 표피 변형물과 부속기관

1) 모

모(hair : 헤어)는 인체를 보호하고, 따뜻하게 해주고 촉각감지를 해준다. 모간(표면상부), 모근(표피를 뚫고 모낭을 둘러싼다) 및 모낭으로 되어 있다.

① 새로운 털은 세포분열에서부터 모낭에서 발달하여 케라틴 단백질로 구성된다.
② 기모근은 털을 그대로 서게 해서 잡아당기는 근육이다.
③ 모발의 종류에는 두모(머리털), 미모(눈썹), 첩모(속눈썹), 수모(수염), 이모(귓속털), 비모(콧속털), 액모(겨드랑이털), 음모(생식기털) 등이 있다.

2) 선

표피의 선(gland : 글랜드)은 외분비선이다. 선의 3가지 형은 다음과 같다.

① 피지선(sebaceous : 시베이셔스)은 지방선이며, 피지는 털과 모낭 사이에서 피부의 표면으로 나오고 피부의 표면에 피지를 분비하여 피부를 보호하는 단일포상선으로 손·발바닥을 제외한 온몸에 분포하고 특히 두피나 안검에 많이 있다. 털을 축축하게 적시고, 피부가 물에 젖지 않도록 한다.
② 한선(sudoriferous : 슈더리퍼러스)은 1일 약 700~900[mg]의 땀을 분비하여 체온조절과 배설작용을 하는 코일 모양의 단순 관상선으로 땀샘이며 다음의 3가지 형태가 있다.
   ㉠ 아포크린(apocrine) 한선 : 치골과 액와에 있다. 단백질에 많은 유백물질을 분비한다. 대개 모낭으로 연결된다.
   ㉡ 에크린(ecrine) 한선 : 전신에 폭넓게 분포되어 있다. 깨끗한 땀을 생성한다. 관은 대개 피부로 열린다.

㉢ 귀지(ceruminous, 서루미너스) 한선 : 외이도에 있다.

③ 유선은 피하조직 내에 있는 변형된 한선이다. 넓게는 아포크린에 속한다.

㉮ 성인여성의 유방 내에 있다.

3) 손 · 발톱

손 · 발톱(nail : 네일)은 표피의 세포에 의해서 생성되고, 각질화된 딱딱한 세포로서 손가락과 발가락의 끝부분 표면의 윗부분에 발생된다(그림 1-125 참조).

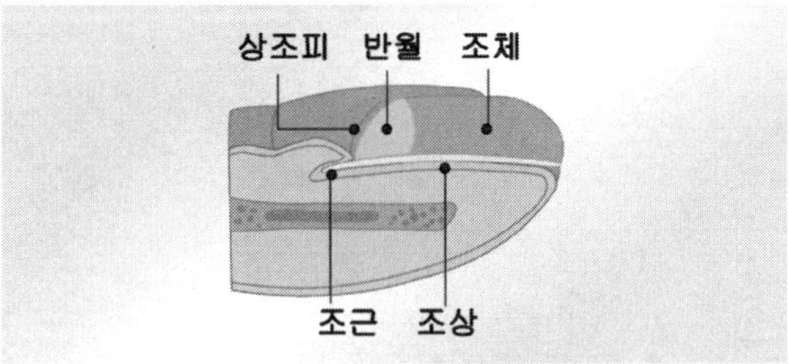

그림 1-125 • 손톱의 구조

제 2 장

의용계측

01 생체전기현상

제 1 절 생체의 전기현상

1. 생체의 전기적 특성

(1) 인체의 구성

인체는 **원자**(atom : 애텀), **분자**(molecule : 모레큘), **세포**(cell : 셀), **조직**(tissue : 티슈), **장기**(organ : 오르겐), **기관**(system : 시스템), **생체**(organism : 오르게니즘)의 계층구조 속에서 각 구성 요소들의 상호작용을 통해 고도의 복잡성과 정교한 조절 기능을 구현해낸다.

그림 2-1과 같이 **인간의 몸은 100조개의 세포**로 이루어져 있고, **세포핵 내에는 23쌍의 염색체**가 실타래처럼 얽혀있다. 또한 염색체 속의 유전자는 우리의 생로병사 등 모든 **생리현상을 조절·통제**하고 있다. 인간 기능의 복잡성은 유전자수가 아니라 이들의 **유전형질 발현과 단백질 간의 상호작용 네트워크**에 의해 발현된다.

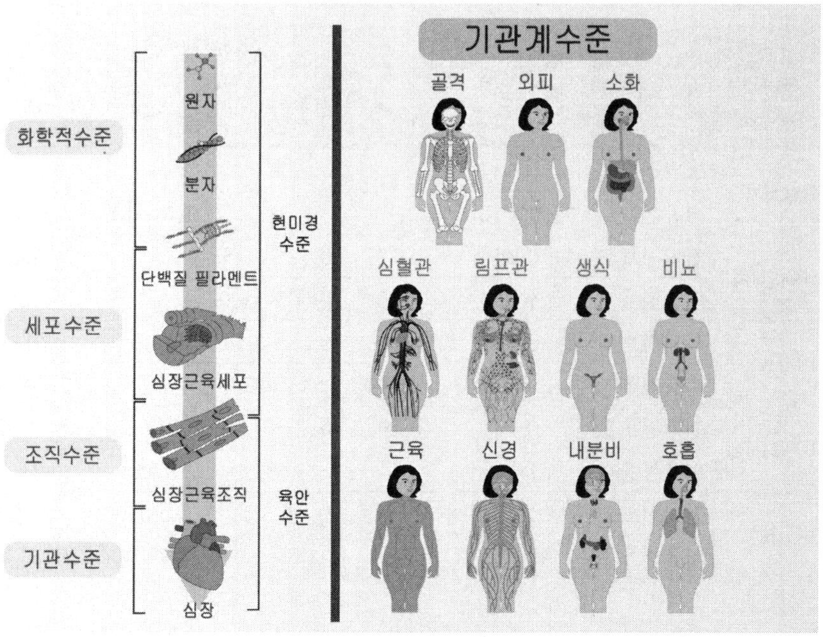

그림 2-1 • 인체의 구성

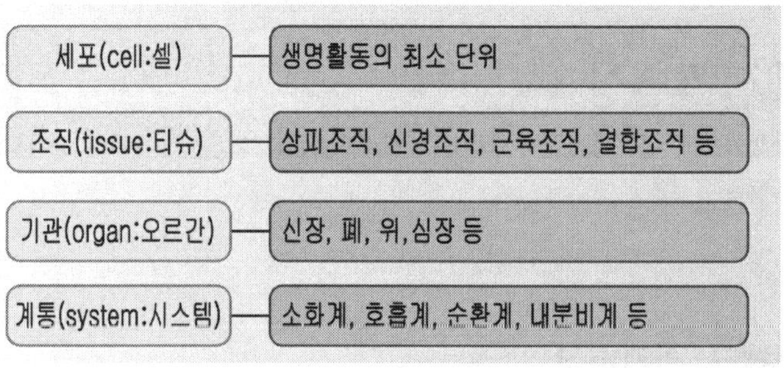

그림 2-2 • 인체의 구조적 단계

이처럼 모든 생명체는 다양한 크기와 모양을 가지고 있는 그림 2-2와 같이 **세포**(cell : 셀)들의 조합으로 구성되어 있고, **인체의 모든 조직들은 세포의 활동에 의하여 그 생명을 유지하게 된다.** 또한, 우리 몸이 정상적인 기능을 유지하기 위해서는 인체 내의 모든 기관들이 상호 보완적인 의사소통을 할 수 있는 신호가 필요한데, 이는 **각 세포 단위에서 발생되는 활동전위**[20]에 의하여 이루어지고 있다. 이러한 활동전위는 세포막을 통한 이온들이 움직임에 의해 발생, 전달되어지고 있으며 궁극적으로 **전기신호의 개념이다.**

1) 인체의 전기적 특성

① 인체조직은 수분의 함량으로 크게 두 가지 범주로 분류되며, 피부와 근육은 수분의 함량이 많은 조직, 지방과 뼈는 수분의 함량이 적은 조직으로 분류한다(표 2-1 참조).

표 2-1 • 인체조직의 전기적 특성

주파수	물성	인체조직					
		근육	뇌		지방	뼈	피
			회백질	백질			
100[Hz]	전기전도도	0.52	–	–	–	0.0126	–
	비유전율	5.9×10^4	–	–	1.5×10^3	3800	–
100[kHz]	전기전도도	0.65	0.17	0.12~0.15	–	0.0129	–
	비유전율	2.3×10^3	3800	1960~3400	2×10^3	280	4000
1[MHz]	전기전도도	0.83	0.21	0.14~0.19	–	0.0173	0.71
	비유전율	2×10^3	1250	543~827	–	87	–
100[MHz]	전기전도도	0.95	0.69	0.36~0.48	0.02	0.0574	1.0
	비유전율	71~76	90	68	8~13	23	–
1[GHz]	전기전도도	1.38	1.1	0.8	0.03	0.05	1.4
	비유전율	49~52	46	–	4.3~7.5	8	58~62

20) 활동전위(活動電位, action potential : 액션 퍼텐셜) : 세포막 전위가 정상상태 이상으로 튀어 오르는 경우이며 신경세포와 일부 내분비세포, 근육세포에서 신호를 전달하는 방법이다.

각 조직은 각기 다른 **유전상수와 손실계수**(loss factor : 로스 팩터)를 갖고, **수분함량이 많은 조직은 수분함량이 적은 조직에 비해 유전율이 10배 정도** 더 크다.

② 인체조직의 전기적 특성값을 유전율과 도전율에 대하여 주파수 및 조직별로 알아보기 위해 체온(37[℃])에서의 조직인체 실험결과를 표 2-2에 정리하였다.

③ 재료의 전기적 성질을 나타내는 **도전율, 유전율, 투자율 3가지는 비자성체로 투자율은 진공의 투자율 μ는 0과 같다. 도전율 σ[s/m]은 저주파에서 유전율 ε을 고주파에서 제기되며, 생체는 두 가지 성질을** 모두 지닌다. 수분을 적게 함유하는 근육과 수분을 많이 함유하는 지방에서의 각각의 **유전완화**[21] 주파수값은 표 2-2와 같다.

표 2-2 ● 유전완화 주파수와 생체의 전기적 특성

구분	수분이 적게 포함된 조직			수분이 많이 포함된 조직		
주파수	유전완화 주파수 f_c[MHz]	비유전율 [ε_s]	도전율 σ [s/m]	유전완화 주파수 f_c[MHz]	비유전율 [ε_s]	도전율 σ [s/m]
10	–	–	–	70	160	0.625
27.12	10~39	20	10.9~43.2	97	113	0.612
100	46~182	7.45	19.1~75.9	222	71.7	0.889
433	121~377	5.6	37.9~118	483	53	1.43
915	178~470	5.6	55.6~147	562	51	1.60
2450	314~693	5.5	96.4~213	842	47	2.21

2) 세포의 구조 및 생체의 특성

① 생체의 전기적 특성을 이해하기 위해서는 세포 및 조직의 전기적 특성을 이해해야 하며, 이것은 하나의 **이온 채널 단백질**(ion channal proteins : 이온 채널 프로틴)로부터 심장과 같은 신체조직의 다양한 계층구조에서의 전압변화나 전류흐름의 측정과 관계가 있다.

② 생물학적으로 그림 2-3과 같이 **세포는 한 개의 핵을 가지며 세포막**(세포질을 감싸서 보호)과 **세포질**로 크게 나눌 수 있다. 이 외에도 최초로 공생관계를 입증한 **미토콘드리아 같이 세포가 살 수 있는 환경에 관여하는 미세한 구조물이 존재한다.**

21) **유전완화현상** : 분극현상의 시간 의존성을 말한다. 전압을 인가하거나 제거할 때 인가나 제거순간에 분극이 형성, 소멸되는 것이 아니고 일정한 시간이 지난 후에 현상이 완료된다. 유전완화시간은 온도가 높을수록 짧아진다. 전자분극이나 이온분극은 유전완화시간이 극히 짧고, 배향분극이나 계면분극의 완화시간은 상대적으로 길다. 유전체에 전압을 인가하면 순간적으로 높은 전류가 흐르다가, 지수함수적으로 감소하면서 일정시간 후에 일정값에 이르게 된다. 일정시간 후의 전류값이 누설전류이다. 절연저항 측정시 전압인가 후 1분 후의 값을 기준으로 하는 것도 이 때문이다.

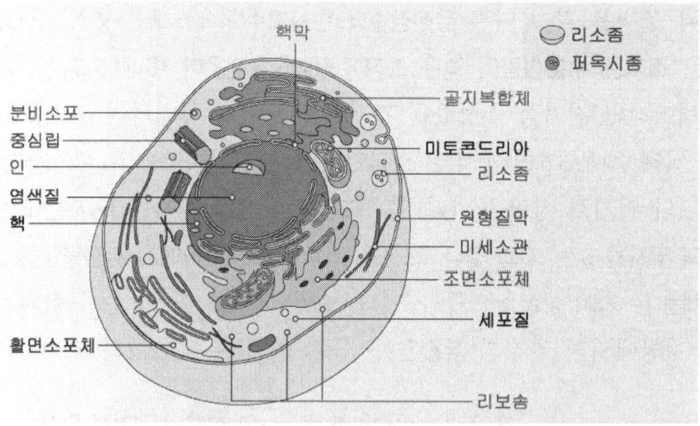

그림 2-3 • 세포의 구조

③ 단순하게 **형질막이 세포 내액과 세포 외액으로 격리된 것을 세포**라고 한다. 따라서 수동적 전기특성을 고려하였을 때 생체의 세포 또는 조직에 관하여 **전기적 절연성이 높은 형질막, 세포 내액**(반유동성 전해액), **세포 외액의 3개의 요소**만이 중요시된다.

(2) 안정막 전압

원형질막은 외부와의 경계로서 **핵산, 단백질,** 기타의 생체물질이 외부로 흩어지는 것을 방지하고 독립된 환경을 형성하여 생명활동을 영위하도록 한다. 그림 2-4에 나타낸 것처럼 **막의 바깥쪽이 친수성, 안쪽이 소수성으로 구성되며,** 막의 **양면에 인지질 분자**[22](phosphatidy 1 cholin : 포스파티디 1 콜린)**가 2층으로 조밀하게 배열되어** 있다.

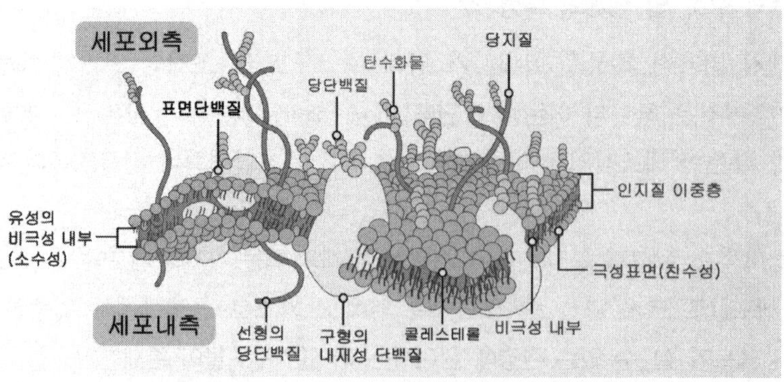

그림 2-4 • Singer(싱거)와 Nicolson(니콜슨)의 유동 모자이크 형질막 모델

---

22) **인지질 분자** : 세포막의 주요 성분, 머리 부분이 인산기가 이온화되어 친수성을 나타내고, 막의 내부 및 외부 표면을 향하여 나열하게 되며, 인지질의 꼬리부분인 지방산 분자의 소수성으로 인하여 꼬리 부분들이 막의 내부를 형성하고 있다. 분자 안에 인산에스테르를 가지고 있는 복합지질이다. 세포막을 형성하고 신경전달에 중요한 역할을 한다.

1) 원형질막의 크기

① 원형질막의 주성분은 지질 이분자막의 극성지질과 리포단백질[23]이다. 지질 이중층은 유동성이 있으며 표면에 존재하는 단백질은 친수성 아미노산 함량이 높고 막 내부에 묻혀 있는 단백질은 소수성 아미노산 함량이 높다. 또 막 내부에 존재하는 단백질은 촉진확산[24]에 의해 막 내부를 이동할 수 있다.

② 원형질막의 표면은 당단백질의 당사슬로 덮여 있으며 세포질 쪽에는 표면단백질로 보강된 당사슬층, 지질층, 단백질층의 3층 구조로 되어 있다. 당사슬층은 세포 상호 간의 인식이나 면역반응에 관여하고 보강단백질은 막 내부 단백질의 촉진확산을 제어하며 막을 안정화하며 세포 전체의 형태를 유지하는 역할을 한다.

두께는 수 [nm] 또는 10[nm]이고, 막 내부의 소수성 부분이 전기를 통하지 않고, 이때문에 콘덕턴스는 작고, 막의 면적 1[cm^2]당 0.1~2[ms] 정도이다.

③ 반대로 막의 바깥쪽의 친수성 부분은 전기가 잘 통하고, 마치 대립되는 2매의 전극 중에 절연물을 끼워 넣은 콘덴서와 같은 구조로 되어 있다. 형질막의 두께는 극히 얇기 때문에 전기용량으로서는 상당히 큰 값이 되고, 막의 면적 1[cm^2]당 1[μF] 정도가 되지만 근세포에서는 특히 크며, 10[μF] 이상이다.

신경활동은 막전압의 변동에 근거를 두고 있어 세포막을 사이에 두고 양쪽에서 분리된 전하량에 의해 결정된다.

신경세포가 안정상태에 있을 때 세포막 내외의 전압차를 안정막 전압(resting membrane potential : 레스팅 맴브레인 퍼텐셜)이라고 하며, 대략 −40~−75[mV]로 세포 내 음성이다.

2) 세포 간의 이온 운반

① 안정막 전압은 세포막 안팎의 이온들의 분포차이와 세포막의 선택적 투과성[25]에 기인한다. 주요 이온들의 세포 내외의 농도를 보면 세포 내외의 중요한 네 가지 이온들 가운데 Na^+(나트륨 이온)과 Cl^-(염화 이온)은 세포외에 K^+(칼륨 이온)과 유기음 이온(A^-)들은 그림 2-5와 같이 세포 내에 주로 분포한다.

---

23) 리포단백질 : 복합단백질의 하나로서 지질과 결합한 단백질의 총칭이다.

24) 촉진확산 : 투과효소(permease : 퍼미즈)라고 불리는 막단백질의 형태적인 변형이 확산기울기하에서 선택적인 분자나 이온의 수송을 촉진시키는 역할을 한다.

25) 선택적 투과성 : 원형질막은 어떤 물질에 대해서는 더 투과성이 높으므로 선택적 투과성(selective permeability : 셀렉티브 퍼미어빌러티)을 갖는다. 선택되는 물질의 크기, 극성, 전하에 따라 다르며, 산소와 질소같은 작고 비극성인, 그리고 극성을 띠지만 전하를 갖지 않은 분자인 이산화탄소, 요소, 글리콜과 같은 분자는 막을 쉽게 통과할 수 있다.

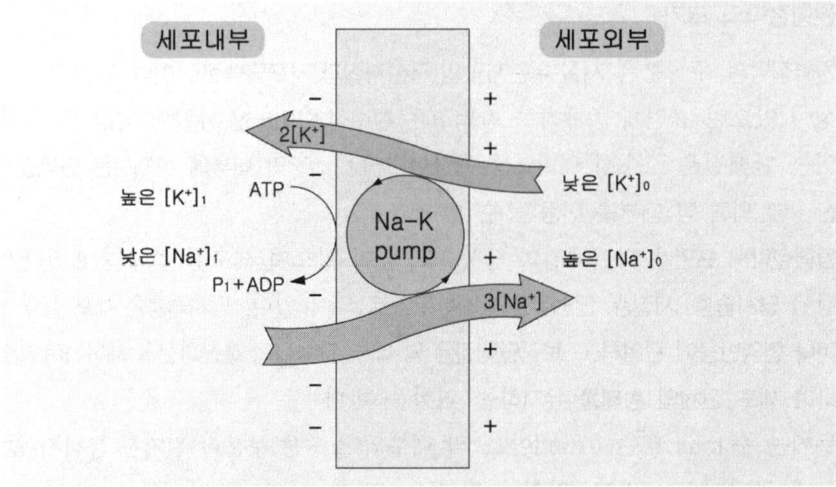

그림 2-5 • Na⁻(나트륨 이온) 펌프가 막전압에 미치는 직접 · 간접적인 영향

막전압과 세포막의 투과성 및 세포 내외의 이온농도들 사이의 관계는 식 (2-1) Goldman-Hodgkin-Katz equation(골드만-호지킨-캐츠 이퀘이션)에 의해 정량화될 수 있는데, 막사이의 이온들의 농도차이가 존재할 때의 평형전압을 계산하는 Nernst equation(네른스트 이퀘이션)으로부터 유도된 것이다.

$$V_m = \frac{RT}{F}\ln\frac{P_K[K]_0 + P_{Na}[Na]_0 + P_{Cl}[Cl]_1}{P_K[K]_1 + P_{Na}[Na]_1 + P_{Cl}[Cl]_0} \tag{2-1}$$

여기서 R : 기체상수, T : 절대온도, F : Faraday(패러데이) 상수, P_K, P_{Na}, P_{Cl}은 K^+(칼륨 이온), Na^+(나트륨 이온), Cl^-(염화 이온)에 대한 막의 투과상수이고, $P_K : P_{Na} : P_{Cl} = 1 : 0.04 : 0.45$이다. 그림 2-6은 세포에 있어서 바깥쪽은 (+)로 하전되어 있고 안쪽은 (−)로 하전되어 있다. 막을 가로질러 생기는 전위의 크기는 존재하는 이온들에 대한 막의 선택적 투과성에 따라 결정된다.

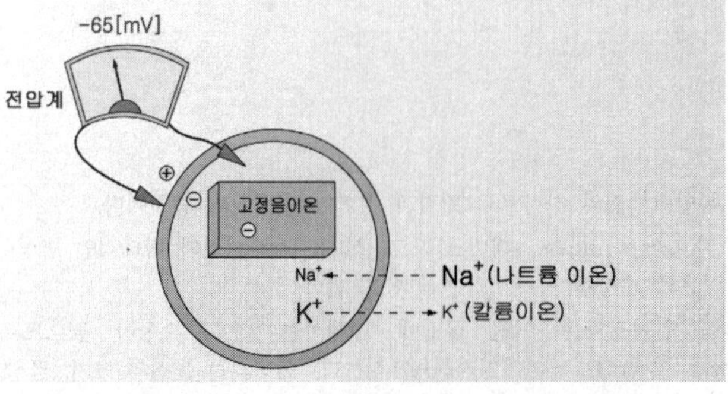

그림 2-6 • 세포밖 이온농도 변화에 의한 막전압의 변동

② 나트륨 펌프의 작용으로 **세포 내에는 보통 K^+(칼륨 이온)농도가 높다.** 정지상태에서는 다른 이온보다도 K^+ 이온의 세포막 투과성이 높아서 (Na^+의 약 100배) K^+는 농도차에 따라서 형질막을 통해 확산하지만 K^+는 통과할 수 없다. 그 결과 (+) 이온이 많은 형질막 외부는 (+)의 전위를 가진다. 이와 같은 상태로 되면 막 외부로 빠져 나온 K^+은 (+)끼리 반발하여 세포 내로 되돌려지고 결과로서 K^+의 출입은 평형상태로 된다.

③ Hodgkin(호드킨) 및 Huxley(헉슬리)는 막전위를 그림 2-7과 같은 전기적 등가회로로 모델화했다. 즉, **칼륨(K^+), 나트륨(Na^+), 염소(Cl^-)** 이온의 확산전위와 각각을 막전위를 연결하는 3개의 전기전도율, 즉 conductance(콘덕턴스)로 나타낸 것이다. 정지전위에서 활동전위로 이행하는 과정은 주로 나트륨 이온에 관한 콘덕턴스의 급격한 변화에 기인하며, **회복과정의 오버슈트는 칼륨(K^+) 이온에 관한 콘덕턴스가 천천히 변화하는 것에 기인한다.** 이것은 자극에 의해 나트륨(Na^+) 이온 채널이 급격하게 열리고, 그 뒤 칼륨(K^+) 이온 채널이 천천히 열리는 것이다.

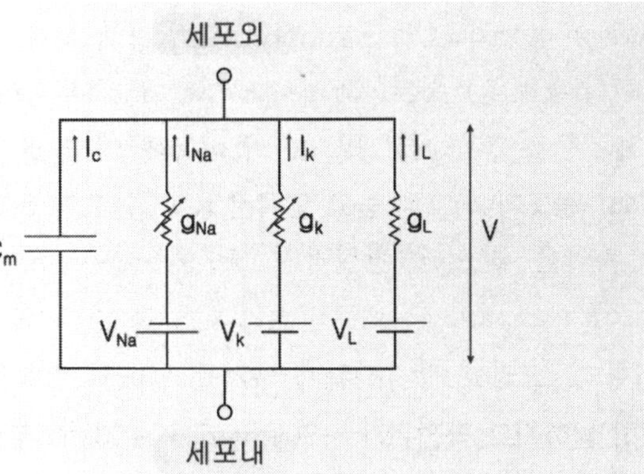

그림 2-7 ● 막전위의 전기적 등가회로 모델

또한, 자극 때마다 **나트륨 이온(Na^+)이 세포 내로 유입되고 칼륨 이온(K^+)이 세포외로 유출되는** 것을 되풀이해 가면 언젠가는 세포 내외액의 이온 농도차가 없어지게 되고, 신경이나 근의 능동적 동작은 소멸되어 갈 수밖에 없다. **세포막에는 능동적으로 세포 내의 나트륨 이온을 세포외로 유출하고 그 대신에 칼륨 이온을 유입하는 기구가 동작하고** 있어 이것을 **나트륨-칼륨 펌프**(Na-K pump)라고 한다.

(3) 활동전위

신경세포가 흥분할 때 그림 2-8의 안정막 전압은 그 크기가 작아져 **탈분극**[26](depolarization

26) 탈분극 : 신경세포 및 근육이 자극에 의해 반응하여 수축하는 현상이다. 단일 활동전위에 의한 단수축과 반복 활동전위에 의한 강수축이 있다. 활동전위를 통하지 않은 근수축인 탈분극이 지속적인 경우엔 구축(拘縮)이라 한다.

: 디폴러리제이션)이 되고 이러한 **탈분극이 역치**(threshold : 스레숄드)를 넘어서면 탈분극이 급속히 일어나 **초과량전압**(overshoot potential : 오버슈트 퍼텐셜)을 보였다가 곧 **재분극**[27] (repolarization : 리폴러리제이션)이 되어 **원상으로 돌아가는 가시모양의 전압변동을 보이는 막전압의 변동을 활동전압**(Action Potential : 액션 퍼텐셜)이라고 한다.

1) 활동전압에 의한 세포의 흥분조절

신경세포, 근세포, 수용기세포 등은 자극에 따라 활동전위를 발생하며 이러한 **활동전압을 흥분**이라 한다. **흥분성세포는 활동전압을 발생하는 세포**이며, 흥분은 막에서 일어나서 막 전체로 전도된다. **인접한 흥분이 확산되는 것을 흥분의 전달**이라 한다. 활동전위는 정지시의 안정막전압에서의 탈분극이며 흥분의 발생과 전도에는 안정막용량과 세포 내 저항과 같은 세포의 소동적 성질도 관여한다.

2) 활동전위

① 활동전위(action potential : 액션 퍼텐셜)는 전압차에 의해서 열리고 닫히는 Na^+(나트륨 이온) 및 K^+(칼륨 이온) 통로(voltage-gate Na^+ and K^+ channels : 볼테이지-게이트 나트륨 앤드 칼륨 채널스)를 통한 Na^+ 및 K^+의 이동에 의해 생긴다. 안정시에는 **신경세포막의 바깥쪽은 Na^+ 농도가 비교적 높고 안쪽은 K^+의 농도가 비교적 높다.**

② 형질막이 자극을 받으면 형질막의 Na^+에 대한 투과성이 높아져서 Na^+을 ATP (Adenosine Tri Phosphate : 아데노신 트리 포스패이트 : 아데노신 삼인산)를 사용하여 세포 내로 유입한다. 그리고 정지전위가 역치를 넘어서 변화하면 **형질막의 Na^+에 대한 투과성이 급격히 높아지고 막전위가 −70[mV]에서 +30[mV]로 증가한다.**

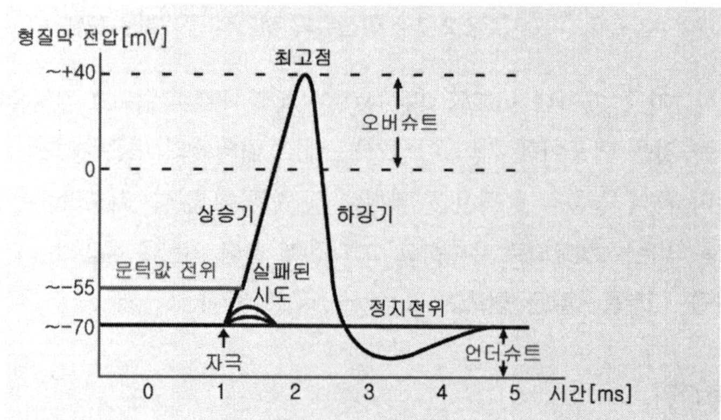

그림 2-8 • 신경세포에서 전기자극에 의해 나타나는 활동전위

---

27) 재분극 : 신경세포나 근육이 탈분극상태의 활동전위에서 휴지상태로 다시 돌아가는 현상. 어느 한 지점에서의 활동전위는 탈분극이 시작되어 재분극 과정이 완료되기까지 모두 2[m/s] 정도 걸린다.

③ Na^+의 유입은 세포 내부가 (+)로 하전하기 때문에 생기는 반발력에 의해서 종료한다(탈분극상태). 이 전위평형에 도달하면 형질막의 Na^+에 대한 투과성은 처음으로 되돌아가고 다시 나트륨 펌프의 작용으로 Na^+는 세포 밖으로 급속하게 나가는 한편 K^+나 Cl^-에 대한 투과성을 증가시켜 이들이 세포 내로 들어오면 처음의 정지전위로 돌아간다(흥분억제). 이 현상으로부터 **신경충격**(impulse : 임펄스, 2~4[m/sec])은 신경섬유를 따라 전달되어 **시냅스**[28](synapse)에 도달한다.

(4) 신경흥분의 전도

생물체에 있는 많은 조직이나 기관의 활동은 전기현상과 밀접한 관계가 있어 그 활동상황은 뇌파나 심전도 등과 같이 전기적 활동이 지표가 되어 판정되는 경우가 많다. **신경세포 · 근세포 등 전형적인 흥분성 세포에서 흥분의 전도는 세포막에 발생한 극성역전이 일어난 흥분부가 비흥분부에 대해 전기적으로 (−)로 대전되어 비흥분부에서 흥분부로 전류가 흐르게 된다.** 그리고 세포막 밖에서도 세포막 안쪽에서와 비슷하게 전류가 흘러 하나의 전류회로를 만든다.

세포막 밖에서 전류의 흐름은 세포막 내에서의 그것보다 현저하게 느리다. 이와 같은 현상을 **국소전류**(local current : 로컬 커런트)라고 한다. 이 국소전류에 의해 흥분부에 인접한 비흥분부의 정지전위가 감소하여 결국 비흥분부가 흥분하게 되어 **흥분이 세포막 전체에 전파**(傳播) **되어 가는 것을 신경흥분의 전도**(propagation of nerve impulse : 프라퍼게이션 오브 너브 임펄스)라고 한다. 일반적으로 **흥분의 전도속도는 섬유의 지름에 비례하며 체온상태에서 지름 20[μm]의 신경의 전도속도는 매초 약 120[m]이다.**

1) 신경세포

① 신경세포 사이 또는 신경세포와 근세포 및 그 밖의 세포 사이에서의 전기적 전달에서는 세포 사이의 전기적 결합을 통해 국소전류가 직접 인접세포의 막전위를 변화시킨다. 감각기관이 자극되면 감각세포에는 자극의 세기에 따른 **수용기 전위**라는 단계적 전위변화가 생겨 이것이 **감각신경섬유의 활동전위 빈도를 변화시켜 감각정보가 중추에 전달된다.**

② 척추동물의 경우 그림 2-9의 굵은 신경들은 **수초화**[29](myelination : 미엘리네이션)되어 있으며, 이 수초는 **슈반세포**[30](Schwann cell : 슈반 셀)가 둘둘 말려 만들어진 것으로 세

---

28) 시냅스 : 한 뉴런의 축색돌기 말단과 다음 뉴런의 수상돌기 사이의 연접 부위. 구조는 신경섬유의 말단은 가지가 나누어지고 그 끝은 주머니 모양으로 부풀어 다른 뉴런의 세포체 또는 수상돌기와 접촉하여 시냅스를 만들고 있다.

29) 수초화 : 신경섬유 주위를 초상으로 둘러싸고 있는 피막으로 절연체 구실을 한다. 척추동물의 신경섬유에만 존재하며, 유지질(類脂質 : 미엘린)로 되어 있다.

30) 슈반세포(Schwann cell) : 말초신경계에서 신경섬유의 수초를 형성하고 유지하며 절연작용을 하는 세포이다.

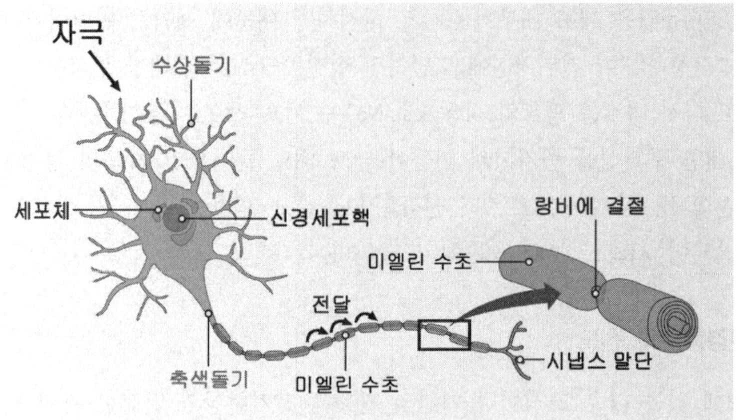

그림 2-9 • 뉴런의 구조

포막의 실제 저항을 크게 만든다. 수초는 군데군데 **랑비에 결절**[31](ranvier node : 랑비에 노드)에 의해 끊어져 있다.

2) 미엘린과 신경충격의 전송속도

① 미엘린의 결절 부위에서만 축색 막을 통한 전류가 흐르게 되어 축색에서의 흥분전도는 결절에서 결절로 도약하는 형식을 취하게 되어 **도약전도**[32]라고 한다. 축색 막을 통한 Na^+(나트륨 이온) 및 K^+(칼륨 이온)의 이동도 결절부위에 한정되므로 그림 2-10의 **무수신경**[33]에 비해 에너지 소모가 적고, 흥분전도 속도도 대단히 빠르다.

② 신경섬유를 지나는 활동전위의 전도속도는 섬유의 크기와 수초의 상태에 따라 달라진다. 즉, 표 2-3의 신경섬유는 보통 그 크기에 따라 A, B, C의 세 가지로 구별되는데 A섬유가 가장 크고 B섬유는 중간 크기이며 C섬유는 가장 작은 것이다. 한편으로 **A섬유와 B 섬유는 미엘린에 쌓인 축색을 지닌 유수섬유**인데 비해 **C섬유는 무수섬유**이다. 섬유의 크기가 크고 유수상태가 발달되어 있을수록 전도속도가 빠른데 그 이유는 랑비에(ranvier) 결절 사이의 간격이 멀기 때문이다. 결절 사이의 거리가 멀수록 전도속도가 빨라지는 것은 결절 부위에는 수초가 덮여 있지 않으므로 섬유막이 세포외 액과 직접 접촉되어 있어서 결절과 결절 사이를 건너뛰어 충동이 전달되기 때문이다. **A섬유의**

31) 랑비에 결절 : 수초의 두께는 신경섬유의 종류에 따라 여러 가지이며, 수초가 없는 섬유(무수초 신경섬유)도 있다. 수초는 연속되어 있는 것이 아니고, 일정한 간격으로 중단되어 있다. 그 부분을 랑비에결절이라고 한다.

32) 도약전도 : 미엘린에 쌓인 축색의 경우에 활동전위가 그 마디에서만 일어나는데 전위가 한마디에서 다음 마디로 점프하는 것처럼 뛰어서 이동하는 것이다. 이렇게 전달하는 이유는 활동전위를 재빨리 퍼뜨려 다음 마디에 있는 나트륨 채널에 도달하게 하고 이 전위에 의해 문이 열리고 새로운 활동전위를 유발하기 위함이다.

33) 무수신경 : 신경섬유의 말단에 수초와 슈반초가 없이 나출되어 있다.

전도속도는 5~100[m/sec]이고, B섬유는 3~14[m/sec]이며, C섬유는 2[m/sec] 이하로 가장 느리다.

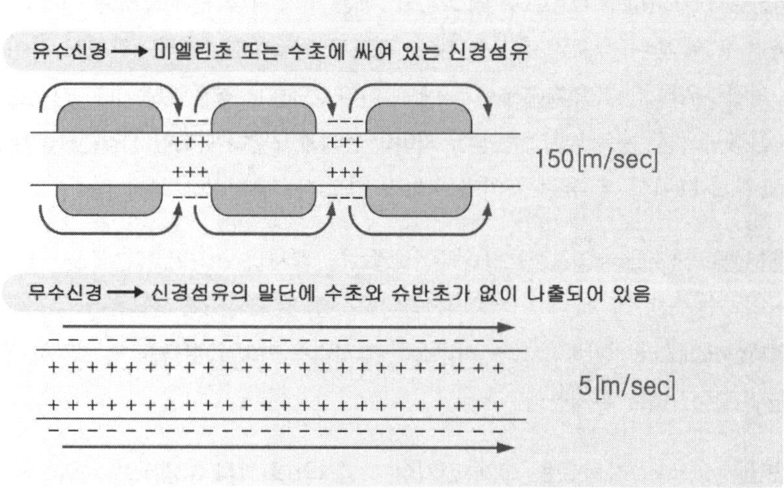

그림 2-10 • 유수신경과 무수신경의 충격전도 비교

표 2-3 • 직경에 따른 섬유의 분류

군(group)		직경 [μm]	전도속도 [m/sec]	예
Aα (alpha)	Group I	12~20	70~120	α(alpha : 알파)－운동섬유 신경근방추의 고리나선[일차]신경종말(annulospiral or primary ending, Ia : 애뉼러 스파이널 오아 프라이메리 엔딩) 골지힘줄기관의 구심성 섬유(Ib)(golgi tendon organ : 골지 텐던 오르간)
Aβ (beta)	Group II	5~12	30~70	신경근방추의 꽃술모양[이차] 신경종말(flower-spray or secondary ending : 플라워-스프레이 오아 세컨더리 엔딩) 대부분의 피막신경종말의 구심성섬유(encapsulated nerve ending : 인캡슐레이트 너브 엔딩)
Aγ (gamma)	–	3~6	15~30	γ(gamma : 감마)－운동섬유
Aδ (delta)	Group III	2~5	12~30	비교적 굵은 직경의 온도수용기(thermoreceptors : 서머리셉터)와 통각수용기(nociceptors : 노시셉터)
B	–	〈 3	3~15	신경절 이전 자율신경섬유, 내장구심성 섬유(visceral afferent fiber : 비써럴 애퍼런트 파이벌)
C	Group IV	0.1~1.5	0.5~2	작은 직경의 온도수용기, 통각수용기, 신경절 이후 자율신경섬유

(5) 신경연접

신경세포(neurn : 뉴런)의 축색 말단이 신경전달물질이라는 적은 양의 화학물질을 유리시켜 **제어신호**(control signals : 컨트롤 시그널)를 다른 뉴런이나 **근세포 또는 선세포**[34](gladular cell : 그래듈러 셀)와 만나 세포의 흥분을 다른 세포로 전달한다. 신경단위세포 사이에 정보가 전달되는 연결부위를 **신경연접**(synapse : 시냅스)이라고 한다. 영문 발음대로 시냅스라고 하며 이 영역은 **신경 간 혹은 운동 뉴런과 근섬유 사이의 연접에 도달하게 되면 신경전달물이 연접부에 전달**된다. 그림 2-11에서 두 뉴런 사이의 **화학적 연접부는 흥분이나 억제기능**이 있다.

① **흥분성**(excitability : 익사이트빌리티) **시냅스**는 **후시냅스 막의 탈분극**을 일으켜서 그것이 연접하는 뉴런이 하나 이상의 **신경임펄스**를 일으키도록 한다.
② **억제성**(inhibitory : 인히비토리) **시냅스**는 **후시냅스 막의 과분극**을 일으켜서 **후시냅스 뉴런을 비활동상태로 유지**한다.

신경변접(symapse : 시냅스)**는 크게 전기적 시냅스와 화학적 시냅스로** 나눌 수 있다.

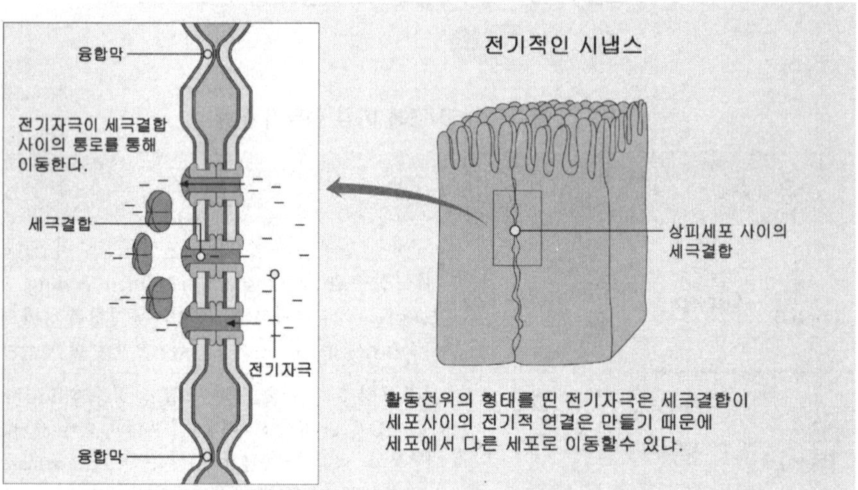

그림 2-11 • 시냅스의 전기적 흥분전달

1) 전기적 시냅스

전기적 시냅스는 두 세포 사이에 **협간극 결합**[35](gap junction : 갭 정션)이라고 하는 통로를

34) 선세포 : 동물의 조직에서 분비물을 가지고 있거나 밖으로 내보내는 세포로 세포 안에 분비물을 단위막으로 싼 형태를 가지고 있으며 이것으로 세포질의 항상성을 유지한다. 선세포의 수에 따라 단세포선과 다세포선이 있다.

35) 협간극 결합(gap junction : 갭 정션) : 전기적 시냅스는 신경세포들 사이의 협간극 결합에서 일어나며, 이 결합에서는 이웃하는 세포의 원형질막이 작은 구멍을 통해 연결되어 있어서 흥분된 세포로부터 휴지상태에 있는 세포로 쉽게 전류가 전달될 수가 있다.

통해 시냅스 전 세포의 전기적 신호가 바로 시냅스 후 세포에 전달되도록 한다. 전기적 시냅스는 무척추동물의 거대축색, 도망치는 행동과 관련이 있다. 또한 척추동물의 심장세포, 물고기의 갑자기 꼬리 휘두르는 행동과 연관이 있다.

2) 화학적 시냅스

보통 신경세포에서 말하는 시냅스(synapse)는 그림 2-12처럼 화학적 시냅스(synapse)인데, 포유동물은 대부분 화학적 시냅스에 속한다. 축색막은 전기적으로 흥분을 전달시킬 수 있지만 신경계의 많은 시냅스에서는 신경흥분을 전기적으로 전달하지 않고 화학물질을 이용해 전기적 신호를 화학적 신호로 바꾸어 시냅스 간격을 통과한다.

신경세포체에서 만들어진 신경충격으로 신경섬유 종말의 시냅스부에서 탈분극이 일어나면 시냅스 전압변화에 민감한 칼슘 채널(channel)이 열리게 되고, 축색 말단의 전압의존성 칼슘 이온 통로가 열리며, 상대적으로 칼슘 이온 농도가 높은 세포 외부로부터 칼슘이 세포 내부로 유입된다. 그러면 신경세포 축색 말단의 세포질내 칼슘 이온 농도가 높아지고, 이것을 신호로 신경전달물질을 담고 있던 소포체(vesicle : 베시클 : 작은 주머니)가 세포막에 융합되며, 신경전달물질이 신경연접부(synapse)로 방출된다.

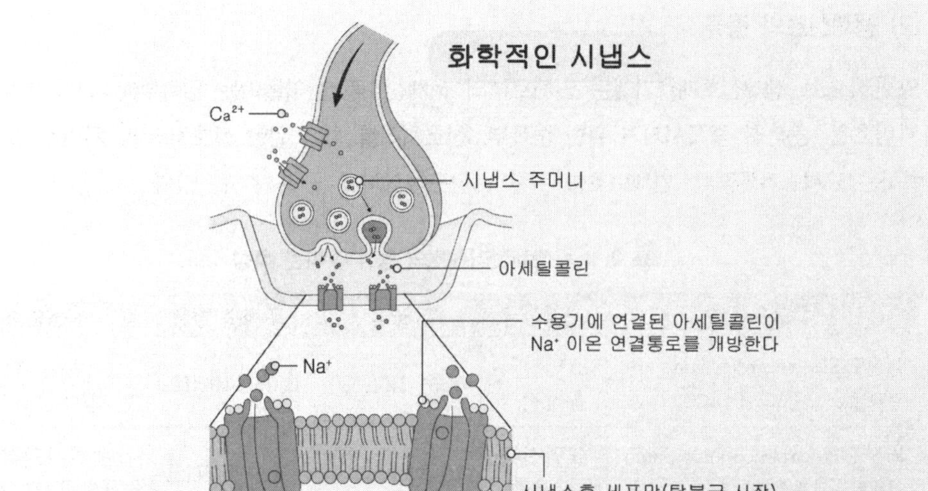

그림 2-12 • 시냅스의 화학적 흥분전달

생체신호는 환자를 진료하는 데 중요한 자료로 사용된다. 따라서 정확한 생체신호의 측정은 진단시 매우 중요한 전제 조건이 되며 신호들의 물리적 특성을 고려하는 것이 우선시 되어야 한다. 생체로부터 발생하는 신호는 크게 전기적인 신호와 비전기적인 신호로 나누어진다.

전기적인 신호란 자발적으로 전기신호를 발생시킬 수 있는 무수한 세포를 가지고 있는 인체의 미세한 전위활동을 말하는 것으로 이것은 전자, 전기적인 측정기를 이용하여 측정할 수 있다.

㉠ 전기적인 신호는 심전도, 뇌파, 근전도 기록 등이 있다. 비전기적인 신호에 대해서는 혈압, 혈류, 맥박, 체온, 호흡 등과 같은 생체현상 등이 있으며 이들은 트랜스듀서나 카테터(catheter) 등을 이용하여 측정할 수 있다.

2. 생체신호계측

(1) 생체신호의 정의

생체신호란 인체 내에서 발생하는 생체현상을 다양한 종류의 센서를 이용하여 침습적(invasive : 인베이시브) 혹은 비침습적(non-invasive : 난-인베이시브)인 방법으로 계측한 신호이다. 생체신호는 일반적인 신호와 달리 신호의 크기가 매우 작으며, 측정하고자 하는 생체조직들은 유기적으로 결합되어 있기 때문에 매우 복잡하고, 외부의 환경에 민감한 영향을 받는다. 따라서 생체신호는 이러한 고유의 독특한 문제점으로 인해 그 계측에 있어 고도의 안정성과 신뢰성을 요구하며, 이의 처리를 위한 다양한 신호처리 방법들이 사용된다.

(2) 생체신호의 종류

일반적으로 생체신호계측기에는 인체로부터 생체신호를 받아들이는 입력부(검지부), 미약한 생체신호를 충분히 증폭시키기 위한 증폭부, 신호처리를 하기 위한 신호처리부, 처리된 결과를 출력하는 표시·기록장치, 인체보호를 위한 안전구동장치로 구분할 수 있다.

표 2-4 • 생체전기신호의 종류에 따른 특성

생체전기신호	측정전극	유도법	주파수 범위	활용분야
심전도(Electrocardiogram : 일렉트로카디오그램 : ECG)	표면전극 흡착전극	표준 12유도	0.05~100[Hz]	부정맥, 심기능검사
뇌전도(Electroencephalogram : 일렉트로엔셉펄로그램 : EEG)	표면전극 컵전극	10-20system	0.1~50[Hz]	수면다원검사 뇌유발전위검사
안구전도(Electrooculogram : 일렉트로아큘러그램 : EOG)	표면전극	단극/양극	DC~100[Hz]	수면다원검사 인지도 검사
근전도(Electromyogrm : 일렉트로미오그램 : EMG)	표면전극 바늘전극	단극/양극	100[Hz]~10[kHz]	근력측정 재활치료

1) 생체전기신호

① 생체전기신호(bio-electric signals : 바이오-일렉트릭 시그널)는 신경세포나 근세포에 의해

발생되는 활동전위를 센서(전극, electrode : 일렉트로드)를 이용하여 측정한다.

② 센서 주변에 분포한 많은 세포의 활동에 의해 발생되는 전계를 전류 또는 전압형태로 표시한 신호이다.

③ 의료분야에서 진단을 위해 많이 사용되는 중요한 생체신호 중의 하나이며, 심전도, 뇌전도, 안구전도, 근전도 등이 있다.

2) 생화학신호

① 생화학신호는 살아있는 생체조직이나 샘플로부터 화학적으로 측정되는 정보이다.

② 생체내부의 다양한 이온분포나 가스분압 등을 측정하는 것이 생화학신호이다.

③ 주로 병원내의 임상병리과 및 마취과에서 사용되는 장비들에 사용되고 있다.

3) 생체역학신호

① 골격근계에 의한 정역학 및 동역학적 신호, 혈류에 의한 유체역학적 신호 등 생체시스템의 기계적 운동을 다양한 트랜스듀서(transducer)를 이용하여 측정되는 신호이다.

② 기계적 운동현상은 전기적, 자기적 신호와 달리 전파되지 않는 특징을 가진다.

③ 생체역학신호의 측정을 위해서는 운동발생지점에서 정확한 측정이 필요한 매우 복잡한 신호이다.

4) 생체임피던스신호

① 미약한 전류를 인체 피부 또는 조직에 주입하여 조직 임피던스와 전류에 의해 만들어진 전압강하를 측정하는 신호이다.

② 인체의 구성, 내분비계 및 신경계활동 등에 대한 중요한 정보를 제공한다.

③ 임피던스법 심박출량계, 체지방 측정기 등이 있다.

5) 생체음향신호

① 생체현상들의 역학적 특성에 따라 발생하는 음향잡음을 측정한 신호이다.

㉠ 심장에서 혈액의 흐름은 심장판막 또는 혈관의 역학적 운동을 통해 음향신호가 발생한다.

㉡ 폐와 기도에서의 공기의 흐름은 역학적 운동을 통해 음향신호가 발생한다.

㉢ 내부 소화기 계통의 장기나 관절부위의 관절낭에서도 음향신호가 발생한다.

② 음향신호는 마이크로폰 등을 이용하여 체표면에서 측정하며 심음계, 청진기 등이 있다.

6) 생체자기신호

① 심장, 뇌, 척수, 위 등에서 발생하는 미세한 자장신호 및 자장분포를 고감도 자장 센서를

사용하여 측정되는 신호이다.

② 인체 내의 활동전류에 주변매질에 의한 영향이 생체전기신호 측정에 비해 적다.

③ 뇌 또는 심장의 내부에서 일어나는 활동전류의 미세한 변화를 정밀하게 측정할 수 있는 장점이 있으며, 심자도와 뇌자도 등의 장치가 있다.

3. 생체신호의 처리법

표 2-5 • 생체신호의 처리법

아날로그 신호처리 (analog signal processing : 아날로그 시그널 프로세싱)	필터링(filtering)	신호의 주파수 성분에 조작을 가하는 시스템이며, 저역필터, 고역필터, 대역필터 등이 있다.
	증폭 (amplification : 앰플리피케이션)	입력신호성분이 미약한 경우 적절한 크기로 확대하거나 신호처리 후 출력신호가 외부장비의 구동을 가능하게 하기 위한 전류나 전력증폭이며 차동 증폭기 등에 이용한다.
	연산 (M-cal : 엠컬)	한 개 또는 그 이상의 신호원에 대해 가감승제 및 미적분 등 수학적 연산처리를 한다.
	변조(modulation : 모듈레이션) 및 복조(demodulation : 디모듈레이션)	유·무선 통신에서 아날로그 신호를 전송 시스템의 특성에 맞도록 변환하는 변조와 수신측에서 다시 원래의 전달신호로 재생시키는 복조이다.
	파형변환	신호를 목적에 맞게 여러 형태로 변환하고 정류(rectification : 렉티피케이션), 발진(Oscillation : 오실레이션), 제한(limiting : 리미팅)한다.
디지털 신호처리 (digital signal processing : 디지털 시그널 프로세싱)	주파수 스펙트럼 분석	신호의 시간함수를 주파수 성분으로 변환하여 분석하고, 고속 푸리에 변환 및 직교변환한다.
	가산평균	각종 필터링을 통한 잡음을 제거한다.
	신호파형 검출	상관법에 의한 신호를 검출하며, 정합 필터에 의한 신호를 검출한다.
	신호의 압축	압축 : 신호의 정보량을 보존하면서 신호공간의 물리적 부피나 신호전달을 위한 시간을 감소시키기 위한 신호처리를 하며, 양자화(quantizaton : 퀀티제이션), 부호화(coding : 코딩)한다.
	신호의 복구	압축된 신호로부터 원래 신호의 정보량을 복원하는 것이다.

제 2 절 생체전위의 종류 및 특성

인터페이스(interface)란 주로 컴퓨터 시스템에서 사용되는 용어이다. 2가지 이상의 구성요소들 사이의 경계나 그 경계에서 공통적으로 사용되는 장치 또는 이 경계·장치를 통해 데이터를 주고 받는 기능. 또한 이에 관한 형식·타이밍의 규정 등에도 쓰는 말이다. 인터페이스에는 데이터의 코드·형식·속도를 변환시키는 전기신호 변환 기능이 있다. 실제로는 컴퓨터 시스템에서 두 장치를 기능적으로 연결하는 하드웨어의 구성요소나 두 프로그램에 의해 공통적으로 이용되는 기억장치의 일부 등이 인터페이스에 해당한다.

㉮ 컴퓨터 시스템에서 입출력채널·입출력제어장치·입출력장치 사이를 연결하는 인터페이스들을 통틀어 입출력 인터페이스라 하는데, 이들 인터페이스의 기능에 의해 원활하고도 효율적인 데이터 전송(즉 입출력)이 이루어진다.

이와 같이 인터페이스는 컴퓨터의 동작을 효율적으로 이루어지게 하는 중요한 역할을 한다. 이용자가 더욱 편리하고도 효율적으로 활용할 수 있는 컴퓨터를 제작하기 위해서는 이용자와 컴퓨터 시스템 사이를 자연스럽고도 긴밀하게 연결해주는 여러 가지 기능의 인터페이스가 필요하다.

1. 근전도

근전도(Electromyogram(EMG) : 일렉트로마이어그램)는 신경이나 근육이 가지고 있는 전기적 흥분성을 이용하여 근육계와 말초신경계의 질환, 즉 신경·근계의 질환을 진단하는 방법이다.

근전도에 대하여 근전도 측정의 원리가 되는 신경세포와 근육세포의 전기적 생리에 대해 알아본다(그림 2-13 참조).

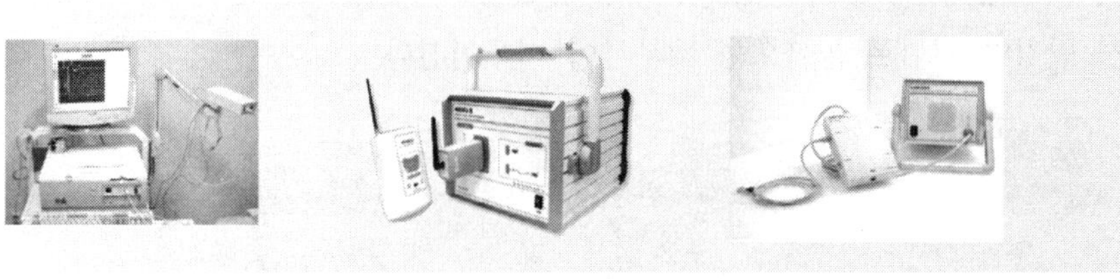

그림 2-13 • 근전도 측정기

(1) 근전도

안정막 전위(약 80[mV] 내외)의 골격근이 수축(약 10[μV]~10[mV])할 때에 생기는 활동전위를 증폭 기록한 것을 근전도라 하며 주파수 대역은 5~10[kHz]의 넓은 범위를 갖는다. 평활근 역시 활동전위가 기록될 수 있지만 평활근의 경우는 보통 평활근전도라 하여 따로 구분된다.

① 운동을 위한 말초신경계의 기본적 활동단위인 신경 · 근단위(운동단위)는 **신경의 전각 세포, 축색과 수초를 포함한 신경섬유, 신경과 근육의 접합부**(신경 · 근연접)와 이 접합부에 연결된 모든 근섬유를 포함하는 생리적 단위이다.

② 근전도의 가장 큰 목적은 **어떤 병변이 이 운동단위 신체부위 중 어느 곳을 침범하고 있는 것인가를 판별**하는 것이며 그 병변이 국소적인 침범인가 또는 전신적인 침범인가와 그 침범의 정도가 얼마나 심한 상태인가를 진단하는 것이다.

③ 근전도 검사는 크게 두 가지로 나눌 수 있다.

㉠ 피검자의 검사하고자 하는 **근육을 이완 및 수축시켜 근육표면 또는 근육 안에 삽입된 침전극을 통해 근활동전위를 측정**하는 방법(보통 환자의 고통 때문에 주로 표면전극이 주로 쓰인다)이다.

㉡ 검사하고자 하는 **근육을 지배하는 신경을 자극하여 이로 인해 유발된 근활동전위를 측정**하는 방법이 있다.

(2) 흥분성 세포의 내부와 외부의 전기적 상태변화

신경이나 근육조직 같은 흥분성 조직 세포에 외부에 자극이 전달되면 안정시의 세포막 내외의 전기적 상태에 변화가 일어난다. 즉, 자극을 받은 부분의 막전위의 크기가 점차 증가하여 결국에는 세포 내부가 오히려 세포 외부보다 양성(+)을 띤 후(약 40[mV]) 원래의 막전위(−90[mV])로 되돌아온다. 이때 **세포 내부가 세포 외부에 비해 양성을 띠는 상태를 탈분극**(depolarization : 디폴러리제이션)이라 하고, **탈분극상태에서 원래의 막전위로 돌아오는 상태를 재분극**(repolarization : 리폴러리제이션)이라 한다. **신경뉴런**(그림 2-14)은 **자극을 전도하는 신경세포의 기본단위**이다.

탈분극 초기(그림 2-15)에는 Na^+(나트륨) 이온이 세포막 안쪽으로 확산되어 탈분극이 이루어지고, 탈분극상태에서 세포막 내부에 있던 K^+(칼륨) 이온이 세포 외부로 빠져나가면서 다시 안정막 전위로 돌아오는 재분극이 이루어진다.

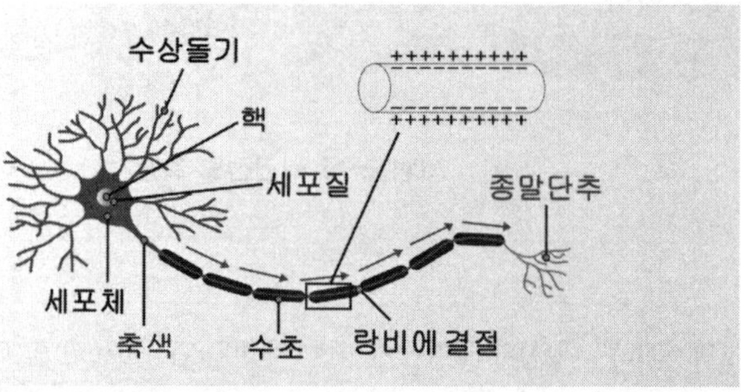

그림 2-14 • 신경의 기본단위인 뉴런(신경원)**과 뉴런 세포막 내외의 막전위**

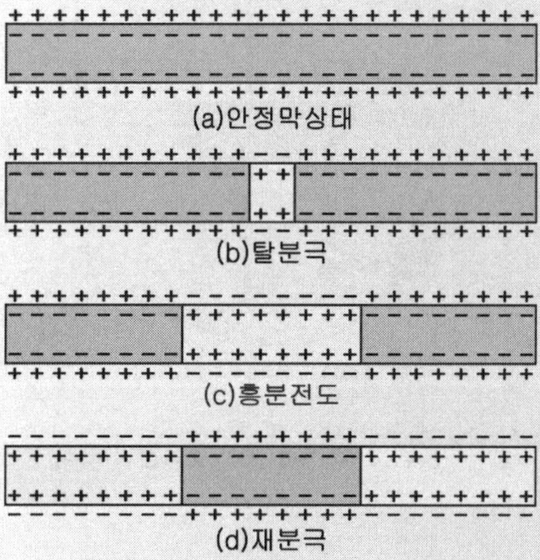

그림 2-15 • 축색돌기의 신경전도 과정

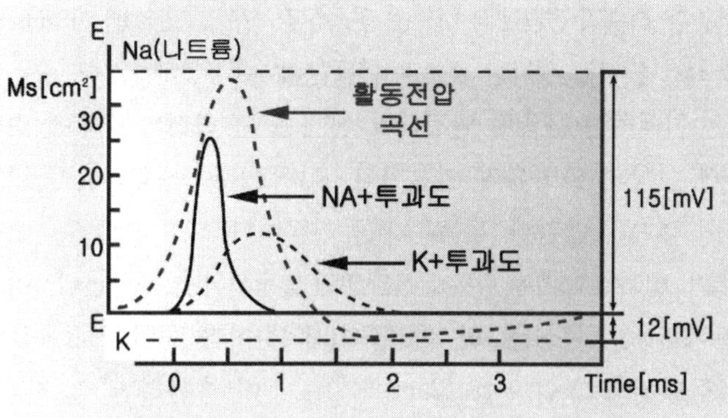

그림 2-16 • 신경세포에서의 활동전압

자극 초기에는 그림 2-16에서 볼 수 있듯이 **Na^+(나트륨) 이온이 세포 내부로 급격하게 확산되어 들어오므로 막전위가 급속히 상승**한다. 막전위가 최대가 되면 세포 내부에 있던 K^+(칼륨) 이온이 세포 외부로 빠져나가며 Na^+ 이온 역시 Na^+ 펌프 작용에 의해 다시 외부로 빠져나가기 때문에 세포는 원래의 **안정막 전압 상태**로 돌아가게 된다.

이러한 활동성 세포에 전극을 부착하고 전위측정이 가능한 기기를 연결한 후 한쪽에 자극을 인가하면 그림 2-17처럼 자극에 의해 유발되는 활동전위를 측정할 수 있다.

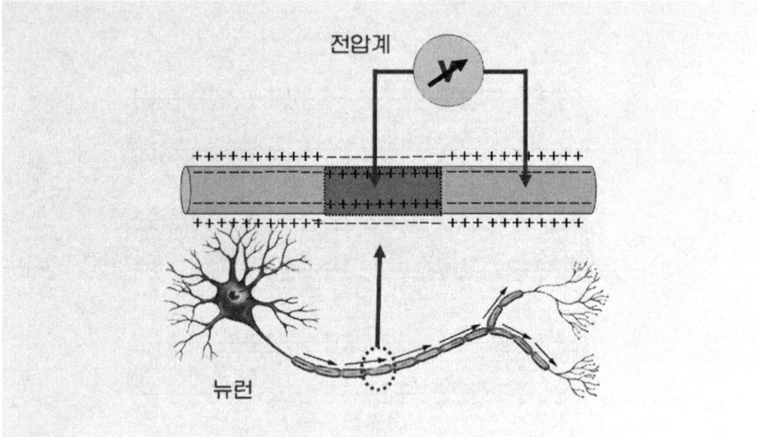

그림 2-17 • 신경의 활동전위 측정

(3) 신경 · 근단위

임상적으로 근전도는 신경 · 근단위(Neuro Muscular Unit(NMU) : 뉴로 머스큘러 유닛)의 활동을 기록하는 데 목적을 두고 있다.

① 신경 · 근단위란 척수의 전근에서 나오는 운동신경세포와 그 지배 아래에 있는 근섬유를 하나의 기능적 최소 단위로 생각한 것으로 운동단위(motor unit : 모터 유닛)라고도 한다.

② 운동 뉴런은 지배하는 근육에 연접하기 전에 또는 연접된 직후에 수많은 가지를 내어 평균 100개 이상의 근섬유와 연결된다. 이와 같은 운동단위가 합해져서 구성되고, 정상에서는 각 운동단위의 흥분은 비동기적이다.

③ 근육의 수축이 일어날 때에는 모든 운동단위의 활동전위가 나타난다. 이 운동 뉴런 하나가 연결시키는(지배하는) 근섬유수의 비율을 지배비율이라 한다.

④ 하나의 운동단위가 그림 2-18, 2-19에서 보듯이 흥분하면 그 지배하의 근섬유군은 동시에 동기적으로 수축을 일으킨다. 근육은 이와 같은 운동단위가 많이 모여 구성된 것이며 근육의 수축이 일어날 때에는 모든 운동단위에서 활동전위가 발생한다.

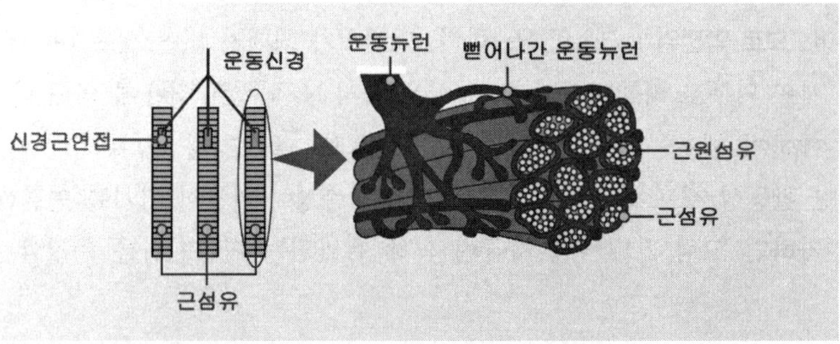

그림 2-18 • 신경 · 근(운동단위)을 구성하는 신경원과 근섬유

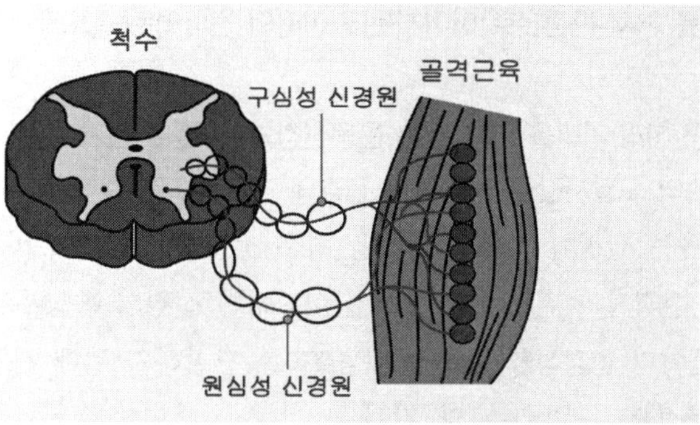

그림 2-19 • 척수로부터 뻗어나온 신경운동단위

⑤ 인체에는 약 600개 이상의 골격근이 있으며 하나의 골격근은 수천 개의 근섬유(근세포)로 이루어져 있다. 개개의 근섬유는 근장 속에 평행하게 배열된 많은 근원섬유를 가지고 있으며 근원섬유는 많은 근필라멘트로 이루어져 있다.

⑥ 근필라멘트에는 무거운 분자량의 단백질로 이루어진 미오신 필라멘트와 가벼운 분자량의 단백질로 이루어진 액틴 필라멘트 등이 있는데 그림 2-20에서 보듯이 근육수축은 액틴 필라멘트가 미오신 필라멘트 중앙으로 미끄러져 들어가면서 이루어진다. 골격근 세포막은 신경세포막과 같이 활동전압을 발생시키고 전도하는 특성을 가지고 있다.

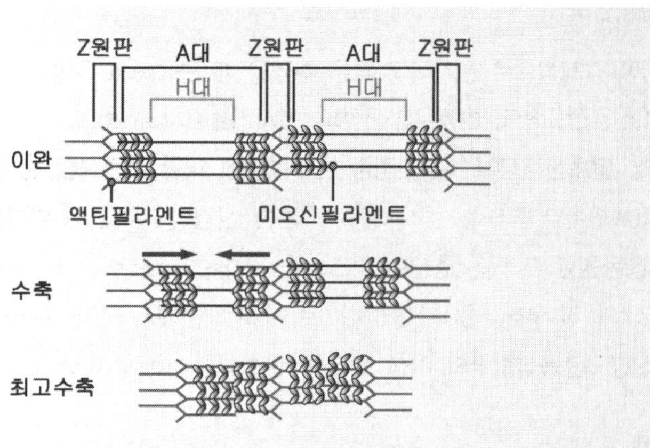

그림 2-20 • 근육세포의 수축원리

(4) 신경전도

근육이나 신경은 분극상태의 휴식을 취하다가 신경의 전기적 자극이 발생되면 신경 · 근육 접합부(신경 · 근연접)에서 아세틸콜린이 분비되어 근세포의 탈분극을 유도하게 된다. 이때 근육에서 발생되는 전기활동을 근활동전위라 한다.

보통 신경의 활동전위는 신경의 한 지점에서 발생하여 신경섬유를 따라 양쪽으로 전파되며 신경 · 근접합부를 거쳐 근섬유로 이어지는데 이때의 전파되는 속도를 전도속도 또는 신경전도속도라 한다.

말초신경 중 미리 거리를 알고 있는 운동신경의 두 점을 전기로 자극하여 그 자극으로 인해 발생하는 유발전위의 도달시간을 이용하면 신경의 전도속도를 측정할 수 있다. 신경의 전도속도를 측정하는 이유는 신경이 손상을 입었을 경우 정상적인 신경에 비해 전도속도가 느리기 때문에 정상적인 신경과의 전도속도 차이를 비교하면 신경의 손상부위 또는 손상여부를 진단할 수 있기 때문이며 신경접합 수술 후 재생결과를 관찰하기 위해 사용되기도 한다. 신경전도속도(μ)는 수학적으로 식 (2-2)와 같다.

$$\text{신경전도속도}(\mu) = \frac{D}{L_1 - L_2} \tag{2-2}$$

여기서 D : 두 자극지점의 서로 떨어진 거리

L_1 : 자극 S_1 지점부터 측정지점까지 흥분이 전도되는데 걸린 시간

L_2 : 자극 S_2 지점부터 측정지점까지 흥분이 전도되는데 걸린 시간

$L_1 - L_2$: 두 자극점 사이의 전도시간

(5) 유발근전도

말초신경에 강제적으로 전기적 자극을 주었을 때 근육에서 유발되는 근활동전위를 측정하는 방식이며 말초신경전도속도, 반복유발근전도, 반사기능검사 등을 할 수 있어 임의로 움직일 수 없는 근육의 상태, 말초신경장애, 특히 중중 근무력증에 대한 객관적인 검사방법으로 이용되고 있다.

유도전극(표면자극전극)을 검사하고자 하는 신경의 지배근에 부착해 유도하며 자극은 신경섬유 다발을 총동원할 수 있는 충분한 강도, 즉 최대 자극으로 0.5~1[msec]의 지속시간을 갖는 방형파 형태의 전기자극을 가해준다. 이때 지배근에서 M-파, F-파, H-파 등이 유발되는데 이 파형들은 신경 · 근육접합부의 이상 유무를 판별하는 데 중요한 근거가 된다.

1) M-파

중추신경(뇌 및 척수)에서 근육 등의 말초기관으로 신경충격을 전달하는 원심성의 운동신경의 α 섬유가 자극에 의해 직접 흥분하고, 활동전위가 원심방향으로 전도해 지배근에서 유발되는 근전도파형을 M-파라 한다. M-파는 말초신경 및 근육의 상태와 신경 · 근접합부 등의 상태를 반영하며 M-파의 역치에 변동이 발생하거나 잠복시간의 연장, 파형의 변화와 소실 등을 검사하여 손상정도를 파악한다.

2) F-파

신경충격을 받은 운동신경섬유의 자극이 근육이 아닌 척수로 역행하여 척수전각세포를 흥분시켜 다시 운동섬유를 하행하여 근육에서 일으키는 파형이다.

3) H-반사

구심성 신경섬유가 감각신경인 Iα 신경섬유를 거쳐 척수의 후각으로 들어가 척수 내에서 단일연접반사궁(2개의 신경원과 1개의 연접)을 거쳐 운동신경인 A-α 신경섬유를 타고 돌아오는 반사파이다.

4) M-파와 H-파의 진폭과 자극 전압과의 관계

경골신경을 최대자극보다 약하게 자극하면 M-파라 하고 장딴지 근육에 초기 활동전위와 후기 활동전위가 보이는데 H-파라고 한다.

표 2-6 • M-파와 H-파의 특성

명칭	자극하는 신경	역치	잠복시간	특 징
M-파	운동신경의 α섬유	높다	수 [m/sec]	강한 자극을 주면 진폭이 커지고 말초신경 및 근의 상태를 잘 반영한다.
H-파	감각신경섬유(GIa)	낮다	20~30 [m/sec]	자극이 강해질수록 진폭 감소하고 상위중추의 영향이나 척수내의 질환에 반영된다.

H-파는 M-파보다 훨씬 역치가 낮기 때문에 약한 자극상태에서는 M-파보다 H-파가 더 빨리 나타난다. 자극의 강도가 증가되면 H-파는 서서히 사라지며 M-파가 커지게 되고 F-파가 출현한다.

(6) 신경전도검사

전기자극에 의해 유발되는 말초신경의 자극전도를 관찰하고 말초신경계의 손상을 진단하기 위한 방법인데 주로 축색변성과 분절성 탈수초 두 가지가 대표적인 말초신경계 손상의 원인이다.

① 축색변성(그림 2-21)은 외상 등으로 축색이 절단된 후 신경말단에서 축색이 변성을 일으켜 신경의 전도성을 잃어버리는 원인이 된다.

② 분절성탈수는 축색이 남아 있는 수초의 붕괴상태로 역시 신경의 전도성을 잃어버린다.

③ 신경전도검사란 바로 이 신경의 전도성을 측정하여 말초신경계의 손상을 진단하는 검사방법이다.

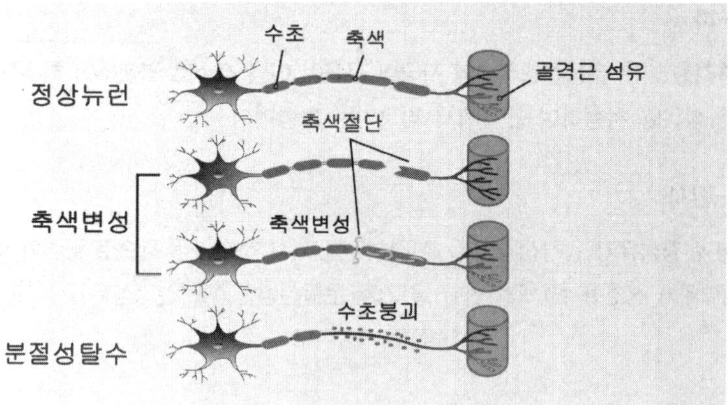

그림 2-21 • 말초신경계의 손상

1) 운동신경의 전도속도 검사법

운동신경의 전도속도 검사는 운동신경을 전기자극했을 때 전기적 흥분이 신경원의 축색말단을 지나 신경·근에 전달되고 이로 인해 수축된 근육에서 유발되는 근육의 운동량, 즉 복합근육활동전위를 기록하는 방법이다.

신경전도속도를 구하는 원리를 그림 2-22와 같다.

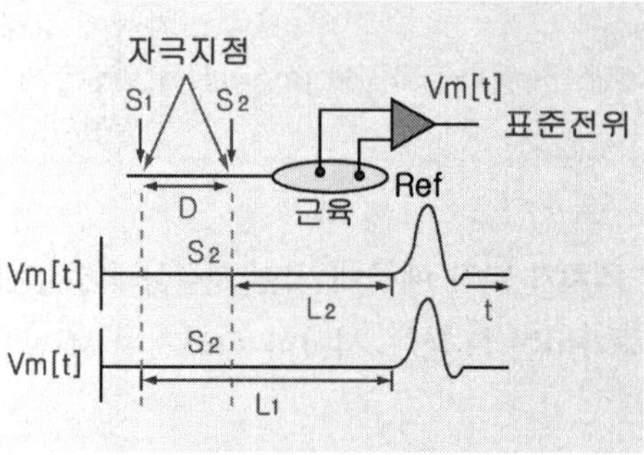

그림 2-22 • 신경전도속도(NCV)

① 운동신경전도속도(NCV)는 식 (2-3)와 같이 구할 수 있다. D는 두 자극 간의 거리이며 줄자를 이용하여 근위부와 원위부의 거리를 측정하여 얻을 수 있다.

$L_1 - L_2$는 두 자극점 사이의 전도시간을 의미한다.

$$NCV = \frac{D}{L_1 - L_2} \text{ [msec]} \tag{2-3}$$

② 신경의 전도속도와 자극의 전달시간이 말초신경의 기능을 진단하는 데 중요한 요소가 되지만 자극받은 신경에 의하여 근육에 유발되는 전위의 특성도 매우 중요한 요소가 된다.

㉮ 어떠한 운동신경에서의 전도속도가 느리면 그 부위 세포에서의 전기적 활성화가 느림을 의미하며 신경섬유의 느린 자극전도는 시간에 따라 분산을 겪게 되기 때문에 유발전위의 파형크기는 상당히 작아진다. 손목 부위에서 자극을 가한 후(그림 2-23) 엄지손가락 부위에서 기록전극과 이들 중앙에 활성전극을 부착하여 정중신경부위에서 유발된 활동전위를 측정한다.

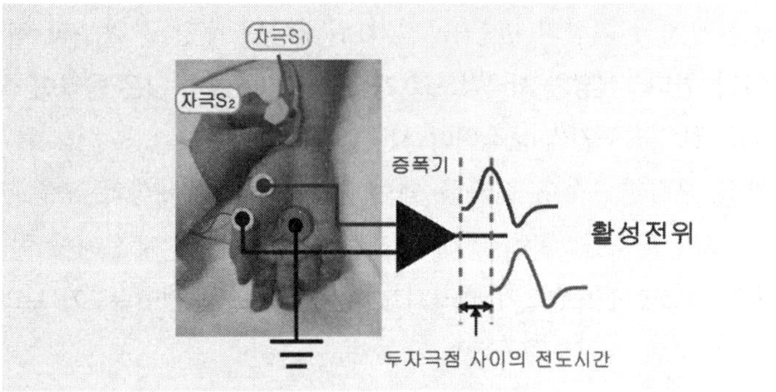

그림 2-23 • 운동신경전도검사

③ 운동신경전도검사(그림 2-24)에 의해 측정되는 활동전위의 요소는 잠복기와 지속시간 그리고 진폭으로 이루어지며 이 요소에 대한 해석은 다음과 같다.

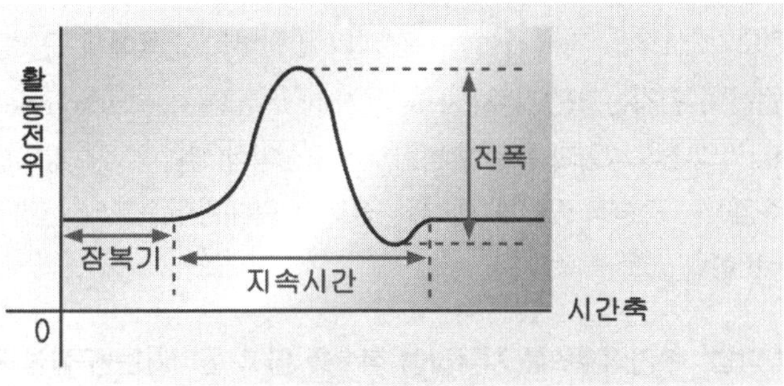

그림 2-24 • 운동신경전도의 파형

㉠ 잠복기 : 신경을 자극하는 시각에서부터 반응이 나타나는 시각까지 걸린 시간, 즉 최초 자극이 주어진 시점부터 복합근육 활동전위가 측정되기 바로 전까지의 걸린 시간이며 가장 빠른 신경섬유를 통해 도달한 시간이다.

㉡ 진폭 : 신경원 자극전도로 인한 복합근육 활동전위의 크기이다. 이 진폭의 크기가 정상보다 작으면 신경의 전도장애를 나타낸다.

㉢ 지속시간 : 복합근육 활동전위의 시작에서 끝까지의 시간, 즉 복합근육의 활동전위 출현에서 사라지는 지점까지 걸리는 시간이다.

④ 복합근육 활동전위의 발생은 수많은 신경섬유의 활동에 의해 이루어지고 각 신경섬유는 그 굵기와 수초화의 정도가 서로 달라 전도속도의 차이가 생긴다. 따라서 이들이 동시에

일을 했을 때의 활동전위의 파형은 뾰족한 파형이 아닌 잘 분포된 파형을 가지게 된다.

⑤ 활동전위의 진폭은 신경자극에 반응하는 근원섬유의 수에 대략적으로 비례하며 활동전위의 모양이 변형되어 나타나면 신경이 눌려 있거나 심한 손상을 받은 것이다.

⑥ 운동신경자극검사에서의 유의점

㉠ 운동신경에서 최상의 반응을 얻기 위해서는 해당 근위부의 여러 위치에서 자극하여야 한다. 적당한 자극강도로 자극했음에도 좋지 않은 응답이 측정된다면 활성자극전극의 위치를 약간씩 움직이며 자극하여야 한다.

㉡ 정확한 신경전도속도 결과를 얻기 위해선 각 검사실의 표준 온도를 정한 후 환자 피부의 온도를 측정, 정해진 표준 온도에 맞게 보정해야 한다. 신경전도속도는 체온이 높으면 전도속도가 빨라지고 체온이 낮으면 전도속도가 느려지는 특성이 있기 때문이다.

㉢ 활동전극의 위치는 정확하게 근육에 부착해야 하며 특히 활동전극과 기준전극의 위치가 뒤바뀌는 일이 없어야 한다. 또한 너무 강한 자극은 다른 인접한 신경을 자극할 수 있다.

2) 감각신경전도검사

운동신경전도가 신경을 자극하여 이 신경의 말단부의 근육에서 근활동전위와 신경전도속도를 측정하는 방법이며 감각신경전도검사(Sensory NCV : Nerve Conduction Velocity : 너브 컨덕션 벨로시티)는 신체감각의 전도방향과 동일한 방향, 즉 구심방향(생리적 전도방향인 척추 쪽)으로의 신경의 자극전도를 측정하는 정향적 방법과 생리적 전도의 반대방향으로의 신경의 자극전도를 측정하는 역향적 방법이 있다.

① 정향적 방법 : 손가락부위를 자극하여 척수를 타고 올라가는 구심성 자극전도를 손목부위에서 측정하는 방법을 그림 2-25에 간략한 모식도로 나타내었다.

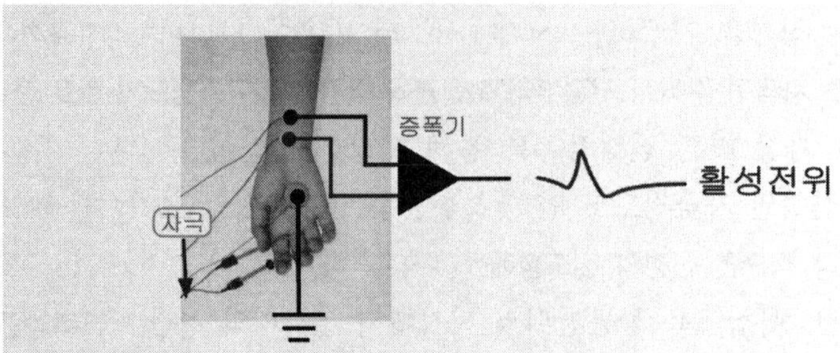

그림 2-25 • 감각신경전도검사

감각신경전도검사에서의 신경전도속도는 정향적 방법으로 식 (2-4)와 같이 구한다.

$$\mathrm{NCV}\,[\mathrm{m/sec}] = \frac{\text{자극점과 활성전극 사이의 거리}\,[\mathrm{mm}]}{\text{잠복기}\,[\mathrm{msec}]} \tag{2-4}$$

자극점과 활성전극 사이의 거리는 줄자 등을 이용하여 거리를 측정하며 잠복기는 자극시점으로부터 유발전위가 측정되기 전까지의 시간을 의미한다.

② 역향적 방법 : 손바닥과 손목에서 자극하고 제3수지에 3~4[cm] 간격으로 활성기록전극과 기준기록전극을 부착하여 기록한다.

활성기록전극과 손바닥 자극지점 사이의 거리, 손바닥 자극지점과 손목자극지점 사이의 거리를 각각 7[cm]씩으로 두 구간의 간격이 같은 지점에서 자극한다.

3) F-파 검사

전기적 자극으로 운동신경을 자극했을 때 이 신경의 말단 부분에서 측정되는 근육의 근활동전위는 신경전도의 원심방향에 대한 유발전위이다. 하지만 신경이 전기적 자극을 받으면 척수방향 즉 구심방향으로의 흥분전도가 역시 이루어지며 이 흥분을 받은 척수는 다시 원심방향으로 운동신경을 타고 흥분을 전도시키는 데 이때 신경의 말단 근육에서 또 다시 측정되는 유발전위를 F-파라고 한다.

발목부위에서 전기적 자극을 주었을 때 신경의 전도가 원심방향(발)으로 이루어져 M-파가 측정되는 것 이외 후경골신경을 타고 구심방향(척수)으로 자극이 전도되고, 척수전각세포에서 원심성 방향으로 자극이 전도되는 것을 그림 2-26이 보여준다. F-파는 M-파의 출현 후 약 20～30[msec] 후에 출현하며 자극시점으로부터 잠복기는 상지에서는 5～35[msec], 하지에서는 50～60[msec]의 잠복기를 갖는다. F-파는 최소 10회 이상을 연속적으로 기록해야 한다.

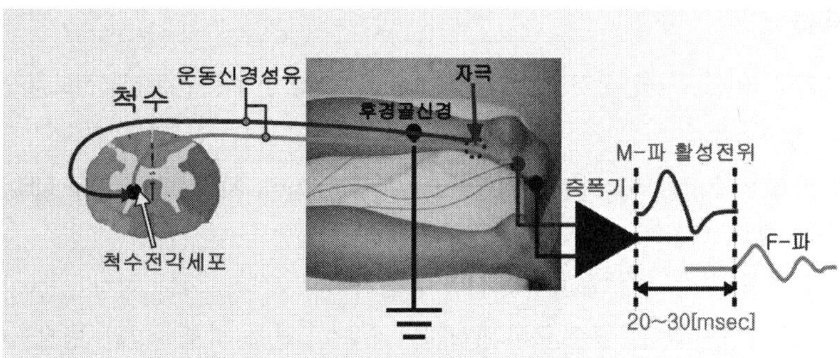

그림 2-26 • F-파 검사

4) H-파 검사

신경에 전기적 자극을 주었을 때 자극의 전도가 원심 방향 이외에 구심성 방향의 감각신경인 Iα신경섬유를 타고 척수의 후각으로 전달되고 다시 척수 내 단일연접반사궁에서 반사된 자극이 A-α신경섬유를 타고 되돌아 활성전극에서 다시 측정되는 파이다.

경골신경(그림 2-27)을 최대자극보다 약하게 자극하면 장딴지 근육에서 M-파와 H-파 반사가 나타난다.

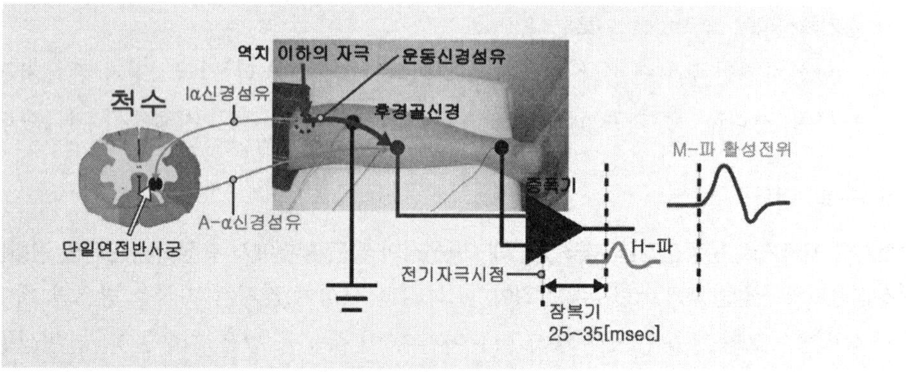

그림 2-27 • H-파 반사검사

H-파는 M-파보다 훨씬 낮은 역치의 자극에 반응하기 때문에 약한 자극상태에서는 H-파 반사가 더 빨리 측정된다. 하지만 자극의 강도가 증가되면 역치 이하의 자극에서만 반응하는 H-파 반사는 점차 사라지며 대신 M-파는 점점 커지고 F-파가 출현하게 된다. H-파 반사의 잠복기는 정상인에게는 약 25~35[msec]로 나타나며 H-파 반사의 잠복기가 정상인에 비해 현저히 길어지면 당뇨병성 신경병증과 같은 다양한 다발성 신경병증 등을 진단한다.

5) 반복자극법

신경・근접합부의 이상검사를 하기 위한 방법이며 그 측정방식은 운동신경전도검사와 같다. 단지 저속, 또는 고속의 빈도로 자극을 주어 이로 인해 유발되는 M-파를 연속적으로 측정하는 것이다. 측정방식(그림 2-28)은 운동신경전도검사와 같으며 자극빈도에 따라 5[Hz] 이하인 자극은 저속자극, 5[Hz] 이상은 고속자극으로 구분된다.

특히 2~3[Hz]의 저속자극에 대한 유발전위가 점차적으로 감소되는 현상을 보이면 중증 근무기력증을 진단할 수 있다. 중증 근무기력증은 근육이 쉽게 피로해지는 병으로서 보통 근운동을 할 때 신경과 근육이 만나는 신경・근접합부 지점에서 아세틸콜린(신경전달물질)이 분비되고 신경의 자극을 전달하기 위해서 아세틸콜린은 근육부위의 수용체와 결합해야 하는데, 원인 모를 현상에 의해 아세틸콜린 수용체에 대한 항체가 형성이 된 후 아세틸콜린 수용체들이 파괴되어 발생한다.

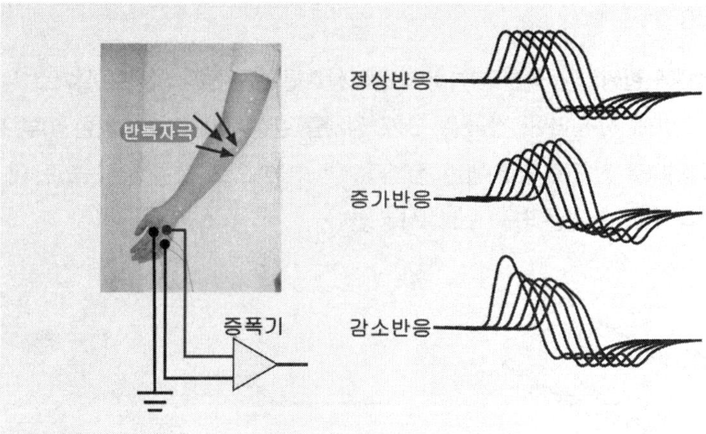

그림 2-28 • 반복자극법

30~50[Hz]의 고속반복자극시에는 Ca^{2+}(칼슘)이 축색종말에 축적되어 아세틸콜린의 방출이 촉진되기 때문에 200~300[%]의 진폭증가 현상을 볼 수 있으며 근무력증후근을 진단할 때 사용된다.

(7) 일반근전도

임의의 전기자극을 신경에 가하지 않고 근육의 수축과 이완, 또는 침전극을 근육에 삽입할 때 발생하는 근육의 활동전위를 측정하는 방식이다.

1) 근수축과 이완시 근전도

정상적인 경우에는 근이완시에 활동전위가 발생하지 않으며, 약한 수축상태에서는 저진폭의 활동전위가 측정된다. 중증도의 수축상태에서는 진폭이 증가되는 활동전위가 강한 수축상태에서는 진폭이 높고 복잡한 파형이 측정된다.

2) 침 근전도

침전극을 근육에 삽입하여 근육의 활동전위를 측정하는 방식이다.

① 침전극을 찌를 때의 활동전위 : 진폭이 1~3[mV] 정도이며 100~200[msec]의 지속시간을 갖는 일과성의 전위가 나타난다. 정상적인 정상근에서는 바로 사라진다.
② 신경전위 : 침전극에 의해 근육내 운동신경의 분지를 자극받아 생기는 활동전위로서 진폭이 50~200[μV] 정도이며 50~100[Hz]의 주파수 특성을 갖는다.
③ 종판잡음 : 침전극이 신경 · 근접합부를 자극해 생기는 활동전위로서 진폭이 20~100[μV] 정도이며 1~2[msec]의 지속시간을 갖는 단상성 음성파이다.

(8) 전극 유도법

유도법이란 생체에 한쌍의 전극을 부착하여 생체신호를 유도선에 의해 증폭기로 유도하는 것을 의미한다. 유도법에 사용하는 전극은 크게 생체를 손상시키지 않기 위한 피부 표면전극(그림 2-29)과 직접 생체내로 전극을 찔러 넣는 침전극(그림 2-30)으로 분류할 수 있는데 보통 환자의 고통을 덜어주기 위해 표면전극을 주로 사용한다.

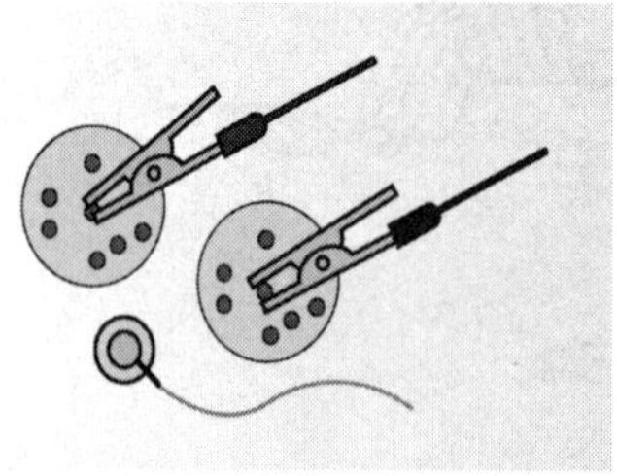

그림 2-29 • 표면전극의 형태

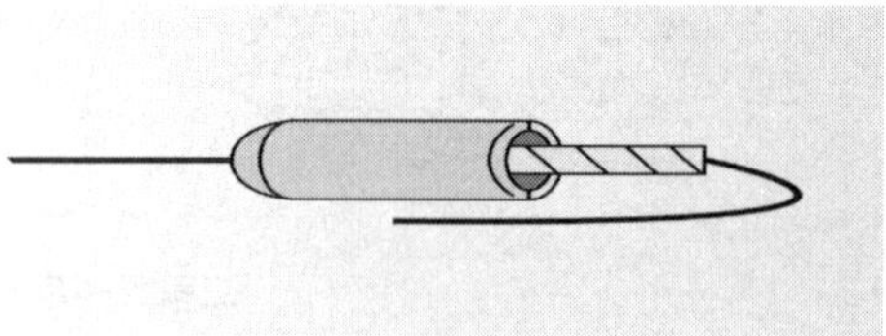

그림 2-30 • 일반적인 침전극의 모양

1) 피부 표면전극의 특징

① 신체의 표면에 부착한다.

② 간섭파형[36]으로 인해 개개의 신경·근단위를 분리하여 측정할 수 없다.

③ 근육 전체에 대한 활동전위의 측정이나 반사활동의 검사에 유효하다.

④ 표면전극 조건으로는 장시간 안정적으로 접촉유지가 가능해야 하며 접촉저항과 분극전압이 적고 잡음이 잘 발생하지 않아야 한다.

2) 침전극의 특징

피부를 뚫고 바늘을 삽입하는 전극으로 신체 내부의 미세한 전위신호를 표면에서의 간접측정이 아닌 직접측정을 할 때 사용하며 근육 개개의 신경·근단위의 활동전위를 분리하여 유도하는데 표면전극은 침전극에 비해 신체피부에 대한 접촉이 떨어지기 때문에 환자가 불안감과 아픈 것만 참을 수 있다면 표면전극보다 정밀한 생체내 활동전위를 측정할 수 있다.

36) 간섭파형 : 근육의 수축이 너무 강하면 다수의 운동신경단위의 활동전위가 증가하고 서로 간섭하여 진폭이 큰 복잡한 형태가 되는 것으로 개개의 운동신경단위의 활동전위를 분리하지 못하고 그 전위도 관찰할 수 없는 파형이다.

(9) 근전계의 구성

1) 구성요소

근전도 검사에서 활동전위를 기록하기 위한 기본적인 근전계의 구성요소들은 [그림 2-31]과 같이 이루어진다.

① **전극** : 정보의 신호 및 **신경의 자극**에 사용된다.
② **증폭기** : 전극으로부터 신호된 **미세한 크기의 정보를 증폭**시킨다(전치증폭기와 차동 증폭기).

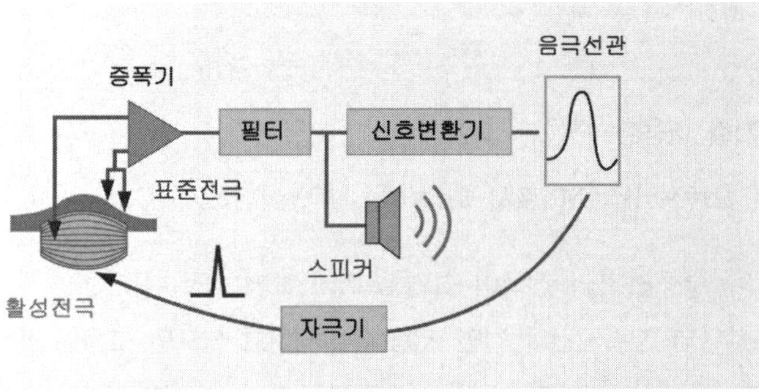

그림 2-31 • 근전계의 구성

③ **필터** : 필요 없는 잡음을 제거시켜 주는 **주파수 여과장치**이다.
④ **스피커** : 증폭된 정보의 변화를 **귀로 들을 수 있게** 해준다(확성기).
⑤ **신호변환기** : 아날로그의 **생체신호를 디지털 신호로 변환**시킨다.
⑥ **음극선관** : 증폭된 정보를 **스크린에 표시**하여 준다.

2) 근전계의 요구사항

근전도 증폭기는 10～1000[Hz] 정도의 주파수 여과범위를 갖는다. 심전도에 비해 증폭기의 주파수 응답의 폭이 좀 더 넓지만 심전도의 경우와 같이 매우 낮은 주파수 범위는 포함하지 않는다. 따라서 **고주파의 잡음에 대하여 안정성이 높다.**

피부 표면전극을 사용할 경우 일반적으로 진폭이 0.1～1[mV] 정도로 낮은 근전도 신호가 검출된다. 따라서 **전압이득이 매우 큰 증폭기**를 사용해야 한다. 단, **근육내 침전극을 사용할 경우에는 근전도 신호의 진폭이 커지므로 증폭기의 이득**이 작아도 된다. 표 2-7은 근전계 요소별 요구사항을 나타내었다.

표 2-7 • 근전계 요소별 요구사항

항 목	특 성
증폭도(전압증폭도)	약 100만 배
주파수 특성	5~10[kHz]의 주파수 대역
시정수	0.03[s] 이상
판별비	60[dB : 데시벨] 이상
교정전압	1~5[mV]
입력 임피던스	5[MΩ]
표준감도	1[mV] / Div

3) 확성기를 이용한 근전도 측정방법

근전도의 활동전위를 소리로서 측정하는 방법이다.

① 근육의 활동전위의 진폭이 크면 소리가 크게 울린다.
② 활동전위의 지속시간이 길면 저음이 발생하고 짧으면 고음이 발생한다.
③ 근육의 수축상태가 지속되는 근 긴장성 활동전위 발생시에는 '붕' 하는 소리가 들린다.

2. 심전도

심장은 전신의 혈관을 통해 혈액을 펌프질하기 위해 강하게 수축작용을 하며 심근의 특성에는 심장의 전기적 활동과정(심장활동전압)과 특별한 전도조직에 따른 전도성 활동전압, 흥분과 불응기 심박동수를 조절하는 자율신경계영향, 전도속도, 흥분성 그리고 심전도(Electrocardiogram(ECG) : 일렉트로카디오그램) 등이 포함된다.

(1) 심전도란

심전도(Electrocardiogram(ECG) : 일렉트로카디오그램)는 심장의 전기적 활성단계에서 발생하는 미약한 전위차(1[mV]의 전압)를 신체표면에서 시간에 따른 변동곡선(0.1~200[Hz] 정도의 주파수 성분)으로 측정하는 것이다. 전압차 또는 전압을 신체표면에서 측정하는 것이 가능한 것은 심장의 재분극과 탈분극의 순서와 시간차 때문인데, 심근은 모든 부위가 동시에 탈분극하는 것이 아니라 심방이 탈분극한 후 심실이 탈분극하는 순서를 정확히 지키며 실행된다(심실이 탈분극하는 동안 심방이 재분극을 일으킨다). 이때 발생되는 전기적 신호(전위차)는 심장부위의 위치에 따라 다른 값을 나타낸다. 이를 신체표면에 전극을 부착한 후 기기를 이용하면 감지할 수 있다(그림 2-32 참조).

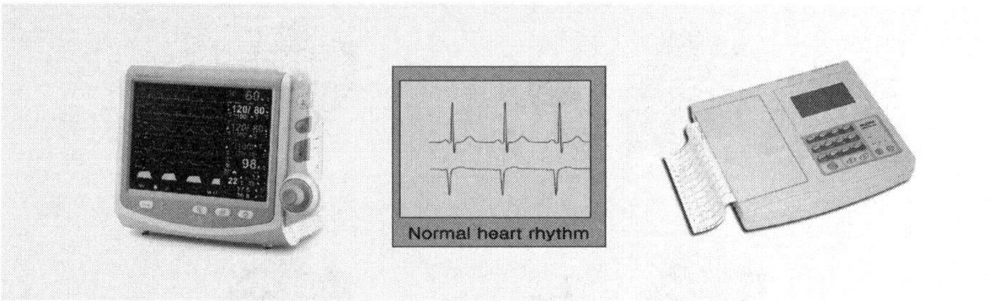

그림 2-32 • 심전계와 정상인의 심전도 파형

심전도에서 나타난 전기적 파형들은 정밀한 분석을 통하여 부정맥, 협심증, 심근경색(심장마비 등의 허혈성 심장질환), 심방과 심실의 비대, 확장 등을 진단할 수 있다.

일반적인 심전도를 그림 2-33에 나타내고 있다. 또한 각 부위의 심근의 위치에서 탈분극과 재분극의 차이의 다양한 파형의 형태를 보여주고 있다. 심장의 자극전도계의 전위특성은 다양한 파형의 형태로 나타내고 있다.

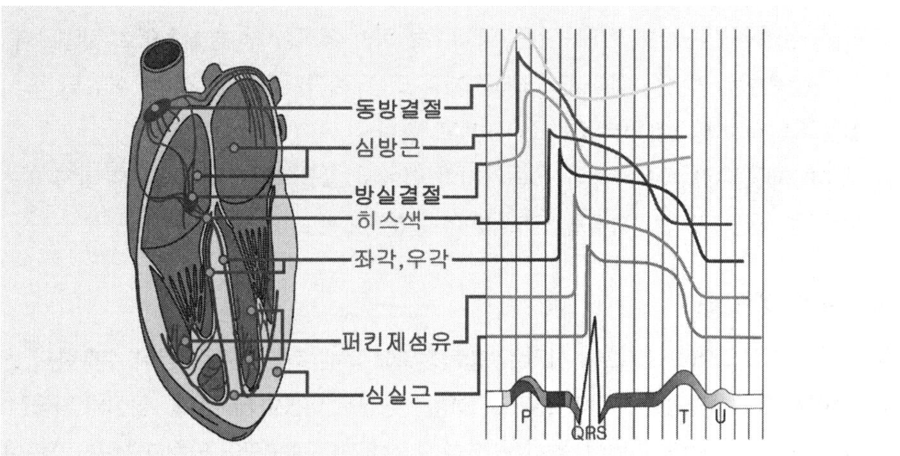

그림 2-33 • 자극전도계에서의 활동전압의 관계

(2) 심장의 기본적인 혈액순환과 자극전도계

1) 전기적 자극의 이동순서

전기적 자극의 이동순서(그림 2-34)는 동방결절(0.05[m/sec]) → 방실결절(0.05[m/sec]) → 방실속(0.8~1[m/sec]) → 좌속가지, 우속가지 → 퍼킨제 섬유(2~4[m/sec])의 순서로 자극이 이동되며 이들을 흥분(자극)전도계라 하며 이들을 제외한 작업심근에서의 이동속도는 심방근(0.8~1[m/sec]), 심실근(0.9~1[m/sec])이다.

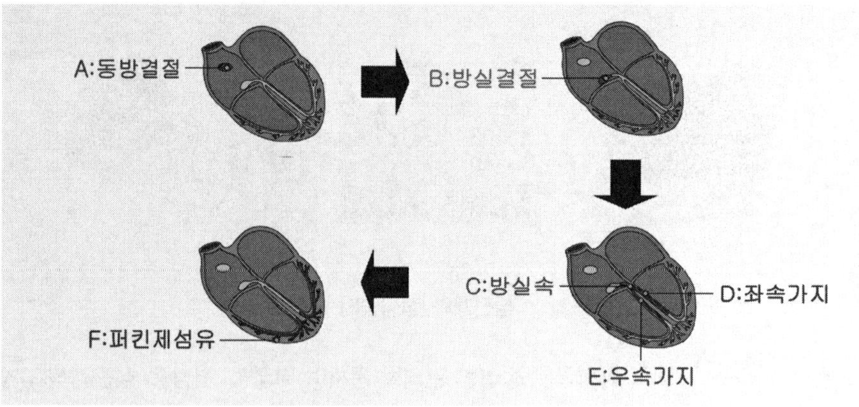

그림 2-34 • 심장의 자극전도경로

① A : 동방결절(S-A node)이란 심장의 심박조율기(pacemaker : 페이스메이커)로 불리는 것으로 우심방의 상벽에 위치하며 심장의 흥분은 여기에서 시작된다.

② B : 방실결절이란 심장흥분은 동방결절에 이어 도달하는 곳으로 심방중격 오른쪽에 위치하며 심장흥분파동은 이 부위를 약 0.1초 동안 통과한 후 방실속으로 전달된다.

③ C : 방실속이란 방실결절과 D : 좌속가지와 E : 우속가지를 잇는 가는 섬유의 속이며 방실결절과 합쳐 방실접합부(A-V node)라고 한다.

④ F : 퍼킨제 섬유란 좌속가지와 우속가지의 끝에서 그물처럼 가늘고 넓게 퍼져 있는 섬유로 작업 심근으로 전기자극을 전도시키며 흥분전도속도가 가장 빠르다.

2) 심장의 혈액순환

최초 동방결절에서(그림 2-35) 시작된 활동전위에 의해 좌심방, 우심방이 수축한다. 심방의 압력이 높아지면 삼첨판과 승모판이 열리고 혈액은 심실로 이동하게 된다. 심실내 자극전도계가 흥분을 하여 심실의 심방의 압력이 높아지면 다시 삼첨판과 승모판이 닫히고 더욱 압력이 높아지면 대동맥판과 폐동맥판이 열리게 되어 우심실의 혈액은 폐동맥으로 좌심실의 혈액은 대동맥으로 들어가게 된다.

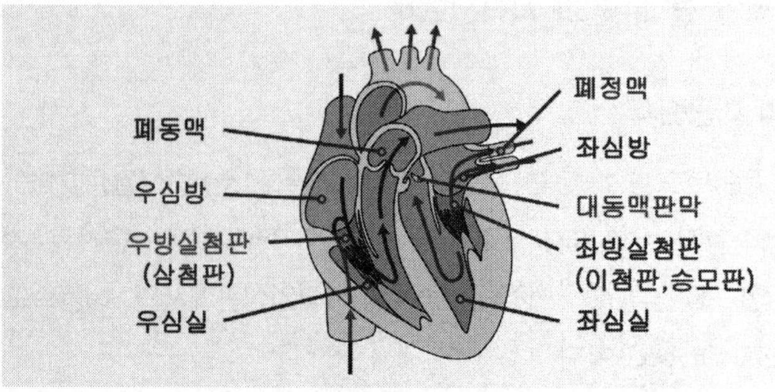

그림 2-35 • 심장의 구조와 혈액의 이동경로

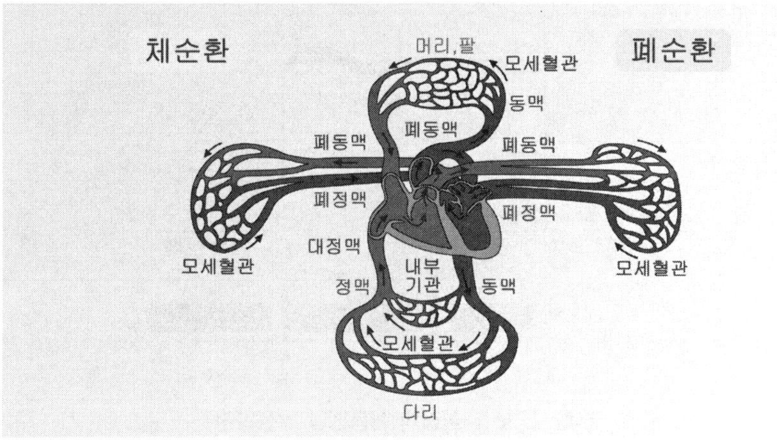

그림 2-36 • 심장의 체순환과 폐순환

① **순환의 구분** : 각 순환계는 두 가지로 나눌 수 있다(그림 2-36 참조).

㉠ **대순환**(체순환) : 좌심실 → 대동맥 → 동맥 → 정맥 → 대정맥 → 우심방

㉡ **소순환**(폐순환) : 우심실 → 폐동맥 → 폐 → 폐정맥 → 좌심방

② 판 막

㉠ **좌방실판막**(이첨판, 삼첨판) : 심방과 심실 사이에 있는 낙하산 모양의 판이다.

㉡ **반월판**(대동맥판, 폐동맥판) : 우심실과 폐동맥 사이, 좌심실과 대동맥 사이의 두 곳에 있는 반월형 주머니 모양의 판막이다.

3) 심근의 구조

심장의 벽(그림 2-37)은 외측으로부터 심외막, 심근층, 심내막으로 3층구조를 이루고 있으며 특히 심근층은 3개층 중에 가장 두껍다.

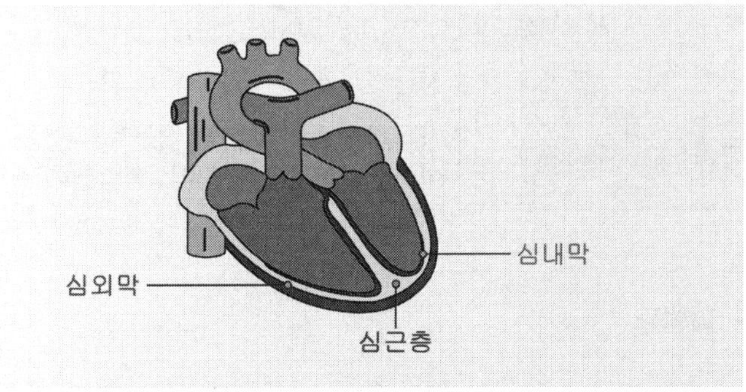

그림 2-37 • 심장벽의 구조

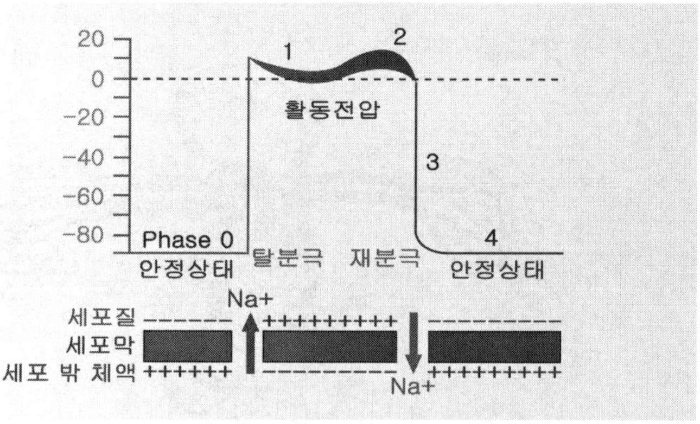

그림 2-38 • 심장의 활동전압 발생과정

심장의 활동전압 발생과정(그림 2-38)에서 다음과 같은 심근의 기능적 특성을 설명할 수 있다.

① **흥분성** : 자극에 대하여 반응하는 성질, **활동전압을 형성하는 능력이다.**

② **전도성** : 세포와 세포 사이의 **흥분을 전달할 수 있는 능력이다.**

③ **자동성, 율동성** : 동방결절의 세포의 **자발적인 흥분발생 능력이다.**

④ **수축성** : 활동전압의 발생으로 인한 **심근의 수축 능력이다.**

⑤ **실무율 법칙** : 흥분을 일으킬 수 있는 **최소한의 자극강도를 역치**[37]라 하는데 보통 골격근과 같은 근육은 역치 이상의 자극에 대해서 그 크기에 비례하여 **근수축을 하는 반면 심근은 역치 이상의 자극에 대해서 그 크기에 상관없이 항상 일정한 크기로 수축하는 성질을** 갖는다. 이것을 실무율 법칙이라 한다.

표 2-8 • 심근계의 구분

심근계	세포특성	특 성
특수 심근계	전도세포	자극전도계이며 자동성을 갖는다.
고유 심근계	수축세포	자극전도계를 제외한 심근층 대부분을 구성하며 작업심근이다. 수축세포로 구성되어 강한 수축력을 가진다.

(3) 심전도 파형들

전형적인 심전도 파형을 그림 2-39와 같이 나타내며 각 파형과 간격은 다음과 같은 의미를 가지고 있다.

37) 역치 : 생물이 외부 환경의 변화, 즉 자극에 대해 어떤 반응을 일으키는데 필요한 최소한의 자극의 세기이다.

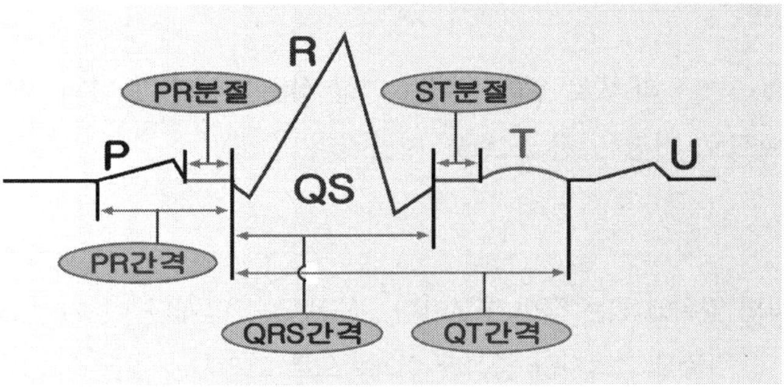

그림 2-39 • 심전도 파형

1) P-파

심방 수축을 표시한다. P-파(P wave)는 심방의 탈분극시 발생하는 파형(0.2[mV] 이하)이다. 탈분극은 동방결절에서 시작되어 결절 간 전로를 통해 심장으로 전달되어 발생한다. P-파 파형은 심방을 통한 전도시간과 상관관계를 가지고 있다. 즉, 심방을 통과하는 전도속도가 감소하면 P-파가 퍼지는 현상이다. 한편 심근세포는 탈분극이 되고 나면 원래의 안정시의 전위로 돌아오는 재분극을 일으키는데 이때 발생하는 파형이 P-파와는 반대방향인 Ta파이다. 이 Ta파는 심전도 기록에서는 거의 찾아볼 수 없는데 이는 보통 QRS극파와 일치되어 감춰지기 때문이다.

2) QRS극파

심실 수축을 표시한다. QRS극파(QRS complex : 0.5~2.5[mV] 이하) Q, R, S 세 개의 파를 포함하고 있는데, 이 파형은 심실의 탈분극을 나타낸다. 심실의 탈분극파는 잇달아 방실결절, 히스속, 좌각, 우각, 퍼킨제 섬유를 통해 심실근육으로 퍼져나간다. 세 개의 파를 포함한 QRS군의 총기간이 P-파 기간과 비슷하다. 이는 심실이 심방보다 훨씬 크다는 것을 알 수 있다.

그러나 심실은 심방만큼 아주 빠르게 탈분극을 일으키는데, 즉 심실의 전도속도는 히스속 퍼킨제 섬유계에서 심방전도계보다 훨씬 빠르기 때문이다. 이 기간은 심장의 절대불응기[38]와 일치한다.

3) T-파

심방의 재수축이 시작되기 전 휴식상태를 표시한다. T-파(T wave : 0.5~1.0[mV])는 심실의 재분극을 나타내는데 심실흥분의 회복과정에 의하여 기록된다. T-파는 QRS군의 뒤에 완만한 파로서 기록된다.

---

38) 절대불응기 : 심장에서는 활동전위 중에 어떠한 활동전위를 만들지 않고 흥분 후 짧은 시기는 아무리 강한 자극에도 반응하지 않는 절대불응기가 존재하는데 각기의 탈분극과 재분극 사이이며 심전도 QRS 부근이 이에 속한다.

4) U-파

U-파(U wave)는 T-파 바로 뒤에 보이는 가장 작은 파이다. T-파의 25[%] 미만, Normal : 1[mm] 미만이므로 기전은 잘 모르고 지나간다.

5) 기선

P-파나 T-파의 앞뒤에 있는 직선 부분이다. 심전도는 언제나 이 기선(Base line)을 중심으로 해석하는데 위쪽에 그려지면 양성파 아래쪽으로 그려지는 것은 음성파라고 한다.

6) 심장의 혈액순환과 심전도 파형

심방의 수축시 P-파, 심실의 수축시는 QRS파, 심방의 재수축이 시작되기 전 휴식상태시에는 T-파와 관련되어 있음을 그림 2-40에서 보여준다.

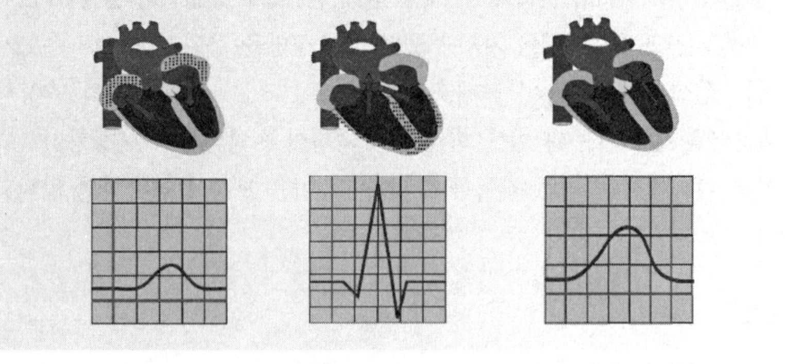

(a) P-파 (b) QRS극파 (c) T-파

그림 2-40 • 심장의 주기와 심전도 파형과의 관계

7) 간격과 분절

간격이란 심전도의 파형을 포함하는 것이고 분절이란 파동 사이를 연결하는 선이다.

① PR 간격 : 심방의 탈분극 시기에서 심실의 탈분극 시간까지를 나타낸 기간이다. PR 간격은 P-파와 PR 분절을 포함하고 심전도의 등전성으로 방실결절 전도와 연관되어 있다. 정상적으로 PR 간격은 0.16초로 심방의 처음 탈분극에서 심실의 처음 탈분극까지의 중복시간이다. 방실결절을 통과하는 전도속도가 빠르면 PR 간격은 감소되고 방실결절을 통과하는 전도속도가 느리면 PR 간격은 증가한다.

② QT 간격 : 최초 심실탈분극에서 마지막 심실 재분극까지의 시간간격을 나타낸다. QT 간격은 QRS군과 ST 분절, T-파를 포함하고 있으며 심실의 탈분극과 재분극 두 가지 모두를 포함하는 시간이다.

③ 심실흥분시간 : QRS파의 시작지점에서 R-파의 최고점까지의 기간을 심실흥분시간이라 하는데 이것은 탈분극파가 심장의 안쪽에서 바깥쪽까지 전달되는 데 걸리는 시간을 나타낸다. 근접효과라고도 하며 하나의 근편이 있을 때 자극받은 근편에서 반대편 근편까지 흥분이 전달되는 시간이라 할 수 있다.

④ ST 분절 : QRS파 끝에서 T-파 시작 전까지의 사이(심실흥분의 말기)이며 정상시 기선과 같은 높이에 위치한다. 정상시의 이 위치가 기선에서 0.1[mV] 이상 상승 또는 0.05[mV] 이하로 하강했을 시에는 심근의 이상을 반영한다.

⑤ 심박동수와 부정맥의 관계 : 심박동수는 심전도에 나타난 QRS군의 횟수를 분으로 나눈 분당심박수로 나타낼 수 있다. 심장주기길이는 R-파와 다음 R-파가 나타나는 기간, 즉 RR 간격과 동일한데 심박동수와 주기길이는 식 (2-5)와 같은 관계가 있다.

$$\text{심박동수} = \frac{1}{\text{주기길이}} \tag{2-5}$$

따라서 심박동수의 변화는 주기길이에 영향을 주게 되고 주기길이의 변화는 곧 심장의 활동전압 변화를 의미한다. 즉, 심박동수의 증가는 활동전압 기간의 단축을 의미하는데 시간당 활동전압이 더 많이 나타날 뿐만 아니라 활동전압이 좀 더 짧아지고 마찬가지로 좀 더 짧은 불응기를 가지게 된다. 심박동수와 불응기의 관계로 인해 심박동수의 증가는 부정맥을 유발하는 요인이 될 수도 있다. 만약 심박동수가 증가하고 불응기가 짧아지면 심근세포는 조기에 흥분하게 된다.

8) 심전도의 파형의 탈분극과 재분극 변환

보통 P-파를 심방수축파로 서술하는데 이는 P-파가 심방의 수축에 의해 발생하는 것이 아니라 동방결절에서 생성된 전기적 신호가 특수 자극전도계 경로를 따라 심방[39]과 심실[40]로 전달되면서 일어나는 심근의 탈분극과 재분극의 현상이 체표면의 전위측정에서 기록되는 파형으로 이해해야 한다.

심실근 세포의 탈분극과 재분극 현상이 심전도의 파형과 관계가 있음을 그림 2-41에 보여주고 있다.

39) 심방성분 : P파, PR 간격이다.

40) 심실성분 : QRS군파, ST파, T파, U파이다.

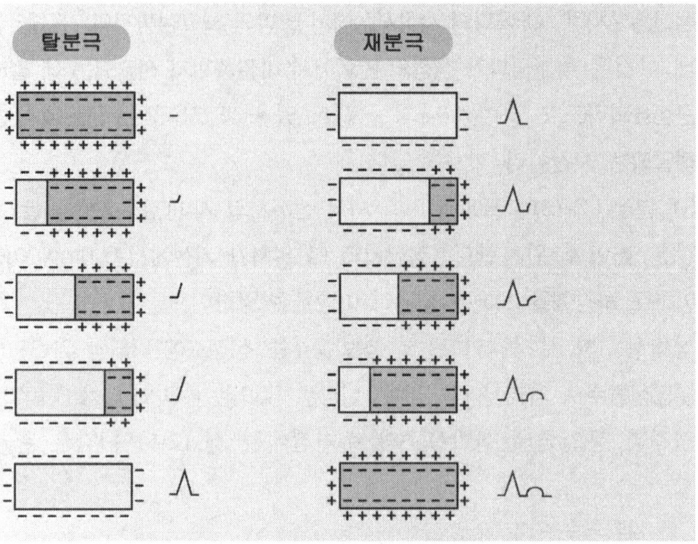

그림 2-41 • 심실근 세포의 탈분극과 재분극시 심전도 파형

표 2-9 • 심전도 파형 정리표

파형 종류	파형의 내용
P-파	심방의 탈분극시 발생하는 파이다.
QRS군파	심실의 탈분극시에 발생하는 파이다.
T-파	심실의 재분극시 발생하는 파이다.
U-파	T-파 후에 생기는 느린 파이다.
기선	T-파가 끝나는 지점에서 다음 P-파가 시작되는 지점을 연결하는 파이다.
PR 간격	① P-파의 시작지점에서 QRS파의 시작지점까지의 간격이다. ② 방실의 흥분전도 시간을 의미한다.
QRS	Q-파, R-파, S-파를 합친 파이며 심실의 탈분극을 나타낸다.
ST 간격	① QRS 시작지점에서 T-파 시작지점까지 간격이다. ② 심실 전체의 흥분상태를 나타낸다. ③ 심근의 상태 반영 : 이 분절의 상승과 하강은 심장의 이상 징후를 나타낸다.
QT 간격	① QRS 시작지점에서 T-파가 끝나는 지점까지의 간격이다. ② 심실의 흥분과 흥분이 안정될 때까지 시간이다. ③ 심박동수와 관계가 있다.

(4) 심전도의 목적

심전도의 가장 큰 목적은 부정맥의 진단을 위한 것이다. 부정맥이란 심장내 전기적 신호의 전달 경로나 그 부위에 이상이 생겨 발생하는 것으로 심박동수가 정상보다 더 빨라지거나 느려지고 또는

불규칙한 주기로 인해 정상적인 활동을 하지 못하는 질환이다. 대표적인 부정맥의 파형은 그림 2-42와 2-43에 나타내었다.

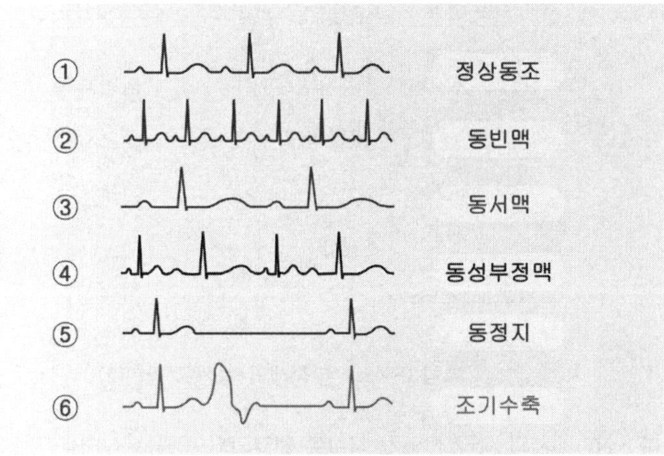

그림 2-42 • 부정맥의 심전도 파형(1)

① 정상동조 : P-파, QRS파의 모양과 폭이 정상적이며 고르다. 심박수는 분당 60~100회이고 PR 간격은 0.12[s]에서 0.2[s] 사이로 일정하다.

② 동빈맥 : 운동, 과도한 카페인 음료섭취, 고열, 갑상선 기능항진증 등으로 인해 동방결절의 자극 발생이 증가되어 RR 간격이 정상보다 좁아져 생기는 것으로 분당 100회에서 160회의 빠른 심박동수를 갖는다. 심전도의 기본파형 모습은 정상적이다.

③ 동서맥 : 갑상선 기능저하, 고령자, 허혈성 심질환 등으로 인해 동방결절의 자극 발생이 줄어들어 RR 간격이 길어져 생기는 것으로 분당 60회 이하의 심박동수를 갖는다. 역시 심전도의 기본파형은 정상적이다.

④ 동성부정맥 : 보통 숨을 들이마실 때 심박동수가 빠른 빈맥이 나타나고 숨을 내쉴 때 느린 서맥이 나타나는 호흡성 부정맥으로 동방결절의 자극 발생이 일정치 못할 때 발생하는 것으로 고령자 또는 소아, 심장질환자에게서 잘 나타난다.

⑤ 동정지 : 심근경색이나 급성 심근염 등으로 인해 P-파와 QRS군이 갑자기 소실되는 것으로 이는 동방결절의 자극 발생이 일시적으로 정지되는 상태이다.

⑥ 조기수축 : 정상적인 심박시기보다 빠른 자극이 심방, 방실접합부, 심실과 같이 동방결절 이외의 곳에서 발생하는 것으로 기외수축이라고도 하며 전체 부정맥의 30~40[%]를 차지할 정도로 매우 잘 발생하는 부정맥이다. 심장판막증, 고혈압증, 심근증 등에 의해 발생하며 노년층일수록 더 발병률이 높다.

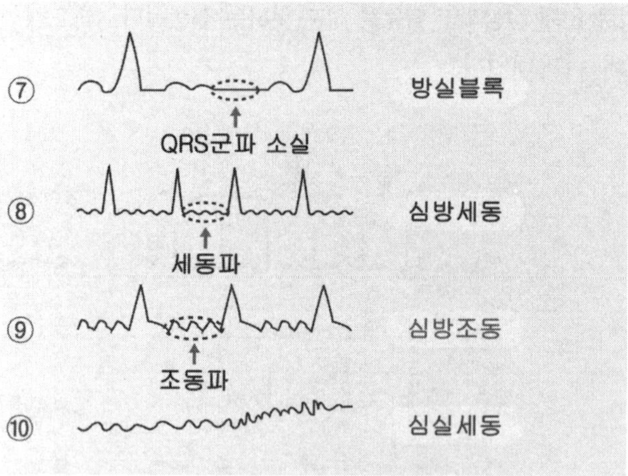

그림 2-43 • 부정맥의 심전도 파형(2)

⑦ 방실블록 : 심방에서의 자극 전도가 심실로 전달되지 못하는 상태를 말하며 노년기에 접어들수록 방실전도계의 퇴행이 원인이 되는 경우가 많다.

⑧ 심방세동 : 자극에 대해 심방과 심실이 모두 규칙적으로 수축하지 않는 상태이기 때문에 절대성 부정맥이라고도 불린다.

P-파가 사라지며 대신 분당 300~600회의 출현을 갖는 빠른 템포의 불규칙한 세동파(F-파)가 나타난다. RR 간격이 모두 불규칙하게 나타난다. 대표적으로 승모판막증, 갑상선 기능 항진증, 허혈성 심질환 등에 의해 발생된다.

⑨ 심방조동 : 심방의 수축과 그 뒤를 따르는 심실의 수축이 모두 빠르게 수축하는 상태로 P-파가 사라지고 분당 250~350회의 조동파(F-파)가 나타난다. 정상적인 심전도 파형은 아니지만 심방세동과는 다르게 RR 간격이 비교적 규칙적이며 심방흥분에 의한 자극의 여분이 심실로 규칙적으로 전달된다.

⑩ 심실세동과 심실조동 : 가장 치명적인 부정맥으로 심실근이 제 기능을 상실하고 심실의 어느 한 곳 또는 여러 곳에서 작은 흥분을 발생하며 빠르게 수축하는 현상이다. 체순환계로 어떠한 혈액도 공급할 수 없으며 수분 이상 지속되면 사망하기 때문에 즉각적인 응급처치가 필요하다. 급성심근경색, 쇼크, 중증 심근장애시에 발생한다.

심실의 세동과 조동은 뚜렷한 구분이 어렵기 때문에 통상 두 현상 모두를 심실세동이란 용어로 통일한다.

⑪ 동방블록 : 동방결절에서의 자극 발생이 심방으로 전달되는 것이 차단되는 상태이며 P-파, QRS군파, T-파가 소실되며 동방차단이라고도 한다. 심근경색, 심근염 등으로 인해 동방결절과 심방의 자극전도가 제대로 이루어지지 못해 발생한다.

(5) 심전도의 유도

심전도는 Einthoven(아인토벤)이 처음 인체 표면에서 서로 떨어진 두 부위에서 전기를 측정한 이래 전자기기의 발달과 더불어 많은 발전을 이루면서 심장질환의 진단에 필수적인 방법이 되었다.

심전도 유도의 원리는 심장에서 발생하는 탈분극과 재분극으로 인한 전기적 현상이 전기적으로 전도체로 볼 수 있는 신경과 신체조직을 통하여 신체 각 부위로 파급되는 현상에 의해 착안된 것이기 때문에 심근 개개에서 형성된 순간순간의 활동전위를 체표에서 연속적으로 측정하여 시간축상에 기록하는 방법이다. 하지만 유도부위와 심장으로부터의 거리, 또는 심장과 유도부위 중간에 위치하는 조직들의 물리적, 전기적 저항성 때문에 각 부위에서 측정한 전압의 크기는 일정하지 않다.

오른발에 연결하는 접지는 파형과는 상관이 없는 누설전류에 대한 보호접지이다.

1) 쌍극유도

쌍극유도란 심장으로부터 떨어진 체표면 두 점 간의 상대적인 전위차를 기록하여 심장기전력의 변화를 측정하는 유도법으로 그림 2-44와 같은 표준사지유도가 이에 속한다.

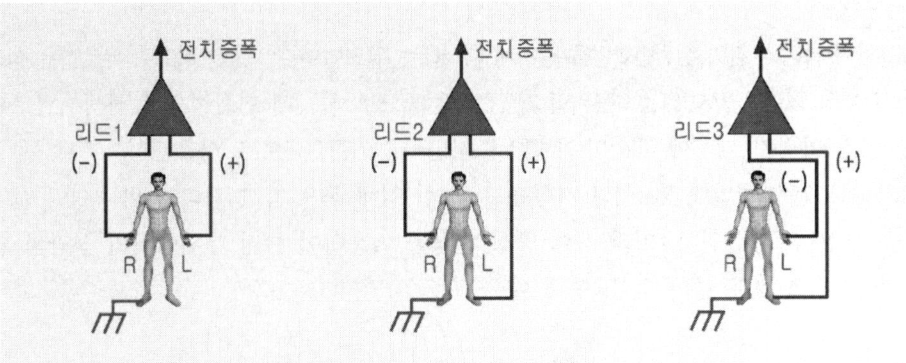

그림 2-44 • 표준사지유도(리드 1, 2, 3 유도)

① 표준사지유도는 Einthoven(아인토벤)이 좌우 양 팔과 왼다리의 3점을 이용하여 왼팔과 오른팔 사이에 연결한 전극을 리드 I, 오른팔과 왼다리 사이에 연결한 유도를 리드 II, 왼팔과 왼다리 사이에 연결한 유도를 리드 III으로 규정하였는데 이러한 유도를 표준유도라 한다.

㉠ 전극을 오른손(R), 왼손(L), 왼발(F)에 부착하고 유도한다.

㉡ 체표면의 두 전극 사이의 상대적인 전위차 변화를 포착한다.

I : 오른손－왼손 간의 전위차를 측정한다.

II : 왼발－오른손 간의 전위차를 측정한다.

III : 왼발－왼손 간의 전위차를 측정한다.

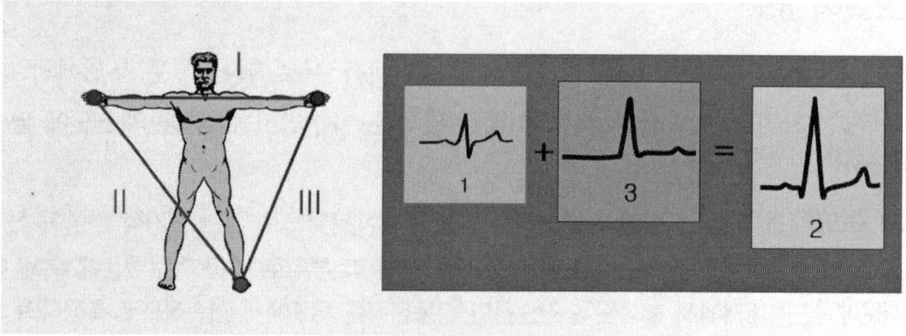

그림 2-45 • 아인토벤 삼각유도법

② Einthoven(아인토벤)은 그림 2-45에서와 같이 서로 간에는 일정한 대수관계가 있다는 것을 발견하였는데 리드 I로 측정한 QRS파와 리드 Ⅲ로 측정한 QRS파의 상하 진폭을 합하면 리드 II로 측정한 QRS파와 진폭이 일치한다.

③ 아인토벤 공식 : (2-6)과 같이 나타낼 수 있다.

$$\mathrm{I} + \mathrm{III} = \mathrm{II} \tag{2-6}$$

2) 단극유도

체표면의 특정 부위의 전위변화만을 강하게 나타내는 유도법이다. 일반적으로 유도법은 심장기전력으로부터 영향을 받지 않는 0전위의 기준전극을 필요로 하는데 현실적으로 신체부위로부터 얻는 것은 어렵기 때문에 윌슨이 개발한 중심전극이 기준전극으로 사용된다.

오른손과 왼손 왼발에 5[kΩ]의 저항을 걸어 한 점에 묶으면 그 점의 전위는 0[V] 전위에 가까운 중심 전극이 된다. 따라서 이 중심 전극을 이용하여 특정 부위에서의 심장의 활동 전위를 그림 2-46과 같이 얻을 수 있다.

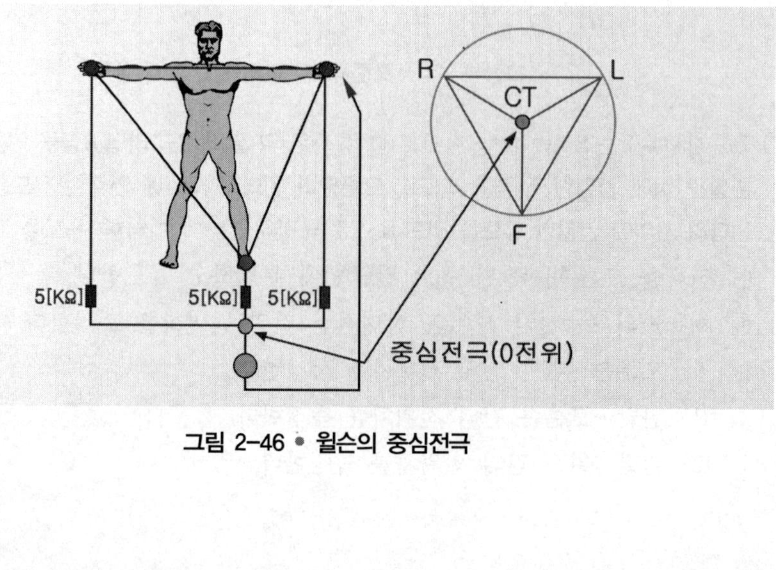

그림 2-46 • 윌슨의 중심전극

① **증폭단극사지유도** : 증폭단극사지유도법을 그림 2-47은 간략하게 표현하고 있다. 증폭단극사지유도법의 특징은 다음과 같다.

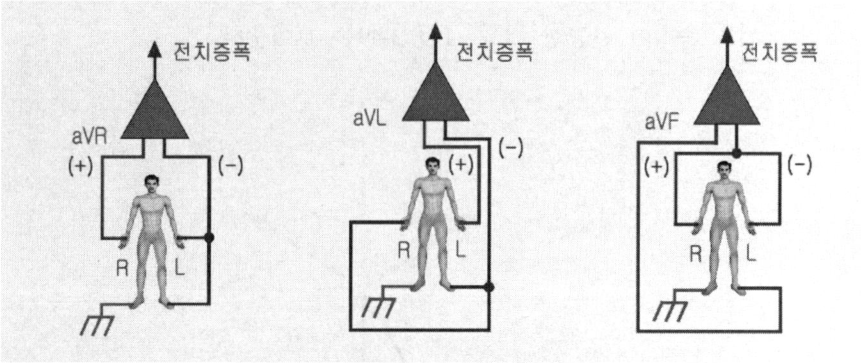

그림 2-47 • 증폭단극사지유도

㉠ 윌슨(Wilson)의 단극사지유도법을 좀 더 개선한 **골드버그**(Goldberger)**의 사지의 단극유도법**이다.

㉡ **왼손, 오른손, 왼발의 세 곳 중 어느 한 곳을 양극으로 정하고 그곳의 전위를 다른 두 개의 전극으로 연결된 기준점의 전위와 비교하여 기록하는 방식**이다. 이러한 유도에 의해 측정되는 전위는 매우 낮기 때문에 원하는 파고의 크기를 나타내기 위해서 **증폭기를 사용**한다.

㉢ aVR, aVL, aVF가 이에 속하고 **쌍극유도**(표준사지유도)**는 심장 전체를 멀리서 관찰한 상대적 전위**인데 비해 **증폭단극사지유도는 신체표면의 중심전극을 기준으로 절대값에 가까운 크기**로 나타낼 수 있다.

심장의 벡터적인 활동전위를 **쌍극유도와 단극유도로 여러 방향에서 측정**하는 것을 간략한 모식도로 그림 2-48에 나타낸 것이다.

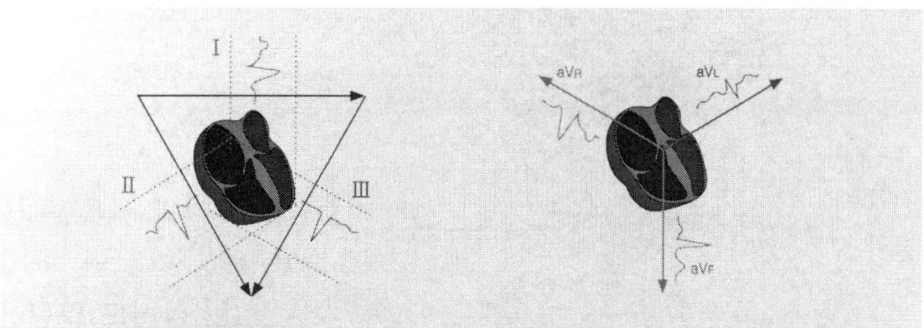

(a) 아인토벤의 정삼각형 (b) 증폭단극사지유도

그림 2-48 • 각 유도법에 따른 심전도측정에서의 벡터 방향

아인토벤 삼각법에 의해서는 단지 3개의 측면에서만 심전도 파형을 얻을 수 있는 반면 증폭단극사지유도는 아인토벤의 삼각법으로 측정할 수 없는 방향의 심전도 파형을 얻을 수 있다. 이 두 개의 유도법에 의해 좀 더 다양한 방향으로의 심전도 측정이 가능한 것을 그림 2-49는 보여준다.

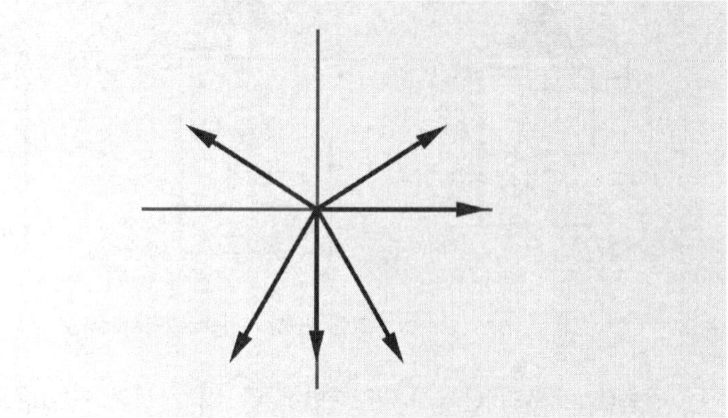

그림 2-49 • 단극유도와 쌍극유도에 의한 심전도 측정방향

② 단극흉부유도 : 윌슨의 중심전극을 기준으로 그림 2-50과 같이 흉골에 부착한 6개의 유도부위와의 전위차를 순서대로(V1~V6) 측정해 나가는 단극유도이며 심장의 전기적 활동을 수평면에서 기록한 단극유도이다.

흉부유도를 기록할 때는 흡인형 전극을 흉벽에 올바른 위치와 간격으로 붙여야 한다. 기록 전극을 부착한 부위(+)로부터 탈분극이 멀어지면 파형은 (−)네거티브(negative)로 측정되며 반대로 탈분극이 가까워지면 파형은 (+)포지티브(positive)로 측정된다(표 2-9 참조).

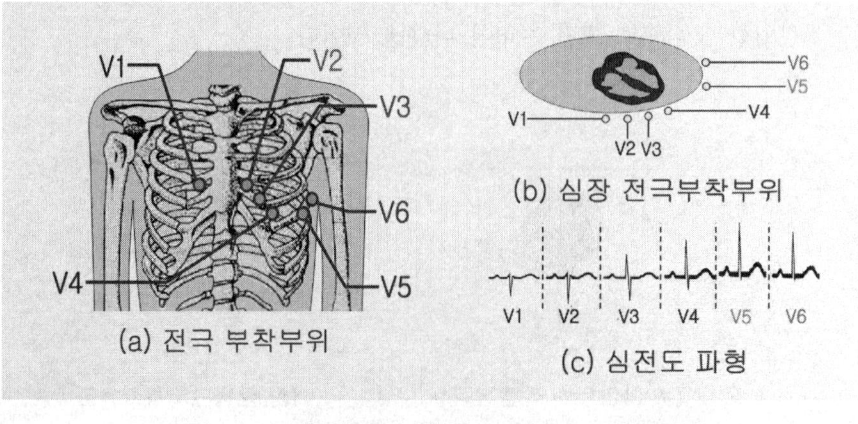

그림 2-50 • 흉부유도와 흉부유도에서의 QRS파의 변화

표 2-10 • 심전도 표준 12 유도법정리표

유도	전극 위치	유 도 명	
I II III	왼손(+), 오른손(−) 왼발(+), 오른손(−) 왼발(+), 왼손(−)	쌍극유도	표준사지유도 (아인토벤유도)
aVR aVL aVF	오른손(+), 왼손과 왼다리의 중간단자(−) 왼손(+), 오른손과 왼다리의 중간단자(−) 왼다리(+), 오른손과 왼손의 중간단자(−)	단극유도 (기준점 있다)	단극사지유도 (골드버그유도)
V1	제4늑간, 흉골 오른쪽 가장자리	단극유도 (기준점 있다)	단극흉부유도 (윌슨유도)
V2	제4늑간, 흉골 왼쪽 가장자리		
V3	V2와 V4의 중간점		
V4	제5늑간, 좌쇄골 중간선과의 교차점		
V5	V4와 같은 높이에서 전액와선상		
V6	V4와 같은 높이에서 중액와선상		
	* 흉부(+), 윌슨의 결합단자(−)		

(6) 기타의 심전도

1) 벡터 심전도

일반적인 심전도는 심장기전력에 의하여 발생한 전위의 변화량을 시간에 따라 기록한 평면적인 스칼라[41] 심전계이기 때문에 방향을 가진 3차원적인 형태의 심장기전력을 정확하게 측정하기 위해선 크기뿐만 아니라 방향까지도 고려한 측정 방식이 필요하다.

벡터(vector)[42] 심전도란 심장수축의 각 순간에 심장기전력의 특유한 방향과 크기를 벡터량으로 3차원 형태인 정면도, 측면도, 수평면도로 투영하여 얻은 각 파형을 편광판에 걸어 정점을 연결시켜 루프(환) 형태의 상을 얻는 심전도이다.

기준유도법인 프랭크 유도법으로 측정한다. 그림 2-51과 같이 7개 유도전극 I, E, C, A, M, F, H를 부착하여 x, y, z평면으로 정면과 측면 수평면에 대한 벡터 심전도를 얻는다. 이것은 심장 1주기만의 기록이기 때문에 부정맥 진단은 불가능하다.

41) 스칼라(scala)란 방향은 고려하지 않은 양을 의미한다.

42) 벡터(vector)란 크기와 방향을 가진 역학적인 양을 의미한다.

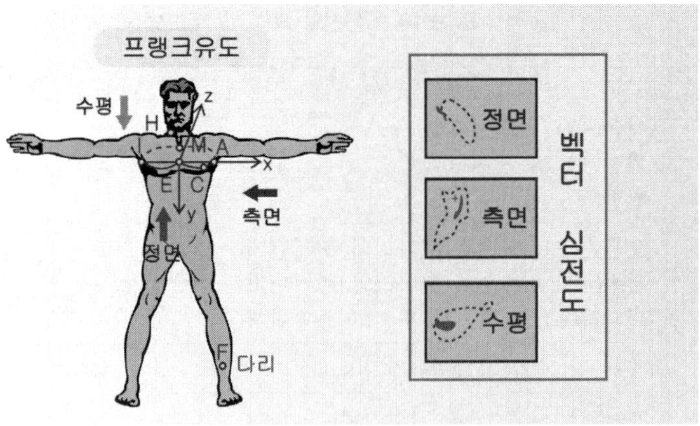

그림 2-51 • 프랭크 유도법

2) 24시간 심전도

부정맥이나 협심증은 항상 증상이 있는 것이 아니고, 하루에 잠깐씩만 증상이 나타나는 경우가 많이 있다. 이런 질환의 진단을 위해서는 환자가 하루 종일 심전도기계를 몸에 부착하고 생활하면서 심전도를 기록해야 하는데 이때 24시간 동안 카세트테이프나 IC메모리에 환자의 심전도 정보를 기록하는 것이 24시간 심전도(Holter : 홀터 심전도)이다. 쌍극 흉부유도방식으로 흉벽 관전극 4개와 접지전극 1개를 부착한다.

3) 부하 심전도

관상동맥과 같은 질환은 안정시에 심전도가 정상으로 측정되지만 심장에 일정한 부담을 주면 비정상적임을 발견할 수 있는데 이와 같이 안정시의 심전도에서는 명확한 변화를 알 수 없는 경우에 심장에 일정한 부담을 주어 잠재되어 있는 질환을 찾는 것이 부하 심전도(loading : 로딩)의 목적이다.

① 부하시험의 목적

㉠ 관상동맥과 같은 순환질환의 유무를 진단할 수 있다.

㉡ 관상동맥질환이나 협심증 등의 치료 후 효과를 평가할 수 있다.

㉢ 심근경색의 재활에 따른 경과를 모니터할 수 있다.

㉣ 말초순환장애와 심장장애를 감별할 수 있다.

② 운동부하시험

㉠ 마스터(master) 2계단법

㉮ 1회 승강횟수는 5스텝으로 한다(그림 2-52 참조).

㉯ 싱글(single) 부하시험 : 해당횟수를 90[s] 안에 승강한다.

㉰ 더블(double) 부하시험 : 싱글 부하시험의 2배 횟수를 3분 간에 승강한다.

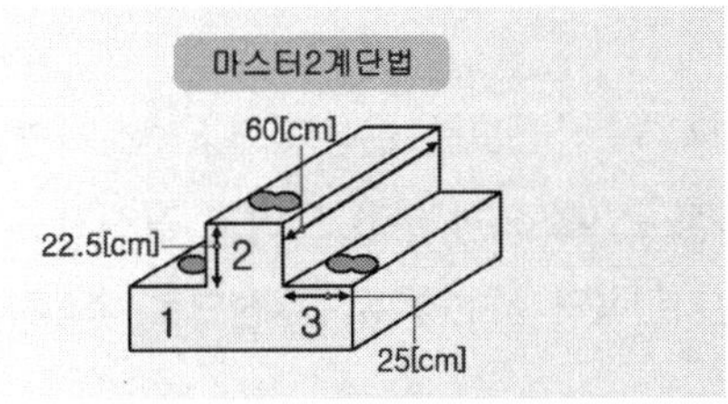

그림 2-52 • 마스터2계단법

㉣ 사전에 안정시의 표준 12유도법으로 심전도를 측정하고 운동을 실시한다. 운동 후 즉시 기록하여 심근허혈의 변화, 부정맥의 출현, 심박동수의 변화 등을 관찰한다.

㉤ 주의점 : 부하 직후 드리프트가 생기기 쉬우므로 일시 호흡정지 후 기록하며 3분 후, 6분 후에 측정한다.

ⓑ 트레이드 밀(trade mil)법 : 과거 감옥에서 징벌로 사용하던 밟아서 돌리는 바퀴형태로서 전동 모터에 의해 회전하는 벨트 위를 강제로 보행 또는 주행시켜 심장에 부하를 일으킨다(그림 2-53 참조).

㉮ 마스터법보다 부하가 크다.

㉯ 마스터 시험에서 이상이 발견되지 않는 허혈성 심장질환이 의심되는 경우 또는 허혈성 심장질환의 치유 후에 경과 정도와 한계를 측정하는 데 사용된다.

㉰ 부하량은 벨트의 회전속도와 경사에 의해 정해지며 운동 후에 12유도법으로 측정한다.

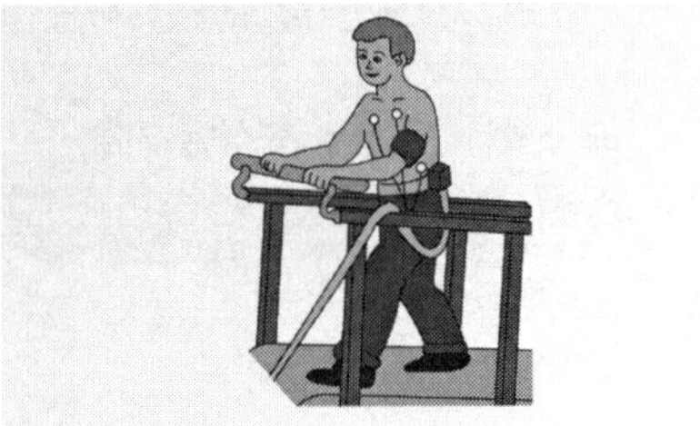

그림 2-53 • 트레이드 밀법

ⓒ 자전거 에르고미터(ergometer)법

㉮ 고정된 자전거 페달을 밟아 부하를 주는 방법이다.

㉯ 부하량은 회전수와 바퀴의 저항에 따라 변화한다.

③ 저산소부하시험 : 산소를 자연공기의 절반(산소 약 10[%], 질소 약 90[%])에서 15~20분 간 호흡시킨다.

④ 약물부하시험 : 아트로핀 또는 아드레날린 등을 투여하여 심장에 부하를 준다.

⑤ 인공심방 페이싱 : 우심방에 카테터(catheter : 금속제의 가는 관)를 주입하여 전기자극을 주어 인공빈맥을 발생시킨다.

4) 텔레미터 심전도

텔레미터(telemeter ECG) 심전도는 협심증이나 부정맥 환자의 일상생활 중 심전도 측정을 위해 또는 운동부하 측정, 스포츠의학 분야 그리고 장시간 모니터를 해야 하는 중환자실에 사용하는 심전도로 심장기전력의 신호를 유·무선으로 송신하고 수신측에 기록하는 심전도이다.

5) 자동진단 심전도

자동진단 심전도(ECG analyzer : 애널라이저)는 심장의 전기적 활동전위 신호를 자동 심전계에서 측정한 후 AD변환기를 거쳐 컴퓨터로 전송, 컴퓨터는 다시 그 값을 분석하여 라인프린터로 출력한다. 유도절환이나 심전도 계측의 시작시점과 종료시점, 심전도편집 등의 조작을 전자적으로 제어할 수 있기 때문에 분석이 자동으로 되는 장점이 있다.

6) 안전 심전도(medical electronics ECG)

ME는 국제적으로 안정성이 인정되는 기기이다. 기존의 심전계들은 ME 기기에 속하지 못하지만 체표면에 전극을 부착하는 방식으로 마이크로 쇼크를 줄여 왔기 때문에 사용할 수 있었다. 누설전류 허용값과 IEC[43] 규격 요구사항에 따라(표 2-11 참조) B형, BF형, CF형으로 나눌 수 있으며 특히 CF형 심전계는 안전심전계라고 한다.

① B(body : 보디)형 : 해당 IEC 규격 요구사항에 적합한 장착부로서 전기충격에 대한 보호를 갖추고 특히 허용누설전류(100[μA])에 대해 보호되어야 한다. B형 장착부는 심장에 직접 사용하기에는 적당하지 않기 때문에 체표면 유도에만 사용한다.

표 2-11 ● 장착부 형식별 기호

기 호	IEC 규격	의미
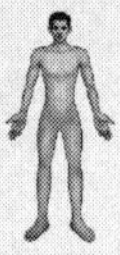	417 878-02-02	B형 기기
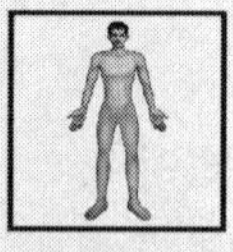	417-5333 878-02-03	BF형 기기
	417-5335 878-02-05	CF형 기기

43) IEC(International Electrotechnical Commission : 인터내셔널 일렉트로테크니컬 커미션 : 국제전기표준회의)

② BF(Body Float : 보디 플로트)형 : 해당 IEC 규격 요구사항에 적합한 F형 장착부로서 B형 장착부보다 정도가 높은(B+F) 전기충격에 대한 보호를 갖추어야 한다. 허용누설전류(100[μA]), BF형 장착부는 심장에 직접 사용하기에는 적당하지 않다.

③ CF(Core Float : 코어 플로트)형 : 해당 IEC 규격 요구사항에 적합한 F형 장착부로서 BF형 장착부보다 높은 전기충격에 대한 보호를 갖추어야 한다. 허용누설전류 10[μA] 이하로 수술실, CCU, ICU에서 사용할 수 있다.

7) 특수한 유도에 의한 심전도

① CCU(관상동맥질환 집중치료 시스템), ICU(집중치료실)의 심전도 유도법 : CCU는 급성심근경색과 같이 발작증세 후 몇 시간 이내에 부정맥으로 사망하기 쉬운 응급환자에 대해 조기에 집중치료실(Intensive Care Unit(ICU) : 인텐시브 케어 유닛)나 관상동맥질환 집중치료 시스템(Cardiac Care Unit(CCU) : 카디애크 캐어 유닛) 같이 심전도, 혈압, 맥박, 호흡수 등을 한눈에 알 수 있는 기기에 수용하여 집중감시 및 치료를 하는 데 사용한다.

　㉠ 흉벽의 2점에 전극을 부착하여 흉부에 대한 쌍극유도를 한다.

　㉡ 홀터나 텔레미터 심전도에 이용된다.

② 넵(nehb)유도 : 흉부의 쌍극유도를 이용해 심근경색의 진단에 이용한다.

③ 고위유도 : 흉부유도의 표준부위에서 1늑간 혹은 2늑간 올린 곳에 전극을 부착하여 기록하는 방법이며 표준부위보다 내려 기록하는 방법을 저위유도라고 한다.

④ 식도유도

　㉠ 식도 안에 카테터(catheter)를 이용해 심장의 우심실벽에 가까운 장소의 전위를 측정하는 방법이다.

　㉡ P-파를 명확히 기록할 수 있어 상실성(심실윗부분) 부정맥의 감별과 진단에 유용하다.

　㉢ 누전이 적은 안전심전계를 사용하는 것이 올바르다.

⑤ 히스속 심전도 : 심장 카테터(catheter)를 이용해 심장 내부에 직접 전극을 넣고 심장내벽에서의 전위를 유도하여 심장의 자극전달계인 히스색부위의 심전파형을 관찰하는 심전도이다. 10[mA] 정도의 전류로도 심장정지를 일으킬 위험이 있으므로 주의가 필요하다.

　㉠ 우심 카테터를 사용한 심장 내 유도에서 히스속 부근에 카테터 전극을 두고 히스속 전위를 기록한다.

　㉡ 최근에는 체표면에서 비관혈적으로 히스속 전위를 기록하는 방법이 개발되고 있다.

　㉢ 인공심박조절장치(인공 페이스메이커)가 생체와 잘 적응되는지의 유무판정에도 이용된다. 심전도의 종류와 특징을 표 2-12에 간략히 나타내었다.

표 2-12 • 심전도 종류 정리표

종류		특성
벡터 심전도		크기와 방향을 고려한 심전도이다.
특수심전도	24시간 심전도	24시간 환자감시하는 심도전이다.
	부하 심전도	심장에 부하를 주어 정상 심전도에서 보이지 않는 관상동맥질환을 진단한다.
텔레미터 심선도		심기전력 신호를 유 · 무선으로 전송, 수신한다.
자동진단 심전도		컴퓨터와 연결되어 신호의 분석과 편집이 용이하다.
안전 심전도(Medical Electronics ECG)		마이크로 쇼크를 방지할 수 있다(누설허용값 : 10[μA]).
특수유도법 심전도	CCU, ICU	흉벽의 2점에 전극을 부착, 흉부의 쌍극유도이다.
	넵(Nehb)	흉부쌍극유도를 심근경색의 진단에 이용한다.
	고위유도	흉부유도의 표준부위에서 1늑간 또는 2늑간을 올려 기록한다.
	식도유도	식도강에서 단극유도(P-파가 명확히 유도됨)된다.
	히스속	심장 내부에 카테터 전극을 넣어 히스속 전위를 기록한다.

(7) 심전도 기록의 주의점

1) 심전도실

① 실내온도는 20~25[℃]로 유지시킨다. 온도가 너무 낮으면 근전도의 혼입이 발생되기 쉽고 너무 더우면 기선의 동요가 발생하기 쉽다.

② 습도는 60[%] 이하로 유지시킨다. 습도가 너무 높으면 심전계 고장의 원인이 될 수 있다.

③ 침대의 시트는 절연 시트로, 침대의 받침대는 접지를 위한 금속제로 한다.

2) 심전계

인체로부터 유도된 심전도는 신호의 크기가 매우 작으므로 이를 증폭하기 위한 **증폭기**가 필요하며 잡음을 해소하기 위한 **필터 장치**와 마지막으로 환자의 안전을 위한 **보호장치**와 측정된 심전도를 기록하는 **기록부**가 필요하다. 전형적인 심전계의 구성을 그림 2-54에 간략히 나타낸 것이다.

① 리드 선택기 : 환자에 접속되는 각 전극은 심전계의 리드 선택기에 연결된다. 리드 선택기의 역할은 해당 리드에 필요한 전극들을 선택하여 적절한 회로와 접속시켜 주는 역할을 한다.

② 전치증폭기 : 입력 전치증폭기는 심전도 신호를 초기 증폭한다. 전치증폭기는 매우 높은 입력 임피던스와 높은 공통성분 제거비를 가져야 한다.

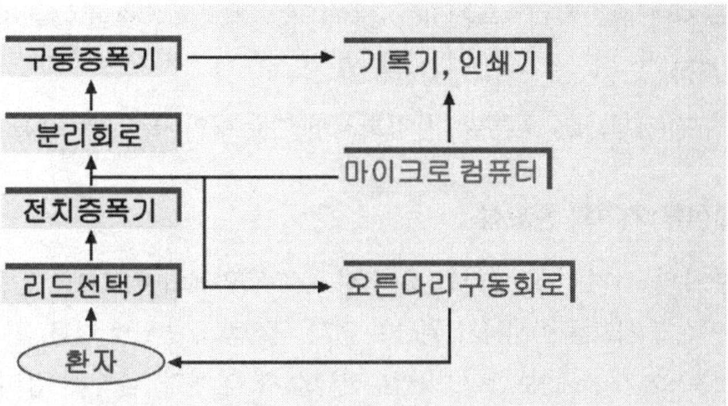

그림 2-54 • 전형적인 심전계의 구성도

③ 분리회로 : 분리회로는 60[Hz]의 전류가 유입되는 것을 방지하는 회로가 내장되어 있다.

④ 구동증폭기 : 구동증폭기 회로는 심전도 신호가 기록기에 적절한 크기로 기록될 수 있도록 신호 레벨을 증폭하는 역할과 심전도의 주파수 특성에 맞는 대역필터로 구성되어 있다.

⑤ 기타 : 위의 장치들 이외에 보조적인 장치나 기록을 위한 장치로 교정신호 발생기, 메모리 시스템, 마이크로컴퓨터, 기록기, 인쇄기 등이 있다.

㉠ 접지(earth : 어스)를 확실하게 한다(인체의 오른발과 기계의 접지단자, 만약 접지단자가 없을 시에는 수도꼭지를 접지로 이용 가능하다).

㉡ 하나의 전원은 반드시 심전도 기록만을 위하여 사용되어야 한다.

㉢ 표준검량선(calibration : 캘러브레이션)이 맞는지 확인한다.

㉮ 표준 크기 : 1[mV]의 전압을 넣었을 때 10[mm]의 진폭이 되도록 한다.

㉯ 심전도 용지기준으로 1[mm]는 가로 세로축의 가장 작은 눈금을 나타낸다.

㉣ 기선이 바르고 깨끗하게 측정되는지 확인한다.

㉤ 유도되는 파형이 잡음 없이 정확하게 측정되는지 확인한다(특히 흉부유도).

㉥ 전극을 부착할 부위에는 인공음영이 생길 우려가 있으므로 젤을 바른다. 특히 손목시계, 목걸이 등의 금속이 인공음영의 원인이 될 수 있는 것은 사전에 제거해야 한다.

㉦ 흉부유도시 주의점 : 남자의 경우 흉모는 인공음영의 원인이 될 수 있으므로 깎아 준다. 여자의 경우 유방의 위치에 따라 유도 데이터가 달라질 수 있으므로 정확히 늑골을 천지해 유도하는지 확인한다.

㉧ 시정수는 3.2초로 조정한다 : 시정수란 1[mV]의 전압이 1/3[mV]가 될 때까지 걸린 시간 T를 기록지상에서 측정한 시간의 값이다.

㉨ 심전도 기록지의 이동속도(paper speed : 페이퍼 스피드)를 꼭 확인한다.
표준속도는 25[mm/sec](초당 25[mm]의 속도)이다.

㉾ 1[mm] 이동에 0.04초의 시간 경과, 또는 5[mm] 이동에 0.2초 시간 경과한다.

㉩ 소아의 경우 움직임이 심할 경우 인공음영의 원인이 되는 것에 유의한다.

㉠ 누전에 유의한다 : 누전이란 절연이 불완전하여 전류의 일부가 전선 밖으로 새어 나가는 증상, 또는 그 전류(누설전류[44])를 의미한다.

㉡ 누전(예방)책 : 오른발 접지회로에 5[mA]의 퓨즈를 연결한다.

3) 누설전류 처리의 중요성

의료 분야의 전기전자 장비는 일반적으로 절연체의 이상으로 인하여 발생되는 누설전류의 위험한 전기쇼크 사고를 방지하기 위하여 접지 시스템(① 전원의 절연, ② 입력회로 장치 본체에서의 절연, ③ 접지)을 제공해야 한다. 만일 전력선과 인체가 접촉된 장비 간의 절연체에 심각한 문제(절연파괴 또는 기름먼지 등에 의한 절연저항 저하현상)가 발생하면 전류는 대지를 향하여 흐르게 된다. 그 결과 위험을 방지하기 위하여 이 전류는 퓨즈를 끊어버리게 된다.

중요한 것은 그림 2-55처럼 접지되지 않은 장비에서 발생한 누설전류가 대지로 향하는 것이 중단된 상태에서 인체가 그 장비에 접촉하였을 때 쇼크 위험성이 발생하는데, 충격에 민감한 환자가 있는 의료장비에서 매우 위험한 상황이 된다. 그 이유는 환자가 몸의 상태가 매우 약하고 무의식 상태인 경우 약한 누설전류에도 인체 내부의 장기에 치명적인 쇼크를 줄 수 있다.

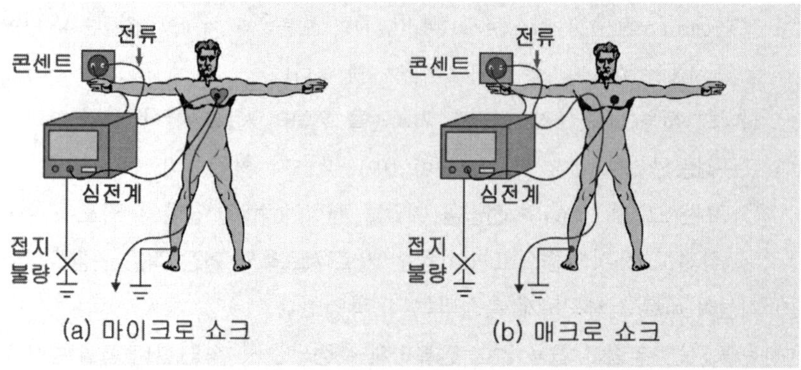

그림 2-55 • 심전계의 접지불량으로 인한 신체의 쇼크 위험성

4) 누설전류의 측정

누설전류는 특수하게 제작된 계측기(누설 전류계)에 의하여 측정하는데 의료장비의 경우는 접지를 향하는 전류를 측정하여 검출한다. 누설전류는 항상 존재하는 것이기 때문에 의료장비인 경우 항상 의무적으로 안전관리 · 보수 · 점검 전반에 걸쳐 의료장비 규정에 따라 주기적인 검사를 실시하여야 한다(표 2-13 참조).

44) 누설전류 : 절연 금속으로부터 대지면으로 향하여 흐르는 전류이다. 접지 결선이 이루어지지 않으면 도전체나 전도경로 형성이 가능한 비전도체 표면(인체)으로 전류의 흐름이 발생할 수 있다. 따라서 이 전류는 항상 접지단자를 통하여 안전하게 대지로 유입되도록 해야 한다.

표 2-13 • 인체에 유입되는 전류에 대한 심장과 근육의 생체반응

전류rkqt	생체반응
0.01[mA](10[μA])	**마이크로 쇼크**[45](micro shock)의 허용전류값이다.
0.1[mA](100[μA])	직접 심장에 흐르면 **심실세동**[46]을 일으킨다. 매크로 쇼크(macro shock)의 허용전류값이다.
1[mA]	최저 감지전류이다.
10[mA]	근육을 자유롭게 움직이는 전류(이탈전류)이다.
100[mA]	체표를 통해 체내로 유입되어 **심실세동**을 일으킨다.

(8) 인공음영

인공음영(artifact : 아터팩트)이란 '**인체에 부착된 금속이나 신체 외·내부의 활동 또는 움직임으로 인해 해부학적 근거가 없는 음영이 존재하게 되거나 파형의 결핍을 발생시키는 현상이며 또는 이상음형의 농도**'로서 정의되기도 한다.

심전도에서 **인공음영**을 발생시키는 원인은 다음과 같다.

1) 교류에 의한 장애현상과 원인

50~60[Hz]의 **규칙적인 진동파 간섭의 장애**로 파형의 선이 두껍게 측정된다.

① **단선의 영향**(전선의 접지불량 또는 절단되었을 경우 : 특히 대부분의 경우 오른발 유도 코드에서 단선 발생)이다.

② 전극과 유도 코드 간의 접속 또는 **전극과 신체와의 접촉불량**이다.

③ **유도선이 엉켜 있을 경우**이다.

④ 주위에 전기를 사용하는 기구나 전자제품이 있어 **교류장애의 원인**이 되는 경우이다.

㉡ 모터, 룸쿨러, 냉장고, X-선 장치, 형광등, 라디오, TV 등이 원인이 된다. 현재의 전자제품들은 자체 콘덴서의 영향 때문에 전원차단이 아니라 아예 주위에서 제거해야 한다.

⑤ 심전계내의 **교류장애제거장치의 고장**이다.

㉡ 교류유도장애장치란 교류여과기로서 차동 증폭기에서 제거되지 못한 **상용교류 잡음을 대역통과필터를 이용해 제거하는** 장치이다.

---

45) micro shock(마이크로 쇼크)란 : 전류의 유입점, 유출점의 어느 한쪽에 심근을 통해서 흐르고 있거나 가까이 있을 때 일어날 수 있는 쇼크이다. 의료설비에서는 micro-shock에 대한 대책으로 허용전류를 10[μA]로 목표로 한다.

46) 심실세동(ventricular fibrillation) : 심실근육이 불규칙적으로 움직여 온몸에 혈액이 순환되지 않아 심장마비를 일으킨다.

⑥ 유도잡음의 혼입을 적극적으로 차단하기 위해 입력코드는 전원코드로부터 가급적 분리시키고 필요시 차폐용 매트를 사용한다.

2) 근전도 혼입으로 인한 원인

① 환자의 불안, 긴장, 공포심, 움직임이 있는 경우(심방세동과 혼동 우려)이다.

㉳ 심방세동이 발생하면 가슴이 두근거리면서, 어지럽고 가슴이 답답해지며, 호흡이 어려워지는데 환자가 느끼는 극도의 긴장감으로 인해 이러한 심방세동과 비슷한 생리적 증상을 보여 심방세동의 F-파로 오인할 수 있다.

② 실온이 낮아 환자가 몸을 떠는 경우이다.

③ 전극의 부착밴드를 너무 조여 환자에게 고통스러울 경우이다.

④ 환자가 대・소변을 참고 있어 신체적으로 불안정해지는 경우이다.

⑤ 파킨슨병[47]을 가진 환자의 경우이다.

3) 기선의 불안정

① 부착물 부위에 땀과 같은 이물질이 끼어 전극이나 피부가 오염된 경우이다.

② 호흡운동과 같은 신체적 활동으로 인한 기선이 동요하는 경우이다.

③ 전극밴드를 너무 느슨하게 부착하여 접속 또는 접촉불량인 경우이다.

④ 심전계 자체 원인(외부적 충격으로 인해 고장이 있는 경우 정전기 발생으로 인한 동요)이다.

3. 심음도

(1) 심음도

청진기로 심음을 듣고 의사는 환자 심장의 기능적인 특성에 대한 중요한 정보를 얻게 된다. 하지만 이 방법은 의사의 감각에 의존하는 방법이기 때문에 개인능력의 차가 크고 신뢰성이 부족하다는 결점이 있으며 주파수가 적거나 음의 에너지가 너무 작을 때는 정확한 측정이 어려운 단점이 있다.

심음도(Phonocardiogram : PCG)는 청진에 비해 심음의 소리 에너지를 전기적 에너지로 바꾸어 파동으로 기록, 시각화하여 특정한 심음과 심장의 한 박동 주기내에서 일어나는 기계적인 일 또는 전기적인 현상 사이의 관계를 시간의 관점에서 비교할 수 있는 장점과 또한 청진에 비하여 심음과 심잡음을 정밀하게 구분할 수 있으며 청진의 한계 하한(약 20[kHz])에 가까운 저주파의 음을 정확하게 기록할 수 있는 장점이 있다.

---

47) 파킨슨병(진전마비) : 간뇌의 변성 또는 동맥경화적인 변화를 주로 한 중추신경계의 퇴행성질환이다.

(2) 심음도의 발생시점

청진시 심음을 잘 들어 보면 심장 주기마다 두 가지 소리가 들리는데 이 중 먼저 것은 제Ⅰ심음이라 하며 그 뒤에 것은 제Ⅱ심음이라 한다.

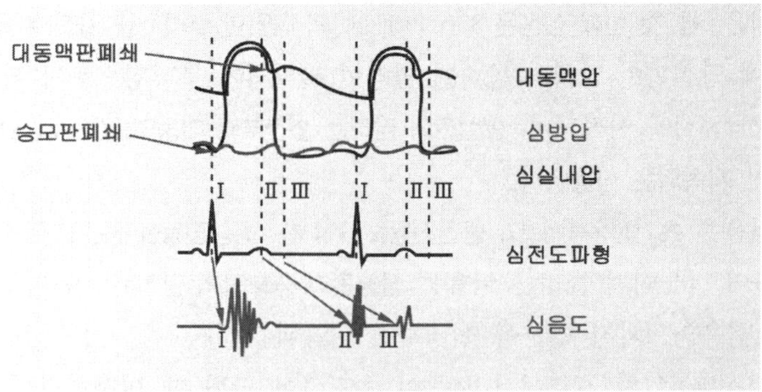

그림 2-56 ● 심장의 활동과 심음도의 관계

① 제Ⅰ심음은 소리가 약간 길고 저음이며 제Ⅱ심음은 짧고 고음의 소리가 난다. 하지만 청진이 아닌 심음도 측정시 청진시에는 듣지 못하는 제Ⅲ심음과 제Ⅳ심음을 들을 수 있는데 이 제Ⅲ, Ⅳ심음을 확장기 심음이라고도 한다.

② 심음의 주파수는 정상 심장에서는 30~200[kHz] 정도이지만 판막질환이나 선천성 심질환을 가진 환자에게서는 때때로 1[kHz] 이상의 심잡음이 발생하기도 한다.

③ 심음도(그림 2-56)의 제Ⅰ, Ⅱ, Ⅲ심음이 심장의 주기적인 심방과 심실의 수축과 그로 인해 발생하는 심장내 판막들이 움직이는 활동과 밀접한 관련이 있음을 보여주는데 심음의 발생기전은 심장근의 수축과 판막의 폐쇄 및 혈액의 흐름 등으로 인한 진동에서 발생한다.

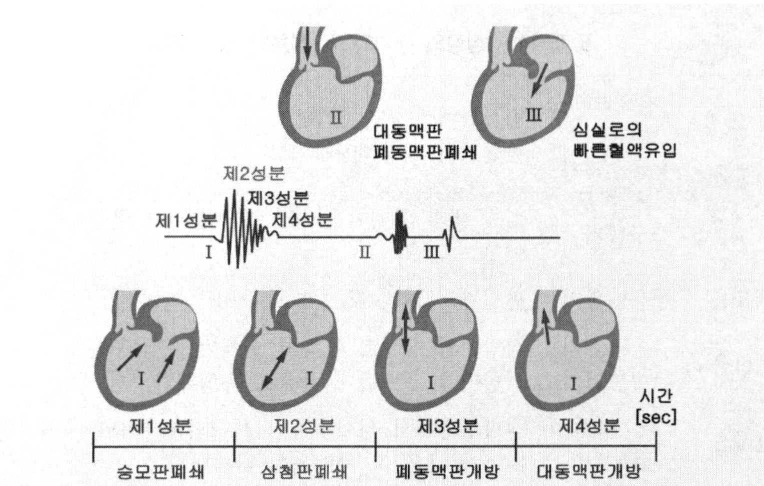

그림 2-57 ● 심장박동에 따른 정상적인 심음도 파형

심장의 한쪽 단면상에서 승모판과 폐동맥판의 변화를 위주로 심음도 파형과 시간적 관계를 그림 2-57은 간략하게 나타낸 것이다.

1) 제 I 심음

제 I 심음, 즉 첫 번째 심음은 30~110[kHz]의 다양한 주파수를 가진 복합파로서 심실근의 수축 초기에 방실판이 닫힘과 동시에 혈액이 판막벽에 부딪힘으로써 생긴 진동음이다. 심실의 수축시 동시에 시작되며, 방실판이 닫히는 순간부터 대동맥판이 개방되는 시점까지 약 0.146초 정도만 지속되는 심음이다.

제 I 심음은 초기진동(1성분), 중간진동(2, 3성분), 최종진동(4성분)으로 나누어지는데 이같이 제 I 심음이 나누어져 들리는 이유는 삼첨판과 승모판의 닫히는 시간이 서로 같지 않기 때문이다. 제 I 심음의 4가지 성분을 설명하면 다음과 같다.

① 제1성분 : 그림 2-57에서 보듯이 승모판이 닫힐 때 발생한다.
② 제2성분 : 승모판이 닫힌 후 삼첨판이 닫힐 때 발생한다.
③ 제3성분 : 폐동맥판의 개방 때 발생한다.
④ 제4성분 : 대동맥판의 개방 때 발생한다.

2) 제 II 심음

제II심음, 즉 두 번째 심음은 심실확장기의 시작 직후에 대동맥 판막과 폐동맥 판막이 닫힘으로써 일어나는 진동이다. 대동맥과 폐동맥내의 혈류가 감속되고 나가서 그 방향이 바뀌는 대동맥판과 폐동맥판의 폐쇄와 일치하는 심실이완기에서 발생하는 음이다.

대동맥과 폐동맥판의 반월판이 닫히면서 생기는 저주파 진동에 의해 발생되며 주파수는 제 I 심음보다 크나 지속시간은 짧으며 두 번째 심음은 심전도 상의 T-파의 종료시점과 일치한다.

표 2-14 • 심장의 주기와 각 심음의 청취 구간

수축기	제 I 음	구출전기 변용기 등용수축기	방실판폐쇄(승모, 삼첨판) 반월판의 개방(대동맥, 폐동맥판)
		구출기	심실 내의 혈액이 동맥으로 구출되어 반월판이 닫힐 때까지이다.
확장기	제II음	등용이완기	반월판의 폐쇄 후 승모판 개방까지이다.
	제III음	급속충만기 완속충만기	심방에서 심실로 급속히 혈액이 유입된다. 심방에서 부드럽게 심실로 유입된다.
	제IV음	전수축기 (수축전기)	심방수축에서 심실수축이 시작되기까지의 시기이다. P-파가 나온 후 제IV음이 나타난다.

3) 제III심음

제III심음, 즉 세 번째 심음은 확장기 심음으로서 제II심음보다 0.1~0.2초 후에 들리며 심실의 급속충만기 끝에 심방으로부터 심실로 빠르게 유입되는 혈액이 심실을 진동시켜 발생한다. 심실의 근육벽이 이완하여 생기는 진동과도 관계가 있다. 이러한 작은 진폭의 저주파성 진동은 특히 어린아이들에게서 잘 들린다.

4) 제IV심음

제IV심음은 제I심음 발생직전, 심전도상에서의 P-파 개시 후 약 0.12초 후에 나타난다. 심방이 수축하면서 혈액을 심실로 밀어내어 좌심실에서 유발되는 낮고 약한 소리를 내는 저주파 진동음이다.

(3) 심음도 측정법

심음도를 측정하기 위해서 특정한 트랜스듀서(microphone : 마이크로폰)를 흉곽상에 장착하는데 이때 장착되는 위치에 따라 심장주기 중 특정한 상황과 시점에 대해 더 잘 들을 수 있기 때문에 그림 2-58과 같이 6개의 마이크로폰을 분할하여 장착한다.

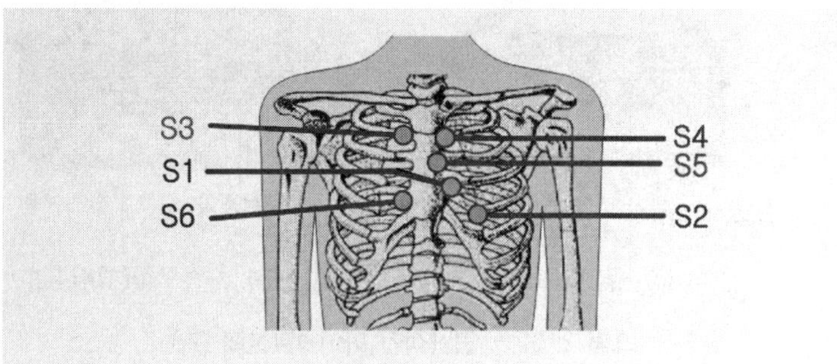

그림 2-58 ● 심음도의 마이크로폰 장착(청취)부위

1) 마이크로폰 부착위치

① S1 : 제4늑간 흉골좌연(승모판, 좌심실 영역)
② S2 : 심첨부(승모판, 좌심실 영역)
③ S3 : 제2늑간 흉골우연(대동맥판 영역)
④ S4 : 제2늑간 흉골좌연(폐동맥판 영역)
⑤ S5 : 제3늑간 흉골좌연(대동맥판, 폐동맥판 영역)
⑥ S6 : 제5늑간 우연(삼첨판, 우심실 영역)

2) 청취부위

또한 각 부위마다 특정한 심장의 판막들의 움직임을 청취하는 특징이 있다.

① **승모판성음** : S1, S2에서 청취한다.

② **대동맥판성음** : S4, S5에서 청취, S3에서 일부 청취한다.

③ **폐동맥판성음** : S4, S5에서 청취한다.

④ **삼첨판성음** : S6에서 청취한다.

3) 마이크로폰

심음도를 기록할 때 사용하는 것으로 **마이크로폰**(microphone)**은 소리신호를 전기적 신호로 변환하는 트랜스듀서의 역할**을 한다.

심음도용으로 사용되는 마이크로폰에는 그림 2-59와 같이 공기전도형 마이크로폰과 직접전도형 마이크로폰 등이 있는데 **공기전도형은 심음만을** 검출하며 **직접전도형은 심음과 흉벽 진동을 동시에** 검출할 수 있다.

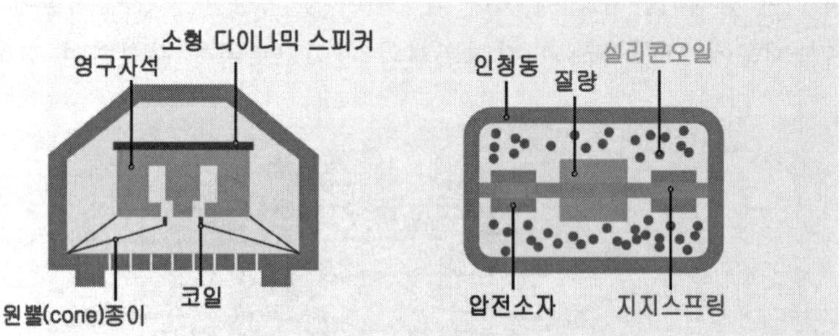

(a) 공기전도형 (b) 가속도형(직접전도)

그림 2-59 • 일반적인 마이크로폰의 구조

(4) 심음도의 잡음

심잡음은 **심장내 압력차가 큰 두 곳에서 혈액이 빨리 움직일 때 와류에 의해 발생**한다.

어린이들의 경우에는 수축기 초기에 발생하는 심잡음이 보통이지만 이러한 심잡음은 대부분의 어른의 경우에도 운동 직후에 들을 수 있다. **비정상적인 심잡음은 대동맥판, 폐동맥판 그리고 승모판의 협착이나 폐쇄부전증**[48] 등에 기인한다. 이러한 증세들은 심잡음의 발생시점이 심박동 주기 사이의 어느 곳에 해당하는가를 측정하여 찾아낼 수 있다. 잡음의 강도는 1~6도로 구분하며 숫자가 높아질수록 그 강도가 강한 것을 의미한다. 일반적으로 **압력의 차이가 큰 곳에서 발생하는 잡음은 고음을 발생시키며 압력의 차이가 작고 혈류량이 많은 곳에서 발생하는 잡음은 저음을 발생시킨다.**

48) 폐쇄부전증 : 판막의 닫힘이 완전하지 않아 혈액이 새는 경우이다.

1) 수축기잡음

① 구출잡음 : 제Ⅰ심음 다음에 시작되어 수축기 중반에 최대가 되며 제Ⅱ심음 이전에 사라지는 음이다. 심실에서 대동맥이나 폐동맥으로 혈액이 분사될 때 발생되며 잡음의 강도가 1~2 정도되고, 짧은 저음이 특징인 기능성 잡음과 동맥판의 협착에 의해 발생하는 강도 3~4 정도의 탁성의 고음을 가진 협착음, 동맥판막을 통과하는 혈류량이 증가하여 발생하는 혈류잡음이 있다.

② 범수축기 잡음 : 수축기 중 심실에서 비정상적인 유출에 의해 발생되는 것으로 제Ⅰ심음에서 시작하여 제Ⅱ음에서 끝나는 잡음이다. 승모판 폐쇄부전증에 의한 역류잡음이 있다.

2) 이완기잡음

대동맥판을 통한 혈액 역류에 의해서 생성되는 잡음으로 제Ⅱ심음 직후에 시작하여 확장기를 거치면서 그 강도가 감소하는 이완초기 잡음과 승모판 협착 등으로 인해 천둥소리처럼 구르는 소리를 내는 협착잡음과 그밖에 혈류잡음 등이 있다.

(5) 필터를 이용한 심음도

심음계가 다른 의료기기와 다른 특징은 L, M, H, E 등 4종의 필터(filter)가 장착되어 있다.

① L : 30~100[kHz]의 주파수 대역이다.
② M : 중간 정도인 75~300[kHz]의 주파수 대역이다.
③ H : 150~600[kHz] 정도의 고주파수 대역이다.
④ E : 인간의 청각에 유사한 주파수 대역을 갖도록 설계된 필터들이다.

흉벽의 진동 성분을 청취되는 그대로 증폭하기에는 고주파 성분을 정밀하게 기록할 수 없기 때문에 원하지 않는 성분은 감쇠를 시키면서 필요한 성분을 검출하기 위해서이다.

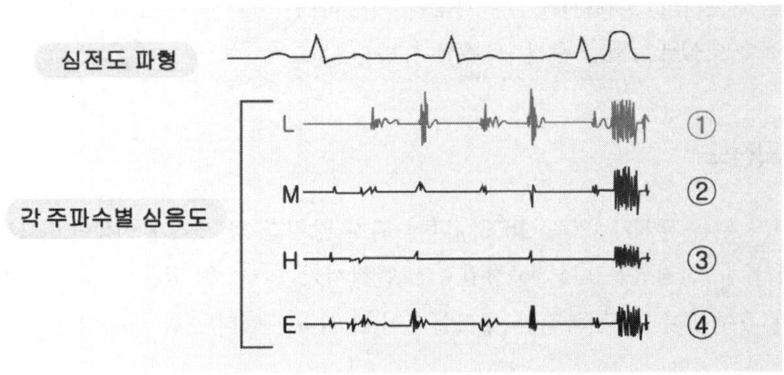

그림 2-60 • L, M, H, E 필터를 통한 심음도 파형

심음은 30～1000[kHz]의 넓은 주파수 대역 특성이 있기 때문에 기록계는 비교적 주파수 특성이 좋은 전자 오실로그래프(oscillograph)와 같은 것을 사용해야 한다.

L, M, H, E 등 4종의 필터를 통해 각각 걸러진 심음도 파형을 그림 2-60에 나타내었다.

(6) 심음계

일반적인 심음계의 구성을 보여주며 각 구성요소의 내용은 그림 2-61에 나타내었다.

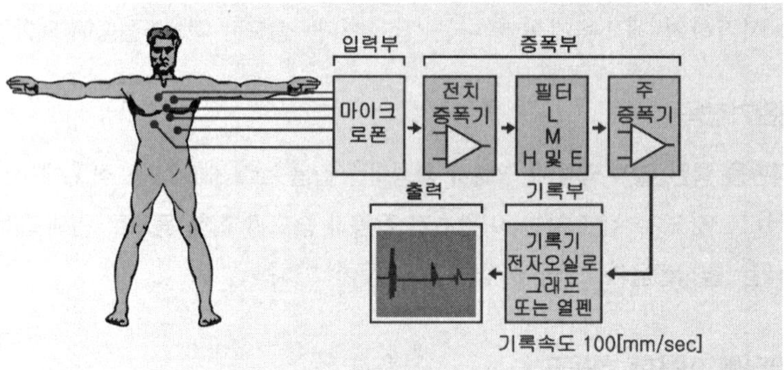

그림 2-61 • 심음계의 구성도

1) 입력부(변환기, 마이크로폰)

음의 진동(소리) 에너지를 전기적 에너지로 변환시키는 역할을 한다.

2) 증폭부[전치증폭기, 여과기(L, M, H, E), 주증폭기]

미세한 마이크로폰의 전기적 에너지를 증폭하고 필요 없는 신호에 대해서는 감쇠를 통해 제거하거나 필요한 신호만을 통과시킨 후 전자 오실로그래프를 작동시킬 수 있는 크기로 증폭한다.

3) 기록부

① 잉크 분사식 : 500[kHz]까지 기록이 가능하며 가장 많이 보급되어 있는 기록기이다.

② 전자 오실로그래프 : 주파수 특성이 좋다.

4. 뇌전도

인간의 뇌는 무게가 1200～1500[g]밖에 되지 않지만 약 25조개 이상의 다극신경원과 중추신경계에서 한 신경원을 다른 신경원으로 연결시키는 셀 수 없을 정도로 많은 신경섬유로 구성된 우주에서 가장 복잡한 구조물이라고 볼 수 있다(그림 2-62 참조).

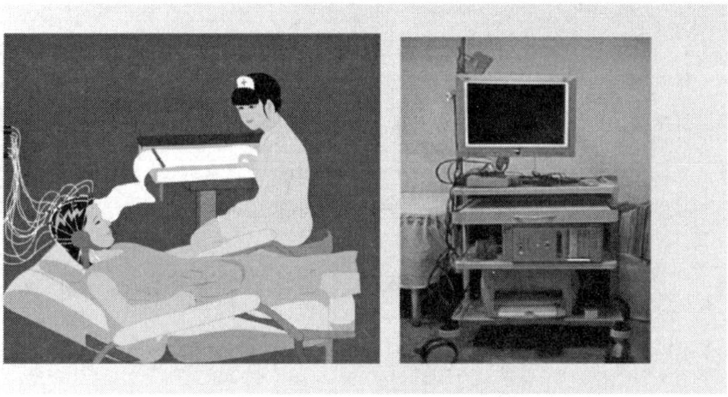

그림 2-62 • 뇌전도와 뇌파 측정모습

뇌전도(Electroencephalogram(EEG) : 일렉트로인서펄러그램, 이하 뇌파)는 뇌를 구성하는 뇌세포 집단의 미세하고 특이한 리듬의 전기적 활동을 전압의 변환형태로 측정한 것으로 다양하게 변화하는 뇌의 활동상태를 확인할 수 있으며 생리적으로 수면과 각성상태, 간질 등의 진단에 매우 유용하게 사용되는 방법이다.

㉮ 뇌파의 정지는 뇌사를 의미한다.

뇌의 전기적 활동의 근원은 흥분 뉴런의 세포막을 투과해 지나가는 이온들에 의해 발생하는 전류이다. 이들 신경조직은 전도성 매질에 둘러싸여 있기 때문에 뉴런에서 발생한 전류는 머리표면에까지 그 흐름이 미세하게 이어지게 된다. 미세한 전위(10[mV])가 머리표면에 발생(대뇌피질의 신경세포에서 발생하는 시냅스(synapse) 전위가 모여서 일어난다)하게 되는데 이 전위(두피에서의 측정치는 100[μV])를 측정하는 것이 바로 뇌전도의 원리이다.

1875년 R. 케이튼이 최초로 노출된 동물의 뇌에서 전류를 검출하여 척추동물의 뇌파가 확인되었으며, 1928년 H. 베르거에 의해 사람의 머리표면으로부터 뇌파를 측정하는 것이 성공하였다(뇌파는 베르거리듬이라 한다). 이후 많은 뇌파 측정기술이 급속히 향상되었고, 병소 부위나 성질 등을 정확하게 알 수 있다는 점에서 뇌의 병변을 진단하는 데 필수적인 방법으로 사용되고 있다.

현재는 뇌파에 대한 여러 가지 해석 방법이 시도되고 있으며 그 측정 방법이 간단하고 환자에게 주는 부담이 적어 신경과, 정신과, 소아과 등에서 널리 쓰이고 있다.

(1) 상행성 망상체 부활계

상행성 망상체 부활계(ARAS : Acending Reticular Activating System : 어센딩 레티큘러 액티베이팅 시스템)는 혈압, 혈관운동, 반사 등에 의한 말초신경 흥분이 척수를 타고 뇌간 망상체를 통해 시상[49]으로 보내져 대뇌피질로 전달되는 경로(그림 2-63)를 의미한다.

49) 시상 : 긴 신경섬유다발로 대뇌피질과 방사상으로 연결되어 상호 간 전기적 신호를 주고받을 수 있다.

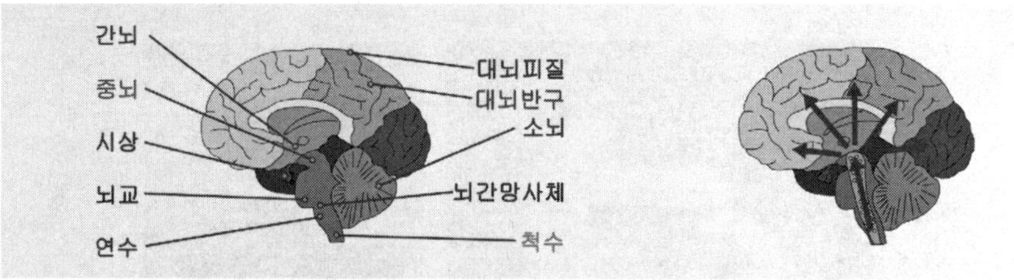

그림 2-63 • 상행성 망상체 부활계

특히 뇌간 망상체에서 보내는 흥분정도에 따라 뇌의 흥분과 의식에 영향을 주기 때문에 각성과 수면에 관계된 뇌파는 모두 이 뇌간 망상체의 작용에 의한 것이며, **뇌간 망상체**는 대뇌피질에 직접적인 영향을 줄 수도 있으며 시상에 영향을 주어 뇌파리듬을 조절하는 신경전달 망상로의 중요한 역할을 수행한다.

(2) 정상뇌파의 종류

정상적인 성인의 뇌파 파형[그림 2-64]은 대체로 정현곡선(사인파)에 가까운 파동으로 나타나며 주파수(0.5~100[kHz])와 의식수준에 따라 다음과 같이 분류할 수 있다.

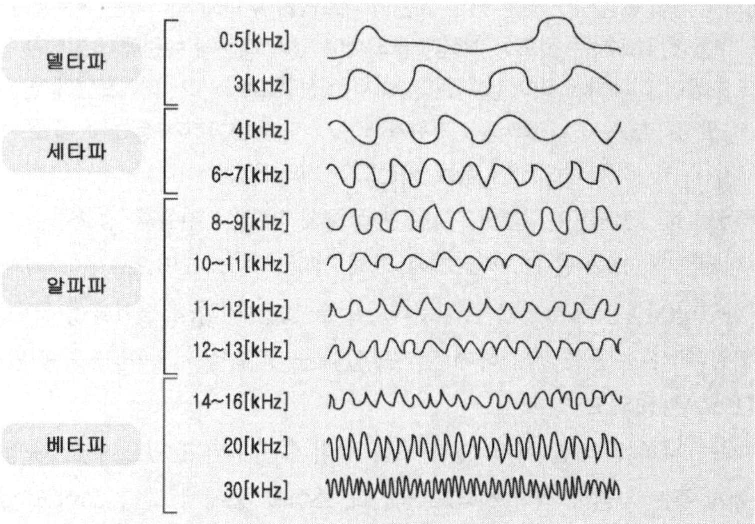

그림 2-64 • 주파수별 정상뇌파의 종류

1) 델타파

델타파(진폭 : 100~200[μV])는 **0.5~3.5[kHz] 범위 이하의 불규칙한 모든 파형들을 포함하고 있는 서파이며 나이에 관계없이 깊은 숙면상태시 발생하는** 파이다. 만약 이 파형이 각성 시에 출현한다면 그것만으로도 이상 판정이 가능하며 **간질, 뇌종양, 뇌염, 의식장애**와 같은 심각한 **뇌질환**을 갖고 있는 사람에게서 주로 나타난다. **델타파 상태에서는 많은 양의 성장호르몬이** 생성된다.

2) 세타파

세타파(진폭 10~50[μV])는 4~7[kHz]의 주파수 범위를 가지며 알파파를 기준으로 느린 주파수를 가지므로 서파에 속한다. 몸과 마음이 다소 몽롱한 상태를 의미하며 졸림과 깨어 있음의 중간상태를 의미한다.

> ㉮ 차를 운전하고 잘 아는 길을 갈 때, 문득 지나온 길을 어떻게 운전해서 왔는지 기억이 나지 않는 경우가 있다. 일을 생각하거나, 누구를 생각한 경우가 대부분인데 이때는 새로운 생각이나 아이디어가 많이 떠오른다.

꾸벅꾸벅 졸고 있거나 얕은 수면상태에서 꿈과 같은 마음의 이미지가 생생한 기억으로 이어지는 경험 역시 바로 세타파에서 일어나는데 이와 같이 세타파는 순간적인 통찰력이나 일상의 생활과 업무로 인해 눌려 있던 창조적 아이디어를 일으키는 역할과 관련이 있으며 어린이에게는 흔히 나타나지만 성인의 경우 각성상태에서는 거의 나타나지 않고 출현한다 해도 작은 진폭의 산발적인 상태로 나타난다.

3) 알파파

알파파(진폭 10~150[μV])는 8~13[kHz] 범위에서 발생하는 파형으로 조용하면서도 안정된 뇌파 상태를 갖고 있으며 깨어 있는 정상인에게서 나타난다. 알파파는 근육이 이완되고 마음이 편안하면서도 의식이 집중되고 있는 상태이기 때문에 흔히 안정파 또는 명상파라고도 하며, 건강하고 스트레스 없는 상태의 사람들에게서 많이 생성되는 경향이 있다. 알파파 파형은 뇌의 후두영역에서 가장 강하게 나타나며 두골의 정점부위와 정면부위에서 기록되기도 한다. 수면중에 알파파는 완전히 사라진다.

4) 베타파

베타파(진폭 : 약 5~10[μV])는 정상적으로는 14~30[kHz] 범위에서 발생하며 알파파를 기준으로 빠른 주파수를 가지기 때문에 속파라고도 한다. 긴장, 흥분 상태 등 활동할 때 발생하는 파로 일상생활 중 대부분 사람에게서 나타난다. 눈을 뜨고, 걷고, 흥분하고, 외부세계에 초점을 맞추고 있는 순간 우리의 뇌를 지배하고 있는 파이기 때문에 활동뇌파[50] 또는 스트레스파라고도 한다. 특히 집중력이 과도하거나 스트레스를 높게 받는 정신활동을 하는 동안은 알파파보다 더 파형이 불규칙한 고베타파(20[kHz] 이상)가 높게 나타난다. 베타파는 주로 머리의 중심부인 두골의 정점부위와 정면부위에서 검출된다.

5) 감마파

감마파는 30[kHz] 이상의 주파수 범위를 가지며 높은 불안과 흥분시에 발생하는 파형이다.

---

50) 활동뇌파 : 의사결정, 논리적 추론, 문제해결 등과 연관된 뇌파

표 2-15 • 각 주파수별 뇌파의 상태

주파수	뇌파종류	의식차원	속도	정신과 신체의 상태
30[kHz] 이상	감마파	외적의식	속파	불안, 흥분을 한다.
14~30[kHz]	베타파			평상시의 뇌파, 업무와 육체활동과 같은 외계와 대응하여 긴장상태에서 일을 처리하고 있는 상태이다.
12~13[kHz] 10~12[kHz] 8~9[kHz]	빠른 알파파 중간 알파파 느린 알파파	내적의식	기본파	주위집중과 약간의 긴장상태이다.
				공부능률 상태, 정신통일 상태, 기억력과 집중력 최대 상태, 스트레스를 해소한다.
				완전히 긴장이 이완된 명상상태이다.
4~7[kHz]	세타파	내적의식	서파	졸음, 얕은 수면, 최면상태, 초능력상태이다.
0.5~3[kHz]	델타파	무 의 식		젖먹이 때 아기, 성인의 깊은 수면, 혼수상태이다.

감마파 상태에서는 온갖 생각들이 머릿속에 떠오르는 활발한 신경활동으로 인해 머리가 화끈하게 달아오르고 괴로움에 몸을 떨기까지 하는데 이런 상태가 자주 발생하고 지속되는 정신병자의 경우 고래고래 소리를 지르거나 난동을 부릴 때 나타나는 파이다.

일반적으로 뇌파가 정상이라고 하는 것은 뇌파가 정상적인 패턴을 가졌기 때문이 아니라 비정상의 패턴이 없기 때문이며, 또한 뇌의 구조나 기능이 비정상적이라 해서 항상 비정상 뇌파만을 만들지 않기 때문에 정상 뇌파가 항상 뇌에 병변[51]이 없다는 것은 아니다.

(3) 심신과 연령에 따른 뇌파의 형태

1) 인간의 상태에 따른 뇌파의 형태

심신에 따른 뇌파의 모습을 그림 2-65에 보여주고 있다.

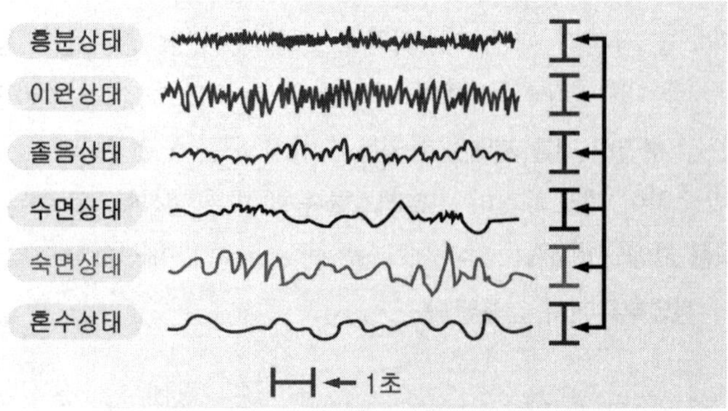

그림 2-65 • 인간의 정신상태에 따른 뇌파의 형태

51) 병변 : 병이 원인이 되어 일어나는 생체변화이다.

그래프로 알 수 있듯이 몸과 마음의 상태가 편안하고 이완된 상태일수록 진폭[52]이 크고 주파수가 긴 뇌파(서파)의 파형이 나타나며, 각성과 흥분상태가 될수록 진폭이 작고 주파수가 짧은 뇌파(속파)가 나타난다. 일반적으로 서파의 경우 진폭이 높고 속파의 경우 진폭이 낮은 특징을 가지고 있다.

2) 연령에 의한 뇌파 변화

뇌파는 뇌의 발달정도와 특히 연령에 따른 변화가 심한데 그림 2-66의 뇌파기록과 같이 나이가 어린 유아기일수록 진폭이 매우 크며 주파수가 느리고 율동성이 고르지 않지만 성인이 될수록 서파가 감소하고 율동성이 향상된다. 각 연령별 뇌파의 특성은 다음과 같다.

① 신생아기(1개월까지) : 수면과 각성의 구분이 뚜렷하지 않기 때문에 뇌파 이외 수면 다원검사 등을 통해 기록을 얻어야 하며, 주파수 0.5~3[kHz]의 진폭이 작은 불규칙한 델타파 서파가 나타난다. 때때로 고진폭의 불규칙한 델타파, 세타파의 서파가 나타나기도 한다.

② 소아기(생후 2~3개월) : 전반적으로 2~3[kHz]의 저진폭의 델타 서파가 불규칙하게 나타나며 때때로 4~6[kHz]의 율동파가 출현하기도 하는데 이것은 뇌의 발달상태를 측정하는 지표가 된다.

③ 영아기(1~12개월) : 6개월이 지난 후부터는 델타파보다 5~7[kHz] 정도의 세타파가 단독으로 출현을 시작하고 10월에서 12월이 경과하면 성인과 같은 알파파가 약간 연속적으로 나타나지만 전체적으로는 3[kHz] 이하의 서파가 지배한다.

④ 유아기(1~5세) : 2~3세 이후 델타파의 출현이 현저히 적어지며 좌우 대칭적인 동기성이 증가한다. 3세 이후부터는 후두부에서 알파파가 고진폭으로 출현하며 5~6세가 되면 알파파의 활동이 전체에서 우세한 출현을 시작한다.

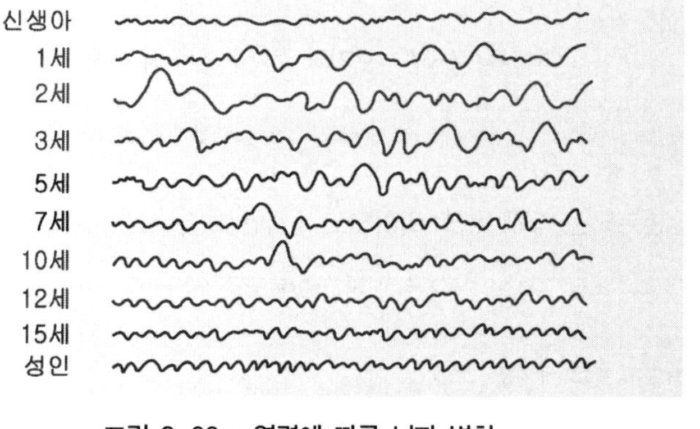

그림 2-66 • 연령에 따른 뇌파 변화

52) 진폭 : 주기적인 진동이 있을 때 진동의 중심으로부터 최대로 움직인 거리이다.

⑤ 아동기(6~9세) : 6세 이후부터는 후두부에서 우세하게 나타나는 8~9[Hz]의 알파파가 전체 뇌파의 기초율동파가 된다. 서파성분 중에 세타파 성분이 점점 사라지면서 성인 뇌파와 유사해진다.

⑥ 아동기 후기에서 사춘기(10~15세) : 10세를 기점으로 성인 뇌파의 형태를 띠기 시작하며 (후두부 우세 9~10[kHz]의 알파파) 때때로 전두부, 두정부, 중심부, 측두부 지점에서 5~7[Hz]의 저진폭의 세타파가 혼입되기도 한다.

⑦ 성인(20세 이후) : 18세까지는 전두부와 그 이외의 부위에서 약간의 세타파가 출현하지만 20세 이후가 되면 대략적인 성인뇌파 형태로 굳어진다. 즉 서파 성분은 감소하며 속파 성분이 증가하게 된다. 하지만 65세 이상의 연령에서는 율동성이 고른 저진폭의 서파성분이 증가한다.

㉮ 후두부에 있어서 율동성 기초파의 주파수와 연령과의 관계는 같은 연령이라도 주파수 차이가 있고 개인차가 크다.

(4) 뇌파를 해석하는 요소들

뇌파의 파형은 [그림 2-67]에서 나타나는 것처럼 다음과 같은 요소들을 가지고 있다.

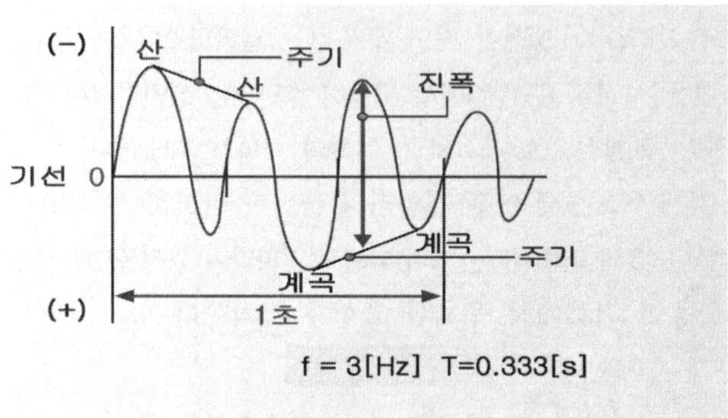

그림 2-67 • 주기와 주파수 진폭의 의미

1) 주파수

① 1초 동안 반복되는 파의 수를 의미하고 단위는 [Hz](헤르츠)이다(식 2-7 참조).

㉮ 100[Hz] : 초당 100개의 주기적인 파가 반복됨을 의미한다.

$$f = \frac{1}{T}(T\text{는 주기}) \tag{2-7}$$

T는 주기를 나타내며 하나의 파형이 진행될 때까지의 시간이다.

② 임상에서 취급되는 뇌파의 주파수는 0.5~수백[kHz]까지이다.

③ 일반적으로 뇌파에서 주파수(frequency : 프리퀀스)가 높은 파형은 진폭이 작고 주파수가 낮은 파형은 진폭이 큰 특징이 있다.

2) 진 폭

① 그림 2-68과 같이 파형의 계곡과 계곡 사이를 연결한 일직선상과 산으로부터의 수직거리가 진폭(amplitude : 앰퓨리 튜드)이 된다(또는 산과 산 사이를 연결한 일직선상과 계곡으로부터의 수직거리).

② 임상에서 취급되는 뇌파의 활동전위는 [μA]급 전위이다.

3) 위상차

위상차란 그림 2-68에서 보듯이 같은 주파수 성분을 갖는 두 신호 간에 시간축상에서의 틀어진 간격 차이로 이해하면 된다.

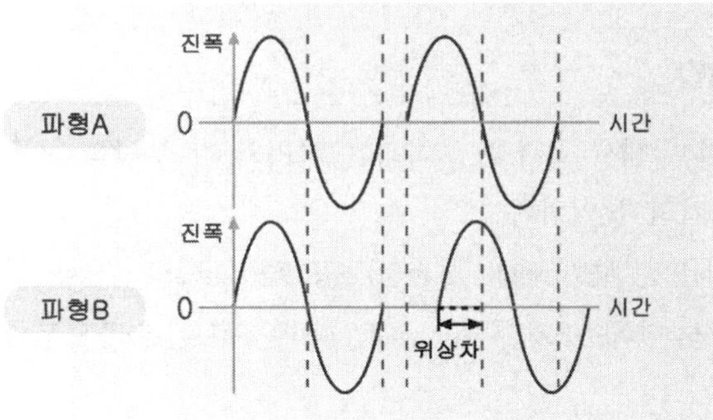

그림 2-68 • 파형의 위상차

4) 음성파와 양성파

증폭기의 입력단자로 그림 2-69에 나타낸 것처럼 입력되는 두 지점의 전극을 그리드 1(Grid 1), 그리드 2(Grid 2)라 한다.

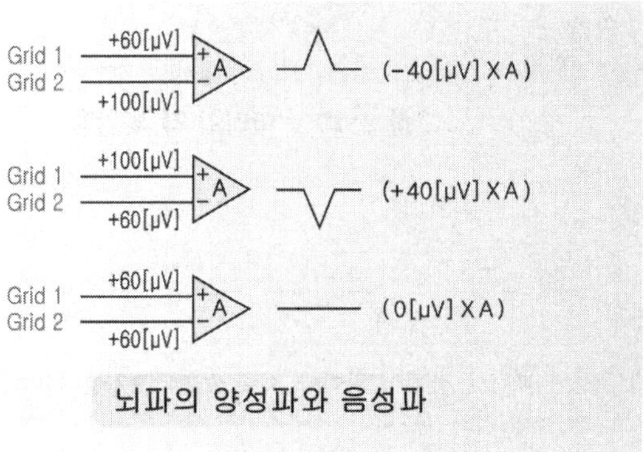

그림 2-69 • Grid 입력에 따른 출력파형

이때 출력되는 파형은 심전도와는 반대로 기선에서 상향으로 그려지는 것은 음성파 하향으로 그려지는 것은 양성파라고 한다.

5) 기초율동

율동이란 진폭에 관계없이 일정한 주기를 가지고 반복되는 파로 이루어진 활동이며, 눈을 감고 안정을 취하고 있는 상태에서 기록시 가장 많이 우세하게 출현하는 뇌파활동을 **기초율동**(배경활동)이라 한다. 보통 성인의 기초율동파는 평상시 정상 성인의 각성과 안정, 폐안시의 대부분을 차지하는 후두부 우세의 알파파이며 여기에 전두부 우세의 베타파가 섞여 나타나는 것이 기본적인 모습이다.

6) 뇌파 출현 양식

지속성[53) 그밖에 산발성, 돌발성, 단발성, 율동성, 간헐성 등의 특징을 갖는다.

(5) 뇌파 검사방법

뇌파를 측정하기 위해서 전극을 부착하는 머리의 각 부위를 구분하는데 그림 2-70처럼 머리뼈의 명칭과 거의 동일하다.

머리의 각 부위명은 **전두부**(frontal : 프론털), **중심부**(central : 센트럴), **두정부**(parietal : 퍼라이어틀), **측두부**(temporal : 템퍼럴), **전두극**(frontal polar : 프론털 폴러)으로 되어 있다.

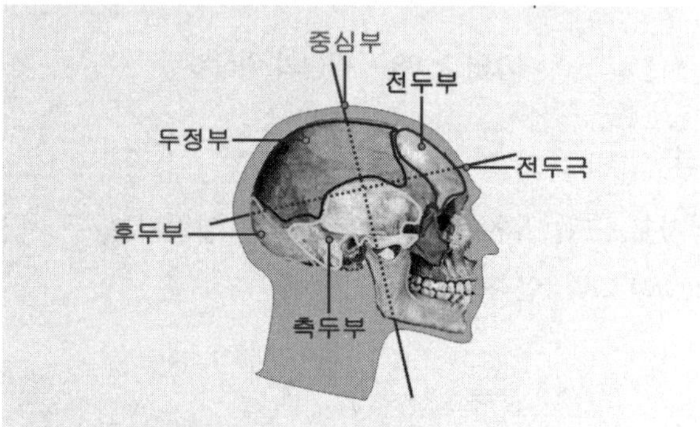

그림 2-70 • 머리의 각 부위명

---

53) 지속성 : 기록 중에 일정한 패턴의 파형이 얼마나 자주 출현되는가를 의미하며 이 지속성을 시간에 대한 [%] 비율로 나타낸 것이 [%] time이라 한다.
　예 100[s] 동안의 기록에서 베타파가 10[s]의 시간만큼 출현되었을 때 베타파의 지속성은 10[%] time이라고 나타낼 수 있다.

1) 전극의 부착

뇌파의 검사는 **양도체의 전극을 머리에 접착 고정하여 머리표면으로부터 미세한 전위를 측정하는 원리**이며 전극위치는 두피상에 광범위하게 부착될 수 있도록 해야 한다. 가장 보편적으로 쓰이는 전극위치방법은 1952년 국제뇌파학회에서 제시한 **연합표준배치법으로** 10-20 **전극법**이다. 총 21개의 전극을 사용하는데 전극은 그림 2-71, 2-72와 같이 10-20전극법에 의해 정해진 비율에 따라 부착해야 한다.

① **전극을 상하, 좌우로** 10[%]**와** 20[%]**의 비율로 분할**하여 부착한다.

② **활성전극** 19**개와 비활성전극** 2**개로 총** 21**개의 전극**을 사용하며 비활성전극은 귓불이나 비근(코부위)을 이용한 전극으로 다른 활성부위에 비해 상대적으로 전위변동이 작은 부위이기 때문에 단극유도의 기준전극으로 사용한다.

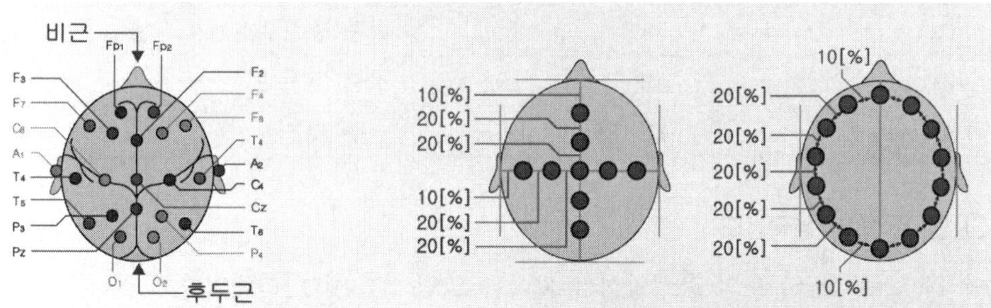

(a) 10-20법에 의한 전극부위

(b) 10-20법에 의한 전극부위의 위치선정

그림 2-71 • 10-20전극 부착법

③ 각 명칭은 **비근과 후두극을 중심**으로 대칭적이며 **왼쪽은 홀수번호로 오른쪽은 짝수번호로** 지정한다.

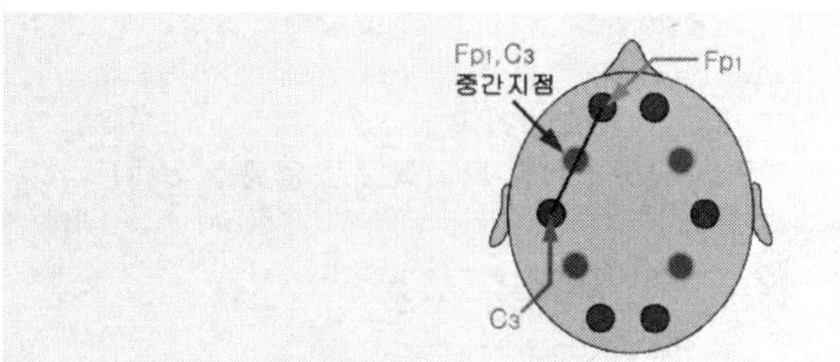

그림 2-72 • 10-20법의 전극 부착위치 결정원리

표 2-16 • 10-20법에 의한 전극배치법

표준전극명칭	구전극 명칭	전극위치의 부위명칭
Fp_1, Fp_2	LFp, RFp	좌우 전두극(전두전부)
F_3, F_4	LF, RF	좌우 전두부(전두중후부)
C_3, C_4	LC, RC	좌우 중심부(중심부, 중심회부)
P_3, P_4	LP, RP	좌우 두정부
O_1, O_2	LO, RO	좌우 후두부
F_7, F_8	LaT, RaT	좌우 측두전부(전측두부)
T_3, T_4	LmT, RmT	좌우 측두중부(중측두부)
T_5, T_6	LpT, RpT	좌우 측두후부(후측두부)
Fz	MF	정중 전두부
Cz	MC	정중 중심부(두개정, 두정점)
Pz	MP	정중 두정부
A_1, A_2	LE, RE	좌우 귓불

2) 단극유도와 쌍극유도

단극유도와 쌍극유도의 측정방식의 차이를 그림 2-73에 나타내었다.

뇌파기록 시에는 단극유도로 먼저 측정한 후 다시 쌍극유도를 측정하는 순서를 지키는 것이 바람직하며 1회 측정시 반드시 두 가지를 병행하여 측정해야 한다.

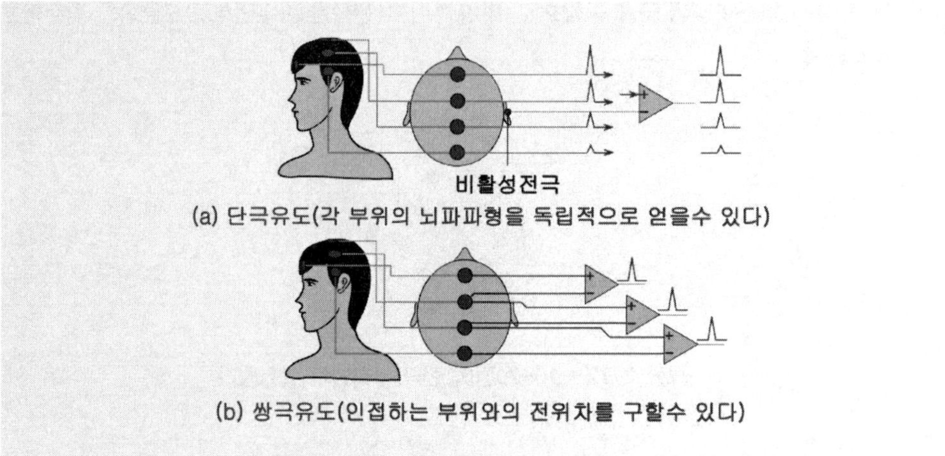

그림 2-73 • 단극유도와 쌍극유도의 비교

① 단극유도 : 단극유도(그림 2-73(a))는 기준전극(비활성전극)과 활성전극 사이의 전위차를 구하는 것으로 기준전극은 귀나 코 부위에, 활성전극은 조사하고 싶은 위치의 기록전극에 연결하는데 비교적 광범위한 정보를 얻을 수 있으며 다른 부위에서의 뇌파 진폭과 비교하여 이상 뇌파의 발생부위를 찾기가 수월한 방식이다.

단극유도의 특징은 다음과 같다.

㉠ 대뇌피질 하부와 심부의 이상을 쉽게 발견할 수 있다.

㉡ 활성전극에 의한 전위변동을 절대값에 가깝게 기록 가능하다.

㉢ 뇌 전체적인 부위별 위상관계 및 진폭크기를 비교하기가 쉽다.

㉣ 서파에서의 최대 진폭을 추적하여 대략적인 초점부위(질병발생부위)를 찾기 쉽다.

㉤ 각 부위별 간에 미세한 국소적 전위차와 정확한 초점을 확인하기 어렵다.

② 쌍극유도(그림 2-73(b)) : 한 쌍의 각 활성전극 간의 전위차를 측정하는 방식으로 기준전극을 사용하지 않고 두피상에 두 개의 활성전극 G1과 G2 를 증폭기로 입력하여 전위차를 기록한다. 활동전극이 인접하는 부위의 국재성(국소성, 국한성)의 이상을 알아보는 데 적합하다.

쌍극유도의 특징은 다음과 같다.

㉠ 위상역전 형태의 파형측정시 이상뇌파의 발생부위를 쉽게 찾을 수 있다(그림 2-74).

㉡ 대칭부위 및 근접부위와의 미세한 전위차에 대한 비교가 가능하다.

㉢ 파형의 왜곡이 발생하기 쉽다.

㉣ 미세한 두 신호의 전위차를 매우 크게 증폭하는 차동 증폭기의 특성상 두피 부착 전극 간의 거리의 비가 약간이라도 맞지 않으면 정확한 기록을 얻을 수 없다.

㉤ 단극유도와 같이 기준전위에 대한 비교가 아니라 두 개의 활성전위에 대한 차의 비교이기 때문에 최대 진폭을 통해 질병발생부위를 결정하기 어렵다.

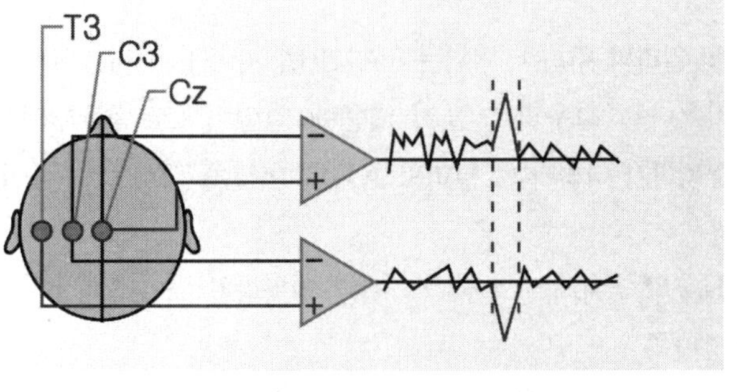

그림 2-74 • 쌍극유도에 의한 위상역전 측정

3) 뇌파의 출력방식

뇌파의 출력은 그림 2-75에 보듯이 다음과 같이 구분할 수 있다.

① 각 전극들에 대해 독립적으로 기준 출력하는 방식(그림 2-75(a))이다.

② 시간의 순서에 따른 출력방식(시간상 빠른 뇌파가 상단부에 나타나게 된다(그림 2-75(b))

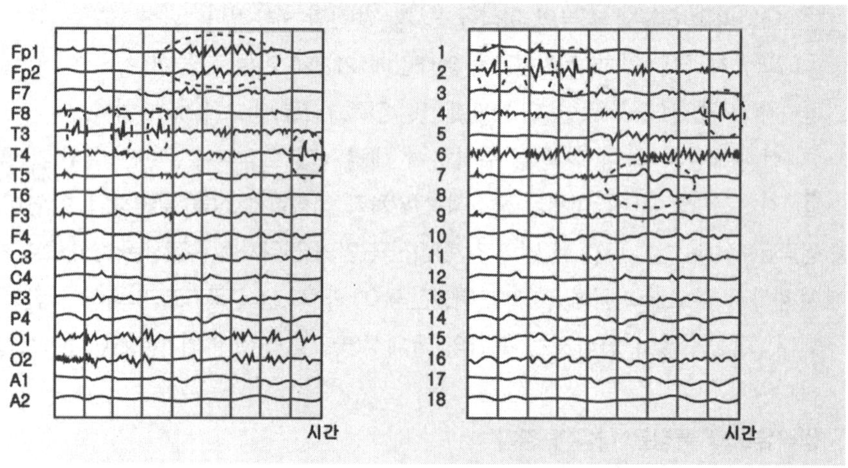

(a) 전극 기준 출력방식 (b) 시간 기준 출력방식

그림 2-75 • 전극을 기준으로 한 출력방식과 시간을 기준으로 한 출력방식

(6) 뇌파를 통한 진단

1) 정상적인 뇌파를 기준으로 진단시

① 안정, 각성, 폐안상태의 뇌파는 후두부 우세의 알파파와 전두부 우세의 베타파가 대부분을 차지한다.

② 정상뇌파의 알파파 주파수 범위는 8~13[Hz] 사이에 있다. 일반적으로 알파파보다 늦은 파동이 일어나는 경우가 드물기 때문에 일반적으로 후두부에서 진폭이 높으면서 율동성이 좋은 알파파가 나타나며, 알파파 율동은 1~2초 간격으로 점점 증가하고 점점 감소하는 현상을 보인다.

③ 전두, 중심 전측두에서는 후두보다 작은 알파파가 나타나며 20[μV] 이하의 베타파 혼입이 많게 나타난다.

④ 주파수가 작은 8[Hz] 전후의 알파파(광범위성 알파파)가 후두부우세가 아닌 전두부 또는 광범위하게 전체 유도부위에서 지속해서 나타날 때는 뇌의 전반적인 경도의 기능저하와 두부외상 후유증 또는 고혈압, 뇌동맥경화 등을 의심할 수 있다.

⑤ 베타파와 같은 속파는 전두부, 중심부, 측두부에서 많이 측정된다.

⑥ 30[μV]를 초과하는 진폭이 높은 속파가 출현하거나 현저한 좌우차를 보일 때는 이상소견으로 진단된다.

⑦ 정상인의 경우 안정과 각성시에 델타파가 나타나거나 반복 출현하는 세타파가 나타나면 이상소견으로 진단된다.

⑧ 베타파의 주파수가 8[Hz] 부근에서 파동치는 경우도 이상 소견으로 진단된다.

⑨ 비정상적으로 높은 진폭이나 낮은 진폭의 뇌파도 이상 소견으로 진단된다.

2) 뇌파의 대칭적 특성을 이용한 진단

① 단극유도시 : 뇌에서 발생하는 뇌파는 대칭적으로 동상의 가까운 형태를 가져야 한다. 따라서 단극유도시 Q_1과 Q_2같이 대칭상에 놓인 두 전극의 신호는 서로 비슷한 크기와 동위상의 모양(후두부의 경우 주파수는 10[%], 진폭은 50[%] 이내의 차는 정상으로 인정한다)이 정상으로 측정되어야 한다. 두 신호의 측정값이 큰 차이(좌우차)를 보일 경우(그림 2-76) 뇌의 이상을 의심할 수 있다.

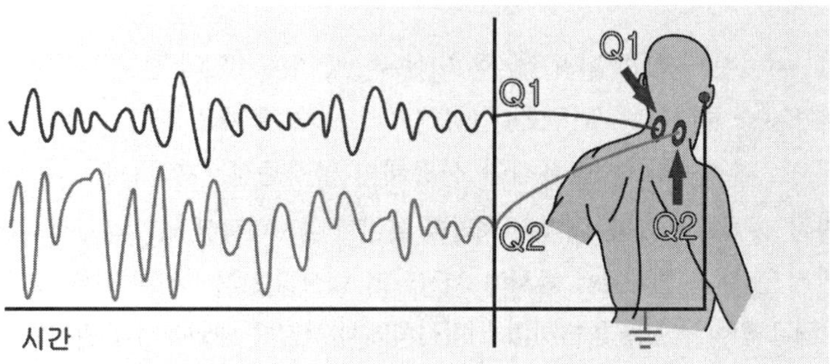

그림 2-76 • 대칭위치에 대한 단극유도에서의 좌우차

② 쌍극유도시 : Fp_1과 Fp_2와 같이 대칭 위치에 있는 전극의 쌍극유도는 뇌의 대칭적인 형태 때문에 동상(비슷한 크기의 전위와 위상)의 성질을 갖는 두 신호가 나오게 된다. 따라서 차동 증폭기의 특성상(서로의 전위차를 증폭하기 때문에 동상의 입력에 대해선 이론상 0에 가까운 값이 나온다) 전위가 작은 신호가 출력되어야 하는데 그렇지 못할 경우(그림 2-77) 뇌의 장애를 의심할 수 있는 단서가 된다.

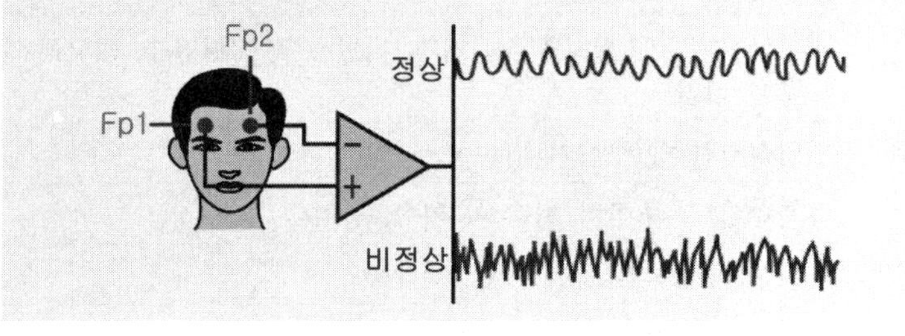

그림 2-77 • 대칭위치에 대한 쌍극유도 특성

3) 간 질

간질시 발생하는 일반적인 간질파형(a, b)을 그림 2-78에 나타내었다.

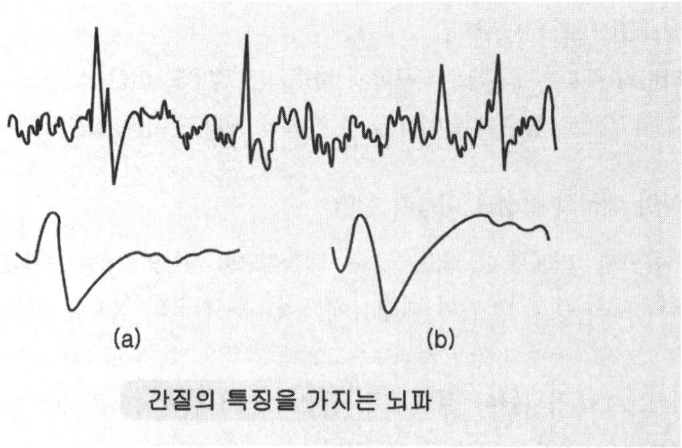

그림 2-78 • 간질에 대한 파형

① 간질 : 뇌파의 목적은 뇌의 기능적 이상을 진단하는 것인데 간질은 가장 대표적인 뇌의 이상 장애현상 중 하나이다. 간질은 신경세포의 일부가 짧은 시간 동안 과도한 전기를 발생시킴으로써 일어나는 반복적인 신경계의 발작증상으로 뇌파 측정시 배경활동파와는 구별되는 극파와 예파, 예파의 서파를 동반한 극서파복합 모양의 간질 특정파가 나타난다.

발작은 대뇌 전체에서 동시에 시작되며 임상적으로는 신체 좌우 모두 부위에서 일시에 시작되고 의식 소실을 동반하며 뇌파검사에서는 양쪽 대뇌에서 전반적으로 간질파가 나타나는데 발작의 증상은 다음과 같다.

㉠ 의식의 일시적인 상실 또는 혼탁과 생체의 변화가 나타난다.

㉡ 보통 명백한 원인이 없이 일어난다.

㉢ 증상의 정도는 눈꺼풀을 가볍게 깜박이는 것부터 전신을 격심하게 떠는 것까지 다양하다.

표 2-17 • 연령별 간질의 발생원인

연 령	발생원인
영아기	주산기[54] 뇌손상, 선천성 기형, 저칼슘증, 저혈당증, 대사성 질환, 뇌막염 혹은 뇌염
유아기	열성경련[55], 주산기 뇌손상, 감염
학동기	특발성[56], 주산기 뇌손상, 외상, 감염
청장년기	외상, 종양, 특발성, 감염, 뇌졸중
노년기	뇌졸중, 뇌외상, 종양, 퇴행성 질환

② 간질의 종류와 증상

㉠ 강직 간대 발작(대발작) : 가장 흔한 형태의 발작으로, 환자는 아무런 전조증상을 느끼지 못하고 갑자기 의식을 잃고 쓰러지며 전신의 근육에 경련이 일어난다. 소리를 지르거나 신음을 하고 입술에서는 침이 나오고 얼굴은 처음에는 푸르다가 창백해지는 증상을 보인다. 혀를 깨무는 수도 있으며 경련중에 소변을 보는 경우도 있다. 경련시간은 일반적으로 수분 정도 지속된다. 처음에는 몸이 뻣뻣해지는 강직기를 거치며 이후에는 몸을 떠는 간대기로 넘어가고 몸을 떠는 간격이 점차 벌어지면서 간질을 마치게 된다. 발작이 끝나면 사지의 힘이 빠지게 된 후 몇 시간 동안 깊이 잠자는 경우가 많고 잠에서 깨더라도 두통을 호소하는 경우도 많다.

㉡ 소발작 : 성인에게는 드물게 나타나는 현상이며 5~7세에서 주로 발생하며 보통 사춘기가 되면 사라진다. 수 초 동안의 의식 소실을 나타내며 보통 눈을 깜박이거나 멍하게 앞을 응시하는 모습을 보이며 가벼운 근육의 경련이 동반되기도 한다. 증상이 심하면 하루 수십 차례 발생하기도 하며 특별히 3[Hz] 극서파 복합이 나타난다.

㉢ 근간대성 발작 : 의식의 변화는 별로 없으며 깜짝 놀란 듯이 전신의 근육이 순간적으로 수축하는 증상이다. 몸 오므리는 동작이 확연히 눈에 띄는데 정상인들의 경우도 이와 비슷한 동작들이 무의식중에 나타나기 때문에 전문적인 감별이 필요하다.

㉣ 실조성 발작 : 몸의 수축하는 발작과 정반대로 깜짝 놀라며 힘이 빠지는 듯한 발작이다. 신체의 근긴장이 갑자기 소실되기 때문에 급작스럽게 쓰러지게 되는 증상으로 외상을 입을 가능성이 매우 높다.

㉤ 전조 : 타인에게 관찰되지 않는 발작, 즉 환자 본인만이 느끼는 발작증상이다. 공포감, 배 속에서 괴상한 느낌과 구역질이 나며 눈앞이 깜깜해지고 어지러운 느낌, 이상한 소리가 들리고, 섬광이 보이는 등 환자에 따라 한 가지 혹 복합적으로 나타나며 신체적으로는 몸 한쪽 팔, 얼굴, 다리가 저린 느낌이나 부분 경련으로 나타나기도 한다.

③ 의료상식 : 보통 발작시 발작 자체를 정지시키는 것은 불가능하다. 소발작인 경우 특별한 간호가 필요치 않지만 대발작인 경우는 다음과 같이 응급 대처해야 한다.

㉠ 바닥에 눕히고 기구나 기타 딱딱한 물건 또는 위험한 기계 등에서 멀리 떨어지게 한다.

㉡ 혀를 깨물거나 질식이 안 되도록 고개를 돌려주며 넥타이 같은 것은 느슨하게 풀어 준다.

---

54) 주산기 : 신생아 분만의 전후, 즉 임신 29주에서 생후 1주까지의 기간이다.

55) 열성경련 : 신경계가 미성숙한 연령의 아이들에서 잘 발생하는 것으로 고열로 인한 자극에 뇌의 일부분이 집중적으로 영향을 받아 전신의 경련을 보이는 질환이다.

56) 특발성 : 병리론적으로 명확한 원인이 없이 병이 발생하는 성질이다.

㉮ 환자를 움직이지 못하게 손, 발을 꽉 잡거나 주물러 주는 것은 오히려 해로운 영향을 줄 수 있기 때문에 가급적 환자의 움직임을 자유롭게 방치해야 한다.

4) 이상파형

뇌파는 뇌기능의 일부를 표시하는 것이기 때문에 사고 · 감정 · 의지 등은 뇌파의 파형만으론 정확히 판단하기는 어렵다. 다만 **뇌 전체의 활동상태**, 즉 눈을 뜨고 있는가, 잠을 자고 있는가 등의 단순한 의식수준 정도는 뇌파를 통해 상당히 정확하게 측정된다.

정상뇌파 이외의 것은 어떤 의미에서 볼 때 이상뇌파라고 할 수 있으나, 정상뇌파가 개인차가 있고 지문과 비교할 수 있을 만큼 다종 다양하듯이 이상뇌파의 출현 역시 항상 비정상을 의미하진 않는다. 따라서 **이상뇌파를 진단하기 전 환자의 신체적 상태나 의식상태, 연령, 인공산물에 대한 충분한 고려가 선행되어야** 한다. 그러나 임상적으로 뇌의 이상을 판별할 수 있는 일정한 범위로 이상뇌파를 한정시킬 수 있다. 뇌의 기능에 이상이 생길 때 그것에 대응하여 이상뇌파가 나타나게 되는데 특히 **극파라고 하는 이상파형**(또는 돌발파형)**은 간질의 진단과 치료에 핵심적인 역할**을 한다. 그림 2-79는 전형적인 이상뇌파들의 형태를 보여주고 있다.

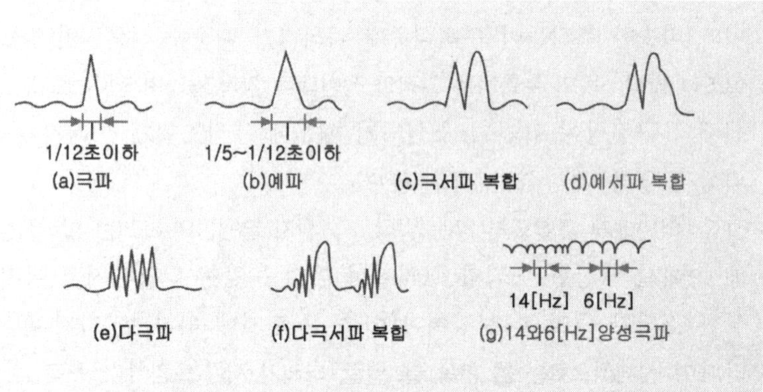

그림 2-79 • 돌발파의 종류

① **극파** : 진폭 크기와 상관없이 파의 폭, 즉 **지속시간이** 30~80[msec](주기 1/12초) **이하이면서 갑자기 솟아오르는 뾰족하고 날카로운 돌발파이다.** 극파는 배경활동과는 뚜렷하게 구별되며 간질환자 진단시 음성(상향)극파는 매우 중요한 단서가 된다(그림 2-79(a)).

② **예파** : 진폭에 관계없이 지속시간이 80[msec] **이상**(1/5~1/12초 사이)인 **예리하고 날카로운 파이다**(그림 2-79(b)).

③ **극서파복합** : 극파와 연속하여 바로 서파가 출현하는 것으로 **진폭은 수십~수백[μV] 정도로 매우 크다.** 극파에서 서파까지의 **주파수가** 3[Hz]**인 파형을** 3[Hz] **극서파복합**이라 하는데 이는 **간질의 소발작시 자주 출현된다**(그림 2-79(c)).

④ **예서파복합** : 예파에 뒤이어 서파가 연속해서 출현하는 파이며 주파수가 1.5~2.5[kHz]

범위인 예서복합파형은 레녹스 가스토 증후군[57]에서 자주 출현한다(그림 2-79(d)).

⑤ 다극파 : 몇 개의 극파가 상접해 무리지어 수 개 이상의 군을 이루며 나타나는 극파이며 난치성 간질의 경련시 발생하는 대표적인 이상파이다(그림 2-79(e)).

⑥ 다극서파복합 : 극서파복합파에서 극파가 한 개가 아닌 여러 개의 극파로 이루어진 파형을 다극서파복합이라 한다. 근간대성 발작시 자주 출현된다(그림 2-79(f)).

⑦ 14[Hz]와 6[Hz]의 양성극파 : 14[Hz] 또는 6[Hz]의 주파수를 갖는 리듬의 양성(하향)의 극파가 각 주파수별로 단독 또는 연발하여 나타나는 것으로 자주 발생되는 지점은 후두부와 후측부이다. 양성극파의 출현은 대뇌, 번연계, 뇌단부 등의 상해를 의심할 수 있다(그림 2-79(g)).

⑧ 서파군발 : 배경활동과는 확연히 구분되는 고진폭의 서파가 연속해서 출현하는 형태로 1초 전후부터 수초까지의 지속시간을 갖는다.

⑨ 평탄뇌파 : 광범위한 뇌의 괴사를 나타내거나 뇌의 전기적 활동이 없는 것으로 임상적으로는 뇌사상태를 의미한다.

⑩ 3상성파 : 대사성 질환에 의한 의식장애시 나타나기 쉽고, 간성혼수[58] 전기에 자주 출현한다.

⑪ 다형성 델타 활동 : 0.5~2.5[Hz]의 불규칙한 델타파가 측정되며 피질부에 있는 병변이 심하게 괴사되고 있는 상태에서 발생된다.

※ 비정상 뇌파 역시 항상 대뇌의 비정상을 나타내는 것은 아니다. 몇 가지 특정한 뇌파 이상이 정상인의 경우에도 관찰될 수 있기 때문이다.

(7) 수면다원검사

1) 수면에 대한 연구

수면에 대한 과학적 연구는 1929년 독일의 신경학자 H. 베르거가 인간의 뇌에서는 각성시와 수면시에 서로 다른 뇌파가 발생한다는 것을 발견한 것을 시점으로 시작되었으며, 1957년 W.C. Dement와 N. Kleitman에 의해 수면이 급속안구운동수면(REM : Rapid Eye Movement : 래피드 아이 무브먼트 : 램)과 비급속안구수면운동(NREM : Non Rapid Eye Movement : 논 래피드 아이 무브먼트 : 논램)으로 이루어진다는 사실이 밝혀지면서 수면의 본질에 대한 연구가 본격적으로 시작되었다.

57) 레녹스 가스토 증후군 : 약물로 조절하기 매우 힘든 유형의 간질로서 일반적으로 1~8세 사이의 어린 나이에 시작되며, 그 특성은 여러 유형의 발작이 나타나고 발달장애를 동반하며 완치되는 경우는 거의 없다.

58) 간성혼수 : 신체내에서 단백질이 분해되면서 나오는 암모니아의 처리작용이 잘 안되어 생기는 것으로 암모니아의 처리를 담당하는 간기능이 떨어지면 독성 암모니아에 의해 뇌가 영향을 받아 쉽게 자제력을 잃거나 정신을 잃는 경우가 발생하는 질환이다.

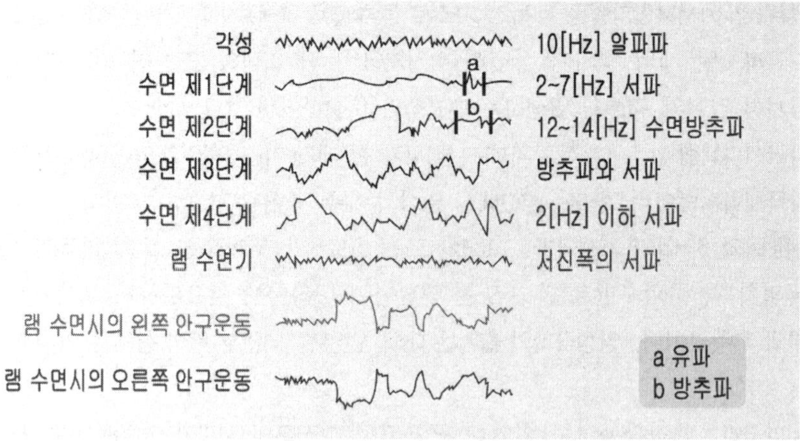

그림 2-80 • 수면단계의 순서와 램수면시의 안구운동

전형적인 성인의 수면 시의 뇌파의 변화를 그림 2-80에 나타내었다.

각성하고 있으면서 눈을 감고 있을 때는 10[Hz] 전후의 알파파가 출현하다가 졸음이 오게 되면 알파파는 없어지고 진폭이 작은 4~6[Hz]의 서파와 가는 속파가 나타난다. 이어서 진폭이 큰 예파와 14[Hz] 정도의 빠른 방추파가 나타나게 되며 수면이 더 깊이 진행되면 방추파 외에 진폭이 큰 3[Hz] 정도의 서파가 나타난다. 더욱 수면이 깊어지면 방추파가 감소하여 거의 서파만이 출현된다.

수면중에는 의식이 없으며 주위 환경변화에 대하여 반응이 활발하지 못하나 다시 각성상태로 깨어나면 의식은 회복되는데 이런 점이 바로 혼수상태, 마취상태와 수면의 차이점이다. 수면중에는 혈압, 심박동수, 기초신진대사율이 떨어지며 혈관이 확장되기 때문에 많은 혈류량으로 인한 체온의 손실이 발생한다.

2) 각성기

후두부 우세의 알파파가 뇌파의 전체적인 우세를 나타나며 진폭이 점점 증가하다가 다시 감소하는 현상을 보인다. 베타파는 수면 1단계 전까지 지속된다.

3) 비램수면기

램수면기를 제외한 모든 수면단계를 비램수면기(Non Rapid Eye Movement : 논 래피드 아이 무브먼트 : NREM)라 하며 이 기간 중에는 안구의 뚜렷한 운동은 나타나지 않는다. 이 시기에서는 느린 주파수의 서파가 우세하게 나타나므로 서파수면기라고도 하며 뇌파의 활력징후가 감소한다. 비램수면기는 다음과 같이 4단계로 구분할 수 있다(표 2-18 참조).

① 수면 제1단계(입면기 또는 졸음기) : 느린 안구운동이 발생하며 느린 알파파 우세에서 2~7[Hz]의 서파들이 출현되는 시기이다. 서파들 중 가장 우세한 것은 잔물결 같은 모양의

저진폭 세타파이기 때문에 이때 높은 진폭의 파형이 출현하면 측두엽 간 안구운동이 이상 소견을 가질 수 있다.

② 수면 제2단계 : 유파와 0.5초 이상의 지속시간을 갖는 수면방추파가 출현한다. 수면의 깊이가 더욱 깊어지면 12~14[Hz]의 수면방추파가 양쪽 좌우반구와 두정부 근처에서 우세하게 출현한다.

③ 수면 제3단계 : 방추파와 서파의 혼합시기로 고진폭의 느린 서파들이 서서히 출현하는 시기이다. 방추파는 출현하거나 출현하지 않을 수도 있다.

④ 수면 제4단계 : 방추파가 완전히 사라지며 높은 진폭이면서 느린 서파들이 아주 잦게 출현되는 시기이다. 2[Hz] 이하의 서파들이 약 50[%] 이상 출현하는 시기이며 K-복합파와 서파들이 혼재해서 나타난다.

4) 램수면기

저진폭의 세타파 우세의 서파들이 50[%] 이상 고빈도로 출현한다.

표 2-18 • 수면심도의 분류

국제분류	수면단계	뇌파 파형의 특징	구분
각성단계 stage W	각성기	알파파가 50[%] 이상 차지, 진폭의 저하가 시작된다.	안정/각성
수면 1단계 stage 1	입면기 (졸음기)~ 경수면 초기	• 알파파가 소실(50[%] 이하로 감소)한다. • 느린 측면안구운동이 발생한다. • 저진폭의 세타파가 출현(잔물결파기)한다. • 두정부[59], 중심부에서 좌우 대칭적으로 돌발적인 예파가 출현(두정예파기)한다. • 2~3상성의 진폭(50~100[μV])이 높은 서파가 출현(유파기)된다.	비램수면 (서파수면)
수면 2단계 stage 2	경수면기	• 유파, 방추파 혼합기이다. • 지속시간 0.5초 이상되는 방추파[60]가 출현(12~14[Hz])한다. • 2~3상성의 서파인 K-복합파[61]가 출현한다.	
수면 3단계 stage 3	중등도 수면기	방추파와 고진폭 서파가 혼재하며 2[Hz] 이하의 서파가 20~50[%]를 차지한다.	
수면 4단계 stage4	심수면기	방추파가 사라지며 2[Hz] 이하의 서파가 50[%] 이상 차지한다.	
램수면기 stage REM	모순 수면기	• 저진폭의 서파가 절반 이상을 차지한다. • 급속 안구운동 출현, 뇌대사활동이 증가한다. • 외부의 자극에 대한 각성 역치가 높아진다.	램수면

59) 두정부예파 : 초당 2회 이상으로 불규칙하게 출현하며 두정부에서 최대 진폭을 갖는 음성예파이다.

수면이 깊어질수록 진폭이 작고 빠른 리듬의 뇌파가 측정되는데, 이 단계에서 빠른 안구운동이 일어나기 때문에 램(Rapid Eye Movement(REM) : 래피드 아이 무브먼트)수면이라고 한다. 수면 중이면서도 이 시기의 뇌파의 형태는 깨어 있을 때와 유사하며, 서파수면시보다 더 큰 자극이 있어야 각성이 되는 깊은 수면상태이기 때문에 모순수면기 또는 역설적 수면기라고도 한다.

램수면시 꿈을 많이 꾸기 때문에 꿈수면이라고도 하며 뇌파의 변화와 함께 체온, 맥박, 호흡 및 혈압이 상승하고 위장의 운동성은 감소하여 남성에게는 음경발기가 나타나기도 한다. 이 시기에 대뇌에서는 깨어 있을 때보다 더 많은 양의 산소를 사용한다. 안구의 움직임은 활발한 활동성을 갖지만 신체 다른 부위의 근긴장은 크게 저하된 상태가 된다.

램수면 기간은 약 20분간 지속되며 약 90분 정도마다 다시 반복되는데 아침이 가까워질수록 그 지속시간이 길어진다. 저진폭의 세타파 우세의 서파들이 50[%] 이상 고빈도로 출현한다.

(8) 뇌전도의 구성

일반적인 뇌전도의 구성도를 그림 2-81에 간략하게 나타내었다.

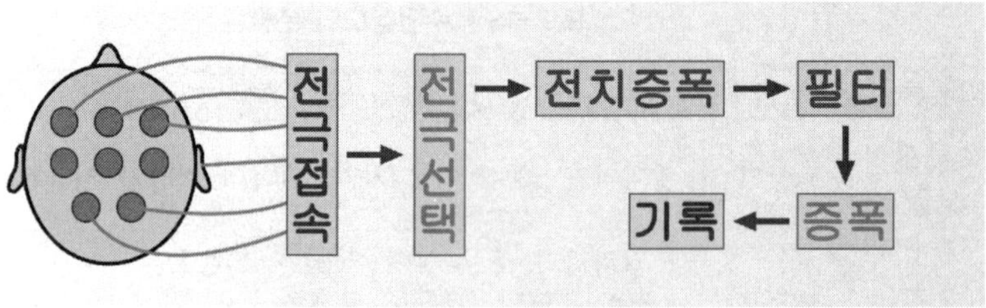

그림 2-81 • 일반적인 뇌전도의 구성

1) 입력부

두피 위에 부착된 전극으로부터 미세한 뇌파의 전위변동을 유도하는 부분이다.

① 전극 접속기 : 접촉저항값, 즉 두피와 전극 간의 임피던스는 낮을수록 좋다.

② 전극 선택기 : G1 < G2일 때 진폭이 상향(음성파)으로 측정된다. 두피상의 전극이 활성전극이 되며 귓불의 전극은 기준전극이 된다.

2) 전치증폭부

① 전치증폭기 : 생체신호의 증폭도와 동상성분(교류잡음)의 증폭도와의 비율을 판별비라고 하는데 동상성분 억제정도(동상신호제거비)를 나타낸다. 판별비가 높을수록 동상성분에 의한 전체 뇌파에 차지하는 교류장해 정도는 작아진다.

60) 방추파 : 0.5초 이상의 지속시간을 갖는 12~14[Hz]의 파형이다.

61) K-복합파 : 지속시간이 0.5초 이상으로 현저하게 길며 두정부예파보다 덜 뾰족한 파형이다.

㉠ 차동 증폭기로 구성, 교류잡음, 동상성분을 억제한다.

㉡ 뇌파신호는 역상, 증대 기록된다.

② 동상신호제거비 : 교류에 의한 잡음이 차동 증폭기의 입력단자로 스며들 때 차동 증폭기에 의해 제거되지 못한 동상의 잡음신호가 출력에 영향을 줄 경우 그 영향의 크기 정도를 구분하는 비로소 전체의 출력 중에 동상에 의한 영향이 어느 정도 섞였는가로 이해하면 식 (2-8)이 된다.

$$\text{동상신호제거비} = 20\log\frac{\text{동상이득}}{\text{차동이득}}\,[\text{dB}] \tag{2-8}$$

3) 필터부

뇌파의 주파수 성분 0.1∼100[Hz] 범위이기 때문에 뇌파 증폭기는 0.1∼100[kHz]의 주파수 성분에 대해서만 응답을 가져야 한다. 즉 뇌파진단의 목적이 되는 주파수 이외의 성분은 필터를 통해 차단시켜야 하는데 필터의 원리는 다음과 같다.

① 고역통과필터 : 고역통과필터(High Pass Filter(HPF) : 하이 패스 필터)(그림 2-82)는 실제로 매우 제한된 용도로 사용되는 필터로 매칭구조 등에서 저주파 발진을 최소화하기 위해서 사용되며 뇌파 측정시 저주파, 즉 1[Hz] 이하의 직류성분을 제거하기 위한 식은 (2-9)와 같다.

$$f_H = \frac{1}{2\pi R_1 C_1} \tag{2-9}$$

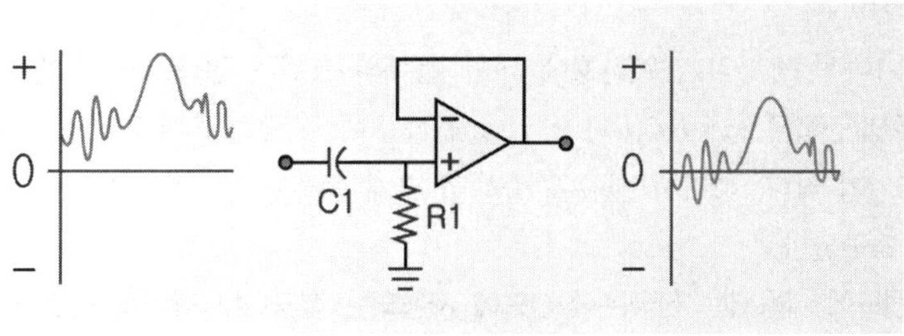

그림 2-82 • 고역통과필터

② 저역통과필터 : 저역통과필터(Low Pass Filter(LPF) : 로우 패스 필터)(그림 2-83)는 주로 고주파 잡신호를 걸러내어 저주파의 필요한 신호만을 골라낼 때 많이 사용되는 필터 구조로 뇌파에서는 60[Hz] 이상의 주파수 성분을 차단시키는 역할을 하며 식 (2-10)과 같다.

$$f_L = \frac{1}{2\pi R_2 C_2} \tag{2-10}$$

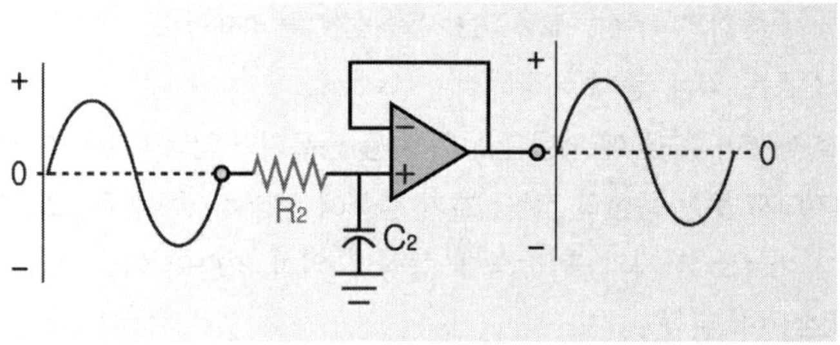

그림 2-83 • 저역통과필터

③ 대역통과필터 : 원하는 주파수 대역만 정확하게 골라낼 때 사용하는 것으로 그림 2-84와 같이 송신과 수신시 정확한 주파수 대역만 보내고자 할 때 사용된다. 즉, 시스템마다 사용하는 주파수를 국한시켜 주는 역할을 한다.

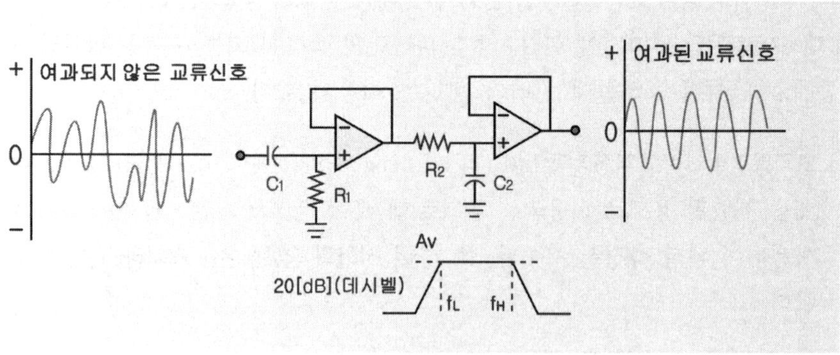

그림 2-84 • 대역통과필터

4) 주증폭기

필터로 여과된 두피의 전위신호에 대한 전류의 크기는 임상뇌파기록에서와 같은 표면전극 사용시 신호의 진폭은 25∼100[μV] 범위이기 때문에 실제 기록부의 갈바노미터를 움직이기에는 그 크기가 작다. 따라서 전류를 충분히 크게 증폭할 수 있는 비교적 높은 이득을 가진 증폭기가 요구된다.

또한 뇌전도에 사용되는 전극은 심전도에 사용되는 전극보다 작아서 신호원 임피던스가 약간 높으므로 뇌파 증폭기에서는 높은 입력 임피던스가 필수적이다.

(9) 인공산물

인공산물이란 뇌파를 기록시 측정하려고 하는 뇌파의 전위 성분 이외 다른 외부 또는 내부 신호가 혼입되거나 간섭되어 파형의 왜곡을 발생시키는 원인, 즉 잡음(전위신호) 등을 총칭하는 것이다. 뇌파 측정시 인공산물이 되는 원인은 다음과 같은 것이 있다.

1) 교류의 혼입

누설전류, 전자유도, 정전유도, 고주파 변조잡음 등의 원인이다.

2) 뇌파계 자체의 잡음

기계노후 또는 고장, 유도 코드의 불량 등 기계 자체의 결함에 의해 잡음이 발생된다.

3) 심전도와 근전도, 맥파의 혼입

① 심전도의 QRS군파 중 극파의 형태를 갖는 R파가 출현하여 뇌파의 극파와 혼동시킬 수 있다.

② 불안 등으로 인한 극도의 긴장감으로 이를 꽉 깨물고 있을 때 측두근이 수축되는데 이로 인해 발생되는 전위변동으로 인해 뇌파의 극파와 혼동할 수 있다.

③ 전극이 전측두부 동맥혈관에 가깝게 부착되면 전극이 동맥의 활동에 의해 움직임을 갖게 되는데 이러한 움직임이 전극과 두피 간의 임피던스를 증가시켜 기선을 동요시킬 수 있다.

4) 금속성 의치

금속성 의치를 한 상태에서 환자가 입을 다물면 아랫니와 윗니가 서로 부딪히게 되는데 이때 높은 진폭의 극파성 잡음이 뇌파에 섞일 수 있다. 이때는 의치를 제거하거나 입을 가볍게 벌리게 한다.

5) 안구운동, 호흡운동, 발한

발한으로 인해 땀을 흘리게 되면 피부의 전기저항이 변동하게 되어 느린 기선의 동요가 발생될 수 있다. 호흡을 하기 위한 몸의 움직임이 분극전압을 변동시킬 수 있다.

주의할 것은 호흡에 의해 가장 많은 움직임을 갖는 복부에는 유도선을 놓지 말아야 한다. 환자가 눈을 뜨거나 감을 때 또는 눈을 깜빡이는 안구운동에 의해 전두부에서 톱니 모양의 파가 발생하는데 이로 인해 율동성을 가진 낮은 진폭이 혼입이 일어날 수 있다.

5. 망막전도

망막전도(Electroretinogram(ERG) : 일렉트로레티노그램)는 눈의 망막에 광(光)자극을 주어 이때 발생하는 활동전압을 유도 및 증폭하여 기록하는 검사를 의미한다. 망막신경은 스스로 활동전위를 발생시키지는 않지만 빛에 의해 자극을 받으면 전위를 발생시킨다.

따라서 망막에 매우 짧은 시간 동안 빛을 비추면 탐사전극(망막의 내측면 또는 각막 위에 부착)과 기준전극(관자놀이, 이마 혹은 귓불) 간에 일시적인 전위차의 변화를 관찰할 수 있는데 이와 같이 망막에서 진행중인 전기적인 활동전위를 측정하는 것을 망막전도라고 하며 그림 2-85와 같이 활동전위를 망막전위라 한다. 망막전위의 크기는 약 100[μV]이며, 주파수 특성은 약 500[Hz] 정도이다.

망막의 추상체나 간상체의 기능과 관계가 있으며 그 파형의 차이를 분석하여 주로 각막혼탁, 백내장, 홍채유착, 유리체 혼탁으로 안저를 검사할 수 없는 안질환의 진단이나 예후판정에 응용된다.

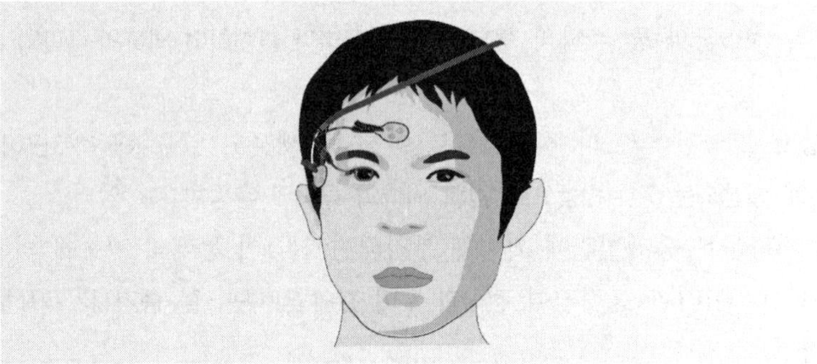

그림 2-85 • 망막전도

(1) 눈의 구조와 빛에 대한 반응

1) 눈의 구조

눈이란 물체의 형태와 모양, 색 등을 받아들이는 수용기와 빛에 의한 수용기의 화학적 변화에 의해 생성된 전위를 뇌로 전달하는 신경계로 구성되며 외부환경에 대한 정보를 제공해 주는 복잡한 구조물이다. 그림 2-86과 같이 망막전위의 측정은 망막내측이나 각막에서의 활성전극(특수 콘택트렌즈)과 관자놀이 등의 표준전극 사이의 전위차를 증폭하여 기록하며 눈의 구조는 다음과 같다.

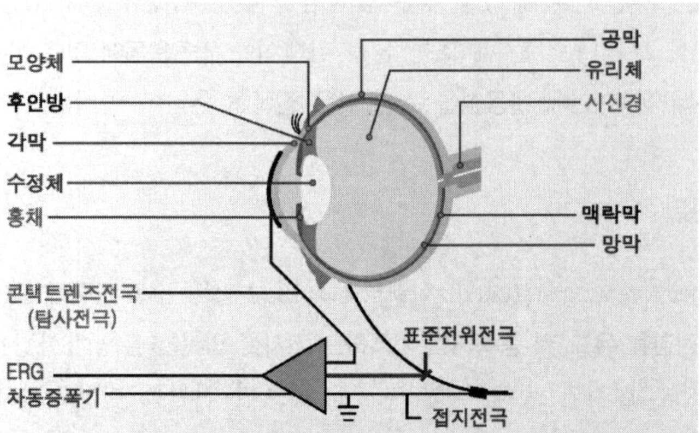

그림 2-86 • 안구의 수직단면과 망막전도의 측정원리

① 공막 : 눈의 흰자위 부분 0.2~2[mm]의 두께이며 강한 결합조직막으로 안구를 보호하는 섬유성 막이다.

② 맥락막 : 혈관막으로 혈관이 풍부하며 0.2~0.5[mm]의 두께가 얇은 암흑갈색의 막으로 색소세포가 있어 암실처럼 빛을 차단하는 기능을 하며 망막 내면을 덮고 있다. 넓게 분포한 혈관으로 안구 내에 영양을 공급시키며 앞 끝에 있는 모양체근은 원근조절에 관여한다.

③ 망막 : 안구의 가장 중요한 부위로서 두께는 약 3[mm]이며 질서있게 배열된 시각감수체 세포와 수평세포, 양극세포, 무축색세포, 신경절세포 등의 신경세포로 구성되어 있다. 시각감수체 세포에는 원추세포와 간상세포가 있는데 원추세포는 색깔을 인식하는 역할을 하며 간상세포는 명암을 구분하는 역할을 한다. 망막에는 황색을 띤 원형부 황반이 있는데 이곳에 상이 맺히면서 사물이 명료하게 보이게 된다.

④ 수정체 : 홍채 바로 뒤에 있는 탄력성을 가진 투명한 물체로 양면이 볼록렌즈 모양으로 돌출되어 있어서 광선을 굴절시키는 역할을 한다.

⑤ 초자체 : 수정체와 망막 사이의 공간에 들어 있는 무색투명한 젤리형의 조직이며 안구의 내압을 일정하게 유지시키는 역할과 수정체에서 망막에 이르는 광선의 통로 역할을 한다.

⑥ 안방수 : 수정체 전면의 공간(안방)에는 안방수가 있어 홍채와 수정체의 좁은 틈새로 전안방과 후안방의 물질이 서로 교통할 수 있다. 안방수가 눈 밖으로 빠져나가지 못하면 안압이 정상보다 높아지는데 이는 녹내장의 원인이 된다.

2) 시각전도로

외부에서 눈으로 들어오는 광선은 각막, 안방수, 모양체근에 의하여 자유롭게 변화되어 광선을 망막의 한 점에 접합시키는 역할을 하는 수정체, 초자체를 통과하여 망막에 그림 2-87과 같이 도달한다.

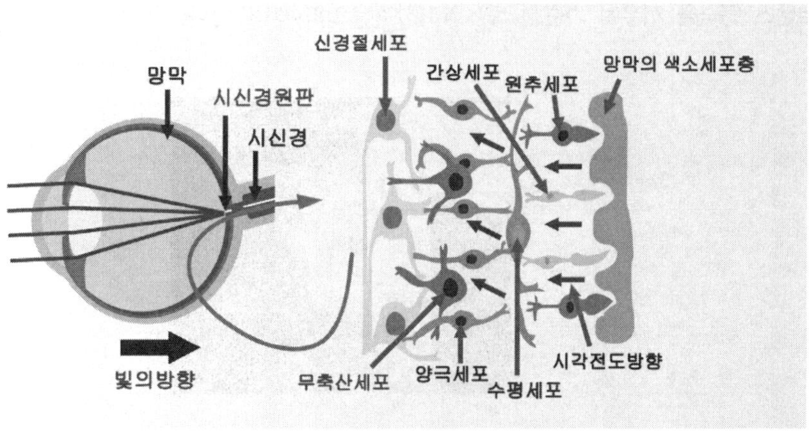

그림 2-87 • 망막에 도달하는 빛과 시각의 전도방향

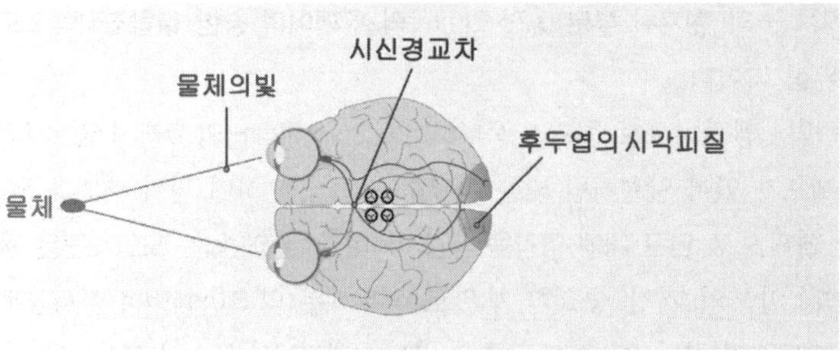

그림 2-88 • 대뇌피질에서의 신경전도로

외부로부터의 광선은 이들 투명체의 굴절률에 따라 알맞은 굴곡형태로 망막에 투사된 후 다음과 같은 순서로 그림 2-88과 같이 우리의 뇌로 전달된다.

① 빛은 망막의 제1신경원인 시세포층(원추세포와 간상세포)을 자극하여 흥분시킨다.
② 제2신경원인 양극 신경세포층은 원추세포와 간상세포에서 오는 흥분을 받아 시신경절세포로 자극을 전도한다.
③ 그 자극은 제3신경원인 시신경절세포층의 축색을 통해 망막 내부를 통과 후 시신경원판에 모인 후 안구 밖의 시신경과 연결된 대뇌의 후두엽피질(브로드만 : Brodmann 영역)에 도달하여 시각중추의 시각피질에 투영된다. 우리의 뇌는 이러한 경로를 통해 망막에 맺혀진 상을 분석하여 그림 2-88과 같이 물체를 인식하게 된다.

(2) 망막전도검사

1) 검사방법

피검사자의 동공을 고정시킨 후 그림 2-89와 같이 국소마취 점안제를 넣고 망막전도검사용 콘택트렌즈 전극을 끼우며 기준전극은 양미간이나 이마에 붙인다.

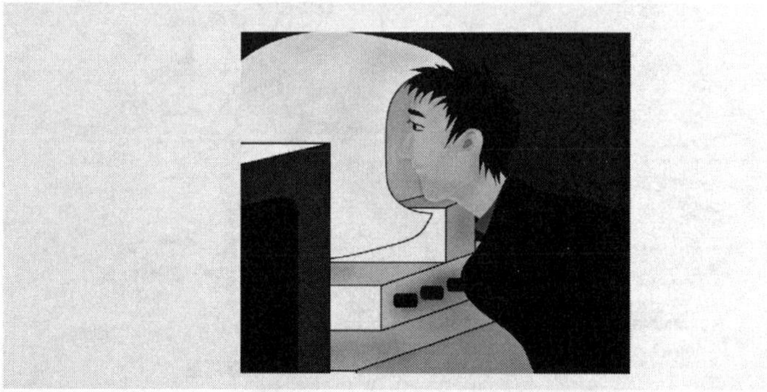

그림 2-89 • 망막전도검사

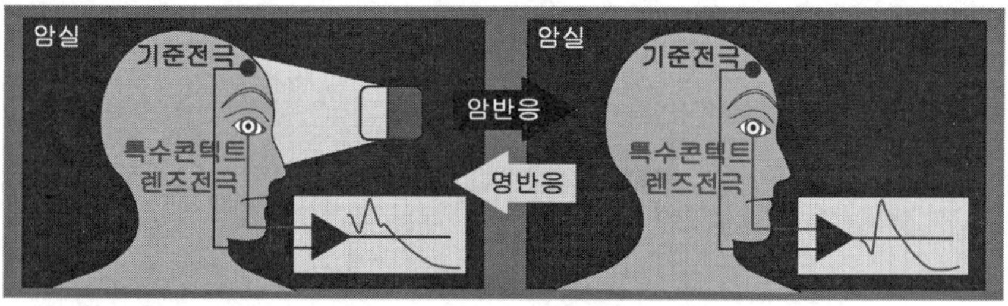

그림 2-90 • 일반적인 명반응과 암반응의 망막전도 검사방법

환자의 질환에 따라 명반응, 암반응 망막전도검사(그림 2-90)를 실시하는데 특히 주의할 점은 환자의 눈깜빡임을 방지해야 하며 측정은 여러 번 하는 것이 아니고 1~2번에 결과를 얻어야 한다.

2) 명순응과 암순응

인간의 빛 수용은 망막의 중심부에 있는 원추세포와 간상세포가 주로 관여하는데 **밝은 곳에서는 원추세포가, 어두운 곳에서는 간상세포가 광각**에 관여한다. 밝은 곳에서 어두운 곳으로 옮기면 처음에는 거의 아무것도 보이지 않으나, 어둠에 익숙해지면 점차 어슴푸레하게 보이게 되는데 이러한 **어둠에 대한 감각의 순응을 암순응**이라 하고, 반대로 **밝기**(광)**에 대한 광각의 순응을 명순응**이라 한다(그림 2-91 참조).

이와 같이 이는 빛에 대해서는 망막의 감도를 내려 많은 양의 빛을 받아들이고, 어둠속에서는 감도를 올려 빛에 반응해 나가는 생체 조절기구의 작용이다. 일반적으로 **명순응 상태에서 암순응으로의 이행에는 수십 분을 필요로** 하지만, **암순응 상태에서 명순응으로의 이행은 몇 분이면** 완료한다.

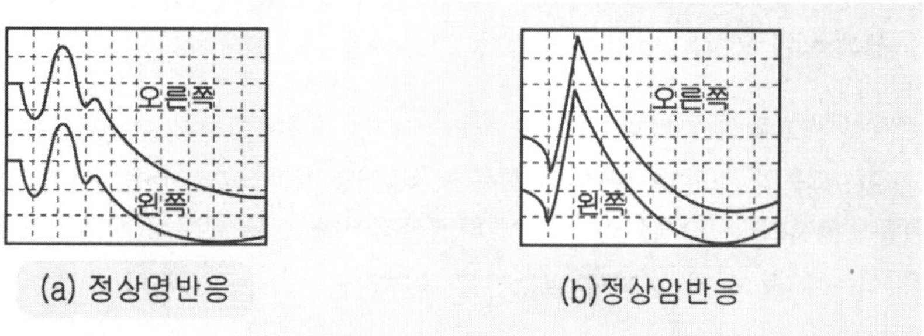

그림 2-91 • 명순응과 암순응시의 정상적인 망막전위도

임상적으로의 광각은 인지할 수 있는 최소의 강도, 즉 암순응 상태에서 빛의 자극역치를 측정함으로써 검사한다. 암순응을 시작 후 단시간 내에 진폭의 변화가 나타나지만 약 15분 후에는 거의 변화가 없다. 하지만 **야맹증 환자의 경우 장시간의 암순응시 망막전도 파형의 진폭에** 증가가 발생한다.

3) 일반적인 망막전도 파형

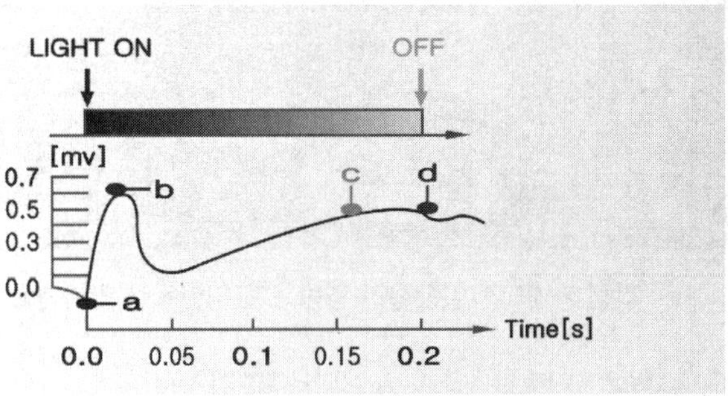

그림 2-92 • 척추동물의 자극에 대한 망막전도 파형(인간 역시 포함된다)

망막전도 파형(그림 2-92)을 구분하면 다음과 같다.

① a파는 주로 **광수용기 신경원인 간상체와 추상체 세포로부터 발원되는 전위**를 나타낸다.
② b파는 주로 **쌍극신경세포층으로부터 발원되는 전위**를 나타낸다.
③ c파는 **광수용기가 끝나는 부분인 색소상피층에서 발원되는 전위**를 나타낸다.
④ 자극이 끝나는 부분에서 나타나는 d파는 a, b파형 성분의 끝부분의 응답과 관련이 있다. 자극광의 강도가 약할 경우 b파만이 기록되나, 자극광이 강해지면 a파와 율동양소파가 기록되며 **b파의 진폭도 증가한다.**
⑤ 일반적으로 **망막전도에서는 a파, b파 및 율동양소파만이 측정되는데** 이는 c파는 a파와 b파 후에 긴 시간 동안의 자극에 대하여 망막이 반응하는 것을 DC증폭기로 기록하는 파로서 a, b파의 기록과 c파의 기록은 시간적으로 0.5초 차이지만 빛에 의한 자극으로 환자의 눈이 깜빡거리게 됨으로써 사실상 c파의 정확한 파형을 볼 수 없기 때문이다.
⑥ b파의 대부분은 양극신경세포의 활동을 반영하고 있지만 **파형의 일부분은 신경절 세포들에 의한 영향을** 반영하고 있다.

신경절 세포들은 망막의 수렴성 때문에 양극 신경세포들의 수보다 작기 때문이며, **망막의 신경절 세포의 세포체는 탈분극을 통해 축색돌기를 따라 뇌까지 이동하는 전파특성을 지닌 활동전위를 발생**시킨다. 시세포의 기능이 비정상적이면 모든 파형이 비정상적으로 나타난다는 점을 염두에 두며 각 파형의 발생원을 숙지하는 것도 중요하다(표 2-19 참조).

표 2-19 • 망막전도 파형과 발생원

망막전도 성분	발생원
a파	시세포
b파	쌍극신경세포
율동양소파	무축색세표
c파	망막색소상피

(3) 임상적 응용

망막전도는 다음과 같은 병을 진단하는 데 매우 유용한 검사법이다.

1) 당뇨병성 망막증

당뇨병이란 체내 인슐린의 절대량이 부족하거나 그 작용이 부족하여 혈당량이 높아진 상태가 장기간 계속됨으로써 신장, 신경, 망막과 전신의 크고 작은 혈관들을 침범하여 만성 합병증을 일으키는데, 당뇨병성 망막병증은 당뇨병 환자의 약 반수 이상에서 발생하며 실명을 일으키는 가장 큰 원인이다.

2) 백내장

눈의 수정체에도 혼탁이 생겨 눈 속으로 빛이 잘 통과하지 못해 물체가 흐려져 시력이 떨어지게 되는 것으로 노화현상으로 유발되는 노인성 백내장이 가장 많으며 그밖에 당뇨, 포도막염, 외상 등에 의해 발생한다.

3) 망막색소변성

망막의 시신경세포 중 흑백 및 명암을 구별하는 간상세포의 수가 점차로 줄어드는 질환으로 결국에는 모든 시세포에 장애를 일으킨다. 증상은 초기에 야맹증이 나타나고, 점차 시야가 좁아 보이는 시야의 협착이 진행되며 백내장, 녹내장, 원추각막, 근시 등이 동반될 수 있다.

4) 야맹증

망막간상체의 기능장애로 광각이 약해지거나 암순응이 지연되어 밤이나 새벽 무렵에 시력이 크게 떨어져 눈이 잘 보이지 않게 되는 증세로서 선천적인 경우와 비타민 A의 결핍에 의한 것이 있다.

(4) 검사시 주의점

① 환자가 눈을 깜빡거리거나 안구를 움직이면 인공산물이 발생될 수 있기 때문에 눈을 움직이지 못하도록 고정시켜야 한다.

② 측정시 진폭의 감소를 막기 위해 광자극에 의한 검사는 1~2번에 결과를 측정해야 한다.

③ 잡음발생시 콘택트렌즈 전극이 각막에 정확히 붙어 있는지 확인해야 한다.

④ 전해질 용액의 금속성분이 빛에 의해 광전효과를 발생시킬 수 있으므로 피부에 접촉되는 전극면을 검은색 종이나 필름 등으로 가려 준다.

(5) 망막전도계의 조건

필터의 대역폭은 0.5~100[Hz]이며 증폭기 감도는 100[μV/div] 정도이고, 광자극은 명순응과 암순응시 1.2[J]의 자극을 사용하며 시간감도는 20[msec/div]이다.

6. 안구전도

눈에는 망막전도와 같이 자극에 대한 응답전위의 일시적인 변화 이외에도 각막과 망막 간에는 일정한 전위차(약 1[mV])가 존재하는데 이를 정전위라고 한다. 이 전위의 발생은 거의 대부분 망막색소상피가 기여하며 약 10[%] 정도만 나머지 안구조직이 관여한다.

안구전도(Electrooculogram(EOG) : 일렉트로아큘러그램)의 원리는 어두운 곳에서 한 전극을 각막 위에 놓고 다른 하나의 전극을 코 또는 머리 부위에 놓으면 2개의 전극 사이에서 전위차가 발생하는 것을 이용한 것이다. 이때 안구에 더 강한 빛을 비추면 이 정전위가 더 증가되는데 이 전위를 발광전위라 한다(그림 2-93 참조).

이 정전위와 발광전위를 합쳐 각막-망막전위라고 하며 각막의 전위는 망막의 전위에 비해 (+)전위를 가지며 망막은 각막에 비해 (-)전위를 갖는다.

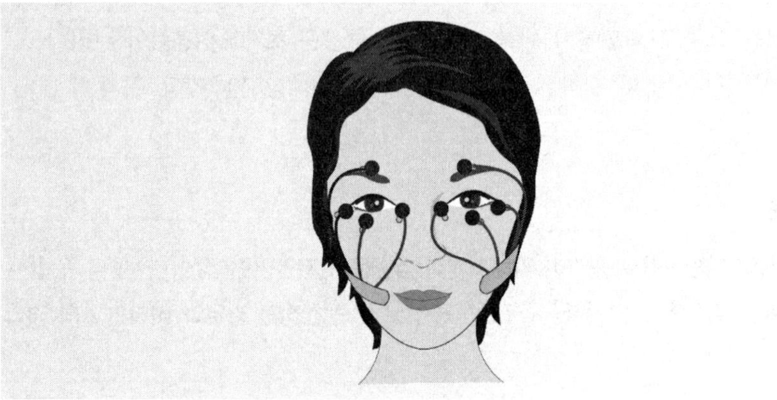

그림 2-93 • 안구전도

(1) 안구전도 측정방법

일반적으로 안구의 앞과 뒤쪽의 전위차를 직접 측정하는 것은 불가능하므로 실용적인 안구전도 측정방식은 양안각 부근에 전극을 부착시켜 안구의 움직임에 따라 그 전위차를 측정하는 방식을 사용한다.

전극부착위치(그림 2-94)에서 1번과 2번 전극, 3번과 4번 전극은 안구의 수평운동에 따른 안구전도를 측정하며 5번과 6번 전극은 안구의 수직운동에 대한 안구전도를 측정한다.

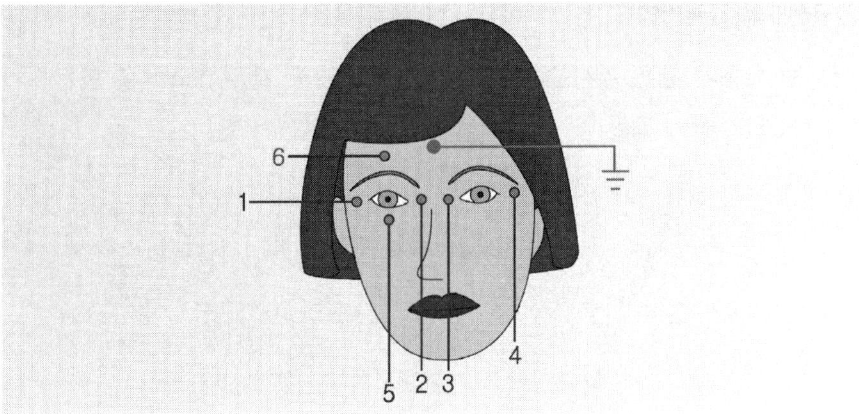

그림 2-94 • 안구전도의 전극부착위치

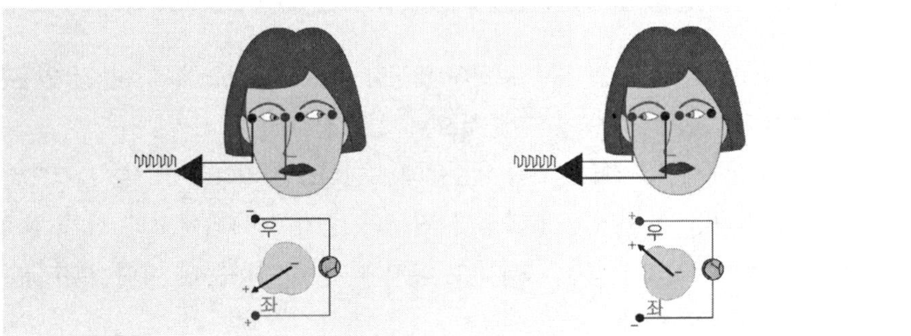

그림 2-95 • 안구의 좌우운동에 따른 전위측정 방식

안구의 좌우운동에 따른 전위측정 방식을 그림 2-95에 나타내었다. 이와 같이 안구의 움직임에 대한 각막 망막전위를 기록하는 것을 안구전도라 한다.

안구의 상하운동에 따른 전위측정을 그림 2-96에 나타내었다. 안구가 위로 움직일 때는 이마쪽이 양(+)의 전위를 띠며 코쪽이 음(−)의 전위를 띠는 모습을 보여주고 있다. 정면을 응시할 때는 일정한 쌍극자가 두 전극 간에 형성되며 이때의 안구전도 출력은 0이 된다.

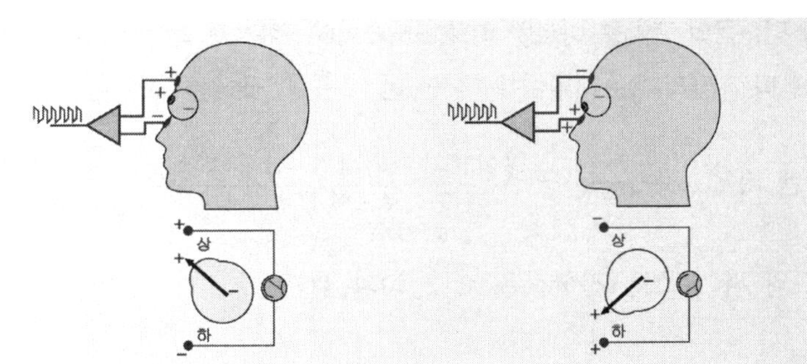

그림 2-96 • 안구의 상하운동에 따른 전위측정

(2) 안구전도의 검사방법

안구전도는 다음과 같은 검사를 실시하여 그림 2-97과 같은 그래프를 얻는다.

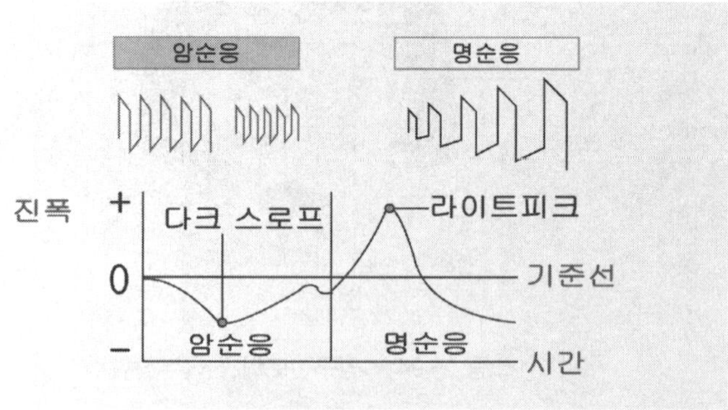

그림 2-97 • 암순응검사와 명순응검사를 통해 측정되는 다크 스로프와 라이트 피크

① 눈과 타깃(target)과의 거리는 1[m]로 하며 일정한 밝기의 실내등에서 수분간 안구전도를 측정하여 기록된 안정된 진폭을 기준값으로 설정한다.

② 암순응검사 : 암실에서 10~15분 가량 암순응에 도달하도록 기다린 후 1분 간격으로 5~6회 관찰한다. 암순응 직후에는 일과성의 진폭의 증가가 나타나지만 점차 감소하여 10분 전후에서는 최저값의 진폭을 나타내고 다시 약간 증가하는데 이때 최저값을 다크 스로프(dark trough)라 한다.

③ 명순응검사 : 15분 간의 암순응검사 후 바로 실내등을 켜서 명순응을 실시한다. 역시 1분 간격으로 측정한다. 명순응 실시 후 망막전도의 진폭은 8분 전후에서 최대값을 나타내는데 이때의 최대 진폭을 라이트 피크(light peak)라 한다.

④ 검사자의 턱과 이마를 고정시키고 타깃을 따라 정확하게 안구가 움직이도록 유도한다.

(3) 안구전도의 해석

암순응과 명순응의 관계를 아르덴 비율(Arden ratio : 아르덴 라디오)이라 하는데 망막질환 등 눈의 이상에 따라 달라지는 비율이다. 아르덴 비율을 구하는 공식은 식 (2-11)과 같다.

$$\text{아르덴 비율(Arden ratio)} = \frac{\text{라이트피크에서 5} \sim \text{6개 측정값의 평균} \times 100}{\text{다크스로프에서 5} \sim \text{6개 측정값의 평균}} \qquad (2\text{-}11)$$

안구전도의 각 요소별 정상값은 표 2-20과 같다.

표 2-20 • 안구전도의 정상값

측정요소	정상 평균값	정상 범위
기준값	368[μV]	148~938[μV]
라이트 피크	238[μV]	71~460[μV]
다크 스로프	665[μV]	214~125[μV]
아르덴 비율	241[%]	148~449[%]
라이트 피크 도달시간		7~15분
다크 스로프 도달시간		5~12분

(4) 안구전도의 응용

1) 노인성 황반부 변성

황반부는 안저의 중심부에 위치하여 미세한 시력과 색각을 나타내는 중요한 부분인데 나이가 많아지면서 혹은 심한 혹사로 인해 이 황반부의 시세포가 적어지고 변성을 겪으면서 황반부 위축이 발생되어 시력이 감소하고 그 증상이 악화되면 실명에까지 이르는 질병이다.

2) 선천성 황반부 변성

황반부의 변성은 많은 경우 노인에게서 발생되며, 간혹 젊은 사람에게서 발생하는 경우도 있으며 드물게 유전적인 원인도 있다.

3) 염증성 황반부 질환

수술과정을 통해 안구에 물리적 자극이 가해지면 다소의 염증반응이 나타난다.

백내장 수술 후 일정기간 동안 포도막염, 각막염 및 결막염 등이 수반되며 이로 말미암아 자극증상(눈물, 눈꼽, 물감, 눈부심, 충혈 등)이 나타난다. 염증반응은 수술 후 3개월 정도에 걸쳐 서서히 치료된다.

그러나 드물게는 세균성, 수정체 중증의 염증인 경우에는 염증상태가 치유되더라도 안구 내 막형성, 조직의 유착, 안구내 신경조직인 망막의 변성 혹은 각막혼탁 등으로 시력회복이 더딘 경우도 있다.

검은자위로서 유리창에 해당하는 각막에 염증이 발생하는 경우 각막염이라고 하며 각막부종 등으로 수술 후 시력회복이 더디거나 이물감, 눈부심, 혹은 통증으로 인해 눈물이 난다. 주로 안약제에 대한 과민반응이거나, 확인되지 않고 지나간 단순포진 및 대상포진 등의 잠복성 바이러스균에 의해 일어나는 경우 대개 약물에 의해 치료된다.

드물게는 각막궤양 등으로 이행되어 각막혼탁을 가져올 수도 있다. 염증반응으로는 낭포양 황반부종, 맥락막 삼출현상, 포도막염 등이 있으며 중증의 염증성 합병증은 거의 나타나지 않는다.

4) 망막혈관장애

당뇨 등에 의한 합병증세로 눈의 모세혈관들에 혈액이 원활하게 공급되지 못해 발생하는 것으로 오랜 시간 고혈당 상태를 방치하면 망막의 모세혈관에 이상이 생겨 말초혈관의 순환장애 현상이 나타나고 망막의 여러 부위에 산소결핍 부위가 발생되는 질환이다.

(5) 안구전도의 조건

① 시정수 : 0.3초이다.

② 증폭기 : 감도는 200[μV/div]이며 필터의 대역폭은 0.08~100[Hz]이다.

③ 타깃 : 위치는 눈앞에서 1[m]이며 시정수 0.3초를 기준으로 분당 72분을 왕복할 수 있어야 한다. 이동각도는 수평면을 기준으로 좌로 15[°], 우로 15[°]의 이동이 가능해야 한다.

(6) 전기피부활동

1) 전기피부활동의 정의

외부 자극에 의해 대뇌의 흥분이 시상하부에 있는 교감신경중추에 전해져 교감신경영역으로 신경신호에 의해 발한현상을 일으켜 세포의 흥분에 의한 전위차 감소를 일으켜 저항값의 감소로 연결된다. 이러한 외부자극에 따른 피부의 전기적 반응을 전기피부활동이라고 한다.

① 전류의 흐름에 대한 피부저항은 자율신경기능이 직접 작용한다. 한선(汗腺) 작용이 없는 피부는 전류에 대해서 저항이 높고 한선 기능이 좋으면 전류는 쉽게 피부를 통과하여 피하조직에까지 미친다.

② 말초신경마비나 신경절질환에서 볼 수 있는 감각장애를 기록하는데 유용하다.

2) 피부전기활동의 분류

① 피부전도반응 : 손바닥이나 손가락 가운데에 전극을 부착시키고 피부를 회로로 하여 일정전압(3~6[V])의 전류를 통과시켜 피부의 전도반응이나 저항반응을 측정하는 것이다.

② 피부전위반응 : 피부전도반응과 달리 피부에 일정전압의 전류를 통과시키지 않고 두 피부영역 간의 전위상의 차이를 측정하는 것이다.

3) 피부전기활동의 측정방법

피부전도반응 파형 및 전극 부착부위를 그림 2-98에 나타내었다.

① 피부전도반응(Skin Conductance Response(SCR) : 스킨 컨덕턴스 리스폰스)

㉠ 두 개의 인접한 손가락에 전극을 부착(검지와 중지의 두 번째 마디)한다.

㉡ 양극측정법을 이용한다.

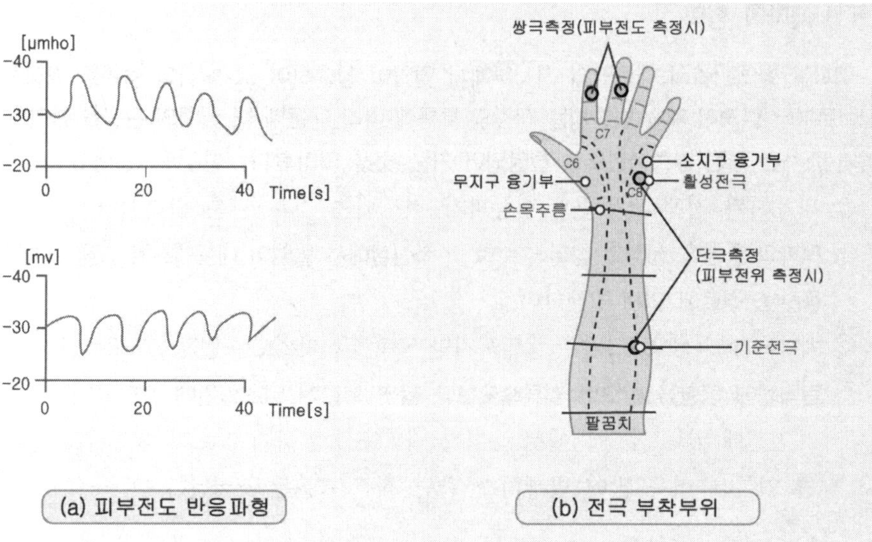

그림 2-98 • 피부전도 반응파형 및 전극 부착부위

ⓒ 진폭의 단위는 모(moh, 1/[Ω])이다.

② 피부전위반응(Skin Potential Response(SPR) : 스킨 포텐셜 리스폰스)

㉠ 손바닥 소지구에 활동전극을 부착하고 손등이나 전완부위에 기준전극을 부착한다.

㉡ 단극측정법을 이용한다.

㉢ 진폭의 단위는 볼트[V]이다.

7. 맥 파

심장에서 분출되는 혈액은 대동맥 벽을 확장시키고, 유한한 속도로 동맥가지로 전달되는 맥동을 발생시키는데 이러한 맥동을 측정한 것이 맥파(pulse wave)이다. 일반적으로 환자를 진료할 때 환자의 맥을 짚어 보면 맥의 촉진에 의해 발생하는 맥박수, 리듬, 크기, 혈관의 성상 등의 많은 정보를 얻을 수 있는데 이 맥파(Mechano-Cardiogram(MCG) : 메카노 카디오그램)는 심장의 펌프질 기능에 의해 혈액이 순환되면서 형성된다.

① 혈액순환의 역학적 조건은 심장의 펌프력, 순환혈액량, 혈관계의 용적 또는 순환저항 등에 의해 결정되고 이들에 의해 각 부의 혈류량 및 흐르는 속도가 결정된다.

② 심장의 주기 중 심실이 수축하면 혈액이 대동맥으로 방출되는데 정상인의 경우 1회 방출될 때 안정시에 약 70~80[ml]의 혈액이 방출되며 대동맥내의 수축기압은 120[mmHg], 이완기압은 80[mmHg]로 평균 100[mmHg]를 유지한다.

③ 혈액이 대동맥으로 방출될 때 대동맥의 압력에 변화가 일어나는데 이 압력은 말초동맥까지 내려간다.

(1) 맥파의 정의

맥파란 혈액방출시 대동맥의 기시부에서 혈압이 상승하여 그 부위의 혈관을 확장시키게 된다. 심실로부터 혈액이 계속 방출되는 시간의 흐름에 따라 대동맥 내 혈액의 관성을 능가하게 되어 혈압의 증가는 점점 말초혈관으로 전달되어 가는 것을 의미한다. 이것은 팽팽한 고무줄의 한쪽 끝을 진동시켜 전체 고무줄에 진동파가 전도되는 것과 같은 원리이다.

① 맥파의 출현은 심장의 심실이 수축 → 좌심실에서 혈액이 대동맥으로 방출 → 대동맥압에 변동하는 경로에 의해 발생한다.

② 맥박의 수와 심박동의 수는 동일하지만 맥박의 전파속도는 혈류속도와는 상관없이 혈관벽의 탄력성에 영향을 받으며 혈류속도보다 활씬 빠르게 말초혈관에 전파된다.

전신에 있는 각 동맥에서 측정된 맥파는 동일하지 않으며 심장에서 멀어짐에 따라 큰 기복은 더욱 많이 발생하는 반면 적은 파동은 소실된다.

(2) 맥파의 종류

동맥에서 발생하는 맥파는 **혈류맥파**(flow wave : 플로우 웨이브), **직경맥파**(diameter wave : 다이아메터 웨이브), **압맥파**(pressure wave : 프리셔 웨이브)의 맥동들을 근거로 분석이 가능하다.

표 2-21 • 맥파의 종류

맥파의 종류	대동맥에서의 맥파의 파형	맥파의 종류 해설
혈류맥파	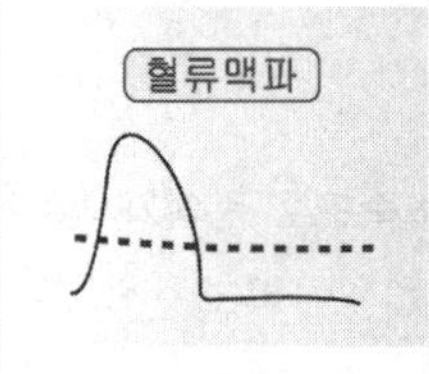	• 일정 동맥부위에서 심장의 박동에 의해 분출된 혈액의 흐름을 파형화한 것이다. • 혈류의 유속은 대동맥 판막이 열린 후 급격히 증가하다가 수축기의 1/3 정도가 지나면 최고에 도달하여 수축기말에 혈류의 흐름이 최저에 이른다. • 이완기 시작부터 대동맥 판막이 닫힐 때까지 좌심실로의 짧은 역류가 발생한다.
직경맥파	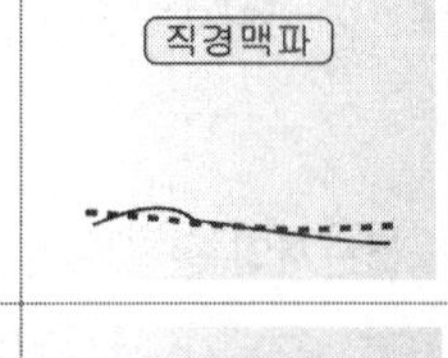	• 심장박동에 의해 변화되는 일정 부위에서의 혈관직경 변화를 파형화한 것이다. • 혈관직경은 혈관의 용적과도 밀접한 관계를 가지기 때문에 용적맥파로 표현된다.
압맥파	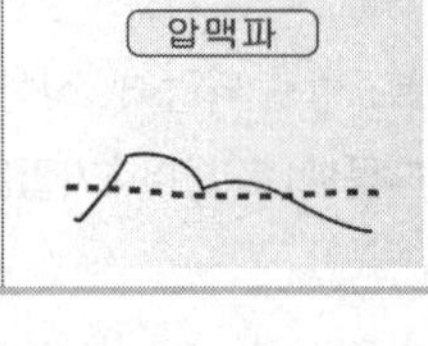	• 대동맥에서 혈액의 방출에 의해 발생되어 동맥벽을 따라서 인체에 전달되는 혈관 압력을 파형화한 것이다. • 혈류맥파와 달리 압맥파는 대동맥 판막의 정류효과와 동맥의 탄력성, 말초저항 때문에 기저선까지 떨어지지 않는다.

(3) 맥파의 측정

표 2-22 • 맥파의 측정

맥파의 측정	맥파의 측정 해설
혈류맥파	주로 초음파 도플러 센서를 이용하여 측정하고자 하는 혈관부위에서 측정한다.
직경맥파 (용적맥파)	• 일반적으로 광전식 측정방법이 많이 사용된다. • 손끝이나 발끝에 적외선을 조사하여 반사광을 검출하거나 투과광을 검출한다.
압맥파	토노메터(tonometer)센서를 이용하여 진맥이 가능한 부위(경동맥, 요골동맥, 대퇴동맥, 족배동맥)에서 측정한다.

(4) 맥파검사방법

맥파를 가시적으로 기록하는 방법을 크게 나누어 보면 압맥파법과 용적맥파법이 있다.

① 압맥파법 : 동맥 중에 직접적으로 카테터(catheter)[62]를 삽입하거나 또는 혈관 위에 압력측정용 트랜스듀서를 장착하는 방법이다.

② 용적맥파법 : 심장박동에 따라 발생되는 미세한 체적의 변화를 측정하는 방법이다. 여기서는 용적맥파법에 대해서만 소개한다.

1) 광전식 용적맥파

광전식 용적맥파는 근적외선을 환자에게 주사하여 헤모글로빈(hemoglobin)에 흡수되지 않고 투과된 투과광 또는 반사광으로 혈액량의 변동량을 측정하여 맥파를 측정하는 방식이다.

① 파장이 600~800[nm] 되는 근적외선을 손가락 끝부분의 생체조직에 투과하여 근적외선이 용적변화에 따라 투과되거나 반사된 광의 변화량을 측정하여 흡광도를 구하는 방식으로 그림 2-99와 같이 손가락 끝에 작은 램프를 그 반대쪽에 광전변환소자(CdS)를 장착한 후 빛을 쏘면서 심박동에 따라서 말초혈관으로 혈액이 방출되는 시기에 이 부분에서 빛의 투과성 변화를 감지한다. 투과되는 광량의 변화는 트랜스듀서(transducer)에 의해 기전력으로 변환되어 쉽게 맥파를 측정할 수 있다.

이렇게 측정된 맥파 파형은 대동맥판 협착증과 맥이 없는 병, 대동맥판 폐쇄부전증 등과 같이 많은 혈관성 질환에 유용한 정보를 제공하는데 특히 대동맥판 폐쇄부전증은 한 심박에 맥파가 두 번 뛰는 파형이 소실된 진폭이 큰 맥파가 측정되는 특징이 있다.

62) 카테터(catheter) : 체강(늑막강, 복막강) 또는 관상기관(소화관, 방광 등)의 내용액의 배출을 측정하기 위해 사용되는 고무 또는 금속제의 가는 관이다.

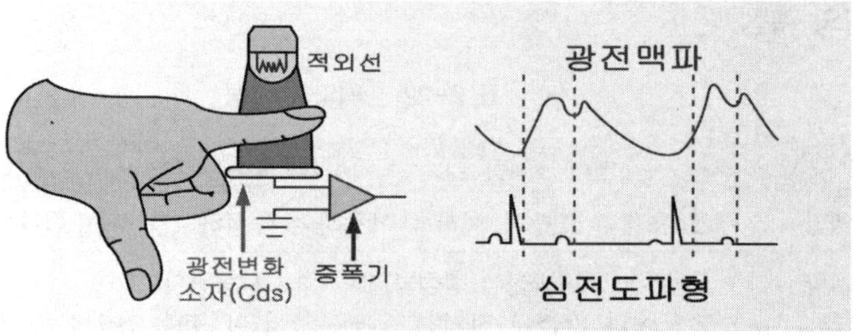

그림 2-99 • 광전식 용적맥파의 원리

② 용적맥파와 심전도를 동시에 기록하여 비교하면 심전도 R파의 시점과 맥파가 올라가는 시점 간의 시간차 Δt로부터 맥파의 전파속도를 구할 수 있는데 **맥파의 전파속도는 동맥벽이 굳어져서 탄력성이 감소하고 내면에 기름기가 끼이거나 이상조직이 증식하여 내경이 좁아지는 증상을 보이는 동맥경화 등의 진전도를 추정하는** 데 매우 중요한 요소가 된다.

2) 정맥폐쇄 용적맥파

맥파가 전달됨에 따라 동맥의 내압에 변화가 생겨 혈액량의 용적변동이 발생하는 원리이다.

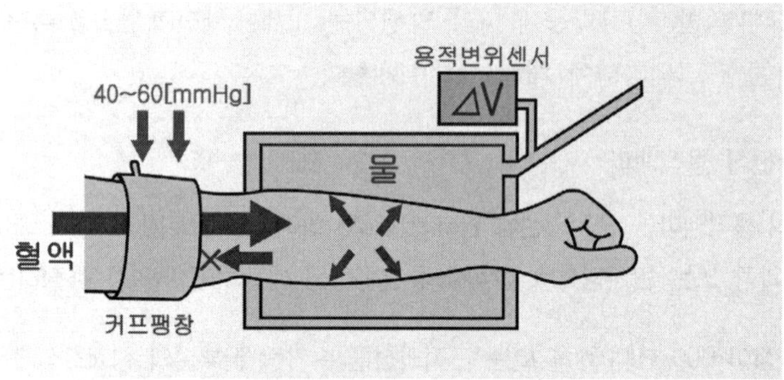

그림 2-100 • 정맥폐쇄 용적맥파의 원리

① **정맥폐쇄 용적맥파**는 그림 2-100처럼 물을 채운 원통 안에 팔을 넣은 후 물이 새지 않게 봉한 다음 반대편에는 가는 유도관을 삽입하여 여기에 용적변위에 따른 압력 트랜스듀서(transducer)를 접속시켜 놓는다. 이때 팔에서 혈액량의 증가와 감소에 따라 폐쇄된 원통내의 용적변동이 생기는데 이와 같이 **일정한 폐쇄공간 내의 압력 또는 용적변동은 압력 트랜스듀서 등으로 전기신호로 변환하여 증폭하면서 사지의 용적맥파를 구하는 원리이다.**

② 상완부에 커프(cuff)를 감은 후 커프압을 40~60[mmHg] 정도로 상승 유지시키면 전완에 유입된 혈액이 배출되지 못하게 되어 체적이 서서히 증대된다. 이처럼 **시간에 따른 체적변화의 초기 기울기 dV/dt에서 사지에 유입하는 혈류량을 측정할** 수 있다(그림 2-101 참조).

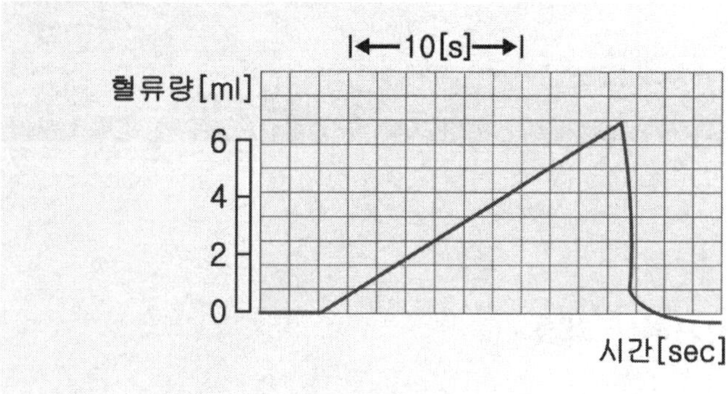

그림 2-101 • 정맥폐쇄 용적맥파로부터 얻은 시간에 따른 혈류량 곡선

02 생체전기계측

제 1 절 생체전기현상 계측

1. 생체계측

생체계측(somatometry : 써마텀에트리, 生體計測)은 사전적인 의미로 생물 몸의 여러 부위의 크기나 모양을 일정한 기구로 측정하여 그 개수를 정확하게 표현하고, 다른 개체와 비교하거나 통계적 방법으로 비교하는 것이다. 또한 생체관찰의 일부에 속하고 인류학에서는 신체계측이라고 한다. 생체계측의 수량값은 어디까지나 객관적 가치가 있어야 하며, 통일된 계측기와 그것을 쓰는 계측기술에 숙련되어야 하는 것이 중요한 조건이 된다. 또한 동시에 계측방법에도 통일이 필요하다.

생체신호는 환자를 진료하는 데 중요한 자료로 사용된다. 따라서 정확한 생체신호의 측정은 진단 시 매우 중요한 전제 조건이 되며 신호들의 물리적 특성을 고려하는 것이 우선시 되어야 한다. 생체로부터 발생하는 신호는 크게 전기적인 신호와 비전기적인 신호로 나누어진다. 전기적인 신호란 자발적으로 전기신호를 발생시킬 수 있는 무수한 세포를 가지고 있는 생체의 미세한 전위활동이며 전자, 전기적인 계측기를 이용하여 측정할 수 있다.

㉔ 전기적인 신호에는 심전도, 뇌파, 근전도 기록 등이 있으며, 비전기적인 신호에 대해서는 혈압, 혈류, 맥박, 체온, 호흡 등과 같은 생체현상 등이 있으며 이들은 트랜스듀서나 카테터(catheter) 등을 이용하여 측정할 수 있다.

(1) 생체신호의 계측

일반적으로 생체신호계측기에는 인체로부터 발생하는 신호는 센서를 통하여 전기적인 신호로 변환하여 이를 증폭기 및 필터 등의 신호처리를 통해 출력장치에 표시한다. 생체신호를 받아들이는 입력부(검지부), 미약한 생체신호를 충분히 증폭시키기 위한 증폭부, 신호처리를 하기 위한 신호처리부, 처리된 결과를 출력하는 표시·기록장치 그리고 인체보호를 위한 안전구동장치로 구분할 수 있으며, 의료용 장비는 영상진단기기, 생체신호계측기, 분석기, 치료기, 재활기기, 인공장기, 의료정보 시스템 등으로 분류할 수 있다.

이들 중 생체 내에서 발생하는 생체현상은 각 생체부위의 생리학적 활동에서 발생하는 미약한 전위차(전기적 신호), 미약한 자기장, 압력의 변화, 유량의 변화 등을 측정, 측정신호를 분석하여

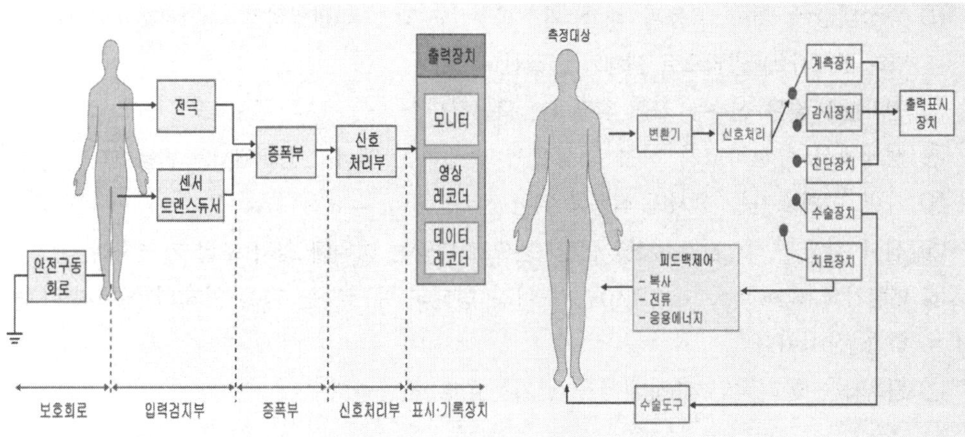

그림 2-102 ● 생체신호계측기의 구성도

각종 질병을 진단하는 기기를 **생체신호 계측기**라 한다. 일반적인 의료용 장비구조를 보면 측정장비와 환자의 치료에 필요한 의료기기 연결법과 신호처리장치의 출력장치(그림 2-102)로 구성되어 있다.

1) 생체신호의 측정대상

의료용 장비가 측정하고자 하는 **생체부위의 측정점으로 물리적인 양, 성질 또는 조건**(생체변수, 신호) 등이다. 생체로부터 측정하고자 하는 **물리·화학적인 변수**, 즉 생체신호가 **측정대상**(measurand : 메슈렌드)이다.

㉠ 생체전위, 유량, 압력, 크기, 변위, 임피던스, 온도, 화학물질의 농도 등이다.

표 2-23 ● 생체신호의 신호대상

생체신호	생체신호 해설
측정대상	• 생체내부 • 생체표면 • 생체로부터 발생 • 생체로부터 분리된 생체조직 등
측정종류	• 생체전위 • 압력 • 유량 • 크기 • 변위 • 임피던스 • 화학농도 등
측정위치	• 생체전체 • 특정기관 • 해부학적 구조 • 생리학적 구조 등

2) 생체신호의 센서, 탐촉자 · 변환기

변환기는 인체에서 발생하는 물리 · 화학인 측정량을 **전기적인 출력으로 변환하는 장치이다.** **센서**(sensor)는 **생체로부터 수집되는 에너지를 최소한으로 하고, 정확도와 정밀도**가 높아야 하며 **인체에** 무해해야 한다.

① 측정대상에 대한 고통과 해를 최소화할 수 있는 비관혈적인(minimally invasive : 미니멀리 인베시브) 방법으로 생체와 연결한다.
② 전기변수 혹은 신호는 가장 취급하기 용이하다.
③ 생체에서 측정하고자 하는 대상에서 발생하는 에너지 형태에서만 반응한다.
④ 가변 변환소자는 센서의 작동을 위한 전력공급이 필요하다.
⑤ 센서 감도는 주 감각소자를 변환시킴으로 다양한 범위에 걸쳐 조절 가능하다.
⑥ 변환기(transducer : 트랜스듀서)는 주어진 형태의 에너지를 다른 형태의 에너지로 변환하는 장치이다.
⑦ 탐촉자는 물리적인 측정대상을 전기신호로 변환한다.

3) 생체신호의 신호처리

대부분의 생체신호는 매우 작아서 직접 표시장치에 출력할 수 없다. 인체의 움직임, 체온, 화학적 분포, 생체전기신호 등의 검출을 위한 센서와 출력장치 사이에는 신호처리(signal processing : 시그널 프로세싱)가 사용된다.

① 신호처리에는 미약한 생체신호를 증폭하고, 생체신호 외의 잡음을 제거하기 위한 필터 등이 사용되거나, 센서와 표시장치 사이의 단순한 임피던스 정합이 될 수 있다.
② 센서의 전기적 출력은 필요에 따라 적절하게 처리하며, 증폭 혹은 감쇠과정을 통하여 신호의 크기를 조정한다.
③ 여파기(filter : 필터)[63]를 통하여 신호의 크기를 조정하며, 센서의 출력은 디지털 회로 또는 마이크로프로세서 등에 의하여 처리한다.
④ 신호처리과정은 아날로그 신호를 처리하는 하드웨어적 구성과 디지털 신호로 변환하여 처리하는 소프트웨어적 구성으로 나눌 수 있다.
⑤ 탐촉자의 출력을 증폭 또는 필터링하거나 센서와 출력장치의 임피던스 매칭의 목적으로 사용한다.
⑥ 컴퓨터 데이터의 형태로 수치, 신호 및 처리결과를 향후 사용목적으로 저장(data storage : 데이터 스토레지), 타계측기기 혹은 원거리 사용자를 위하여 통신(data transmission : 데이터 트렌스미션) 포트(port) 및 선로를 확보하며 통상 컴퓨터(마이크로프로세서)를 기반으로 동작한다.

4) 생체신호의 출력표시

측정된 결과를 모니터, 프린터, 스피커 등의 출력장치와 연결하여 사용자가 인지할 수 있도

63) 여파기 : 여러 주파수가 섞여 있는 전파에서 특정한 주파수만을 분리하도록 만든 전기적 장치이다.
㉩ 고역여파기 : 어떤 특정한 진동수 이상의 전류는 통과시키고 그 이상의 진동수를 가진 교류전류는 감쇠시킬 수 있게 만들어진 전기적 장치이다.

록 시각(대부분의 경우에 해당), 청각(초음파 도플러 신호) 등의 형태로 표시하며 저장, 보관하는 장치이다.

① 신호처리된 생체신호를 사용자가 인지 가능한 형태로 숫자, 또는 그래프 등을 이용하여 표시한다. 생체신호의 표시는 모니터링 및 진단 등에 직접적으로 활용되기 때문에 인간 공학적 지침과 해당 측정기기의 관습적 사용법에 합당해야 한다.

② 측정과정의 결과를 모니터, 프린트, 스피커 등의 출력장치를 이용하여 사용자가 인지할 수 있도록 하고 사용자를 위한 운용과 출력표시(output display : 아웃풋 디스플레이)는 생체 요소를 반영한 공학 가이드라인을 사용한다.

③ 의료기기의 설계에 있어서는 관습적 사용법에 합당해야 한다.

5) 생체신호의 시스템 제어

생체신호의 시스템 제어(control and feedback : 컨트롤 앤 피드백)는 컴퓨터를 기반으로 동작해 시스템 상태확인 및 정상적 동작을 제어하고 필요한 경우 생체 자체를 자극하거나 제어한다.

6) 생체신호의 보조장치

교정신호(calibration signal : 켈리브레이션 시그널) 생성, 장치들 간의 제어 및 피드백, 센서 및 신호처리회로의 조정, 출력의 저장 및 전송을 목적으로 사용한다.

표 2-24 • 생체신호의 보조장치

보조장치	생체신호의 보조장치 해설
저장장치	측정된 생체신호 데이터를 저장하는 장치이다.
제어장치	출력의 표시, 저장, 전송의 흐름을 제어하기 위한 장치이다.
피드백 장치	측정된 생체신호를 이용하여 수술이나 치료에 사용하기 위하여 측정대상으로 피드백을 수행하는 장치이며, 시스템 동작을 위한 에너지 공급 및 장치들 간의 제어 및 궤환이며 센서 및 신호처리회로를 조정(adjust : 에드저스트)한다.
전원장치	측정대상에 사용되는 센서와 신호처리 및 출력표시에 사용되는 전원을 공급하는 장치이다.
통신장치	측정된 생체신호를 유선 또는 무선통신을 이용하여 타 계측기기나 원거리에 있는 사용자 단말기로 전송하는 장치이며 출력의 저장 및 전송한다.

(2) 생체신호의 측정방식

① 직접방식 : 측정대상이 접근 가능한 경우 측정대상에 직접 센서를 부착해 측정한다.

② 간접방식 : 측정대상에 접근이 어려울 경우 측정대상과 관계가 있는 다른 측정대상을 이용하여 측정한다.

㉠ 측정대상과 반응하는 다른 형태의 에너지나 재료를 이용하여 새로운 측정대상을 발생시켜 측정한다.

㉡ 심장에서 박출되는 혈액의 양을 측정하기 위한 염료희석법을 사용한다.

㉢ X-선을 이용한 인체 내부구조를 영상화한다.

㉣ 가슴 임피던스 체적변동기록기(thoracic impedance plethymography : 소래식 임피던스 플레시모그래피)를 이용한 폐활량(Pulmonary volumes : 펄모낼리 볼륨메스)을 측정한다.

③ 표본화와 연속방식

㉠ 측정대상의 주파수 성분에 따라 매우 천천히 변하는 온도와 같은 측정대상은 표본화(samplig : 샘플링)하여 측정 가능하다.

㉡ 심전도, 뇌파 등과 같은 측정대상은 연속(Continuous : 컨티뉴어스)적인 관찰이 필요하다.

㉢ 측정방식의 선택요소

㉮ 측정대상의 주파수 성분

㉯ 측정의 목적

㉰ 환자의 상태

㉱ 의사의 환자진료에 관한 권리 등

④ 발생과 변조 센서

㉠ 발생(generating : 제널레팅) 센서(photovoltric cell : 포토블트릭 셀) : 신호의 출력을 측정대상으로부터 얻은 에너지로부터 만들어 낸다.

㉡ 변조(modulating : 모듈레이팅) 센서(photoconductive cell : 포토컨듀스티브 셀) : 외부로부터의 에너지의 흐름을 센서의 출력이 변화하도록 측정대상을 이용하여 변형시킨다.

⑤ 아날로그와 디지털 방식

㉠ 아날로그(analog) : 연속적이며 동적 범위내에서의 임의의 값을 지닌다.

㉡ 디지털(digital) : 이산적이며 유한개의 다른 값으로 나타낸다.

㉢ 디지털 동작방식의 장점

표 2-25 • 디지털 동작방식의 장점

디지털 동작방식의 장점	원명	한글발음
정확성	accuracy	에썰레이시
재현성	repeatabililty	리피트어바이블리티
신뢰성	reliability	렐리어바이블리티
잡음에 대한 면역성	noise immunity	노이즈 임머니티
반복적인 교정의 불필요	no periodic calibration	노 펠리오딕 켈리브레션
출력의 편리성	readability in display	레디어바이블리티 인 디스플레이

⑥ 신호변환

㉠ ADC[64] : 아날로그를 디지털로 신호변환(data conversions : 데이터 컨벌션스)한다.

㉡ DAC[65] : 디지털을 아날로그로 신호변환한다.

⑦ 실시간 과 지연시간 방식

㉠ 짧은 처리시간(short processing time : 숏 프로세싱 타임)→실(real-time : 리얼-타임)시간이다.

㉡ 긴 처리시간(Long processing time : 롱 프로세싱 타임)→지연시간(delayed-time : 디레이어드-타임)이다.

(3) 생체전기신호 계측의 이해

생체신호를 계측하는 데 있어서 우선시 될 점은 측정대상의 생체적· 생리적 특징을 명확히 이해하는 것이다. 하지만 아무리 측정대상에 대해 깊이 이해하였다고 하더라도 생명체는 기계공학처럼 논리화 되어 있지 않고 생체라는 특수한 매개가 있기 때문에 아직도 우리가 연구해야 할 분야가 많다.

생명체가 생명을 유지하고 활동하는 것은 생체 각 부분의 독립적인 역할로 이루어지는 것이 아니라 전체가 서로 유기적으로 연결된 시스템적인 운영으로 이루어진다. 그러므로 생체계측에 있어서는 생체에 대한 시스템적 사고를 통하여 무엇을 계측할 것인가를 명확하게 이해하고 이에 따른 적절한 측정방법을 선택해야 한다. 인간의 생체시스템은 매우 복합적인 동시에 독립적인 전기적 신호를 가지고 있어 특정한 부위나 조직에 대한 측정이 가능하다. 따라서 생체의 중요부위와 현상에 따른 독립적인 신호의 특성을 전자, 전기적인 수치와 단위로 그 특성을 표 2-26과 같이 표현할 수 있다.

64) ADC : Alanlog Data Conversions

65) DAC : Digital Analog Conversions

표 2-26 • 특정 부위 간의 생체신호의 특성과 측정법

생체현상		측정자료	사용전극 또는 트랜스듀서	대표값 (p-p)	대표값의 주파수특성 [Hz]
순환 기계	심장전위	심전도	표면전극	2[mV]	0.05~80
		벡터 심전도	표면전극	2[mV]	0.05~80
		태아 심전도	표면전극(모체)	10[μV]	2~100
	혈 압	상박 동맥압	압력 트랜스듀서	120[mmHg]	DC~20
		대퇴 동맥압	수은혈압계	120[mmHg]	DC~20
		정맥압	압력 트랜스듀서	9[mmHg]	DC~20
			수(水)혈압계	12[cmH_2O]	-
		간접 동맥압	코르트코프 마이크로폰 혈압계	120/80[mmHg]	30~500
		비교 동맥압	맥파계	비교	0.05~10
			임피던스 프레티스모그래프	0.1[%] 변화	0.05~10
	혈류량	말초혈류량	전자유량계	1000[ml/m]	DC~50
			열선식 유량계	1000[ml/m]	DC~50
			초음파 유량계	1000[ml/m]	DC~50
		심장 출력	대동맥용 유량계	5000[ml/m]	DC~50
			색소희석	5000[ml/m]	-
	혈액량	혈액량	개량된 색소희석	5500[ml]	-
	승모판기능	초음파 에코	T-M모드 초음파장치	16[cm/s]	DC~50
호흡 기계	호흡	Pneumogram (뉴모그램)	서미스터 호흡계	550[ml/호흡]	0.05~2
			임피던스 호흡계	550[ml/호흡]	DC~2
	호흡유량	Pneumogram (뉴모그램)	신축성 힘 게이지	550[ml/호흡]	DC~2
			압력 트랜스듀서	20000[ml/m]	DC~2
			부착호흡 유량계		
	호흡량	Spirogram (스피로그램)	Spirometer(스피로미터)	4000[ml]	DC~0.5
뇌 기능	전기활동	뇌파	두피 전극	50[μV]	0.5~100
			피질내 전극	50[μV]	0.5~100
	유발반응	세포내 전위	미소전극	100[mV]	1~10[kHz]
		세포외 전위	침전극	50[μV]	1~1[kHz]
	눈의 반응	망막전위	콘택트렌즈 전극	100[μV]	0.05~20
근 기능	근전위	근전도	침 또는 표면전극	1[mV]	10~5[kHz]
		자극전도	침 또는 표면전극	1[mV]	10~5[kHz]
	평활근반응	위전도	표면전극	20[mV]	0.05~2

(4) 생체전기신호 계측의 고려사항

인체를 대상으로 하는 생체전기신호 계측의 경우 다음과 같은 사항을 고려한다.

① 생체현상의 계측은 인간을 계측대상으로 하고 있기 때문에 최우선적으로 안전성을 충분히 고려하여야 한다.

② 시스템적으로 작동하는 생체는 하나의 현상에 대해 유기적으로 연결된 많은 루프가 존재한다. 따라서 계측지점에 영향을 미칠 수 있으므로 배후의 시스템을 고려한 계측법과 검증과 해석이 필요하다.

③ 생체신호는 일반적으로 생체가 갖고 있는 고유의 잡음 등 다량의 잡음 성분을 수반하며. 또한 교류유도에 의한 험잡음 신호의 영향이 매우 크기 때문에 잡신호를 제거하거나 줄일 수 있는 방법이 필요하다. 그리고 생체신호는 미세하고 저주파인 것이 많다.

④ 생체계측에서는 일반적으로 순간적인 현상을 적시에 검출해야 하기 때문에 의료기기에 대한 빠른 측정이 매우 중요하다. 따라서 복잡한 조작을 요하는 계측장비는 실용화될 수 없다.

⑤ 생체계측은 생체에 침해를 줄 수 있기 때문에 정밀도와 정확도가 다소 떨어지더라도 인체 피해를 최소화하는 방향으로 측정법이 선택되어야 하며 안전이 최우선되어야 한다. 하나의 변수를 측정할 때도 그 변수에 대한 변수는 대단히 많다. 그 해석도 분석적으로 할 필요가 있는 일이 많다.

⑥ 생체계측은 개인차가 상당히 크기 때문에 기기의 설계나 자료의 검증에 다양한 적용이 요구된다.

⑦ 특정한 생체부위의 신호를 측정할 때 그 신호에 대한 원인은 대단히 많기 때문에 분석적인 사고와 해석력이 필요하다. 한 개체를 대상으로 해서 생각할 때 데이터의 시간적 변화분이나 다른 상태량과의 상대적 균형에 주목하는 것이 중요하다.

⑧ 생체는 항상 활동하기 때문에 임의의 물리적인 변화가 발생되어 계측에 오차가 생길 수 있다. 측정대상자의 불안정한 상태로 인해 생리상태를 크게 변화시킬 수 있으므로 장시간 계측에서는 생체의 리듬, 항상성, 적응, 대사에의 영향을 충분히 고려하여야 한다.

⑨ 생체를 대상으로 하기 때문에 가능하면 인체에 유해를 주지 않는 측정이 바람직하다. 따라서 계측의 정밀도를 조금 무시하더라도 간접적인 방법을 채택하면 잡음의 혼입은 피할 수 없으므로 이를 해결할 수 있는 노력을 하여야 한다.

⑩ 취급자가 의사, 간호사, 의료진이므로 공학전문가가 아니기 때문에 계측기의 사용방법과 유지가 용이해야 한다. 그리고 의료진이 의료기기를 취급하기가 쉽고 조작이 어려우면 안된다.

(5) 생체현상의 특수성

① 일과성의 것이 많고 재현성이 빈약하다(근전도, 뇌파 등).
② 생체는 순응, 피로, 기억, 예상하는 등의 성질이 있고, 일정 조건에서의 데이터 채집이 곤란하다.
③ 개체의 차가 크나 개체 내에서는 항상성이 유지되어 있다. 절대값보다 상대값이 중요하다.
④ 생체시스템은 각 기관이 유기적으로 결합되어 있기 때문에 어느 부분에 대한 특정 신호를 순수한 형으로 끄집어내기가 곤란하다(뇌파에 근전도가 혼입되는 등).
⑤ 생체신호는 대부분의 경우 확률신호 또는 불규칙 신호라고 생각할 수 있다.
⑥ 생체신호는 미약하고 일반적으로 S/N비가 적다.

(6) 생체신호 계측의 어려움

① 신호의 크기가 매우 미약하며 주변의 환경에 의한 노이즈가 발생하기 쉽다.
② 사람마다 신호가 정형화되어 있지 않으므로 생체신호는 개인에 따라 차가 크다.

2. 생체신호 전극

생체전기현상이란 인체에 형성되어있는 전위로 인체에 있는 뉴런에서 세포막을 투과할 때 지나가는 이온들에 의해 발생하는 전류이다. 생체전기현상은 서로 다른 생체기관의 이온농도차이로부터 발생되는 생체전위현상이다. 따라서 생체전극은 이온의 이동에 따른 변화를 전류변화로 바꾸어 전자의료측정기에서 처리하기 위한 장치이다. 심전도(Electrocardiogram(ECG) : 일렉트로카디오) · 근전도(Electromyography(EMG) : 일렉트로마리어서피) · 뇌파(Electroencephalography(EEG) : 일렉트로엔 세팔로그래피) 등의 생체전기현상들은 임상적으로 널리 활용되고 연구하고 있는 생체신호이다. 이들 생체전기신호를 검출 · 기록하는 데에는 전극(electrode : 일렉트로드), 증폭기(amplifier : 엠플리피어), 기록기(recoder : 레코더) 등이 필요하지만, 생체전기신호의 경우 신호가 미약하고 외래 잡음의 영향을 쉽게 받을 수 있어서 의료용 전극은 안전성이 요구된다.

(1) 전 극

생체 내에 전류를 통하게 하거나 생체전기현상을 판단하기 위해 의료기기와 인체 간에 연결시키는 기구이다.

① 인체의 전위와 전류를 측정하여 기록하기 위해서는 인체와 측정기기 사이에는 연결단자가 있어야 한다. 이 연결단자 역할을 하는 것이 바로 전극이다. 항상 전위를 측정할 때는 전류의 흐름을 동반하게 된다.
② 인체 내에서의 전류는 이온들의 이동에 의하고 도선에서의 전류는 전자의 이동 때문에 전극은 이온전류를 전자전류로 바꾸는 변환기 역할을 수행하여야 하며 이러한 이유로 인

해 전극의 동작 및 전극의 사용시 여러 문제가 발생한다.

③ **전위**(전압)**측정**

㉠ 활동전위가 종합되어 전위(전압)의 형태로 **인체 특정부위에서 계측가능**하다.

㉡ 전위측정은 **전류흐름을 동반**한다.

㉢ 전류흐름을 구성하는 **입자**(current carrier : 커런트 캐리어)이다.

㉮ **자유전자** : 금속 내에 다량 존재, 생체 내에는 존재할 수 없다.

㉯ **금속이온** : 생체 내에 다량 존재, 금속 내에는 존재할 수 없다.

④ **생체전극**

㉠ 생체전위측정을 위하여 측정부위에 부착하는 **금속전극**이다.

㉡ 생체와 금속 간에 전류입자가 상이하므로 **입자교환을 위한 화학반응**이 필요하다.

⑤ **전극-전해질** interface : 금속전극과 전해질용액 간에는 interface(인터페이스) 부근에 C^+ $-A^-$**의 이중전하 층**이 **형성**되어 **반전지전압**(half-cell potential : 하프－셀 포텐티알)이 **형성**되며 실제 생체전위가 아닌데도 전위로 계측되며, 화학반응에 의해 **전류입자**를 **교환**한다.

⑥ **전극-피부** interface(인터페이스는 공유영역)

㉠ 피부는 우수한 부도체로 **생체를 전기자극으로부터 보호**한다.

㉡ 피부저항 완화를 위해 전해질 Gel(젤)사용 : **생체이온인** Cl^-[66]**다량 함유**하고 있다.

㉢ 생체전위측정시 생체의 움직임에 의해 **전하분포**가 **교란**되고 **잡음**이 **발생**한다.

(2) 생체전극의 분류와 용도

1) 반도체 회로기술을 이용한 미세전극

① 직접회로 반도체 소자기술을 사용하면 **미세가공이 가능**하다.

② 실리콘 기판 위에 **산화구조**(SiO_2)**의 얇은 층을 형성**하고 그 위에 가늘고 긴 금막대를 부착하고, **끝을 가늘게 동출시켜 접촉부위 형성**한다.

③ glass micropipet(글래스 마이크로피펫)보다 작게 만들 수 없으나 대량생산이 가능하고 여러 개의 **전극을 일정간격으로 배치**, **전극군**(electrode array : 일렉트로이드 어레이) **형성이 가능**하다.

2) 생체전기자극용 전극

① 자극을 행하므로 전류가 충분히 작지 않을 수 있다.

② 자극전류는 **화학반응을 유발해 전극을 산화**시키고 **독성물질을 생성**시킬 수 있다.

③ **화학적으로 안정한 귀금속류**나 stainless steel(스테인리스 스틸)을 **사용**한다.

---

66) Cl^- : 염소이온, SiO_2 : 산화규소(＝실리카), Si : Silicon(실리콘) 규소

3) 전극의 사용방법

① 전해질(생체)과 접촉하는 모든 부분을 동일한 재료로 사용한다.

② 용접, 꼬임 등 기계적 접합이 바람직하다.

③ 생체접촉시 충분히 긴 전선을 사용, 장력을 최소화해야 한다.

④ 사용하는 전선의 절연층을 충분히 두껍게 하여 상호 간섭이나 잡음을 방지한다.

⑤ 생체전위는 크기가 아주 작으므로 입력 임피던스가 충분히 큰 증폭기를 사용해야 한다.

(3) 분극형 및 비분극형 전극

전극은 전극과 피부 사이에 전류가 흐를 때 생체에 현상이 발생하는가에 따라 분극형 및 비분극형으로 분류할 수 있다.

1) 분극형 전극

전극과 피부 사이에 흐르는 전류가 모두 변위전류로만 이루어지기 때문에 실제로 전하가 전극과 피부 사이를 이동하지 않는 전극이다. 하지만 그로 인해 분극형 전극은 일종의 커패시터의 특성을 갖는다.

2) 비분극형 전극

전극과 피부 사이에 흐르는 전류가 에너지를 필요로 하지 않는 자유로운 전하의 이동에 의한 것으로 과전위가 존재하지 않는 이상적인 전극이다. 하지만 실제로는 이러한 전극을 만들 수 없기 때문에 비분극형 전극에 가까운 Ag-AgCl(은-염화은) 전극이 가장 많이 사용되고 있다.

3) 은-염화은(Ag-AgCl)전극

피부와 금속전극 간에는 분극에 의한 전위차가 발생하며, 이는 전극의 재질이나 전해질의 종류에 따라 전위차가 다르게 나타난다. 일반적으로 수십[mV] 정도에 이른다. 은(Ag)에 염화은(AgCl)을 도금하여 제작하고, 분극전압을 최소화하기 위해 은을 몸체로 한 표면에 염화은(AgCl)

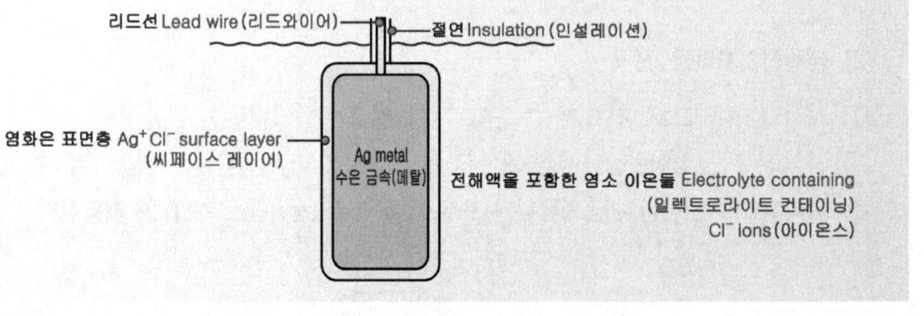

그림 2-103 • 기준전극으로 사용이 가능한 은- 염화은 전극

을 부착시켜 분극전압을 200~300[μV]로 낮춘 은-염화은(Ag-AgCl)전극을 생체 표면전극으로 많이 사용한다. 반전지 전압과 동잡음을 최소화하는 전극이며, 실용성과 경제성을 모두 보장한다. 기준전극으로 사용이 가능한 은-염화은(Ag-AgCl) 전극의 구조를 그림 2-103에 나타내었다.

4) 베크만 전극

① 베크만(beckman) 전극은 은-염화은(Ag-AgCl) 입자를 가압 성형한 비분극전극이며, 케이스 내부는 페이스트(젤) 구조로 전극과 피부 간 접촉이 없다.

② 전극과 피부 간 분극전압 12[μV]/12[hr], 임피던스 300[Ω] 이하로 타 전극의 1/10 수준이다. Beckman 전극의 구조를 그림 2-104에 나타내었다.

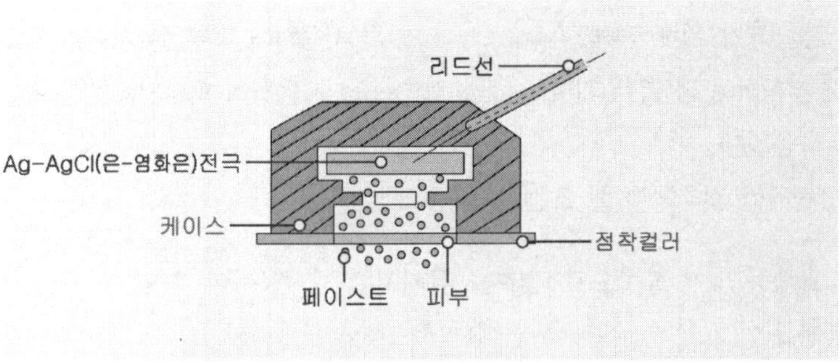

그림 2-104 ● 베크만 전극의 구조

(4) 피부접촉저항

피부는 각 층의 임피던스를 갖기 때문에 의료용 전극을 부착하기 전 피부의 각질층을 얇게 제거하거나, 땀의 성분제거 및 고형 미립자가 포함된 전극페이스트(젤)를 피부표면에 도포하여 피부접촉저항을 낮추고 있으나 수[kΩ] 정도의 피부접촉 저항값을 갖는다. 전극 임피던스와 의료용 측정기기에 대해서 그림 2-105에 나타내었다.

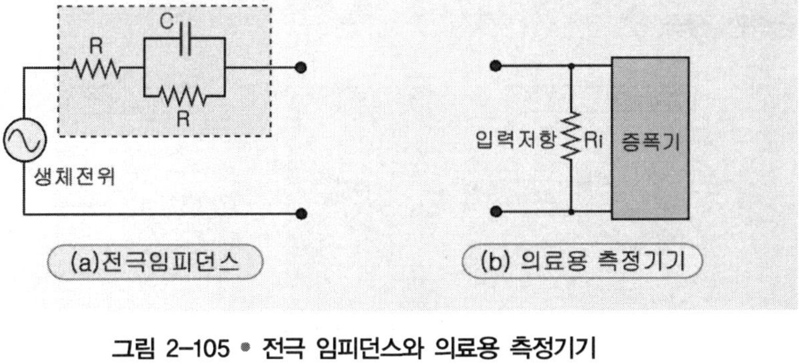

그림 2-105 ● 전극 임피던스와 의료용 측정기기

3. 유도형 전극의 분류

유도형 전극은 표면전극, 미세전극, 내부전극으로 분류하는데 표면전극은 피부나 점막에 부착하여 사용하고, 미소전극은 단일세포 내에 찔러 넣어 막전위를 기록하는 데 사용하는 전극이며, 내부전극은 생체 내에 삽입하거나 장착하는 전극이다. 생체신호용 전극생체신호 측정전극이란 이온에 의한 전류를 자유전자에 의한 전류로 변환해주는 변환기 역할을 하는 전극이다.

(1) 표면전극

표면전극(body surface electrode : 바디 썰페이스 일렉트로드)은 인체 표면에서 발생하는 생체신호를 측정하기 위해 사용한다. 그림 2-106에서 표면전극은 인체표피에 부착하여 생체전위변화를 검출하기 위해 전해질(페이스트나 젤)을 사용하며 피부접촉저항을 감소시킨 전극이며, 인체표면에 부착하여 생체전위기록, 전해질-젤(Gel)을 사용하여 피부저항을 완화한다. 심전도, 뇌전도 등에 사용된다.

표면전극이 갖추어야 할 조건은 다음과 같다.

① 오랫동안 안정적으로 접촉을 유지시킬 수 있어야 한다.
② 전류가 흐르기 쉬워야 한다(접촉저항이 낮을 것).
③ 분극전압이 적어야 하며 잡음이 발생하지 않아야 한다.

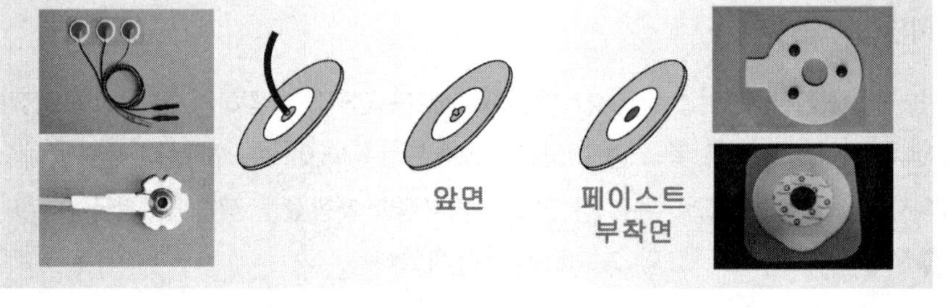

그림 2-106 • 일반적인 표면전극의 형태

1) 금속판 전극

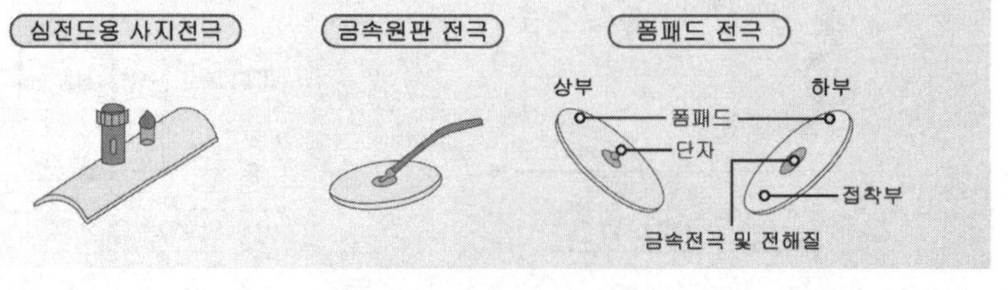

그림 2-107 • 금속판 전극

금속판 전극(metal-plate electrodes : 메탈-플레이트 일렉트로드)은 심전도(ECG), 근전도(EMG), 뇌전도(EEG) 등의 생체신호측정에 사용한다. 금속판 전극은 그림 2-107에 나타내었다.

① 인체의 이온변화에 의한 활동전위가 전해질을 통과하면서 유기되는 전위의 변화를 검출하는 방식이다.
② 피부에 부착되는 금속도체로 구성되며, 전해질 젤(gel)을 사용하여 피부와의 접촉을 유지한다.
③ 대표적인 재질로 은-염화은(Ag-AgCl)이 사용된다.

2) 흡입전극

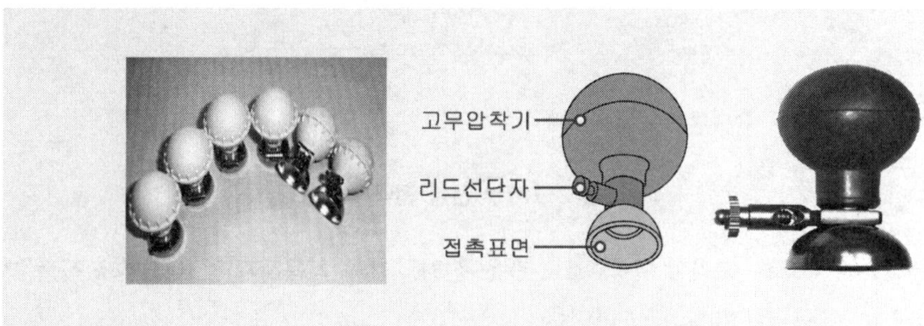

그림 2-108 • 흡입전극

흡입전극(suction electrodes : 석션 일렉트로드스)은 심전도 가슴전극(precordial : 프리쿼절)으로 전해질 또는 접착제 없이 공기의 흡입으로 인해 빠른 시간 내에 짧은 측정이 가능하다. 흡입전극을 그림 2-108에 나타내었다.

① 공기흡착의 원리를 이용하여 전극을 피부에 고정시킬 수 있도록 제작되었다.
② 접착제나 고무끈의 사용 없이도 탈부착이 편리하다.
③ 심전도 측정시의 흉부전극으로 많이 사용된다.

3) 가요성 전극

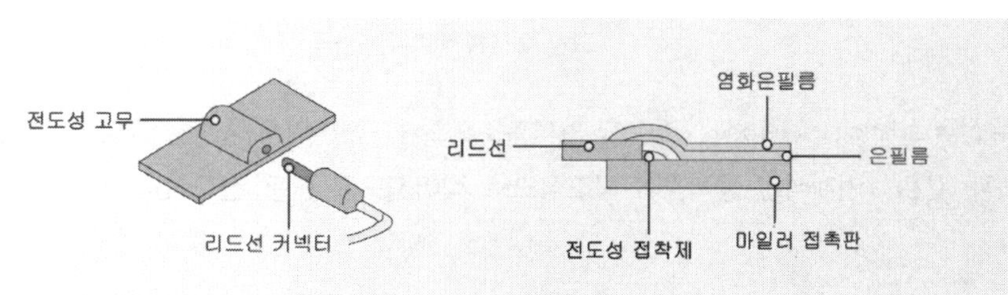

그림 2-109 • 가요성 전극

가요성 전극(flexible electrode : 플렉시블 일렉트로드) 은 도전성 패드를 사용하여 피부표면에 비교적 넓은 부위의 굴곡에 맞추어 부착하며, 얇은 판막형태의 전극으로 가요성이 있다. 가요전극은 그림 2-109에 나타내었다.

① 인체표면의 형태적 변화에 따른 동잡음을 최소화한다.
② 신생아나 조산아의 심전도 측정에 사용된다.

4) 건성 전극

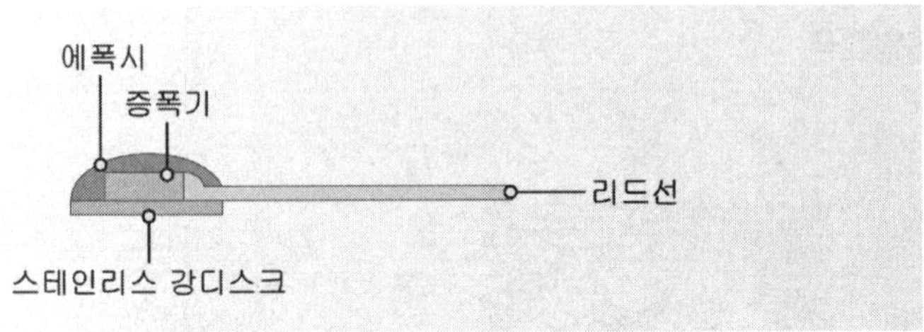

그림 2-110 ● 건성 전극

건성 전극(dry electrodes : 드라이 일렉트로드스)은 전해질 젤을 사용하지 않고 피부에 직접 부착되는 전극으로 그림 2-110에 나타내었다.

① 매우 큰 입력 임피던스를 가지는 증폭기가 전극 자체에 포함된다.
② 정전기나 건성피부에 의한 잡음이 발생한다.

5) 부유전극

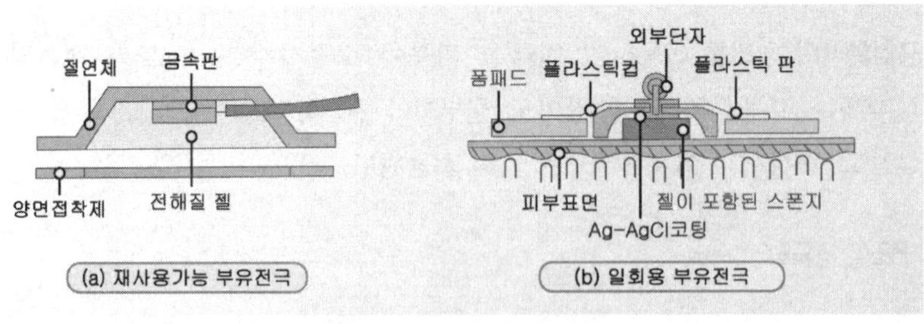

그림 2-111 ● 부유 전극

부유전극(floating electrodes : 플로팅 일렉트로드스)은 전하의 이중층을 형성하는 것으로 그림 2-111과 같다. 기계적인 움직임이 구조적으로 적어지도록 만든 전극이다.

(2) 내부전극

1) 내부전극(침전극)의 특성

침전극(internal electrode : 인터널 일렉트로드)은 피부내에 삽입하는 전극의 형태와 무선송신회로를 체내에 삽입하는 전극의 형태로 나눌 수 있다. 피부의 방해효과가 없으므로 전해질-젤 사용이 불필요하다. 체내에 찔러 넣은 침전극은 주로 근전도 및 뇌파의 측정 등에 이용되는데 침전극은 두피 내에 찔러 넣으므로 접촉저항도 떨어지고 전극의 고정도 안정되어 환자가 불안감과 아픈 것만 참을 수 있다면 표면전극보다 우수한 특성을 나타낸다. 그림 2-112의 내부전극과 그림 2-113에 침전극을 나타내었다.

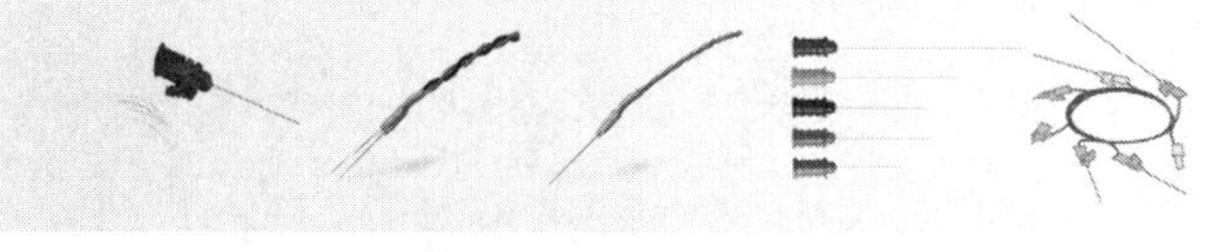

그림 2-112 • 내부전극

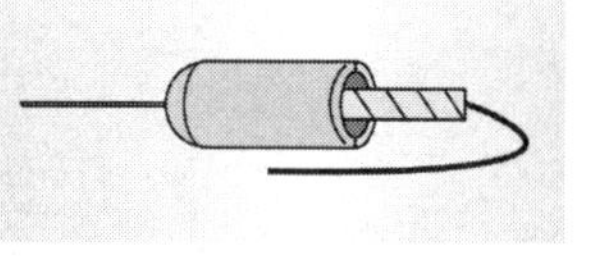

그림 2-113 • 침전극

① 인체 내부의 생체신호를 측정하기 위해 인체 내부에 전극 자체나 리드선이 삽입되거나 장시간의 측정을 위해 인체내부에 이식되는 전극이다.

② 인체의 피하로 삽입하여 측정하고자 하는 신호원 세포에 근접하여 생체신호를 검출하므로 분극이나 피부접촉저항을 줄일 수 있다.

③ 세포외 용액이 전해질의 역할을 수행하기 때문에 분극표피의 잡음효과가 없으므로 전극과 전해질의 접촉이 발생하지 않아 페이스트나 젤 사용이 필요 없다.

④ 침전극에는 여러 가지 종류가 있으며, 일반적으로 특정한 생체전기신호를 측정하는데 필요한 전극은 그 용도에 맞게 직접 설계 및 제작을 하여 사용하며, 전극의 고정상태가 우수하여 잡음에 비교적 영향을 받지 않는다(그림 2-114 참조).

⑤ 경피전극, 태아심전도용 전극, 수술용 모니터링 전극, 카테터를 이용한 혈압측정, 신경전도 등이 해당된다.

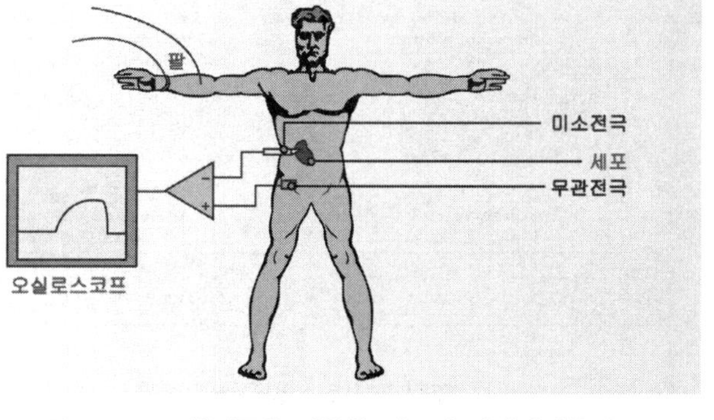

그림 2-114 • 침전극을 이용한 세포의 전위변화측정

인체 내부의 생체신호를 측정하는 데 사용되는 **내부전극**(iinternal electrode : 인터널 일렉로드)의 특성은 **세포외 용액**(extracellular fluid : 엑스트라세룰러 플루이드)**이 전해질의 역할을 수행하므로 따로 전해질-젤을 사용할 필요가 없으며, 전해질-피부 인터페이스 및 그에 따르는 제약조건들이 문제시되지 않는다.**

2) 내부전극의 종류

내부전극은 **피부 또는 조직의 내부에 삽입할 수 있는 바늘전극**(needle electrode : 니들 일렉트로드)**과 수술을 통하여 삽입하는 전극으로 카테터**(catheter) 전극 등이 있고 coaxial needle(코엑시얼 니들) 전극, **코일**(coil)선 전극 등도 있다. 침전극의 종류(생체전위의 경피적 측정을 위한 바늘형 전극과 도선전극)는 그림 2-115와 같다.

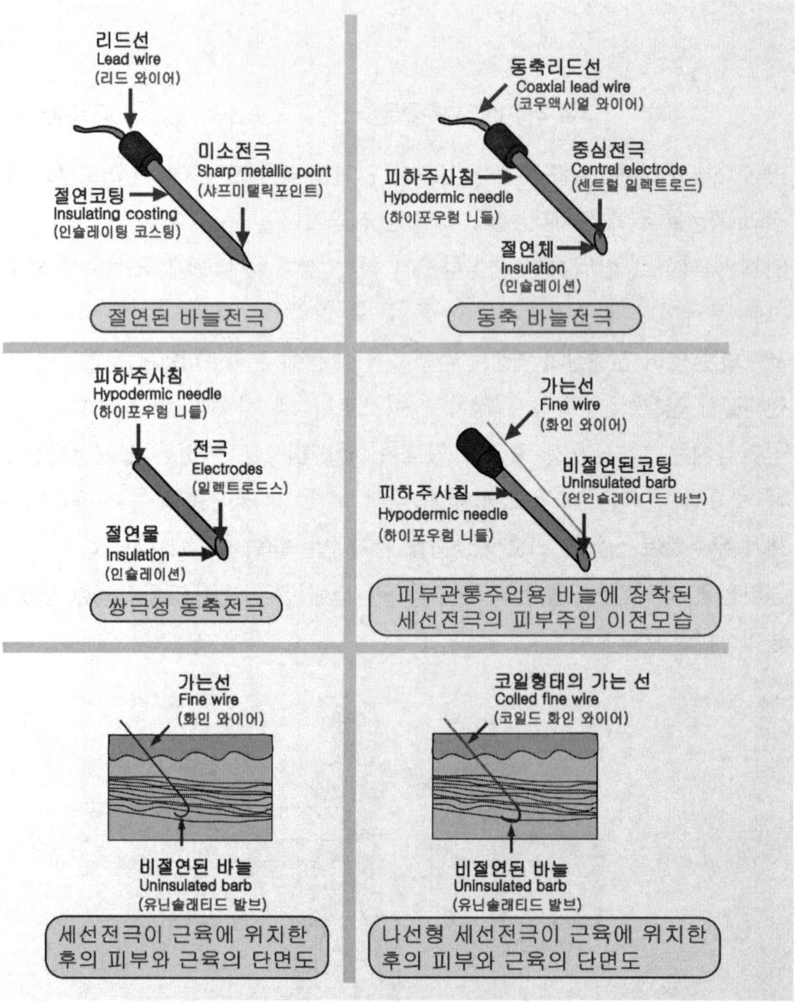

그림 2-115 • 침전극의 종류

표 2-27 • 내부전극의 종류

내부전극의 종류	내부전극의 설명
동심형 일심 침전극	• 신경·근단위의 활동전위 유도시에 사용한다. • 끝이 절단되어 노출된 50~100[μm] 크기의 에나멜 구리선을 봉입, 고정된 형태이며 봉입선과 외장침 사이의 전위차를 기록하도록 되어 있다. • 근육 개개의 NMU(Neuro Muscular Unit : 뉴로 머스큘러 유닛 : 신경 · 근단위) 활동전위를 분리하여 유도하는 데 좋고 가장 많이 이용된다.
이심 침전극 (쌍극침 전극)	• 일심 침전극 보다 국한된 부위에서의 전위 유도한다. • 두 개의 에나멜 구리선 봉입한다. • 봉입선의 두께, 거리에 따라 진폭변화의 단점이 있다.
다극 침전극	• 같은 근육 내에 발생하는 다수의 활동전위를 동시에 기록할 수 있다. • 외경 1[mm] 정도의 외장침 안에 5~6줄의 가는 도선을 봉입한다.

3) 내부전극의 용도

내부전극은 근전도(EMG)나 뇌전도(EEG) 신호의 측정에 주로 이용되며, 수술시 심전도(ECG) 측정용으로 이용된다.

① 외부측정 : 신체로부터 발생되는 생체신호를 신체 외부의 센서로 측정하는 방식이다.

㉠ 적외선체열촬영기, 방사선 관련 촬영장비 등이다.

② 샘플측정 : 신체로부터 분리된 생체조직 센서를 이용하여 측정하는 방식이다.

㉠ 혈액 및 생체조직검사 등

(3) 미소전극

미소전극(microelectrode : 마이크로일렉트로드)은 세포 외와 세포 내에 사용하는 전극이 있으며 주로 전기생리학의 연구에 사용되고 있다. 세포 내에 삽입하고 그 전위를 안정되게 하기 위해서는 전극의 첨단 직경은 최소한 1[μm] 이하로 줄여야 한다.

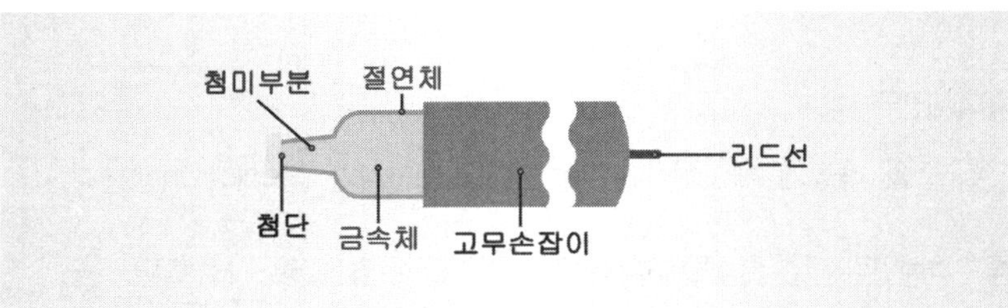

그림 2-116 • 미소전극의 구조

① 세포의 전기생리학적 연구에 사용되며 단세포의 막을 통하여 나타나는 전기현상을 측정하기 위해 사용되는 전극이다.
② 세포 내부에 전극이 위치하도록 초소형 팁은 0.05~10[μm]로 동시에 단단해야 한다.
③ 구조적 특성이 좋아 세포막을 뚫고 들어가서 기계적으로 안정된 상태를 유지한다.
⑤ 세포막(cell membrane : 셀 맴브레인)의 전기생리학적인 현상을 연구하기 위해 사용된다.

그림 2-116과 같이 미소전극은 텅스텐, 스테인리스 스틸, 백금-이리듐선 등을 전해연마하여 첨단을 가늘게 한 금속제 미소전극과 유리관을 강하게 가열하여 만든 유리관 미소전극이 있으며, 전위차가 적정해야 하며 전류적정 측정에 쓰이는 지시전극, 미소전극에는 백금, 수은 적정전극 등이 있다. 특히 세포 내에 찔러 넣을 정도의 가는 전극을 사용할 때는 유리관 미소전극이 주로 이용된다(그림 2-117 참조).

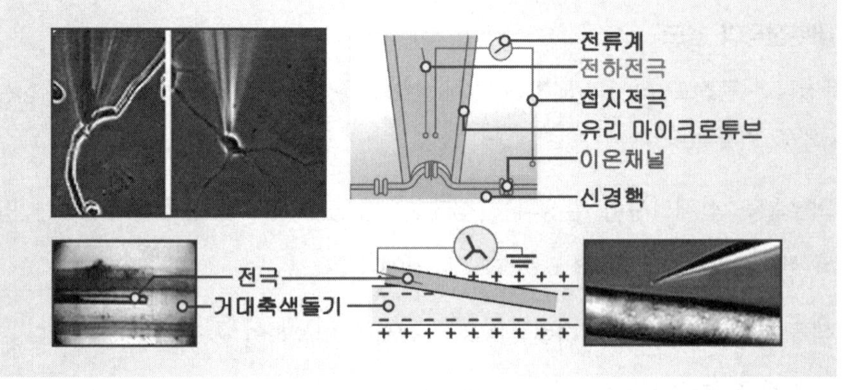

그림 2-117 • 미소전극

1) 미소전극의 용도

주로 신경세포나 근세포 등의 전기생리학적 현상 연구에 사용되고, 세포내(intra-cellular : 인트라-셀룰러) 미세전극, 세포외(extracellular : 엑스트라 셀룰러) 미세전극이 있다. 응용분야는 신경, 근단위(Neuro Muscular Unit(NMU) : 뉴로 머스큘러 유닛)내에서 단일 섬유근의 활동전위유도시 사용한다.

2) 금속미세전극

금속으로 끝을 가늘게 제조한 후 주변부위를 절연시켜 환자에게 사용한다.

① 재료 : 스테인리스강, 텅스텐, 백금, 백금-이리듐 금속 등을 사용한다.
② 금속미세전극은 폴리염화비닐 또는 유리관 등으로 피복을 하고 금속선단을 노출시켜 직경 0.05~1[μm] 정도로 연마하여 사용한다.
③ 지지물을 갖는 금속미세전극 : 유리로 모양을 형성, 금속박막을 입히고 절연한다.

3) 유리미세전극

유리미세전극(micropipet : 마이크로피펫)은 유리를 가열한 후 신장시켜 가늘게 만들고 후내부를 KCl(염화칼륨) 등의 용액으로 채워 사용한다.

① 재료 : borosilicate(버러실러케이트) 유리, KCl 용액을 이용한다.

② 유리세관을 가열하여 양단에서 잡아늘인 후 선단의 팁부분 직경을 1[μm] 이하로 연마하여 피펫으로 가공하여 사용한다.

③ glass micropipet(글레스 마이크로 피젯) 전극 : 유리의 표면에는 표면전하가 분포하며, 표면전하 감소를 위하여 피펫 내부에 3[mol] 정도의 고농도 KCl(염화칼륨) 용액을 채움(직경 1[μm]), 실험실 에서 간편하게 제조하여 사용한다. 그림 2-118은 유리미세전극(염화칼륨)의 종류 및 구조를 나타내었다.

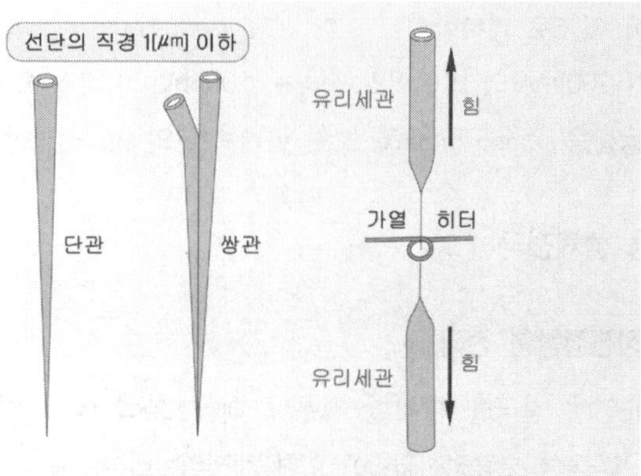

그림 2-118 • 유리미세전극 종류 및 구조

4) 전기자극용 전극

측정용 전극은 대부분 자극용 전극으로 사용 가능하고 부적절한 전극을 쓰면 피부를 통하여 외부 이온이 생체로 침입해 자극을 주는 일이 있으므로 안전성이 보장된 은이 주로 쓰인다. 전기자극용 전극(electrodes for electric stimulation of tissue : 일렉트로드 포 일렉트릭 스티뮬레이션 오브 티슈)을 나타내고 있는 전기자극용 전극은 그림 2-119이다.

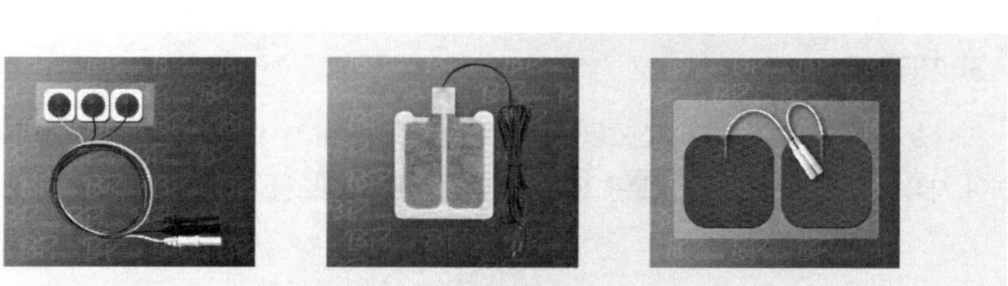

그림 2-119 • 전기자극용 전극

① 인체에 전기적인 자극을 주기 위하여 부착되는 전극이다.
② 생체신호측정 전극과 달리 수 [mA]까지의 전류가 전극-전해질 인터페이스를 통해 흐른다.
③ 전기자극용 전극은 심박조율기, 심실세동제거기, 전기자극기, 전기치료기 등에 사용된다.

5) 일회용 전극

일회용 전극(disposable electrode : 디스포저블 일렉트로드)은 피부와의 접촉상태를 좋게 유지하는 전해질 젤과 접착용 테이프가 미리 부착되어 있으며 사용이 편리하고, 사후처리가 용이하여 병원에서 많이 사용되고 있다. 일회용 전극의 규격은 다음과 같다.

① 2개의 전극을 맞붙여서 측정했을 때 100[mV] 이내의 오프셋 전압(offset voltage : 오프셋 볼티지)이며 150[μV] 이내의 잡음이다.
② 10[Hz]에서 2[kΩ] 이내의 임피던스이며 4회 동안 2[mC] 전하에 의한 세동제거로부터 과부하는 100[mV] 이내로 회복한다.
③ 8시간 동안 200[mA]의 바이어스 전류는 100[mV] 이내의 오프셋 전압을 발생한다.
④ 그 외에 동잡음(motion artifact : 모션 아티팩트)의 양, 접착방법, 피부에 대한 자극성이다.

(4) 기타 의용 생체전극

1) 절연전극(정전결합형 전극)

장시간 생체표면에 전극을 부착할 경우에 페이스트나 젤의 경화현상 및 분극을 최소화하기 위해 절연박막을 만들어 교류정전결합에 의한 체전위변화분만을 유도하는 전극을 절연전극이라 한다.

2) 절연박막 재료 및 조건

① 절연박막재료 : 산화알루미늄, 산화탄탈륨, 산화실리콘, 티탄산바륨 등이다.
② 절연박막재료의 조건
　㉠ 유전율이 높아야 하고, 누설저항이 커야 한다.
　㉡ 염소 이온 부식에 강하고, 경화변화가 작아야 한다.

3) 자극전극

자극용 전극은 생체로부터 신호를 받아들이는 전극과 달리 전극을 통해 생체에 전류를 흐르게 하여 자극을 준다. 전기자극 치료용 의료기기에 쓰이며, 패드형, 전극흡인형 전극 등이 사용된다.

4) 기타 전극

표 2-28 • 기타 전극의 종류

전극의 종류	전극의 부착
금속 디스크형 전극(metal disk electrode : 메탈 디스크 일렉트로드)	뇌전도(EEG)용
금속판 전극(metal plate electrode : 메탈 플레이트 일렉트로드)	근전도(EMG)용
콘택트렌즈형 전극(contactlens electrode : 콘텍트런스 일렉트로드)	망막전도(ERG)용

(5) 생체전극과 작용

1) 전극전위, 반전지전위

금속전극을 전해질 속에 담그면 금속의 이온일부가 전해질 용액으로 방출된다. 반대로 전해질 용액 속의 같은 금속이온은 금속전극과 결합하게 된다. 이는 산화환원작용에 의해 발생되며, 금속과 전해질 용액 속의 전하농도 차에 의해 전위차가 발생한다. 이를 **전극전위**(electrode potential : 일렉트로드 포텐셜), **반전지전위**(half cell potential : 하프 셀 포텐셜)라 한다.

2) 전극 오프셋 전위

전극 오프셋 전위는 2개의 전극 사이에서 발생하는 반전지전위차를 전극 오프셋(offset) 전위라고 한다. 생체신호측정에서 전극 간에 발생하는 전극오프셋전위는 매우 불안정하고 불필요한 신호이며 가능한 낮게 하여야 한다. 금속전극 중 은-염화은(Ag-AgCl)전극은 비분극 전극으로 은(Ag)과 전해질 간에 전극 오프셋 전위를 낮추어 준다.

4. 계측기기 종류 및 기법

(1) 변위측정용 센서

1) 저항 센서

① potentiometer(포텐티어미터) : 저항체 중간에 변위에 따라 이동하는 중간 tap을 설치하여 변위(displacement : 디스플레이스먼트) 계측을 한다.
② strain gauge(스트레인 게이지) : 모양변화에 따라 전기저항이 변화하는 소자를 사용, wheatstone bridge(휘트스톤 브릿지) 형성하여 안정성을 확보한다.

2) 유도성 센서

코일 내 core(코어)의 이동이 유발하는 inductance(인덕턴스)의 변화로 변위계측을 한다.

3) 용량성 센서

전기에너지 저장소자인 capacitance(커패시턴스)를 이용하여 변위계측을 한다.

4) 압전 센서

① 압전물질(piozoelectric material : 파이조일렉트릭 마테리얼)은 석영, 티탄화바륨 등에 변위 변화가 발생하면 전하재배열(charge reporientation : 차지 리포리언테이션), 표면전위(surface potential : 써페이스 포텐셜)에 발생한다.

② 표면전위를 전압계로 측정하여 변위계측을 한다.

③ 압전물질에 교류전압을 가하면 변위진동 발생 : 교류전압의 주파수에 따라 초음파 발생장치에 활용한다.

(2) 온도측정용 센서

1) 전자식 온도계

① 수은주 온도계는 동특성이 아주 떨어진다.

② 전자식 온도계는 동특성 등 특성이 우수하여 광범위하게 사용된다.

2) 열전쌍

① 열전쌍(thermocouple : 서모커플)은 두 개의 다른 종류의 금속의 접합부위에서는 접합온도에 따른 기전력(electromotive force : 일렉트로모티브 포스)을 발생한다.

② $E = aT + bT_2/2 + \cdots$ Where a, b, …는 상수, T는 절대온도, E를 측정하여 T를 계측한다.

③ 소형(직경〈12[μm]), 경량, 정확(상대오차 : 0.25~1[%])하다.

④ 감도가 떨어져 고성능 증폭기가 필요하다.

3) 서미스터

서미스터(thermister)는 온도에 따라 전기저항이 크게 변하는 세라믹 재료 사용(금속과 반대인 negative temperature coefficient : 네거티브 템퍼러쳐 캐피씨언트) RT를 측정해 T를 계측한다.

4) 복사온도의 측정

① 신체표면의 온도는 체온(core temperature : 코어 템퍼레이쳐)과 다르다.

② 표면온도에 의해 복사열이 방출된다.

③ 적외선 센서로 복사량을 계측하여 표면의 온도분포를 계측한다.

④ 계측시 신체와의 접촉이 불필요하여 유리하다.

⑤ thermograph system(서모그래프 시스템)으로 구성하여 관절염, 동상 및 화상, 피부손상, 말초순환장애, 유방암 등의 진찰에 활용한다.

5) 화학적 온도측정법

① 고체-액체 간 상이 변화하는 온도를 정확하게 규정할 수 있는 기술을 사용하여 일정 간격으로 상변화온도가 다른 물질을 부착한다.

② 온도(체온)에 따라 상이 변하면 색깔변화가 유발되고 눈으로 확인하여 온도를 계측한다.

(3) 광학적 계측 시스템

1) 광학적 계측 시스템의 구성

표 2-29 ● 광학적 계측 시스템의 구성

구 성	광학적 계측 시스템의 구성 해설
광원	빛을 제조하여 복사시킨다.
필터	원하는 파장의 빛만을 선택하여 입사광을 형성한다.
측정대상	입사광을 받아서 반사 혹은 투과시킨다.
광검출기	반사 혹은 투과광의 에너지를 측정한다.

2) 광학적 계측 시스템의 광원

① 텅스텐 램프 : 코일 형태의 텅스텐 필라멘트 전구에 가스를 채워 제조하고, 파장은 1[μm]이다.

② 아크방전

㉠ 코일을 가열하여 열전자를 방출시킨 후 고전압으로 가속시킨다.

㉡ 가스(저압 Ar-Hg혼합물) 원자와 충돌하여 에너지를 전달한다.

㉢ 궤도전자가 흥분 후 저에너지 준위로 전이하며 자외선 복사를 한다.

③ 광방출 다이오드

㉠ 반도체에 전류를 흘려 전자-정공(hole) 재결합을 유도하고, 복사방출을 한다.

㉡ 광방출 다이오드(light emitting diode : 라이트 에밋팅 다이오드)는 소형이며, 견고하고, 경제적이고 단색광이다.

④ 레이저

㉠ 레이저(light amplification by stimulated emission of radiation : 라이트 엠플리피케이션 바이 스티뮬레이트 에밋션 오프 레이디에이션)는 단색광이며, 평행광이고, 동위상이다.

㉡ 고에너지 접속이 가능하여 외과적 처치, 수술에 이용한다.

㉢ 레이저 물질에 따라 파장 및 에너지 선택을 한다.

㉣ He-Ne, Ar, CO_2, Ruby, Nd : YAG laser 등이 의학에 사용된다.

3) 광 필터

① 원하는 파장의 빛만을 선택하여 사용한다.

② 빛이 일부 투과하는 판, 편광물질, 회절격자 등으로 구성한다.

4) 광의 전달

① 광섬유를 사용하여 전달한다.

② Snell(스넬)의 법칙에 의해 입사각을 결정한다.

③ 굴절률이 $r = \sin\theta_2 \ / \ \sin\theta_1$ 〉1인 섬유물질을 사용한다.

④ 따라서 θ_2 〉 90 for r 〉1 where θ_1 = 입사각, θ_2 = 굴절각이다.

⑤ 전반사 현상이 반복되며 광섬유 내에서 빛이 전달한다.

⑥ 직진하는 빛을 원하는 임의의 방향으로 전달이 가능하다.

5) 광 검출기

검출기 센서의 종류는 표 2-30과 같다.

표 2-30 • 검출기 센서의 종류

센서의 종류	센서의 해설
열센서	광을 열로 변환, 열전쌍이나 thermister(서미스터)로 계측한다.
양자 센서	센서물질로 입사된 광자가 에너지를 전달하여 자유전자를 증가시키고 전류를 형성, 계측한다.
광방출 센서	광 cathode(캐소드)로 광자가 입사, 충돌하여 자유전자를 진공으로 방출시킨 후 고압으로 가속 및 전자증배하여 전류형성, 측정(광전자증배관)한다.
광접합 센서	반도체(Si)의 Band-gap(밴드 갭)을 초과하는 광자를 입사시켜 전자-정공쌍을 형성, 전류를 증가시켜 계측, 전기회로 분리에 사용한다.

(4) 물리적 기법을 이용한 생체계측

1) 생체전위의 근원

① excitale cell

㉠ excitale cell(엑시테일 셀)은 전기자극에 대해 반응하여 전기적 흥분을 보이는 세포이다.

㉡ 전기적 흥분에 따라 활동전위(action potential : 액션 포텐셜)를 유발, 신경섬유를 통해 전달한다.

② volume conductor

㉠ 활동전위는 신체 내에 전기장을 형성한다.

㉡ 신체는 전기장이 형성되는 물체(volume conductor : 볼륨 컨덕터)로 간주한다.

2) 임상적 생체전위

표 2-31 • 임상적 생체전위

임상적 생체전위	임상적 생체전위 해설
신경전도(Elctroneurogram(ENG) : 일렉트로뉴로그램)	말초신경 부근에 전극을 설치하여 자극 후 생체전위 측정, 신경전도속 및 지연시간 등을 계측한다.
근전도(Electromyogrm(EMG) : 일렉트로마이오그램)	근육(muscular) 근처에 전극을 설치하여 수축작용을 측정한다.
심전도(Electrocardiogram(ECG) : 일렉트로카디오그램)	신체표면에 전극을 설치하여 심장의 전기활동을 측정한다.
뇌전도(Electroencephalogram(EEG) : 일렉트로엔셉펄로그램)	머리주변에 표면자극을 설치하여 뇌의 전기활동을 측정한다.
망막전도(Electroretinogram(ERG) : 일렉트로레티노그램)	망막의 내측면이나 각막에 전극을 설치하여 시각반응현상을 측정한다.
안구전도(Electro-oculogram(EOG) : 일렉트로오큘로그램)	눈주변에 표면전극을 설치하여 눈동자의 운동상태를 측정한다.

3) 유발전위

① 유발전위(Evoked Potential(EP) : 에복트 포텐셜)는 말초감각기관(시각, 청각)을 동일한 형태로 반복 자극한다.

② 뇌파를 측정해 자극시점을 기준으로 평균합산(ensemble average : 인셈블 에버리지)을 한다.

③ 평균과정에서 잡음은 제거되고 신경반응은 증폭된다.

④ 말초감각의 자극전달경로로 평가한다.

(5) 생체계측시의 잡음대책

임상적으로 유효한 생체신호의 계측을 위해서는 생체로부터 유입되는 신호는 증폭하고, 가능한 잡음을 억제하여 신호 대 잡음(S/N)비를 높여야 한다. 이를 위해서는 생체신호의 성질과 잡음의 종류와 원인에 대해 이해하고 그에 대한 대책을 강구하여야 한다.

1) 생체의 유도잡음 형태

① 생체주변의 고압전원과 생체 간의 정전결합에 의한 유도이다.

② 생체주변의 대전류회로와 생체 간의 전자결합에 의한 유도이다.

③ 생체 자체 또는 대지에 흐르는 잡음전류에 의한 전압강하로 발생되는 임피던스 결합에 의한 잡음이다.

2) 유도잡음대책

표 2-32 ● 유도잡음대책

유도잡음대책	유도잡음 해설
차폐법	• 자기차폐 : 투자율이 큰 물질을 이용하여 자계를 약화시키는 성질을 이용한다. • 정전차폐 : 차폐대상물 주위를 금속망을 이용하여 접지시키는 방법이다. • 전자차폐 : 전자파 차단목적으로 금속판을 이용한 차폐방법 등이 사용된다.
필터 사용법	잡음성분이 특정 주파수 대역에 존재할 경우 대역필터를 이용하여 제거하는 방법이다.
힘보상법	유도잡음에 대한 보상회로를 전자회로설계시 반영한 대책법이다.
차동 증폭기 사용	입력 임피던스가 높은 차동 증폭기를 사용하여 두 지점 간의 측정신호차를 상쇄시킨다.
저잡음 증폭기 사용	증폭기 자체의 잡음지수가 좋은 증폭기를 사용하여 증폭기 자체에서 발생하는 잡음을 차단한다.

(6) 생체계측에 사용되는 의료기기의 접근방법

표 2-33 ● 생체계측에 사용되는 의료기기의 접근방법

의료기기의 접근 방법	생체계측에 사용되는 의료기기의 접근방법
측정량 (quantity that is sensed : 퀀티티 댓 이즈 센스)	• 압력은 물체와 물체의 접촉면 사이에 작용하는 서로 수직으로 미는 힘이다. • 유량은 단위시간당 흐름량을 나타낸 것이다. • 온도는 물질의 뜨겁고 찬 정도를 나타내는 물리량이다.
변환원칙 (principle of transduction : 프린스플 오브 트랜스덕션)	• 저항성(resistive : 레지스티브) • 초음파식(ultrasonic : 울트라소닉) • 용량성(capacitive : 캐패시티브) • 유도성(inductive : 인덕티브) • 전기화학식(electrochemical : 일렉트로케미컬)
생리적 시스템 (organ system : 오르건 시스템)	• 심혈관계(cardiovascular : 카디오베스큘러) • 신경계(nervous : 너보스) • 호흡계(pulmonary : 풀모너리) • 내분비계(endocrine : 엔도크린)
임상의사 전문분야 (clinical medicine specialties : 클리니컬 메디신 스페셜티)	• 소아과(pediatrics : 페디어트릭스) • 산부인과(obstertrics : 옵스터트릭스) • 심장과(cardiology : 카디올로지) • 방사선과(radiology : 레이디올로지)

(7) 생체계측에 있어서의 제한요소

1) 의학적 매개변수

표 2-34 • 의학적 매개변수

의학적 매개변수	의학적 매개변수 해설
물리적 변수	힘, 압력, 음파, 유량, 온도 등이다.
화학적 변수	• 세포 내외의 이온농도(K^+, Na^+ 등)가 있다. • 혈액에서의 산소 및 이산화탄소 등의 농도 등이 있다.
전기적 변수	여러 기관에서 발생하는 생체전위(생체조직의 흥분성 세포들의 전기화학적 반응에 의해 발생되는 전위)이다.

2) 생체시스템의 특성

① 생체시스템은 고유의 가변적 특성을 갖는다.
② 생체와 접속되어 사용되기 때문에 고도의 안전성이 요구된다.
③ 측정대상이 대부분 신체 내부의 현상들이다.
④ 측정되는 신호의 진폭이 낮고 낮은 주파수 특성을 갖는다.
⑤ 생체시스템은 이물질에 대한 외부반응이 있다.
⑥ 생체시스템의 변화에 대한 요인을 정확하게 파악하기 어렵다.
⑦ 측정데이터의 수치화 및 정보화가 어렵다.
⑧ 의료용 측정기기에서 기본 측정변수의 범위와 주파수 대역이 기기의 요소설계에 영향을 준다.

표 2-35 • 의료 및 생리변수

변수, 측정기술	주요 측정변수 범위	신호주파수 대역	기본 센서, 방법
혈류	1~300[ml/s]	dc−20	혈류메터(전자기식, 초음파)
혈압(직접측정−동맥압)	10~400[mmHg]	dc−50	스트레인 게이지 압력계
심전도(ECG)	0.5~4[mV]	0.01~250	피부전극
뇌파(EEG)	5~300[uV]	dc−150	두피전극
근전도(EMG)	0.1~5[mV]	dc−10,000	침전극
호흡률	2~50[bpm]	0.1~10	임피던스, 호흡온도측정

(8) 생체계측시스템에서의 입력과 보상방법

측정시스템에서의 원하는 입력과 원하지 않는 입력이 있다. 원하는 입력을 처리하여 얻은 원하는 출력성분과 원하지 않는 입력에 의하여 얻어진 원하지 않는 출력성분은 변형입력에 의해 영향을 미친다.

1) 원하는 입력

원하는 입력(desired input : 디자이어 인풋)은 기기가 분리하여 측정하려고 하는 바로 그 측정 현상이다.

2) 간섭입력

간섭입력(interfering input : 인터페링 인풋)은 원하는 입력을 얻어서 처리하는 과정에서 부주의에 의하여 기기에 영향을 미치는 대상이다.

3) 변형입력

변형입력(modifiying input : 모디파잉 인풋)은 장비 자체의 성능을 바꾸어 출력에 간접적으로 영향을 주는 원하지 않는 입력이다.

4) 심전도 측정에서의 예

표 2-36 ● 심전도 측정에서의 예

측정의 예	심전도 측정에서의 예 해설
원하는 입력	신체에 부탁한 두 개의 전극 사이에 나타나는 심전도 전압이다.
간섭입력	주위환경의 교류자장에 의한 영향으로 발생하는 60[Hz]의 잡음전압이다.
변형입력	측정선 방향과 이루는 평면이 자장의 방향과 수직인 경우에 유기되는 간섭이다.

5) 보상방법

대부분의 간섭입력과 변형입력의 영향은 기본적인 장비의 설계를 변형시키거나, 원하지 않는 입력의 영향을 상쇄시킬 수 있는 입력을 가함으로써 제거되거나 줄일 수 있으나 실질적 원인을 거의 제거시킬 수는 없다.

① 근본적 감도(inherent insensitivity : 인헤런트 인센시티비티)는 모든 기기의 요소들이 원하는 입력에 대하여서만 민감하게 반응한다면 간섭입력이나 변형입력에 영향을 주지 않게 된다.

㉠ 전극선을 꼬은다.

㉡ 동잡음을 감소시키기 위한 전극을 선택한다.

② 부궤환(negative feedback : 네거티브 피드백)은 어떤 순간에 출력의 일부를 취해서 기기의 입력 쪽으로 역으로 되먹임시키는 것이다.

㉠ 이 출력에 종속하는 신호는 입력에서부터 빠지게 되고, 그 차이가 실질적인 입력신호가 된다.

㉡ 부궤환의 장점

㉮ 전력의 소모량이 적다.

㉯ 선형적이다.

㉰ 정확하다.

㉱ 부하가 적게 걸린다.

㉢ 부궤환의 단점 : 시간 지연을 포함하고 있을 때 발진이 일어날 수 있는 동작 불안정성이다.

③ 신호 필터링 : 특정한 기준에 의하여 데이터, 신호 또는 물질들을 구분하는 기기 또는 프로그램이다.

㉠ 필터는 신호들을 그 주파수에 의하여 분리한다.

㉡ 입력에 기계적, 유체학적, 열역학적 또는 전자기학적 원리에 근거한 필터를 주위환경으로부터의 원하지 않는 이력을 제거시키기 위하여 사용한다.

㉢ 기기의 중간부분에는 주파수 차이에 의한 필터링 방법을 효과적으로 이용할 수 있는 전자 필터 회로를 사용하여 신호들을 필터링(signal filtering : 시그널 필터링)이 효과적인 다른 주파수 대역으로 옮기도록 혼합기 또는 변조기를 사용한다.

㉣ 출력단계에서의 필터링은 신호가 중첩되어 있어서 한층 어렵지만, 출력신호에서는 그 값이 비교적 크기 때문에 요구되는 선택성이 쉽게 얻어질 수 있다.

④ 반대입력 : 간섭입력과 변형입력이 필터 회로에 의하여서 제거되지 않는 경우에는 추가적인 간섭입력이 원하지 않는 출력을 제거하기 위하여 이용될 수 있다.

㉠ 반대입력(opposing inputs : 어포징 인풋)을 사용하는 경우

예 심전도 측정에서 60[Hz]의 자장의 영향을 출력에서 상쇄하도록 하기 위하여 같은 신호를 부호만 역전시켜서 고의적으로 가한다.

㉡ 반대입력을 이용한 원하지 않는 변형입력 수정에 관한 경우

예 넓은 폭의 온도 범위내에서 동작하여야 하는 전자회로의 경우, 서미스터가 트랜지스터나 IC회로와 같이 어쩔 수 없이 온도에 종속하는 능동소자의 특성을 보상하는 데 이용한다.

(9) 생체계측기기의 개발

표 2-37 • 생체계측기기의 개발

생체계측기기의 개발	생체계측기기의 개발 해설
아이디어 형성	사용자 측의 필요성과 기본 계측원리의 확립 : 사용자와 개발자 간의 생체에 대한 이해와 기술의 한계에 대한 공감대가 중요하다.
기능적 분석	• 수요와 시장성 • 기술적 가능성 • 생산전략 및 판매가능성
생산지침서 작성	• 기능의 수학적 표현 • 시험조건 : 부서 및 환경 • 기기의 외향
설계 및 개발	시제품(proto-type system : 프로토 타입 시스템)을 제작한다.
실용성과 안정성	• 동물 및 임상실험 • 평가결과에 따라 공학적 변경을 수행한다.
생산 및 판매	소량생산, 기술진보에 따른 변경이 용이하게 반영되고 완전 생산자동화는 비경제적이다.
사후 관리	사용자나 생산자가 상호 분담하며 사후 관리를 철저히 해야 한다.

제 2 절 생체전기현상에 이용되는 증폭기

1. 연산증폭기

(1) 이상적인 연산증폭기

OP-Amp(오피-앰프, 연산증폭기)는 원래 기본적 아날로그 컴퓨터로 사용되는 일련의 고성능 직류-증폭기로 사용되었다. 현재와 같은 디지털 시스템의 발전이 있기 전 아날로그 시스템이 주로 사용될 때는 아날로그 회로를 사용하여 다양한 연산기능이 OP-Amp 증폭기에 의해 이루어졌기 때문에 연산이라는 명칭이 붙어 연산증폭기라고 한다.

오늘날 IC OP-Amp는 그 응답을 제어하기 위해 외부의 피드백 회로망을 사용하는 고이득 직류 증폭기이다. 외부의 피드백이 없으면 개루프형으로 사용된다. OP-Amp의 이상적인 특성을 설명할 수 있는 것은 개루프형이다.

① 개루프 이득이 무한대(∞)이며 입력저항이 무한대(∞)이다.
② 출력저항이 0[Ω]이며 대역폭이 무한대(∞)이다.
③ 입력전압이 0[V]일 때 출력전압은 0[V]이다.

이상적인 OP-Amp의 개루프 특성이 실제 특성과 일치하지 않으나, 실제 응용에서 어느 정도의 오차를 무시한다면 사용하여도 무방하다. 실제 OP-Amp의 개루프 이득이 무한대는 아니지만 보통 수십만 배의 증폭률을 가지기 때문에 1~10[V] 정도 수준의 출력을 얻으려면 입력단의 입력차 전압이 수십[μV] 정도에서 제어되어야 한다.

하지만 실제 회로상에서 [μV] 단위의 전압은 무시되는 크기이기 때문에 보다 정밀한 출력을 얻을 수 없게 된다. 즉 **선형 영역이 좁**아지게 된다. 이 점을 보완하기 위해 OP-Amp 출력의 일부를 반전입력으로 되돌려 입력차의 전압을 줄이는 **반전 피드백**을 이용하여 출력전압을 감소시킴으로써 결과적으로 전압이득을 감소시키는 역할을 한다.

(2) 연산증폭기의 표시기호

OP-Amp(연산증폭기)의 기호가 그림 2-120과 같이 두 가지 중 어느 한 가지로 표시되어 있다. 또한 이들은 두 개의 입력단자를 가지며, 하나는 반전 혹은 (−)입력, 다른 하나는 비반전 혹은 (+)입력이다. OP-Amp의 전원이 공급되며 통상 ±5~15[V]의 범위에서 쌍극성 전원공급기에 의해 공급된다. 그러나 회로를 그릴 때에 대체로 전원공급의 결선을 생략하는 경우가 많다.

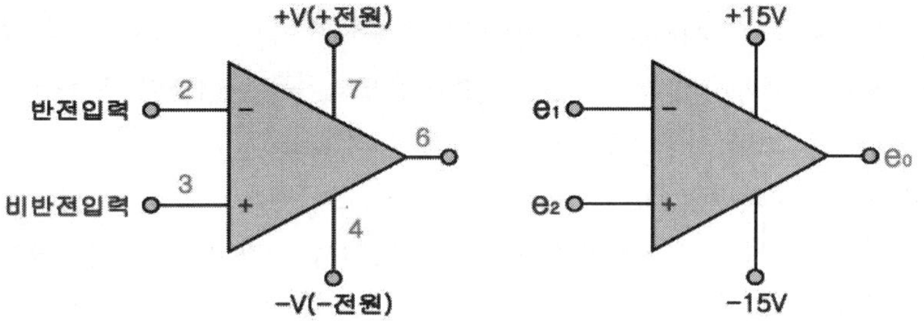

(a) 7핀 OP-Amp의 기호 (b) 5핀 OP-Amp의 기호

그림 2-120 • OP-Amp의 기호

(3) 연산증폭기의 데이터

OP-Amp의 많은 특성을 이해하는 데 가장 좋은 방법은 IC 데이터 매뉴얼을 참조하는 것이다. 데이터는 보통 6가지 자료를 포함한다.

① OP-Amp의 일반적인 설명
② 회로구성의 내부 등가회로
③ 소자의 핀(pin) 구성
④ 절대 최대정격
⑤ 전기적 특성

⑥ 표준 동작 곡선

OP-Amp에서 사용하는 파라미터들은 741형 OP-Amp를 대표적으로 사용한다.

(4) 최대정격

IC 데이터 매뉴얼에서 나타난 최대정격은 OP-Amp가 파손의 염려 없이 안전하게 동작할 수 있는 최대값이다.

① **공급전압**(supply voltage : 서플라이 볼티지 : $\pm V_S$) : OP-Amp에 전원으로 사용될 수 있는 최대 정(+)과 부(−)의 전압이다.

② **내부 소비전력**(internal power dissipation : 인터널 파워 디서페이션 : P_D) : OP-Amp에 주어진 규정된 주위 온도에서 소비할 수 있는 최대 전력이다.
예 500[mW], $T_a < 75$[℃]

③ **차동 입력전압**(differential input voltage : 디퍼렌셜 인풋 볼티지 : V_{id}) : (+)단자 입력과 (−)단자 입력의 양단 사이에 가해질 수 있는 최대 전압이다.

④ **동상전압**(common mode voltage : 코먼 모드 볼티지) : 입력단자들과 접지 사이에 동시에 가해질 수 있는 최대 입력전압이며 일반적으로 전원으로 공급되는 공급전압과 같다.

⑤ **동작온도**(operating temperature : 오퍼레이팅 템퍼러처 : T_a) : OP-Amp가 제조회사에서 규정된 범위 내에서 동작하는 데 대한 주위 온도범위를 나타낸다. 보통 군사용(741)은 일반용(741C)보다 사용온도 영역이 넓게 설계된다.

⑥ **출력단락시의 지속시간**(output short-circuit duration : 아웃풋 쇼트-서킷 듀레이션) : OP-Amp의 출력단자가 접지나 전원의 한 단자와 단락되어도 OP-Amp가 파괴되지 않는 시간을 나타낸다.

(5) 전기적 특성

OP-Amp의 전기적 특성은 보통 전원전압이나 주위온도가 주어진 상태에서 명시되어 있는데, 이중 몇몇 정수들은 다른 조건, 즉 부하나 전원저항들이 더 부가되어 있다. 일반적으로 각 정수들은 **최소값**(minimum value : 미니멈 밸류), **대표값**(typical value : 티피컬 밸류), **최대값**(maximum value : 맥시멈 밸류)로 주어지게 된다.

(6) 입력 파라미터

① **입력 오프셋 전압**(input offset voltage : 인풋 오프셋 볼티지 : V_{oi}) : OP-Amp는 기본적으로 많은 반도체 소자를 집적한 IC칩이다. 가장 핵심적인 소자는 트랜지스터이며 이들 트랜지스터 사이의 특성의 차이로 인해 반전(−), 비반전(+) 입력단을 동시에 접지와 단

락하여도 내부의 미세한 전위차에 의해 결과적으로 두 입력단에 약 2[mV] 정도의 전압차를 만든다. 이를 **입력 오프셋 전압**이라 하며, 이 전압차로 인해 결과적으로 0이 아닌 출력이 발생하는데 이것은 **출력 오프셋 전압**이다. 이 출력전압을 0으로 만들기 위해서 입력단자 중 하나에 정(+) 또는 역(−)전압을 입력 오프셋 전압만큼 인가한다. 이상적인 OP-Amp인 **경우 출력전압 오프셋은** 0이다.

② **입력 바이어스 전류**(input bias current : 인풋 바이어스 커런트 : I_b) : 두 입력단자를 통해 흘러 들어가는 **전류의 평균값**이다.

③ **입력 오프셋 전류**(input offset current : 인풋 오프셋 커런트 : L_{os}) : 출력전압이 0일 때 두 입력단자를 통해 흐르는 **전류의 차**이다.

④ **입력전압 범위**(input voltage range : 인풋 볼티지 레인지 : V_{cm}) : 동상 입력전압의 범위로서 두 입력단자와 접지 간의 **전압의 범위**를 나타낸다.

⑤ **입력저항**(input resistance : 인풋 리지스턴스 : Z_i) : 어느 한 입력단자를 접지시켰을 경우 나머지 입력단자와 접지 간을 **입력 측에서 들여다본 저항**이다.

(7) 출력 파라미터

① **출력저항**(output resistance : 아웃풋 레지스턴스 : Z_{oi}) : OP-Amp의 출력 측에서 들여다본 저항이다.

② **출력 단락회로 전류**(output short circuit : 아웃풋 쇼트 서킷 : I_{osc}) : OP-Amp가 부하에 공급할 수 있는 **최대 출력전류**이다.

③ **출력전압 진폭**(output voltage swing : 아웃풋 볼티지 스윙 : $\pm V_O$max) : 부하저항에 따라서 OP-Amp가 포화나 클리핑 없이 공급할 수 있는 **최대 피크 출력전압**이다.

(8) 동적 파라미터

① **개루프 전압이득**(open-loop voltage gain : 오픈 루프 볼티지 게인 : A_{OL}) : 외부 피드백이 없이 OP-Amp의 **입력전압에 대한 출력전압의 비**이다.

② **대신호 전압이득**(large-signal voltage gain : 라지-시그널 볼티지 게인) : 출력전압을 0에서 어떤 특정 전압(예 : ±10[V])까지 변화시키는 데 필요한 **입력전압의 변화에 대한 최대 전압 진폭의 비**를 나타낸다.

③ **슬루 레이트**(Slew Rate(SR)) : 단위 전압이득($A_v = 1$)을 갖는 OP-Amp 회로의 **출력전압의 시간변화율**을 나타낸다.

(9) 기타 파라미터

1) 공급전류

전원공급기로부터 OP-Amp에 흐르는 전류이다.

2) 동상신호제거비

OP-Amp의 기본원리는 **입력단에 가해지는 두 입력신호의 차를 증폭**하는 것이다. 따라서 동일한 크기, 동일한 위상과 주파수를 갖는 신호를 양단에 입력하면 이론상 출력은 0이 나와야 한다. 즉, **동상의 입력에 대한 이득은 0**이어야 한다. 하지만 실제로는 출력단에 소량의 동상입력에 대한 출력전압이 나타나는데 이를 **동상출력전압**이라 한다. **동상입력전압에 대한 동상출력전압의** 비를 식 (2-12)에서 공통모드이득이라 한다.

$$\text{공통모드이득}(A_{\mathrm{VCM}}) = \frac{\text{동상 출력 전압}}{\text{동상 입력 전압}} \tag{2-12}$$

공통모드이득의 값이 작을수록 좋은 차동 증폭기가 되며 보통 매우 작은 이득을 가진다. 이와는 반대로 동상이 아닌 차동신호에 대한 이득을 식 (2-13)과 같이 차동이득이라 한다.

$$\text{차동이득}(A_{\mathrm{VOL}}) = \frac{\text{차동 출력 전압}}{\text{차동 입력 전압}} \tag{2-13}$$

공통모드제거비(Common Mode Rejection Ratio(CMRR) : 코먼 모드 리젝션 레이쇼, 동상신호제거비)란 공통모드이득에 대한 차동이득의 비이다(식 2-14).

$$\text{공통모드제거비}(\mathrm{CMRR}) = \frac{A_{\mathrm{VOL}}}{A_{\mathrm{VCM}}} = \frac{\text{차동 이득}}{\text{공통 모드 이득}} \tag{2-14}$$

두 입력단자에 동시에 가해지는 공통의 신호를 거부하는 정도를 측정하는 데 쓰인다.

㉮ CMRR이 6×10^7이라면 동상의 신호에 대해 1배 증폭시키는 만큼 동상이 아닌 신호에 대해서는 6천만 배를 증폭시킨다. 보통 단위가 매우 크기 때문에 [dB](데시벨) 단위를 사용하며 이 측정은 개루프 상태에서 실시한다.

3) 채널 분리

747 OP-Amp와 같이 단일 패키지 안에 1개 이상의 OP-Amp가 있는 경우, 이들 간에 어느 정도 누화량(cross talk : 크로스 토크)이 존재하게 된다. 즉 어느 한 OP-Amp의 입력신호에 의해 입력을 받지 않은 다른 OP-Amp의 출력에 영향을 줄 수 있다.

(10) 이득과 주파수 응답

실제 OP-Amp는 이상적인 OP-Amp에서와는 달리 무한대의 이득과 대역폭을 갖지 않는다.

예 그림 2-121에 741 OP-Amp에 대한 주파수에 따른 개루프 이득 A_{OL}이다. 아주 낮은 주파수의 경우 개루프 이득은 일정하나, 약 6[Hz] 부근에서부터는 −20[dB/decade]의 비율로 감소되기 시작한다. 그래서 이득이 1(0[dB])이 되는 주파수를 차단주파수 f_T라 한다.

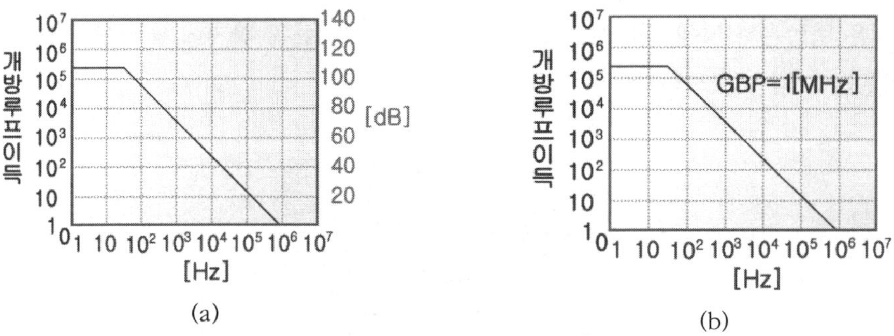

그림 2-121 • 741 OP-Amp 개루프 이득과 741 OP-Amp에 대한 대역폭

기본선형 증폭기회로에서 출력신호의 일부가 OP-Amp의 입력에 피드백될 때 출력 대 입력의 비율을 **폐루프 이득**(closed loop gain : 클로즈드 루프 게인) A_{CL}이라 하고 항상 개루프 이득보다는 작게 된다. 폐루프 이득에 대한 개루프 이득의 비를 식 (2-15)에서 루프 이득 A_L이라 한다.

$$A_L = \frac{A_{OL}}{A_{CL}} \tag{2-15}$$

OP-Amp의 중요한 상수로 **이득대역폭적**(Gain-Bandwidth Product(GBP) : 게인-밴드위드스 프로덕트)이 있다. 그림 2-121에서 개루프 이득과 주파수의 곱은 곡선상의 어떤 점에서도 일정하게 되어 식 (2-16)과 같다.

$$\text{GBP} = A_{OL} \times \text{B W} \tag{2-16}$$

그래프에서는 폐루프 이득곡선과 개루프 이득곡선이 만나는 점에서의 주파수의 값을 **대역폭**으로 한다. 실제 설계에 있어서는 주어진 주파수에서 OP-Amp의 실질이득은 개루프 이득의 1/10~1/20의 값이 되어 **왜곡 없이 동작한다**.

예 그림 2-121에서 10[kHz]에서의 폐루프 이득은 개루프 이득이 100(40[dB])이므로 5~10이 된다.

스텝함수 펄스가 입력에 가해졌을 때 출력신호가 최종값의 10[%]에서 90[%]에 이르는 데 걸리는 시간을 **상승시간**(rise time : 라이즈 타임)이라 하고, 이는 폐루프의 경우에 명시되어 있다. 일반 전자회로이론에 의하면 상승시간과 OP-Amp의 대역폭 간의 관계는 식 (2-17)과 같다.

$$\mathrm{BW} = \frac{0.35}{\text{상승시간}} \tag{2-17}$$

(11) 전원공급

보통 OP-Amp의 공급전원은 일반적으로 +5[V]에서 ±15[V] 범위에 이르기까지의 쌍극성 전원에서 공급하도록 설계되어 있다.

이것은 한쪽은 접지에 대하여 +5~+15[V]이고, 다른 한쪽 접지에 대하여 −5~−15[V]이며 회로는 그림 2-122와 같다.

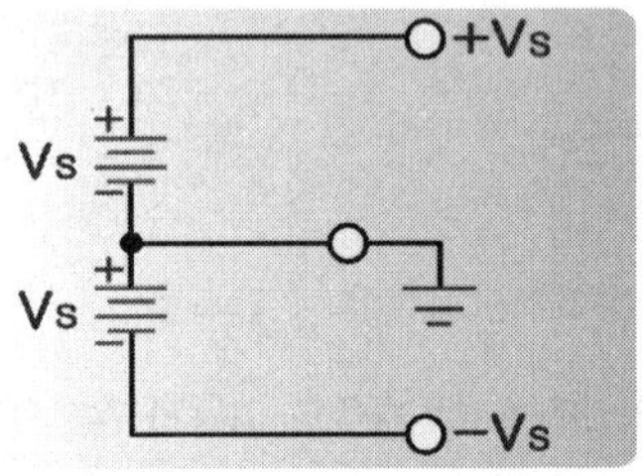

그림 2-122 • 쌍극성 전원

2. 증폭기 회로

(1) 비반전 증폭기

OP-Amp를 **비반전 증폭기**(noninverting amplifier : 논인버팅 앰플리파이어)로 구성한 것이다. 비반전 증폭기의 특징은 **입력신호가 OP-Amp의 비반전(+) 입력단자에 가해지는 것**이다.

저항 R_1은 **입력요소**가 되며 저항 R_2는 **피드백 요소**가 된다. 피드백 요소란 OP-Amp의 출력전압의 일부를 다시 입력단자로 피드백시키는 것이며 그림 2-123과 같이 R_2에 걸리는 출력 측의 전압의 일부가 반전(−) 입력단으로 돌아온다.

즉, 비반전 단자에 입력된 전압(V_i)은 출력전압을 증가시킨다. 이는 V_i가 출력전압 증폭에 영향을 준다. 하지만 다시 증폭된 출력전압의 일부가 반전단자의 전압을 증가시키는 것을 피드백 전압이라 한다.

이런 작용은 두 단자의 전압차를 증폭하는 증폭기의 원리를 생각해 본다면 결국 V_i에 의한 출력전압 증폭에 영향을 감소시킨다. 이러한 동작은 V_i와 반전단자 사이의 전압차가 거의 0[V](일반적으로 수 [μV] 정도)가 될 때까지 이루어지며 결과적으로 입력전압에 대한 출력전압의 이득을 감소시킨다.

출력전압에 영향을 주는 것은 비반전 단자의 입력전압이기 때문에 반전단자에 걸리는 피드백 전압은 비반전 단자의 입력전압보다는 커질 수는 없지만 거의 같아지는 직전까지 증가한다.

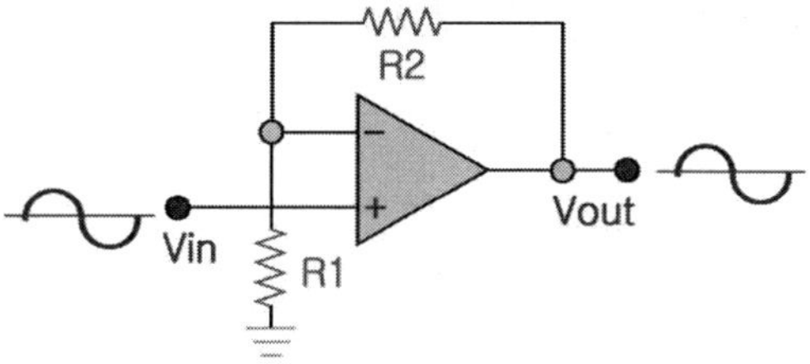

그림 2-123 • 비반전 증폭기

이러한 피드백 회로는 비록 개루프에 비해 전압이득은 작지만 연산증폭기의 보다 안정된 선형 특성을 얻을 수 있으며, 그 이득 또한 실제 사용에서 충분히 유용한 크기이다. 비반전 증폭기에 대한 출력전압은 식 (2-18)과 같다.

$$V_o = \left[1 + \frac{R_2}{R_1}\right] V_i \qquad (2\text{-}18)$$

전압이득(voltage gain : 볼티지 게인) 혹은 입력전압에 대한 출력전압의 비는 식 (2-19)와 같다.

$$\text{전압이득} = \frac{V_o}{Vi} = 1 + \frac{R_2}{R_1} \qquad (2\text{-}19)$$

비반전 증폭기의 전압이득은 R_1과 R_2에 의해 결정되며 입력신호가 OP-Amp의 비반전 입력단자에 가해지기 때문에 출력전압은 언제나 **입력전압과 동위상**이 된다.

교류입력을 인가하면 입력신호가 정(+)전압 주기에서는 출력전압 역시 같은 위상의 증폭된 정(+)전압이 출력되며 입력신호가 부(−)전압 주기일 때는 역시 증폭된 부(−)전압이 출력된다. 출력전압의 크기는 입력전압 크기의 $\left(1 + \frac{R_2}{R_1}\right)$배만큼 증가되어 출력된다.

개루프 이득 $A_{\rm OL}$은 OP-Amp에 피드백을 걸지 않았을 때의 특성이다. 피드백이 있게 되면 폐루프 이득 $A_{\rm CL}$로 되어 이 **회로의 구성에 대한 전압이득은** 식 (2-20)과 같다.

$$A_{\rm CL} = 1 + \frac{R_2}{R_1} \qquad (2\text{-}20)$$

루프 이득 A_L은 **개루프 이득을 폐루프 이득으로 나눈 값**, 즉 식 (2-21)과 같다.

$$A_L = \frac{A_{OL}}{A_{CL}} = \frac{A_{OL}}{1 + \frac{R_2}{R_1}} \tag{2-21}$$

그림 2-123 회로의 **전체 출력 임피던스**(Z_o)는 식 (2-22)와 같다.

$$Z_o = \frac{Z_{oi}}{A_L} = Z_{oi}\left[\frac{1 + \frac{R_2}{R_1}}{A_{OL}}\right] \tag{2-22}$$

여기서 Z_{oi}는 데이터 북에서 정해진 OP-Amp의 **자체 고유 출력 임피던스**이다.

비반전 증폭회로에서 피드백을 연결하면 루프 이득이 감소되고, 이와는 반대로 증폭회로의 전체 출력 임피던스는 감소된다. 그러므로, OP-Amp의 최대 출력전류 정격을 초과하지 않는 한 출력단자에 어떤 부하도 연결할 수가 있다. 실제 응용에서 피드백을 이용한 OP-Amp 회로의 출력 임피던스는 매우 미세한 값이 되기 때문에 보통 무시할 수가 있다. 그것은 외부 피드백의 효과를 증명하는 것이다.

(2) 반전 증폭기

OP-Amp를 **반전 증폭기**(inverting amplifier : 인버팅 앰플리파이어)로 결선한 것이다. 그림 2-124는 입력신호를 R_1을 통해서 반전입력(−) 단자에 가하기 때문이다. R_1을 **입력요소**라 하고, R_2를 **피드백 요소**라 한다. **반전 증폭기**에 대한 **출력전압**은 식 (2-23)과 같다.

$$V_o = -\left[\frac{R_2}{R_1}\right] V_i \tag{2-23}$$

식 (2-23)에서 마이너스(−) 부호는 입력신호 전압이 정(+)으로 인가될 때 출력전압이 입력에 대해서 부(−)의 극성으로 출력되며, 역의 경우도 마찬가지이다. 이는 출력이 입력에 대해서 위상이 180[°] 차가 난다. **폐루프 이득**은 식 (2-24)와 같다.

$$A_{CL} = \frac{V_o}{V_i} = -\frac{R_2}{R_1} \tag{2-24}$$

반전 증폭기의 전압이득은 1.0 이하, 1.0 이상 혹은 1.0로 조절이 가능하며 이득의 크기는 저항 R_1과 R_2에 의해서 결정된다. **루프 이득**은 식 (2-25)와 같다.

$$A_L = \frac{A_{OL}}{A_{CL}} = A_{OL}\left[\frac{R_1}{R_2}\right] \tag{2-25}$$

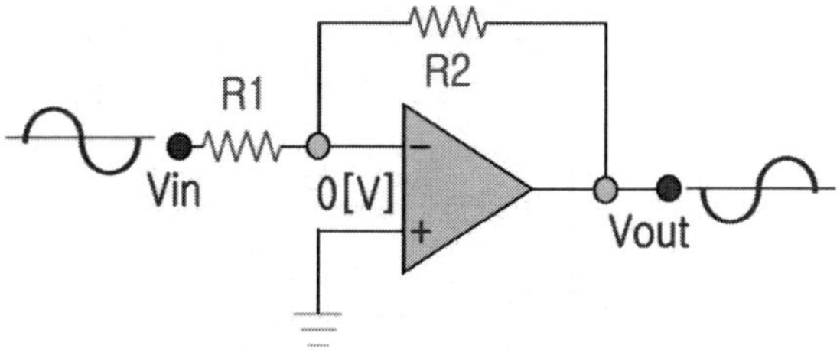

그림 2-124 • 반전 증폭기

비반전 증폭기와는 달리 반전 증폭기의 입력 임피던스는 입력요소 R_1에 근사값에 도달하기 때문에(밀러의 정리를 이용) 비반전 증폭회로의 입력 임피던스보다 훨씬 적게 된다. 회로의 전체 출력 임피던스는 OP-Amp 고유의 출력 임피던스와 회로의 루프 이득에 의해서 식 (2-26)과 같다.

$$Z_o = \frac{Z_{oi}}{A_L} = Z_{oi}\left(\frac{R_1}{A_{OL}R_2}\right) \tag{2-26}$$

R_1과 R_2가 같은 입력 임피던스값이 특별한 경우에 대해서 이득이 1.0인 반전 증폭기로 되며, 이것은 출력신호의 크기는 그대로 입력신호와 같고, 극성만 반전시킬 때 사용된다. 기본 반전 증폭기의 폐루프 이득은 그림 2-125와 같이 다른 피드백 저항을 바꿈으로써 제어할 수가 있다. 아날로그 스위치(4016 CMOS)를 사용하면 그림 2-126과 같이 OP-Amp의 전압이득을 디지털적으로 제어할 수 있게 된다.

4016 CMOS는 on시의 저항이 보통 300[Ω]이며, 따라서 각 폐루프에 대한 전압이득을 계산할 때는 저항 300[Ω]을 피드백 저항값으로 놓고 계산한다.

만일, 4016 CMOS의 300[Ω] 저항값이 약간 문제시되면 4066 CMOS 스위치(on시의 저항 80[Ω])를 사용한다. 즉 원하는 저항값을 갖는 아날로그 스위치를 사용하면 된다. 아날로그 스위치는 **시프트 레지스터**, **카운터**, **디코더** 등에 의해서 제어된다.

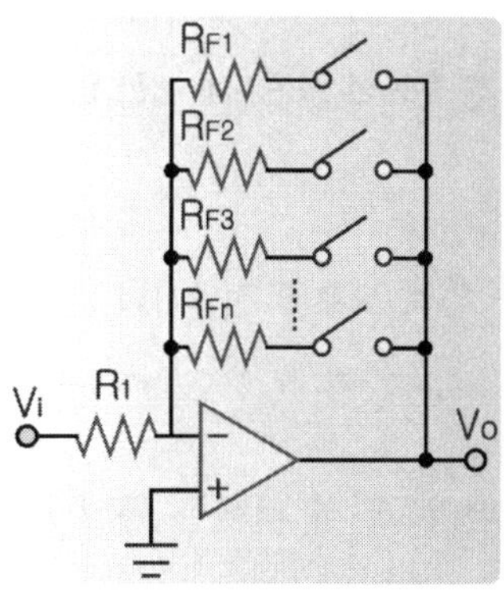

그림 2-125 • 반전 증폭기의 폐루프 이득을 제어하기 위한 여러 개의 피드백 저항연결

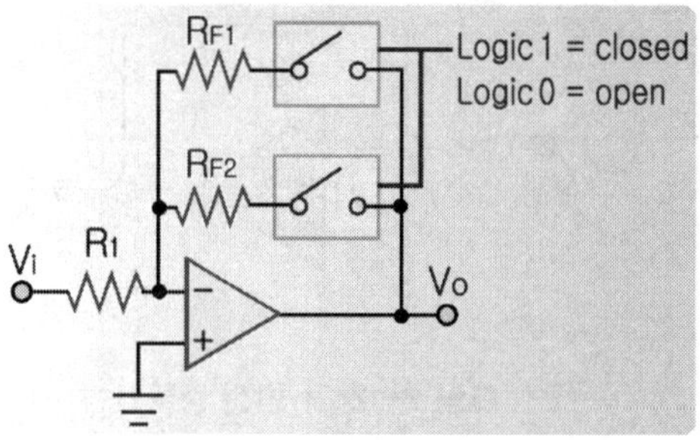

그림 2-126 • 아날로그 스위치 연결

(3) 직류 출력 오프셋

이상적인 OP-Amp에서는 **입력전압이 0일 때 출력전압이 0**이 된다. 그러나 모든 상용 OP-Amp는 입력이 접지되어 있어도 출력단에 약간의 직류출력 전압값을 가지고 있다. 이 **직류 출력전압을 출력 오프셋 전압**이라고 한다. 직류출력 오프셋 전압은 다음 세 가지로 나타난다.

1) 입력 바이어스 전류

입력 바이어스 전류는 OP-Amp가 적당하게 동작하도록 OP-Amp 두 입력(+, − 단자)에 가해져야 한다. 그림 2-127의 반전 증폭기에 대해 설명하면 **입력 바이어스 전류는 입력신호가 없어도 입력단자의 피드백 저항을 통해서** 흐른다.

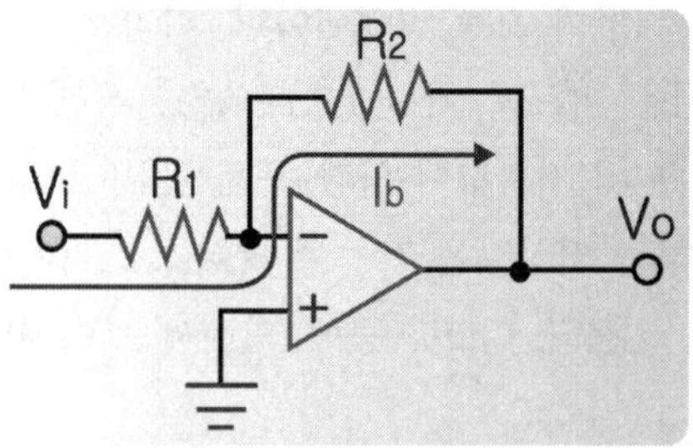

그림 2-127 • 반전 증폭기에 대한 입력 바이어스 전류

2) 입력 오프셋 전류

입력 바이어스 전류의 차가 **입력 오프셋 전류**이다.

3) 입력 오프셋 전압

차동 증폭기를 구성하는 트랜지스터의 미세한 특성 차이로 인해 발생하는데 대칭적인 트랜지스터들의 V_{BE}에 걸리는 전압의 미세한 차이가 원인이 된다. 이로 인해 두 입력단자 사이에는 원하지 않는 약 2[mV] 정도의 전압차가 발생하는데 이를 입력 오프셋 전압이라 하며 출력 오프셋 전압을 발생시킨다.

OP-Amp의 비반전 입력이 접지되었으므로 반전 피드백에 의해 반전단자 역시 가상 접지가 된다. 입력 오프셋 전류는(I_{off} : 입력 바이어스 전류의 차)는 R_1과 R_2를 통해 흐르며 따라서 KVL에 의해 입력전압은 식 (2-27)과 같다.

$$V_{in} = I_{off} R_1 \tag{2-27}$$

그림 2-127의 반전 증폭기 회로에서 출력전압(V_{OS})은 입력 오프셋 전류(I_{off})의 결과로 식 (2-28)과 같이 발생된다.

$$V_{OS} = I_{off} R_2 \tag{2-28}$$

입력 바이어스 전류에 관련된 출력 오프셋 전압을 조정하는 일반적인 방법은 그림 2-128과 같이 비반전(+) 입력단자와 접지 사이에 저항 R_3를 연결한다.

연결되는 이 저항값은 R_1과 R_2를 병렬 합성한 값은 (식 2-29)와 같다.

$$R_3 = \frac{R_1 R_2}{R_1 + R_2} \tag{2-29}$$

그래서 R_3의 양단 전압은 R_1과 R_2의 병렬합성 저항 양단 전압의 크기가 같고 극성이 반대가 된다. 두 전압이 크기가 같고 극성이 반대이므로 서로 상쇄된다.

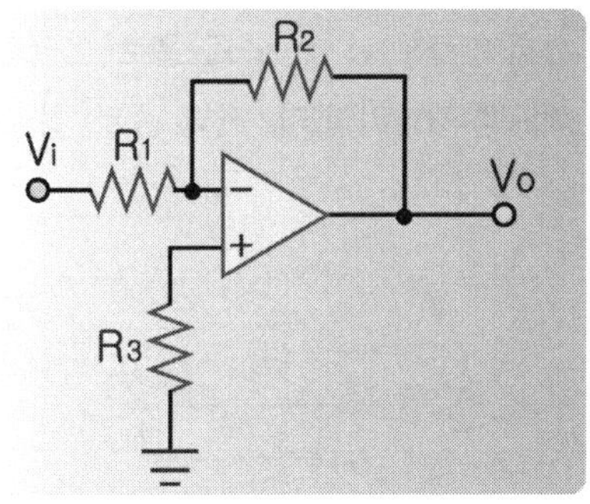

그림 2-128 • 입력 바이어스 전류에 관련된 출력 오프셋 전압의 교정회로

그림 2-128은 두 입력단자에 흐르는 바이어스 전류가 같다. 판매되는 소자는 일반적인 OP-Amp에서 두 바이어스 전류가 정확하게 같지 않고, I_b의 값은 두 입력 바이어스 전류의 평균값이 된다. 입력 오프셋 전류 I_{OS}라는 두 바이어스 전류의 차로 직류출력 오프셋 전압이 약간 흐르게 되며, 그것은 식 (2-30)과 같이 된다.

$$V_{OS} = I_{OS} R_2 \tag{2-30}$$

출력 오프셋 전압의 또 하나의 원인은 OP-Amp의 입력 오프셋 전압에 기인하는데, 이것은 내부회로와 OP-Amp의 외부회로와의 **부정합**(mis-matches : 미스-매치스)에서 문제가 된다.

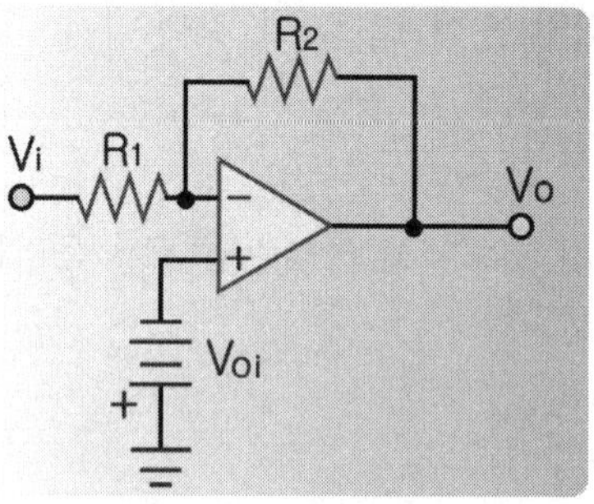

그림 2-129 • 입력 오프셋 전압

그림 2-129와 같이 비반전 증폭회로에 대하여 입력 오프셋 전압 V_{oi}는 이상적인 OP-Amp의 비반전(+) 입력에 직렬로 1.5[V]의 배터리를 연결한 것으로 표현된다. 직류출력 오프셋 전압은 입력 오프셋 전압의 결과 식 (2-31)과 같다.

$$V_{OS} = \left[1 + \frac{R_2}{R_1}\right] V_{oi} \tag{2-31}$$

(4) 전압 폴로

전압 폴로(voltage follow : 볼티지 폴로) 또는 **소스 폴로**는 단위이득(이득이 1.0) 비반전 증폭기이다. 이것은 **입력저항과 피드백 저항이 없다**. 전압 폴로 회로에서 출력전압은 정확한 입력전압을 출력하게 된다.

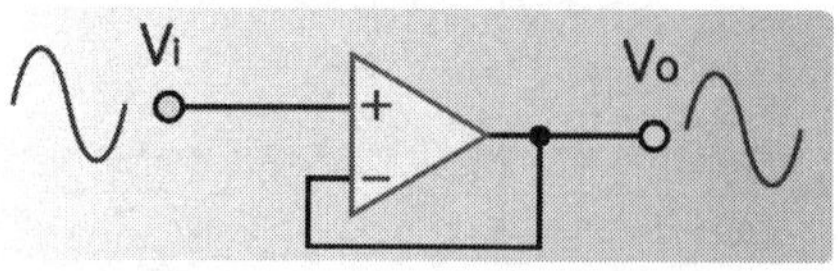

그림 2-130 • 전압 폴로 회로

비반전 증폭기와 마찬가지로 OP-Amp 고유의 입력 임피던스와 같은 고입력 임피던스를 가진다. 전압 폴로에 대한 출력 임피던스는 OP-Amp의 폐루프 이득으로 나눈 OP-Amp의 출력 임피던스이다. 전압 폴로의 기능은 각각 **캐소드, 이미터, 소스 폴로**(진공관, 트랜지스터, FET)와 비슷하다. 즉, 회로는 입력 임피던스가 높고, 출력 임피던스가 낮기 때문에 **회로가 부하로부터 입력신호를 완충하는 임피던스 매칭 작용**이 있게 된다.

피드백은 출력전압(V_o)은 입력전압(V_i)의 영향을 받는다. 따라서 반전단자에 피드백되는 피드백 전압은 절대 입력전압(V_i)보다는 커질 수가 없다. 하지만 두 단자의 전압차가 거의 0이 되는 직전까지 반전단자의 피드백 전압은 증가한다. 따라서 그림 2-130과 같이 출력단과 반전단자가 단락된 형태이기 때문에 출력단의 전압은 결과적으로 V_i와 거의 같아진다.

(5) 가산 증폭기(summing amplifier : 서밍 앰플리파이어)

3개의 입력저항을 동시에 OP-Amp의 반전입력(−)단자에 연결하고 동시에 3개의 전압을 인가하면 식 (2-32)와 같이 가해준 전압들의 합을 출력하는 가산기가 된다.

$$V_o = -\left[\frac{R_F}{R_1}V_1 + \frac{R_F}{R_2}V_2 + \frac{R_F}{R_3}V_3\right] = -R_F\left[\frac{V_1}{R_1} + \frac{V_2}{R_2} + \frac{V_3}{R_3}\right] \quad (2\text{-}32)$$

이며 만일, 피드백 저항 R_F와 입력저항 R_1, R_2, R_3를 모두 같게 하면 식 (2-33)과 같이 되며 이 회로의 기능을 **가산연산**이라고 한다.

$$V_o = -(V_1 + V_2 + V_3) \quad (2\text{-}33)$$

피드백 저항(R_F)값의 크기를 입력저항($R_1 = R_2 = R_3$)보다 크게 한다면 그림 2-131의 회로는 **이득을 가지는 가산 증폭회로**가 된다.

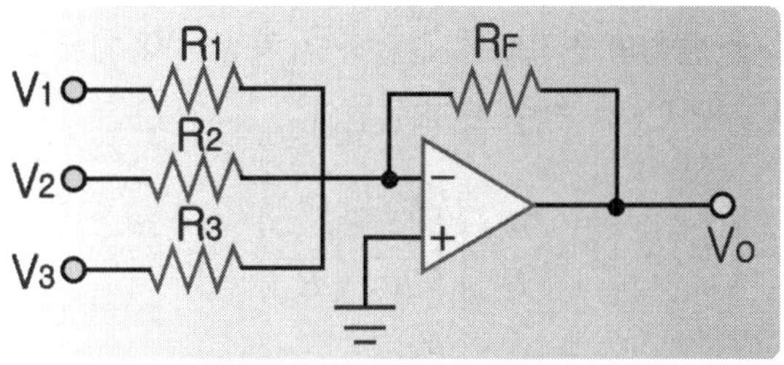

그림 2-131 • 가산 증폭회로

가산 증폭회로의 유용한 또 하나의 회로구성은 **전압을 평균하는 평균기**(averager : 애버리저)이다. 같은 입력저항에 대한 피드백 저항의 비$\left(R_1 = R_2 = R_3 = \frac{1}{3}R_F\right)$를 적절하게 선택함으로써 전체 입력저항의 합을 평균하는 값으로 할 수 있다.

㉠ 그림 2-131의 회로에서 세 입력의 평균은 식 (2-34)와 같다.

$$\text{평균값}(V_o) = \frac{-(V_1 + V_2 + V_3)}{3} \quad (2\text{-}34)$$

(6) 차동 증폭기

OP-Amp의 반전입력 (−)단자와 비반전 입력(+)단자에 동시에 입력전압이 가해질 때 **차동 증폭기**(difference amplifier : 디퍼런스 앰플리파이어)로 구성된다. 비록, 이 회로가 복잡해 보이지만 해석은 **선형 증폭기 회로해석을 이용**하면 매우 간단하다. 먼저 V'_2점이 접지되고 V_2가 0이라고 가정하면, 그림 2-132와 유사한 모양이 되어 간단한 반전 증폭기로 된다. **출력전압**은 식 (2-35)와 같다.

$$V_{o1} = -\left[\frac{R_F}{R_1}\right] V_1 \tag{2-35}$$

다음에 V'_2에서 단락회로를 제거하고, 입력신호 V_1을 접지시키면 비반전 증폭기로 구성된다. OP-Amp의 실제 입력전압은 V'_2가 되는데, 이것은 입력전압 V_2를 **전압분배기에서 분할한 전압식**은 식 (2-36)과 같다.

$$V'_2 = \left[\frac{R_3}{R_2 + R_3}\right] V_2 \tag{2-36}$$

비반전 출력전압은 식 (2-37)과 같다.

$$V_{o2} = \left[1 + \frac{R_F}{R_1}\right] V'_2 = \left[1 + \frac{R_F}{R_1}\right]\left[\frac{R_3}{R_2 + R_3}\right] V_2 \tag{2-37}$$

식 (2-35)와 (2-37)을 **중첩의 원리**로서 결합하면 차동 증폭기에 대한 출력전압이 입력전압 식 (2-38)에서 V_1과 V_2의 함수로 표현된다.

$$V_o = \left[-\frac{R_F}{R_1}\right] V_1 + \left[1 + \frac{R_F}{R_1}\right]\left[\frac{R_3}{R_2 + R_3}\right] V_2 \tag{2-38}$$

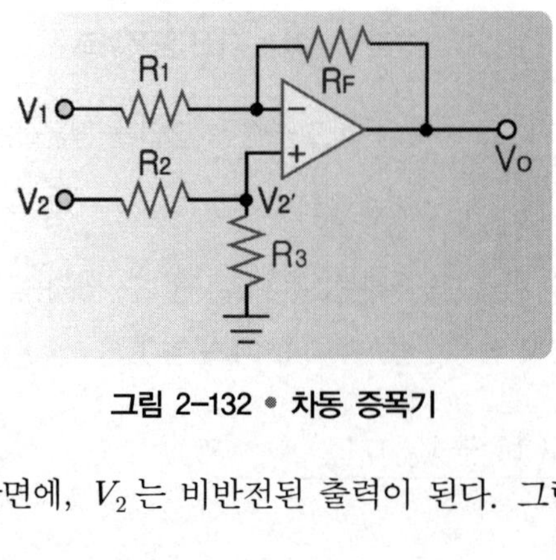

그림 2-132 • 차동 증폭기

V_1은 반전된 출력인 반면에, V_2는 비반전된 출력이 된다. 그림 2-132의 회로가 차동

증폭기로 사용될 때 전압이득(G)은 4개의 저항으로 표현될 수 있으며 식 (2-39), (2-40), (2-42)과 같다.

$$R_F = GR_1 \tag{2-39}$$

$$R_3 = GR_1 \tag{2-40}$$

$$R_2 = R_1 \tag{2-41}$$

4개의 모든 저항이 같을 때 식 (3-38)은 식 (2-42)와 같다.

$$V_o = V_2 - V_1 \tag{2-42}$$

그래서 출력전압은 V_2와 V_1의 차가 된다. 이러한 회로는 단위이득(이득이 1.0) **아날로그 감산기**라고 한다.

3. 미분기와 적분기

(1) 미분기

OP-Amp **미분기**(differentiator : 디퍼런시에이터, 차동 증폭기와 혼동하지 말 것)는 입력요소에 콘덴서를 제외하고는 기본 반전 증폭기와 같다. 그림 2-133 회로에 대한 출력전압은 식 (2-43)과 같다.

$$V_o = -R_F C \frac{\Delta V_i}{\Delta t} \tag{2-43}$$

여기서 $\Delta V_i / \Delta t$는 **시간변화에 따른 입력전압 함수의 변화량**을 나타낸다. 따라서 시간축 상에서 어느 한 지점에 대한 출력값은 미분식을 이용하면 식 (2-44)와 같다.

$$V_o(t) = -R_F C \frac{dV_i(t)}{dt} \tag{2-44}$$

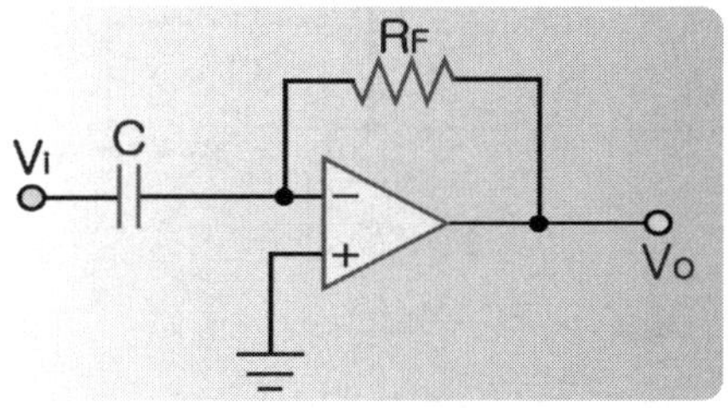

그림 2-133 • 기본 OP-Amp 미분기

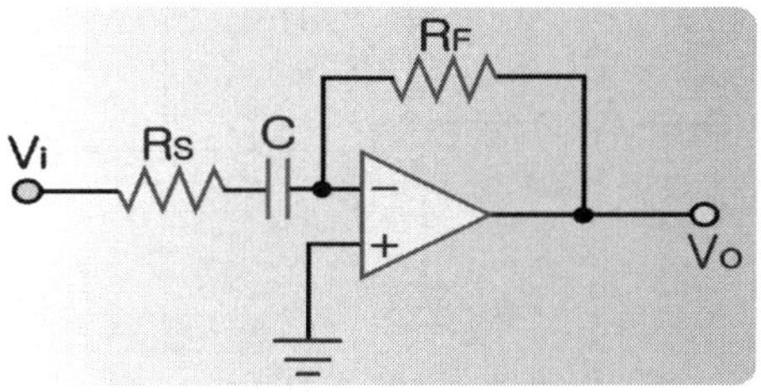

그림 2-134 • 고주파 이득을 감소시킨 미분기

기본 미분회로에서 발생하는 문제점은 콘덴서의 리액턴스가 주파수에 대해서 반비례하기 때문에$\left(즉,\ X_C = \frac{1}{2\pi f C}\right)$ 미분기의 출력전압은 고주파 잡음에 영향을 받기 쉽다.

실제적인 미분기는 그림 2-134와 같이 R_F / R_S의 비에 대한 고주파 이득을 감소시키기 위해서 입력 콘덴서에 직렬로 저항을 연결한다. 시간함수로서의 출력전압은 식 (2-45)와 같이 되지만 회로의 기능은 f_c보다 낮은 주파수에만 미분기로서 동작한다.

$$f_c = \frac{1}{2\pi R_s C} \tag{2-45}$$

식 (2-45)에 주어진 주파수보다 더 높은 입력 주파수에서 이 회로는

$$\frac{V_o}{V_i} = -\frac{R_F}{R_s} \tag{2-46}$$

로 되는 전압이득을 가지는 반전 증폭기에 가깝게 된다. 식 (2-44)에서 $R_F C$는 시정수라 하고 R_s는 대략 50～100[Ω] 정도이다.

(2) 적분기

그림 2-133의 미분기 회로에서 저항과 콘덴서의 위치를 바꾸면 미분기에서 OP- Amp의 **적분기**(integrator : 인터그레이터)가 된다. 그림 2-135와 같이 저항 R_1은 입력요소이고, 콘덴서 C는 피드백 요소이다. 이 회로는 미분기 회로의 기능과 반대가 되는데 이는 미분과 적분의 개념이 수학적으로 양립하기 때문이다. 적분기에 대한 출력전압은 시간함수로서 식 (2-47)과 같다.

$$V_o(t) = -\frac{1}{R_1 C}\int_o^t V_i(t)\,dt \tag{2-47}$$

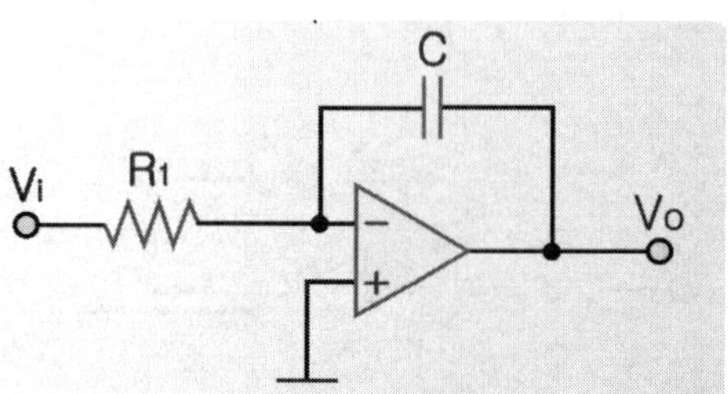

그림 2-135 • 적분기

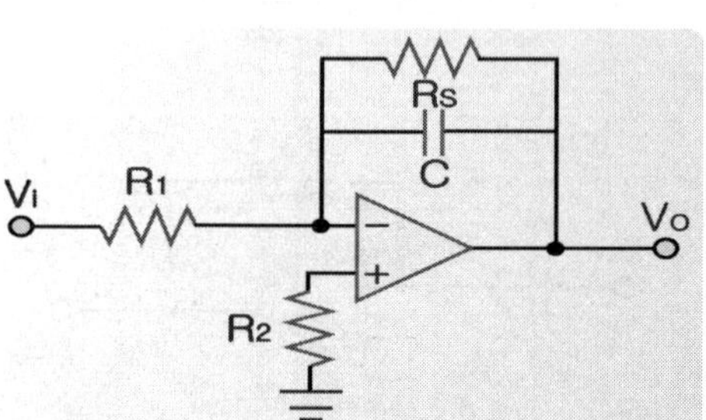

그림 2-136 • 저주파 이득을 제한시킨 적분기

실제적인 적분회로는 그림 2-136과 같다. 피드백 콘덴서와 병렬로 된 저항 R_S는 분류저항이라 하고, 회로의 저주파 이득을 제한하는 데 사용된다. 만일, 저주파 이득이 제한되지 않는다면 매우 적지만 직류 오프셋이 적분주기 동안에 적분될 것이며 작은 크기라도 적분의 기능으로 인해 결국은 OP-Amp를 포화될 것이다. 입력 바이어스 전류에 관련된 직류 오프셋 전압이 저항 R_2에 의해서 최소로 되고, R_2는 입력저항과 분류저항의 병렬 합성저항값은 식 (2-48)과 같다.

$$R_2 = \frac{R_1\ R_2}{R_1\ +\ R_s} \tag{2-48}$$

이 분류저항이 회로의 저주파 이득을 제한하기 때문에 식 (2-47)은 식 (2-49)와 같으며

$$f_c = \frac{1}{2\pi\ R_s\ C} \tag{2-49}$$

보다 높은 주파수에 대해서만 적분기로 동작한다. f_c 이하의 입력 주파수에 대해서 그림 2-136의 회로는 식 (2-50)의 전압이득을 가지는 반전 증폭기로 동작하게 된다.

$$\frac{V_o}{V_i} = -\frac{R_s}{R_1} \tag{2-50}$$

실제로 저항 R_s는 약 R_1의 10배로 한다. 미분회로와 같이 $R_1\ C$는 적분될 입력신호의 주기와 근사값로 같게 된다.

4. 전압 · 전류회로

(1) 정전류원

OP-Amp는 **정전류원**(constant-current source : 콘스턴트-커런트 소스)으로 그 기능을 가지게 된다. 여기에 배터리나 다른 안정된 기준전압과 같은 입력전압은 입력저항 R_1을 통해 일정 전류가 흐른다. 그림 2-137은 OP-Amp의 정전류원이다.

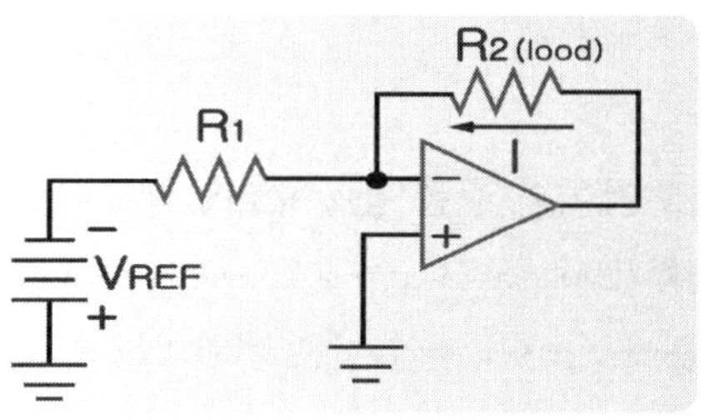

그림 2-137 • OP-Amp 정전류원

㉮ 전류는 피드백 저항 R_2를 통하거나 부하를 통해서 흘러가야 한다(이상적인 OP-Amp에서 입력전류는 0이다). 옴의 법칙에 의해서 저항 R_1과 R_2에 흐르는 전류는 식 (2-51)와 같다.

$$I = \frac{V_{\mathrm{ref}}}{R_1} \tag{2-51}$$

내・외부조건으로 인해 부하저항이 변하면, V_{ref}와 R_1이 일정한 전류값 이상 부하를 통해 흐르는 전류는 일정하게 유지된다. 즉 식 (2-51)에서 I는 부하에 관계없이 R_1에만 영향을 주기 때문이다.

(2) 전류-전압 변환기

기본 **전류-전압 변환기**(current-to-voltage converter : 커런트 투 볼티지 컨버터)는 입력저항이 없지만 본질적으로 반전 증폭기가 된다. 그림 2-138과 같이 입력전류 I_i는 OP-Amp의 반전입력에 직접적으로 가해진다. 이 입력전류가 피드백 저항 R을 통해서 흐르므로(정전류원과 비슷함) 출력전압 V_o는 식 (2-52)와 같다.

$$V_o = I_i R \tag{2-52}$$

OP-Amp의 입력 바이어스 전류(I_b)는 또한 입력전류에 합해지므로 식 (2-53)과 같다.

$$V_o = (I_i + I_b) R \tag{2-53}$$

입력 바이어스 전류는 입력전류에 비해서 훨씬 적게 되도록 설계해야 한다.

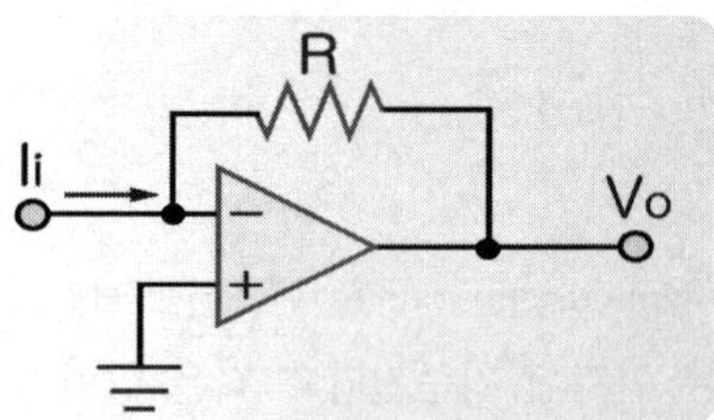

그림 2-138 • 전류-전압 변환기

(3) 전압-전류 변환기

구동 릴레이나 아날로그 계기와 같은 응용회로에 대하여 **트랜스미턴스**(transmittance) **증폭기**라고 하는 **전압-전류 변환기**(voltage-to-current converter : 볼티지 투 커런트 컨버터)가 자주 사용되고 있다. 특정한 응용에 의하면 전압-전류 변환기는 **표류부하**(floating load : 플로팅 로드)나 **접지부하**(grounded load : 그라운디드 로드)를 구동할 수가 있다.

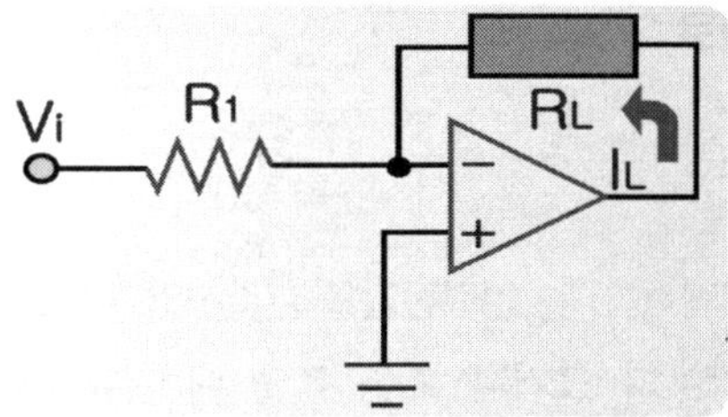

그림 2-139 • 반전 전압-전류 변환기

그림 2-139와 그림 2-140의 회로는 표류부하에 대한 회로이다. 그림 2-139는 **반전 전압-전류 변환기**이고, 피드백 요소(부하)가 릴레이의 코일이거나 R_L의 내부저항을 가지는 전류계라는 사실 외에는 반전 증폭기와 같다. 회로는 그림 2-137의 정전류원과 비슷하다. 표류부하를 통해 흐르는 전류는 식 (2-54)와 같다.

$$I_L = \frac{V_i}{R_1} \tag{2-54}$$

전류는 부하저항 R_L의 값에 무관하다. 그림 2-140은 비반전 전압-전류 변환기이며, 이 회로에 대한 부하전류는 식 (2-54)와 같다. 부하의 한쪽이 접지된 부하에 대하여 그림 2-141의 회로가 사용된다.

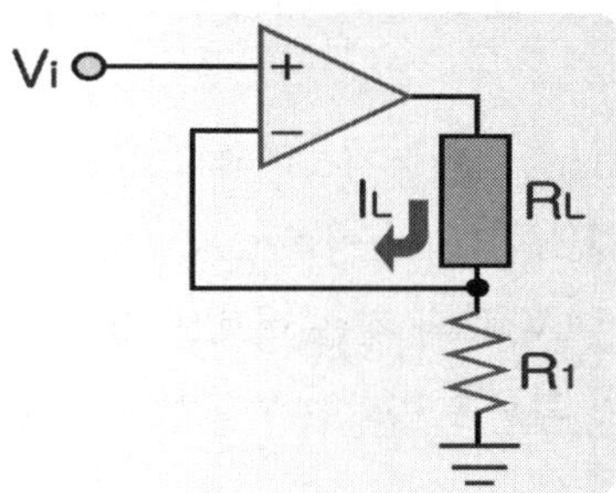

그림 2-140 • 비반전 전압-전류 변환기

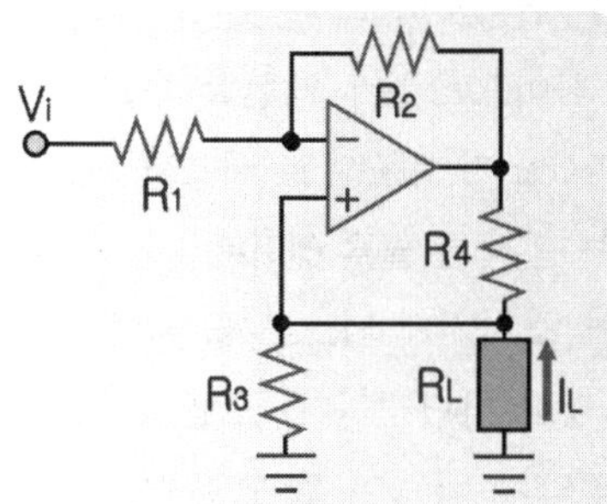

그림 2-141 • 접지부하에 대한 전압-전류 변환기

입력전압 V_i가 제어되면 부하전류 I_L은 식 (2-55)와 식 (2-56)과 같다.

$$I_L = -\frac{V_i}{R_3} \tag{2-55}$$

$$\frac{R_4}{R_3} = \frac{R_2}{R_1} \tag{2-56}$$

5. 비선형 신호처리회로

(1) 비교기

비교기(comparator : 콤퍼레이터)는 **입력전압을 기준전압과 비교**하는 회로이다. 비교기의 출력은 입력신호가 기준전압보다 크거나 혹은 적을 때에 나타낸다. 출력전압은 입력신호가 기준전압 V_{ref}보다 더 큰 경우에 정(+)의 공급전압에 가깝고, 입력신호가 기준전압 V_{ref}보다 더 적은 경우에 OP-Amp의 출력은 부(−)의 공급전압에 가깝게 된다. 그림 2-142는 비교기의 기본회로이다.

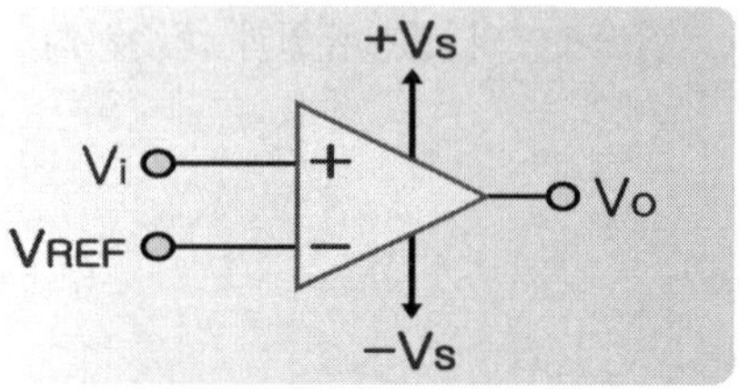

그림 2-142 • 비교기

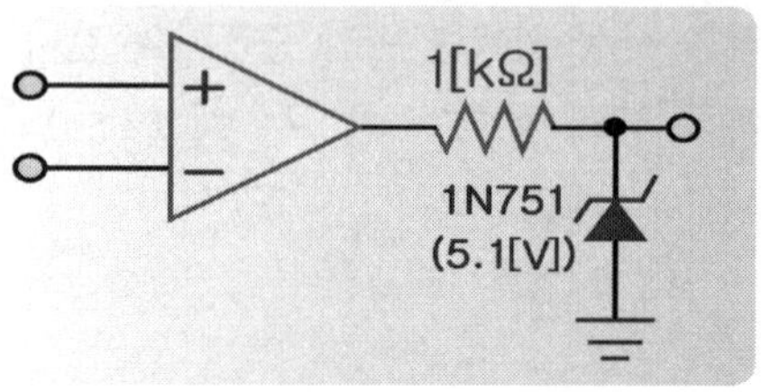

그림 2-143 • 제너 다이오드로써 출력을 제한한 비교기

결과적으로 정확한 임계값이 무시되어야 하는 OP-Amp의 입력 오프셋 전압에 의해서 좌우된다. 만일 비교기의 출력전압이 +5[V]가 되는 TTL IC와 같이 응용회로로 이용할 때 필요한 전압보다 더 큰 전압이 되면, 출력은 그림 2-142와 같이 TTL IC에 대해서 적당한 제너 다이오드로써 제한할 수가 있다.

OP-Amp가 비교기로 사용될 때, 사용하는 OP-Amp는 한 동작상태에서 다른 동작상태로 바뀌는데 빠른 **슬루 레이트**(slew rate)를 가져야 한다. 외부의 보상이 OP-Amp의 슬루 레이트를 감소시키게 되므로 슬루 레이트가 70[V/μS]인 LM318과 같은 비보상 OP-Amp를 사용하는 것이 바람직하다. 그림 2-142와 그림 2-143의 회로는 비반전 비교기로서 출력전압은 입력전압과 극성이 같게 된다.

그림 2-144와 같이 입력을 '−'로 바꾸면 **반전 비교기**가 된다. 비교기에 대한 응용으로 그림 2-145를 이용하면 정현파를 구형파로 변환시키는 것으로 반전입력은 접지한다. 즉 $V_{ref} = 0$이 된다.

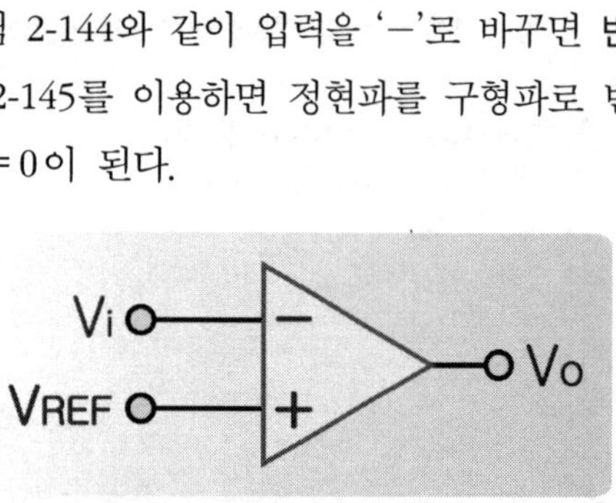

그림 2-144 • 반전 비교기

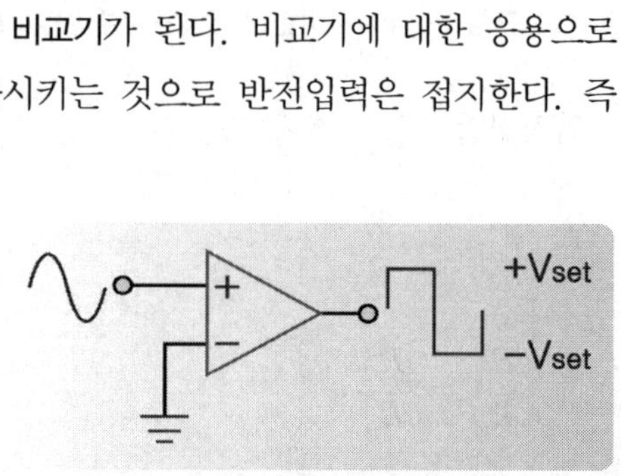

그림 2-145 • 정현파-구형파 변환기

비반전 비교기, 반전 비교기를 결합하면 두 개의 다른 기준전압을 가지며 **윈도우**(window) 비교를 구성할 수가 있는데, 그것은 V_i가 한계전압 V_L과 V_H(window : 윈도우) 사이에 존재하는가의 유무를 검파하게 된다.

그림 2-146과 같이 비교기의 출력이 두 개의 다이오드에 의해서 논리적으로 결합된다. 입력전압이 V_L과 V_H 사이에 있을 때 출력전압은 0이고, 그렇지 않으면 $+V_{\text{sat}}$와 같게 된다.

비교기의 출력이 정(+) 혹은 부(−)를 나타내기 위해서 발광 다이오드(LED) 회로를 사용할 수 있다. LED가 켜질 때 출력은 정(+)이다(그림 2-147 참조).

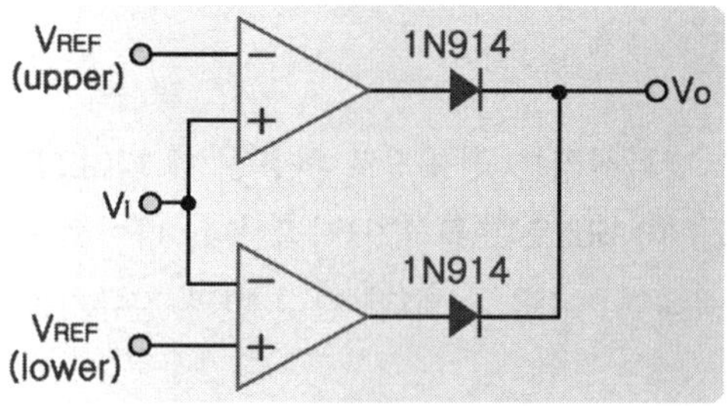

그림 2-146 • 윈도우 비교기

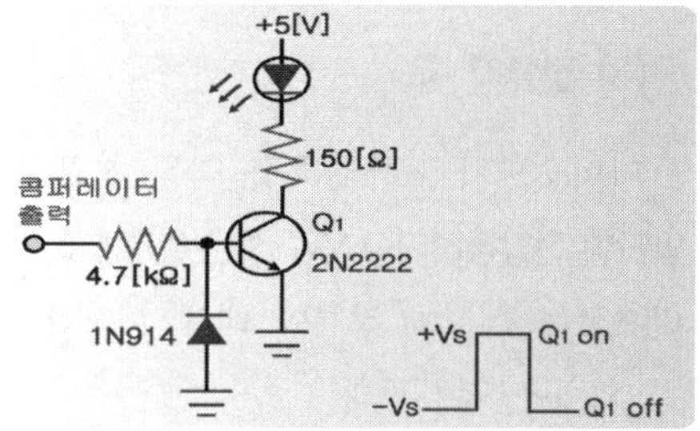

그림 2-147 • LED 표시기에 의한 비교기

(2) 피크 검출기

피크 검출기는 **신호의 피크값를 기억하는 회로**이다. 그림 2-148과 같이 용량기가 순간적으로 단락된 후에 비반전 입력단자로 정(+)의 전압이 들어갈 때 OP-Amp의 출력전압은 다이오드를 순방향으로 바이어스 시키고 용량기를 충전한다. 이 충전은 반전과 비반전 입력이 같은 전압이 될 때까지 지속되며, 그것은 입력전압과 같다.

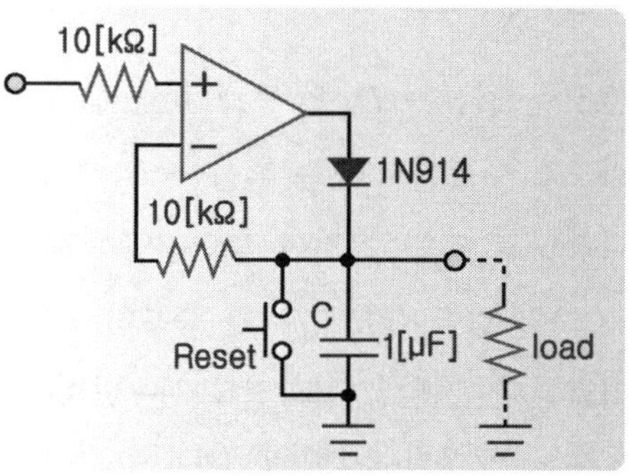

그림 2-148 • 피크 검출기

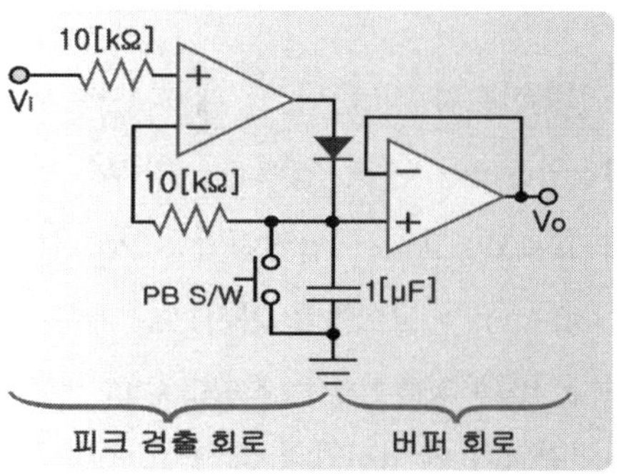

그림 2-149 • 완충기를 가지는 피크 검출기

비반전 입력전압이 반전 입력전압을 초과할 때 그것은 용량기의 양단전압이고 용량기는 다시 피크 전압까지 충전된다. 결과적으로 용량기 전압은 비반전 입력에 가해지는 최대의 정(+)의 전압과 같게 된다.

일단, 한번 충전되면 이 피크 검출기가 피크값을 기억하는 시간이 수분 정도가 되고 이것은 회로에 연결된 부하의 임피던스에 의존하게 된다. 결과적으로 용량기는 서서히 0으로 방전하게 된다.

이러한 방전비를 최소화하기 위해서 어떤 외부의 부하로부터 검출기의 출력을 완충작용을 하도록 **전압 폴로**를 사용한다. 그 회로가 그림 2-149이다. **용량기를 순간적으로 접지점으로 단락하면 즉시 출력이** 0으로 된다.

(3) 정류기

다이오드가 교류신호를 맥동 직류신호로 변화시키는 정류기로 사용될 때 **다이오드는 그 양단에 전압강하가** 0.3[V] **혹은** 0.7[V] **이상이 되어야 비로소 도통하**기 시작한다. 다이오드 자체만으로는 소신호 정류에 대해서 적합하지 못하다. 그림 2-150과 같이 반파 정류기는 소신호 입력을 정류한다.

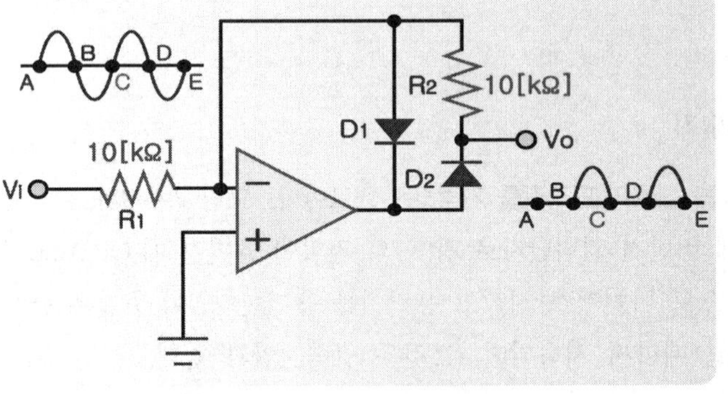

그림 2-150 • 반파 정류회로

입력신호가 정(+)이 될 때 피드백 루프에 흐르는 전류는 D_1을 통해 흐르고, 회로의 출력전압은 0이 된다. 입력신호가 부(−)일 때 피드백 루프에서 모든 전류는 D_1과 D_2를 통해 흐르고, 그래서 입력전압은 R_2 양단에 나타나고 또한 그것이 출력전압이 된다.

OP-Amp가 고이득을 가지므로 매우 적은 부(−)의 입력이라도 D_2를 충분히 도전시키게 된다. 반파 정류회로는 **정밀급 반파 정류기**로 취급된다. 정밀급 전파정류기는 반파정류기의 입력전압과 출력전압의 합으로 구성되고, 그 회로는 그림 2-151과 같다.

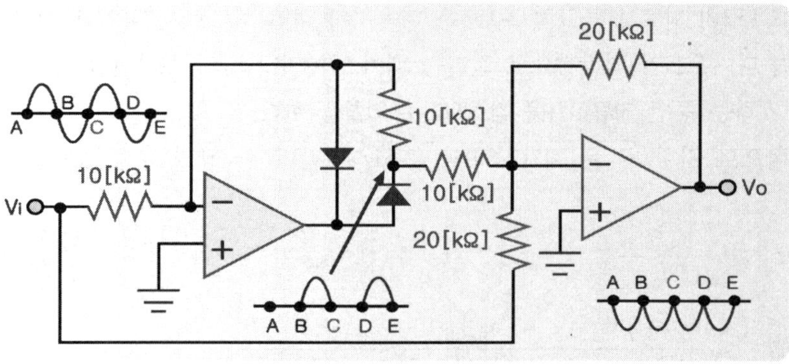

그림 2-151 • 전파 정류회로

(4) 대수 증폭기

대수 증폭기(logarithmic amplifier : 로거리드믹 앰플리파이어)는 입력의 대수값에 비례하는 출력 식 (2-57)과 같다.

$$V_o \propto \log V_i \tag{2-57}$$

대수 증폭기의 기능은 다이오드나 트랜지스터와 같은 비선형 소자가 대수적 기능을 가져야 한다. 다이오드를 통해서 흐르는 전류의 함수로써 그 양단 전압강하는 식 (2-58)과 같다.

$$V_D = A \log (I) \tag{2-58}$$

여기서 상수 A는 다이오드의 반도체 성질에 따른 것이다. 실제의 대수 증폭기로서 입력이 정(+)일 때 피드백 루프에 베이스 접지 NPN 트랜지스터를 사용한 것이다. 그림 2-152의 트랜스 다이오드 대수 증폭기는 트랜지스터가 다이오드로 작용한다. 트랜스 다이오드 대수 증폭기는 기본적으로 식 (2-58)을 만족하고, 여기서 다이오드의 전압강하는 트랜지스터의 베이스-이미터 접합부의 전압이며, 전류는 트랜지스터의 컬렉터 전류는 식 (2-59)가 된다.

$$V_{BE} = A \log (I_c) \tag{2-59}$$

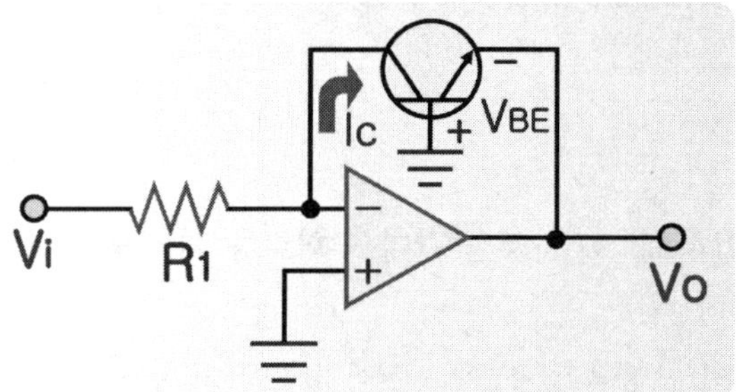

그림 2-152 • 트랜스 다이오드 대수 증폭기

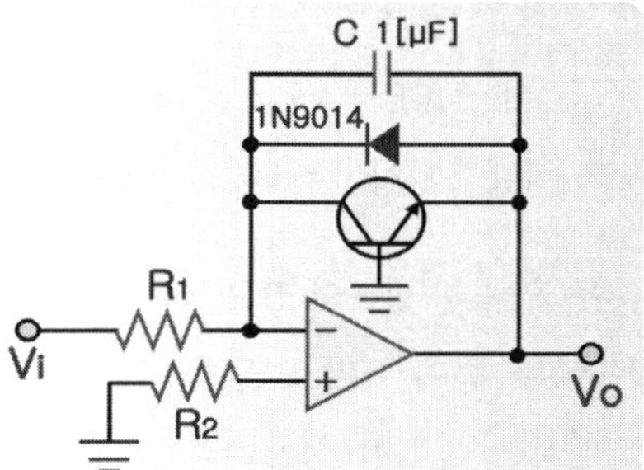

그림 2-153 • 활용형 대수 증폭기

그림 2-152의 회로보다 그림 2-153은 더욱 실용적인 회로로서 NPN 트랜지스터 양단의 용량기는 다이오드가 역방향으로 걸리는 베이스-이미터 간의 초과전압으로부터 트랜지스터를 보호하는 동안 교류이득을 감소시키는 역할을 한다.

일반적으로 저항 R_1은 식 (2-60)과 (2-61)과 같이 한 쌍의 부등식으로 표현된다.

$$R_1 \geq \frac{(V_i)_{\max}}{(I_c)_{\max}} \tag{2-60}$$

$$R_1 \leq \frac{(V_i)_{\min}}{\text{OP-Amp의 입력 바이어스 전류 } (I_b)} \tag{2-61}$$

대수 증폭기는 적은 직류 입력 오프셋 전압을 상쇄하도록 보정을 하여야 되는데 그 이유는 적은 직류 오프셋 전압도 대수적으로 변환되기 때문이다. 만일, μA709와 같은 OP-Amp를 사용하면 μA741과 같은 OP-Amp를 외부의 오프셋을 보정하지 않아도 무방하다.

그림 2-154는 회로의 직류 입력 오프셋 전압을 보정한 회로이다. 그림 2-153의 기본적인 대수 증폭기의 입력부와 피드백부의 위치를 바꿈으로써 그림 2-155와 같이 반대수 증폭기로 구성할 수 있다.

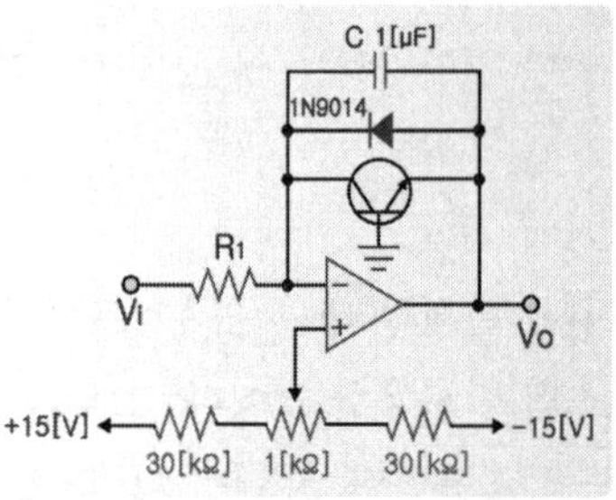

그림 2-154 • 대수 증폭기에 대한 오프셋 회로

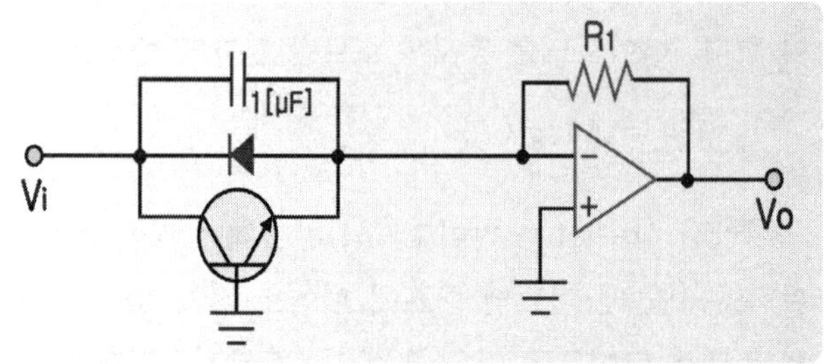

그림 2-155 • 반대수 증폭기

대수 증폭기와 반대수 증폭기를 이용하여 입력전압을 곱하거나 나눌 수가 있다. 대수학을 이용하면 두 기본대수의 관계는 식 (2-62), (2-63)과 같다.

$$\log(AB) = \log A + \log B \tag{2-62}$$

$$\log(A/B) = \log A - \log B \tag{2-63}$$

두 입력전압 A와 B를 대수적으로 합하고, 또 이것을 반대수 회로를 거치게 되면 그림 2-156과 같이 A와 B의 곱을 구할 수 있다.

합의 증폭기를 사용하는 것 대신에 차동 증폭기(아날로그 감산기)를 사용하면 그림 2-157과 같이 A를 B로 나누는 값을 구할 수 있다.

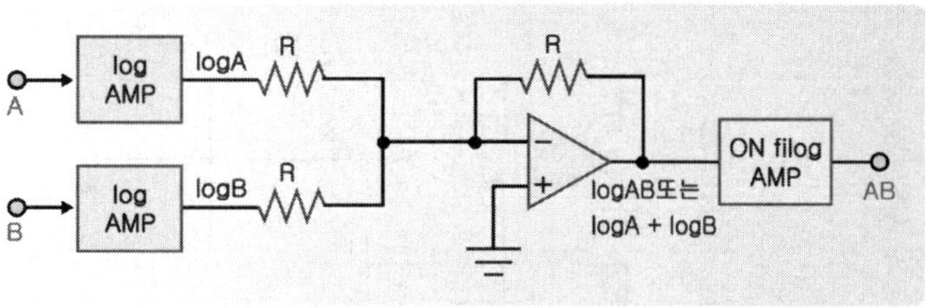

그림 2-156 • 대수와 반대수를 이용한 두 신호 A와 B의 곱셈회로

회로는 트랜지스터가 적절한 대수적인 특성에 대하여 설명하는데, 모든 트랜지스터가 회로에 적당한 대수적 특성을 주지 못하게 되는데, 그것은 응답이 주위 온도변화 때문이다. 범위를 넘는 여러 가지 이유가 있지만 아날로그 소자로서 제조된 755와 같은 상용화된 대수적인 규격품만 사용하기 때문이다.

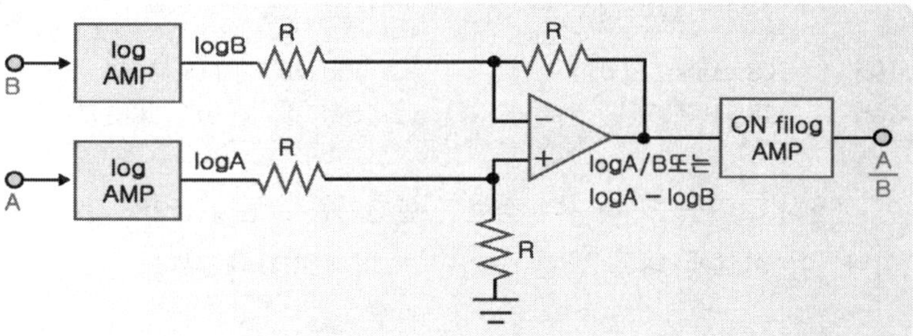

그림 2-157 • 대수와 반대수를 이용한 두 신호 A, B의 나눗셈 회로

6. 신호발생회로

(1) 정현파 발진기

정현파 발진기를 윈 브리지 발진기라 한다. 저항-용량결합 $R_1 C_1$과 $R_2 C_2$는 OP-Amp 주위의 정(+)피드백 경로가 되고, 반면에 저항 R_3와 램프 L_1은 부(−)피드백 경로이다.

그림 2-158과 같이 정현파 출력을 발생시키는 회로는 정(+)피드백 회로를 응용하는 것이다. 발진 주파수는 식 (2-64)와 같다.

$$f_o = \frac{1}{2\pi R_1 C_1} \tag{2-64}$$

여기서, $R_1 = R_2$, $C_1 = C_2$이다. 램프는 부(−) 피드백량을 조정하는 것이고 정현파 출력의 진폭을 안정화하는 역할을 한다. 저항 R_3와 R_4는 램프를 켜기 위해 사용하는 저항으로 그 직렬저항이 대략 750[Ω]이 된다.

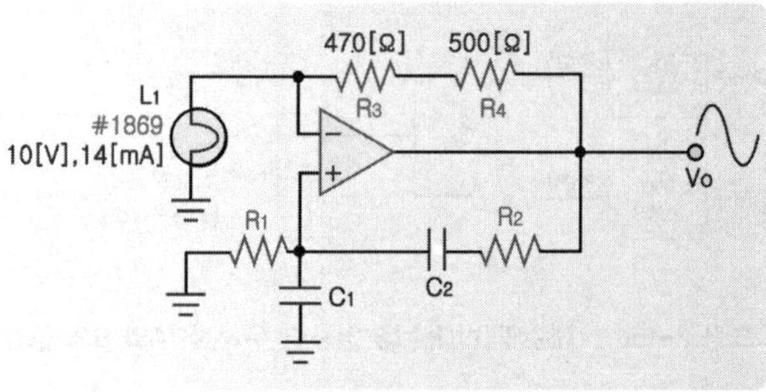

그림 2-158 • 윈 브리지 정현파 발진기

R_1의 값은 사용하는 OP-Amp의 종류에 따라 달라지는데 표 2-38과 같다.

표 2-38 • OP-Amp의 안정적인 발진조건

R_1	OP-Amp	f	OP-Amp
≥ 1[MΩ] ≤ 1[MΩ]	108, 1556, 8007 118, 107, 741	≥ 1[kHz] ≤ 1[kHz]	118, 1556, 8007 107, 108, 741, 1556, 8007

보통 많이 사용하고 있는 또 하나의 정현파 발진기는 그림 2-159와 같은 쌍T(twin-T : 트윈티) 발진기이다. 이 회로에 대한 발진 주파수는 식 (2-65)와 같다.

$$f_o = \frac{1}{2\pi\, R\, C} \tag{2-65}$$

가변저항 $\frac{R}{2}$이 회로가 발진하도록 조정된다. 전원이 공급될 때에 바로 이 회로가 동작하도록 하려면 R_2는 R의 2배로 되어야 하고, R_1은 R_2의 약 10배 정도로 결정한다.

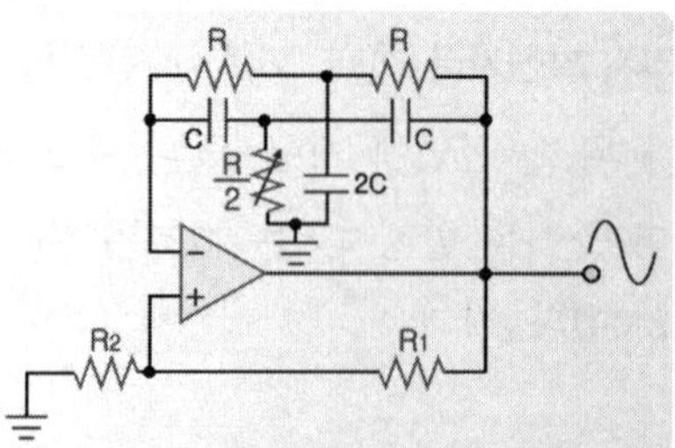

그림 2-159 • 쌍T(트윈-T) 발진기

(2) 정현파–여현파 발진기

만일 정현파를 적분하거나 미분을 하면 여현파를 발생할 수 있다(즉 정현파와 위상이 90[°] 차가 생긴다). 그러나 만일 747 또는 5558과 같이 dual(듀얼 : 이중) OP-Amp를 사용하면 그림 2-160과 같이 두 개의 적분기로 결합된 회로에서 동시에 정현파와 여현파의 출력을 얻을 수가 있다. 이를 **정현파-여현파 발진기**라 한다. 출력 주파수는 식 (2-66)과 같다.

$$f_o = \frac{1}{2\pi RC} \tag{2-66}$$

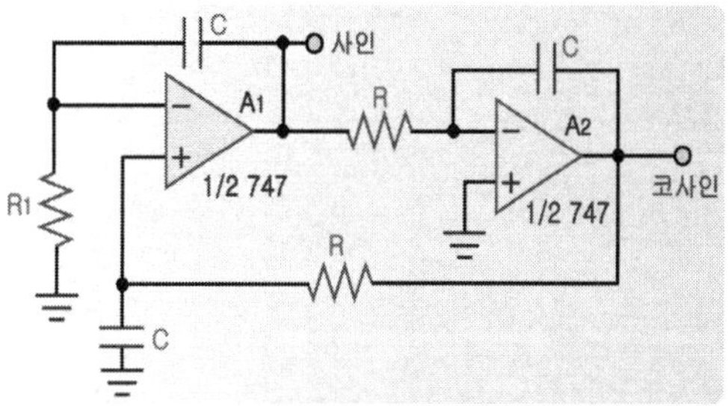

그림 2-160 • 정현파-여현파 발진기

저항 R_1은 전원이 가해질 때에 발진기가 동작을 확실히 하기 위해 R보다 약간 적게 한다. 보통 실제 회로에서는 그림 2-161과 같이 **진폭제한** 회로로 구성된다.

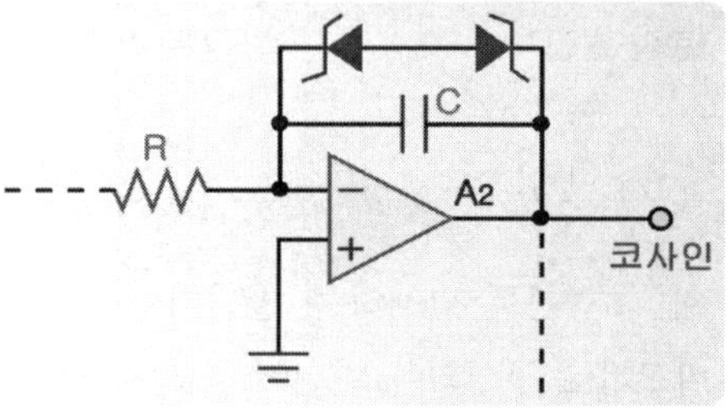

그림 2-161 • 제너 다이오드의 진폭제한회로

제너 다이오드(Zener diode) 전압 $\pm V_z$에서 여현파 출력의 진폭을 제어하기 위해 둘째단 OP-Amp A_2에서 제너 다이오드를 연결한다. 표 2-39에 제너 다이오드와 그 전압을 나타내었다.

표 2-39 • 일반적인 제너 다이오드와 그 전압(V_z)

제너 다이오드	V_z
IN 746	3.3[V]
IN 751	5.1[V]
IN 4734	5.6[V]
IN 4735	6.2[V]
IN 4736	6.8[V]
IN 5236	7.5[V]
IN 4738	8.2[V]
IN 757	9.0[V]
IN 4742	12.0[V]

(3) 구형파-삼각파 발진기

기본적인 구형파 발진기를 **이완발진기**라 하고, 그림 2-162의 회로는 입력신호가 없이 발진한다. 출력은 두 입력으로 피드백되고, 출력 주파수는 저항 R을 통해서 용량기 C의 충전과 방전으로 식 (2-67)과 같다.

$$f_o \simeq \frac{1}{2\,RC\,\mathrm{In}\left(\frac{2R_1}{R_2}+1\right)} \tag{2-67}$$

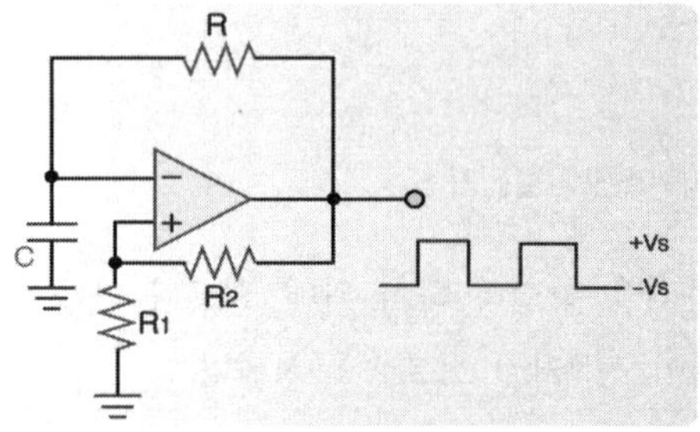

그림 2-162 • 구형파 발진기

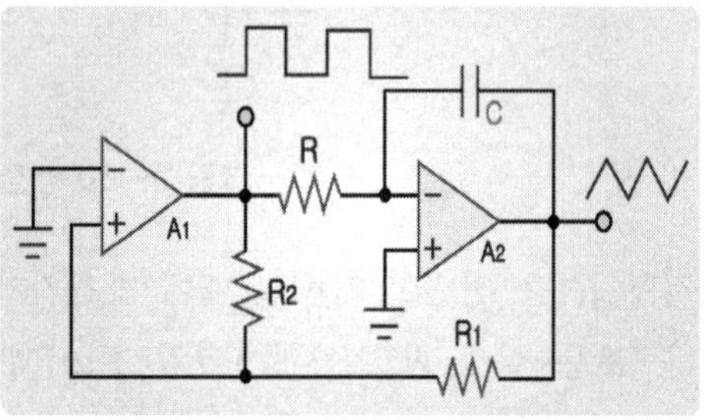

그림 2-163 • 구형파-삼각파 발생기

저항 R_1과 R_2는 R_1을 약 $\frac{1}{3}R$ 로 하고, R_2는 R_1의 2~10배로 한다. 그림 2-163은 삼각파를 발생함과 동시에 구형파를 발생하는 발진기이다.

A_1은 기준 전압 0인 비교기로 구성되는 반면에 A_2는 적분기로 구성된다. 구형파 출력의 진폭은 A_1의 출력진폭이고 $\frac{R_1}{R_2}$의 비는 삼각파의 진폭이다. 두 파형에 대하여 발진 주파수는 식 (2-68)과 같다.

$$f_o = \frac{1}{4\,RC}\left(\frac{R_2}{R_1}\right) \tag{2-68}$$

(4) 계단파 발진기

그림 2-164는 **선형 계단파 발진기**에 대한 회로이다. P-P 전압 V_1을 가지는 입력구형파는 충전이 식 (2-69)와 같이 될 때까지 용량기 C_1을 충전한다.

$$Q = C_1\,V_C = C_1\,(V_i - 0.7) \tag{2-69}$$

C_2 양단의 스위치가 개방될 때 C_2는 같은 계단전압 ΔV_o로 각 입력 사이클에 의해서 충전되며 식 (2-70)과 같다.

$$\Delta V_o = (V_i - 1.4)\frac{C_1}{C_2} \tag{2-70}$$

OP-Amp의 반전입력 (−)단자에 가해지는 입력신호 때문에 부(−)로 향하는 그림 2-164와 같이 계단파의 최대 높이는 공급전압에 의해서 결정된다.

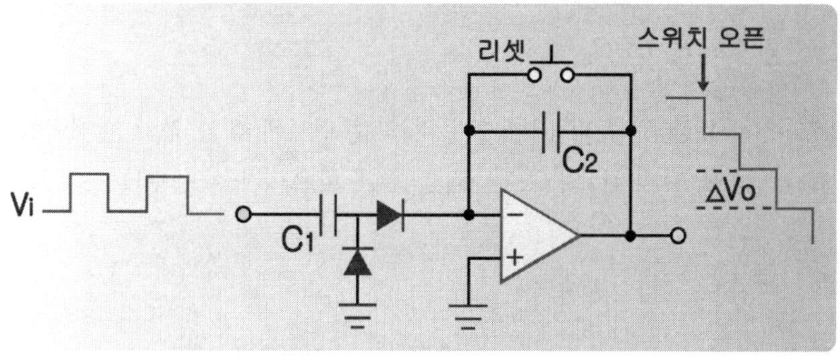

그림 2-164 • 계단파 발생기

7. 능동 여파기

OP-Amp를 이용한 여러 가지 여파기가 있다. 여기서 **능동 여파기**(active filters : 액티브 필터)란 **원하지 않는 주파수 대역의 신호를 감쇠시키고 필요한 주파수 범위의 신호를 통과시키는 회로**이다. 특히 능동 여파기는 OP-Amp 외부에 저항과 용량기로 구성되는 회로망이다. 능동 여파기는 다음과 같은 장점들이 있다.

① **연결손실이 없다** : OP-Amp가 이득을 가질 수 있기 때문에 입력신호는 여파기가 관계주파수를 통과시킬 때 감쇠가 없도록 할 수가 있다.

② **가격이 싸다** : 능동 여파기는 수동 여파기에 비하여 평균적으로 가격이 싸다. 인덕터(inductor)와 같이 가격이 비싼 소자는 능동 여파기에서는 잘 사용하지 않는다.

③ **동조** : 능동 여파기는 쉽게 동조되고, 필요한 응답을 변경하지 않고 넓은 주파수 범위에 걸쳐 조정할 수 있다.

④ **입출력 분리** : OP-Amp를 이용함으로써 능동 여파기는 고입력 임피던스와 저출력 임피던스를 가지며 여파기와 전원 혹은 부하 사이에 아무런 상호작용이 없어 보호장치가 필요하지 않다.

⑤ **주파수 응답** : 설계 시에 사용되는 OP-Amp의 IC 소자형에 따라 제각기 다르다.

⑥ **전원공급** : 수동 여파기와는 달리 능동 여파기는 OP-Amp에 대한 전원공급이 필요하다.

(1) 2차 VCVS 여파기

가장 간단한 2차 **저역통과 여파기**는 전압제어-전압원(Voltage-Controlled-Voltage-Source(VCVS) : 볼티지-컨트롤드-볼티지-소스원) 회로인데, 그 회로는 그림 2-165와 같다. 이 회로에 대한 차단 주파수는 식 (2-71)과 같다.

$$f_c = \frac{1}{2\pi\,(R_1\,R_2\,C_1\,C_2)^{\frac{1}{2}}} \tag{2-71}$$

식 (2-71)을 이용한 두 개의 저항과 두 개의 콘덴서에 대한 값의 결정이다. 2차 VCVS 방법은 R_1과 R_2를 같게 하고, C_1과 C_2를 같게 함으로써 식 (2-71)은 식 (2-72)와 같다.

$$f_c = \frac{1}{2\pi\,RC} \tag{2-72}$$

이것은 **동치소자**(equal-component : 이퀄-컴포넌트) **저역통과 여파기**라고 한다. 통과대역의 이득은 2차 **버터워스**(butter worth) 응답인 경우 1.586(4[dB])으로 고정되고 이것은 회로에 적용되는 이득이다. 차단 주파수는 여파기 응답이 통과대역 응답보다 3[dB]로 떨어지는 응답이 된다. 차단 주파수 이하에서 응답은 12[dB]/Octave 혹은 20[dB]/decade로 감소한다.

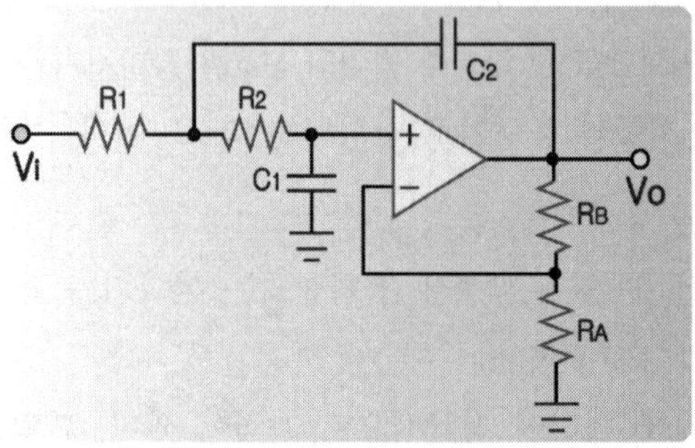

그림 2-165 • 2차 VCVS 여파기

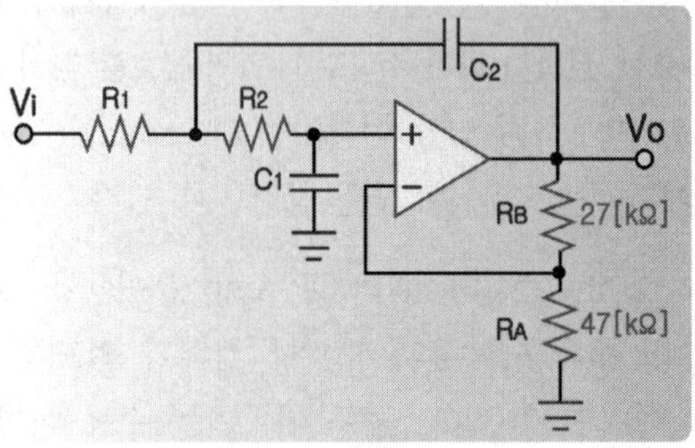

그림 2-166 • 동치 VCVS 저역통과 여파기

이 여파기는 비반전 입력단자에서 OP-Amp를 사용하기 때문에 피드백 저항 R_B는 전압 이득이 1.586으로 되기 위해 입력저항 R_A값의 0.586배가 되어야 한다. ±5[%]의 저항을 사용하면 그림 2-166과 같이 저항에 대한 선택은 각각 27[kΩ]과 47[kΩ]으로 된다.

(2) 다중 피드백 대역통과 여파기

기본적인 **다중 피드백 대역통과 여파기**(multiple feedback bandpass filter : 멀티플 피드백 밴드 패스 필터)는 QS가 약 10 이하가 적합하다. 피드백 경로가 하나 더 추가되므로 이것이 **다중 피드백**이고 회로는 그림 2-167과 같다.

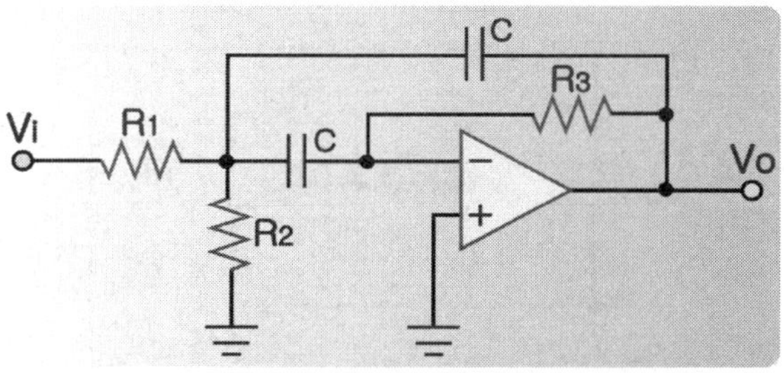

그림 2-167 • 다중 피드백 대역통과 여파기

즉, OP-Amp의 입력은 반전단자에 연결된다. 이 회로에 대해서 중심 주파수는 식 (2-73)과 같다.

$$f_o = \frac{1}{2\pi C}\left[\frac{1}{R_3}\ \frac{R_1 + R_2}{R_1\ R_2}\right]^{\frac{1}{2}} \tag{2-73}$$

그러나 3개의 저항 결정은 식 (2-74), (2-75), (2-76)에 의해 구해진다.

$$R_1 = \frac{Q}{2\pi\ f_o\ G_o\ C} \tag{2-74}$$

$$R_2 = \frac{Q}{2\pi\ f_o C(2\ Q^2 - G_o)} \tag{2-75}$$

$$R_3 = \frac{Q}{\pi f_o\ C} \tag{2-76}$$

그러나 식 (2-74)와 식 (2-76)을 합성하면 식 (2-77)과 같다.

$$G_o = \frac{R_3}{2\ R_1} \tag{2-77}$$

한편 식 (2-76)의 분모 때문에 G_o와 Q 사이에 상호관계로써 식 (2-78)와 같이 제한된다.

$$Q > (G_o\ /\ 2)^{1/2} \tag{2-78}$$

일반적으로 C에 대한 적당한 값을 선정한 후에 Q, G_o와 f_o에 대한 필요조건에 바탕을 두는 3개의 저항에 필요한 값을 계통적으로 계산한다.

(3) 상태변수(만능) 여파기

3개의 OP-Amp를 결선하여 **동시에 2차 저역통과와 고역통과 그리고 대역통과 여파기의 출력**을 얻을 수가 있다. 이러한 여파기는 그림 2-168과 같고, 이것을 **상대변수**(만능) **여파기**(state variable filter : 스테이트 배어리어블 필터) 혹은 **만능 여파기**라고 한다. 회로에서 볼 수 있듯이

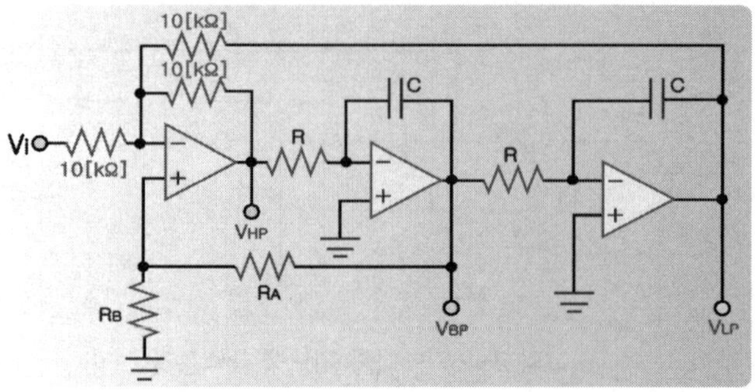

그림 2-168 ● 상태변수(만능) 여파기

기본적으로 하나의 차동 증폭기(A_1)와 동일한 두 개의 적분기(A_2와 A_3)로 구성된다. 이러한 여파기에 대해서 중심 주파수와 차단주파수는 식 (2-79), (2-80)에 의해서 주어지는 것과 같이 동일한 값이 된다.

$$f_o \text{ 또는 } f_c = \frac{1}{2\pi RC} \tag{2-79}$$

여파기의 Q는 저항 R_A와 R_B에 의해서 결정된다.

$$R_A = (3Q - 1) \tag{2-80}$$

저역통과와 고역통과 출력에 대한 통과대역의 이득은 1이다. 대역통과 출력에 대해서는 중심 주파수의 이득은 Q의 값과 같게 된다. 이러한 회로가 저역통과와 고역통과의 두 출력에 대한 2차 응답을 가질 때 이 회로는 3개의 모든 출력을 동시에 얻을 수 있는 최적의 성능을 갖지는 못한다.

저역통과나 고역통과 버터워즈 응답 중의 어느 하나에 대해서 Q는 0.707과 같아야 한다. 결과적으로 대역통과 응답은 제대로 나오지 않는다. 비록 2차 3[dB] 체비세브 여파기의 응답에 대해서 Q는 1.3으로서 적절한 응답이 되지 못한다. 2차 버터워즈 저역통과, 고역통과 응답 ($Q=0.707$) 혹은 높은 Q의 대역통과 응답 중에서 하나를 설계하여야 한다.

(4) 대역소거 여파기

그림 2-168의 상태변수 여파기의 장점은 저역통과, 고역통과의 출력을 동시에 똑같이 얻을 수 있다. 그래서 노치(notch) 혹은 대역소거 여파기(filter : 필터)를 만들 수가 있다. 이러한 여파기는 음향신호에 60[Hz]의 험(hum)의 존재를 최소화하는 데 매우 유용하다. 필요한 것은 그림 2-169와 같이 동일 이득을 가지는 두 입력 가산기 회로이다.

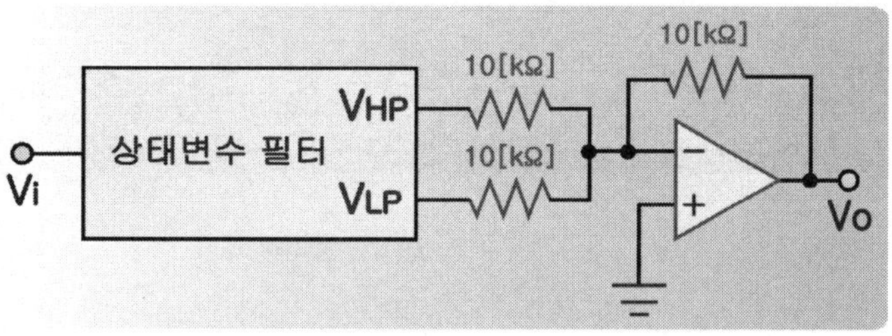

그림 2-169 • 상태변수 대역소거 여파기

03 생체의 압력 및 유량계측

제 1 절 생체의 압력계측

1. 혈압의 측정

혈압(Blood Pressure(BP) : 블루드 프리셔)은 대체 동맥혈압을 의미한다. 동맥혈압이란 동맥의 벽에 미치는 피의 압력으로 혈액이 전신을 돌아다니는데 필요한 압력이다.

표 2-40 ● 혈압의 측정

혈압의 측정	혈압의 측정 해설
수축기혈압(Systolic Blood Pressure(SBP) : 시스토릭 블루드 프레셔)	심실이 수축하여 혈액이 동맥 속으로 밀려나갔을 때의 혈압이다.
이완기혈압(Diastolic Blood Pressure(DBP) : 다이아스토릭 블루드 프레셔)	심실이 이완하여 동맥벽에 탄력이 있어 혈액의 압박에 의해 발생하는 혈압이다.
맥압(Pulse Pressure(PP) : 펄스 프리셔)	수축기혈압과 이완기혈압의 차이이다.
평균혈압 : Mean Pressure(민 프리셔)	최저혈압 : DBP, 최고혈압 : SBP DBP+(SBP−DBP)/3[mmHg]

혈액이 혈관 속을 흐르고 있을 때 혈관벽에 미치는 압력으로 심장박동에 의해 변동한다.

(1) 수축기혈압

심근의 수축에 의해서 심실내의 혈액이 대동맥으로 박출될 때의 혈관 내 최고압력을 수축기 혈압이라고 한다. 이 수축기 혈압은 건강한 젊은이에서 대략 120[mmHg] 정도되나, 일반적으로 건강한 성인은 100～150[mmHg] 정도이고 나이가 점점 많아질수록 확장기혈압과 함께 높아진다. 특히 나이가 많아질수록 수축기혈압(systolic pressure : 시스톨릭 프레셜)이 확장기 혈압보다 상승하는 정도가 더 큰 이유 중의 하나는 동맥혈관의 탄성이 감소하기 때문이다.

(2) 확장기 혈압

심장이 수축한 다음에 이어서 확장될 때의 혈관 내 압력을 확장기 혈압(diastolic pressure : 디아스톨릭 프레셔)이라고 하며 최저혈압이라고도 하고 확장기 혈압은 건강한 젊은이는 대략 80[mmHg] 정도이고 일반적으로 건강한 성인은 60～90[mmHg] 정도된다.

2. 혈압의 측정방법

환자의 혈압을 측정하는 일은 현재 보편화된 임상측정의 방법으로 의사가 진찰 시 또는 특별한 수술시에도 측정하며, 인체의 혈압을 측정하는 방법에는 여러 가지 **간접적**(비관혈적 : Non Invasive Blood Pressure(NIBP) : 논 인베시브 블루드 프레셔) 방법과 **직접적**(관혈적 : Invasive Blood Pressure(IBP) : 인베시브 블루드 프레셔) 방법이 있다.

(1) 직접측정(관혈적 측정)

혈압의 직접측정은 **혈관 안에 카테터**[67](catheter)**를 삽입한 후 변환장치에 연결하여 측정하는 방법**이다. 카테터의 바깥쪽에 수은주를 바로 연결하면 즉시 읽을 수 있지만, 이것은 측정 시스템의 관성이 커서 혈압 파형에 왜곡을 만들 수 있다. 그러므로 여러 종류의 **트랜스듀서가 개발되어 사용된다**. 주로 사용되는 **압전기 트랜스듀서**는 **가변정전용량, 가변유도용량, 선형가변차동변압기, 광전기, 스트레인게이지 그리고 반도체 소자** 등이 있다. 그리고 **관혈적 측정법이라 하며 동맥내압이 직접적인 측정방법과 신뢰성 높은 상관관계를** 가진다.

① 혈관 내로 fluid-filled catheter(플루이드 필드 카테터) **삽입**한다.
② catheter에 strain-gauge type(스트레인 거즈 타입)의 **압력 센서를 연결**하여 혈압파형을 계측한다.
③ **혈압을 실시간으로 계측**이 가능하다.
④ **간혹 초소형 혈관 내 압력 센서를 직접 삽입**하여 혈압측정 : 동특성 우수하다.

1) 직접측정의 혈압파형

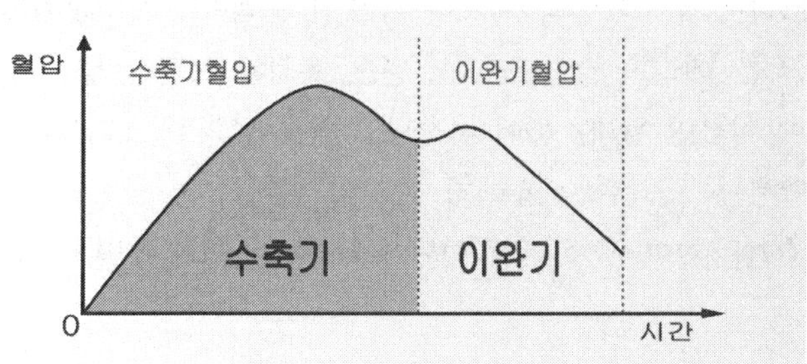

그림 2-170 • 직접측정의 혈압파형

67) 카테터 : 외과에서 주로 사용되는 의료기구로 혈관이나 신체장기 속에 삽입하여 그 내용물을 배출하거나 약제 등을 투입할 때 쓰이는 튜브. 폴리에틸렌 재질로 만들어진다.

2) 직접측정의 장점 · 단점

① 장점 : 정확한 혈압을 측정할 수 있다. 이러한 직접측정은 수은혈압계 등을 통해 압력 센서를 혈관 내에 삽입시켜 최대한 심장 가까이에서 측정하므로 그림 2-170의 그래프와 같이 정확한 혈압을 측정할 수 있게 된다.

② 단점 : 피부를 절개하여 카테터를 인체에 삽입하기 때문에 피검자에게 고통과 불안함을 주게 된다.

3) 직접측정의 적용

쇼크나 출혈 등으로 인해 간접측정법으로는 동맥혈압을 측정하기가 어려운 경우, 심혈관계가 불안정하여 지속적으로 동맥혈압의 감시가 필요한 경우, 그리고 혈액가스 분석 및 기타 혈액검사를 시행하기 위해 동맥혈액을 자주 채취할 필요가 있는 경우에 많이 이용된다.

직접 동맥혈압을 측정하기 위해 카테터를 삽입할 수 있는 동맥으로는 요골, 상완골, 액와, 족배, 대퇴동맥 등이 있으며, 이중 요골동맥과 족배동맥을 많이 이용한다.

(2) 간접측정(비관혈적 측정)

간접측정(sphygmomanometry : 스피그모메노메트리, 비관혈적 측정)으로는 요즘은 비관혈적인 방법의 혈압측정을 많이 사용한다. 간접 혈압측정법은 사지 또는 하지의 동맥을 기낭(pneumatic bladder : 뉴메릭 블라더)으로 감싼 후 압력을 가하여 혈류를 차단한 다음 기낭의 압력을 서서히 낮춤으로써 혈류가 재개될 때 혈액의 와류에 의해서 일어나는 소리를 청진기로 듣고 동맥폐쇄 압력을 측정하는 방법이다.

① 말단(팔) 부위에 압박주머니(cuff : 커프)를 부착한 후 압력이 증가한다.

② cuff 내압(Pc)이 수축기압력(Ps)보다 높으면 동맥폐쇄, 혈액순환이 중지한다.

③ 서서히 Pc를 내리며 말단표면에서 청진, 동시에 Pc를 관찰한다.

④ $Pc = Ps$에 이르면 혈액흐름이 시작되고 와류에 의한 소리(korotkoff sound : 코로트코프 사운드) 발생 → Ps(수축기압력)가 확인이 된다.

⑤ $Pc = P_D$(이완기압력)에 이르면 와류가 사라져 소리가 소멸 → P_D(이축기압력) 확인이 된다.

1) 촉진법 및 청진법

흔히 임상에서 널리 쓰이는 수은혈압계(riva rocci 형 : 리버 로키)와 아네로이드(aneroid) 기구인 마이얼 게이지(tycos형 : 타이코스)를 이용한 간접측정법이 사용된다.

두 가지 방법 모두 커프의 공기압을 이용하여 요골동맥의 맥을 촉진하면서 최고혈압과 최저혈압을 측정하는 방식이다.

① **촉진법 : 요골**[68]동맥의 맥을 촉진하면서 맥이 끊길 때까지 일단 가압대 압을 높인 후 커프압을 천천히 떨어뜨리다 끊겼던 맥이 출현한 점에서 수은주 높이를 찾아 최고혈압으로 정하는 방법이다. 단점은 최고혈압은 측정할 수 있지만 최저혈압을 측정할 수 없다.

② **청진법 :** 상완부에 감은 커프 아래 상완동맥에 청진기를 대고, 커프에 의한 혈관압박에 따라 생기는 코르트코프음[69](Korotkoff sound : 코르템포 사운드)을 들어 혈압을 측정하는 방법이다. 처음 청진되는 1기와 갑자기 작아지는 4기, 그리고 아주 없어지는 5기의 압력을 확인한다. 이로 청진법은 최고·최저혈압을 모두 측정할 수 있다. 그림 2-171은 청진법에 의한 혈압측정이다. 단점은 낮은 주파수의 코르트코프음을 사람이 청취해야 하므로, 주변의 소음에 의해 오차가 생길 수 있으며 측정하는 사람마다 혈압이 다를 수 있다.

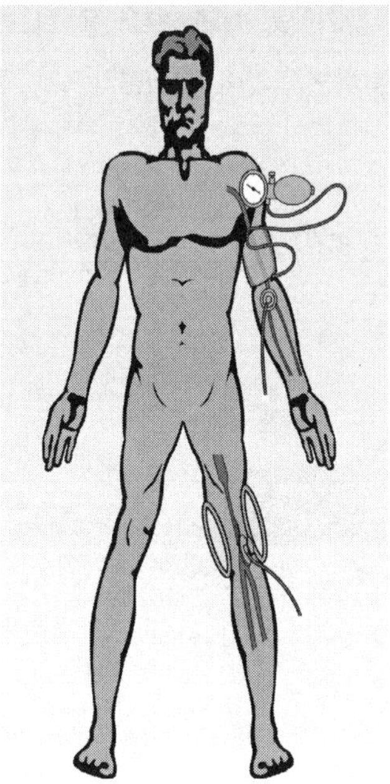

그림 2-171 • 청진법에 의한 혈압측정

2) 오실로메트릭 방식

오실로메트릭(oscillometric) 측정방법은 청진법의 단점인 외부의 소음에 영향을 받지 않고 커프만 장착하므로 구조가 단순하여 장착이 자유롭고 쉬우므로 가정이나 병원에서 가장 일반적으로 사용되고 있다. 오실로메트릭은 동맥혈관에 혈액의 흐름이 없어질 때까지 커프에 공기를 가

68) 요골 : 아래팔 뼈를 이루는 두 개의 뼈 중 바깥쪽에 있는 삼각기둥 모양의 뼈이다.

69) 코르트코프음 : 커프를 사용하여 혈액이 혈관벽에 부딪쳐서 발생되는 혈관음을 청진기를 통하여 들을 수 있는 소리이다.

압한 후 서서히 압력을 낮추면 압박된 혈관 내로 생긴 공간속으로 혈액이 흐르기 시작하면서 맥박이 뛰며 진동이 발생하게 되는데 커프의 압력을 더 줄이면 혈관은 더욱 넓어지며 흐르는 혈액량은 더욱 많아지고 진동도 더 커지게 된다. 이후 최대의 진동폭을 기록하며 커프의 압력이 더욱 낮아지면서 결국은 진동이 없어지게 되는데 이러한 **심장의 박동과 동기한 혈관벽의 운동을 반영하는 커프압의 작은 진동을 측정하는 방식**으로 사용하며 다른 구조들은 보편적인 일반 혈압계와 유사한 모양을 가지고 있다.

① 커프에 수축기혈압 이상으로 가압한 뒤 서서히 압력을 떨어뜨려 수축기혈압에 이르면 **커프의 압력발진**(진동)**이 시작하게 되며 이때가 수축기혈압 또는 최고혈압**이다. 이 후 커프의 **압력발진이 증가하다가 발진폭이 갑자기 변화하는 지점에서의 압력이 이완기혈압 또는 최저혈압**과 일치하게 된다.

② 일반적으로 **진동이 급격히 증가했을 때의 커프압을 최고혈압**이라고 하며 **진동의 진폭 감소율이 갑자기 기울기를 변경하는 혈압이 최저혈압**으로 한다(그림 2-172 참조).

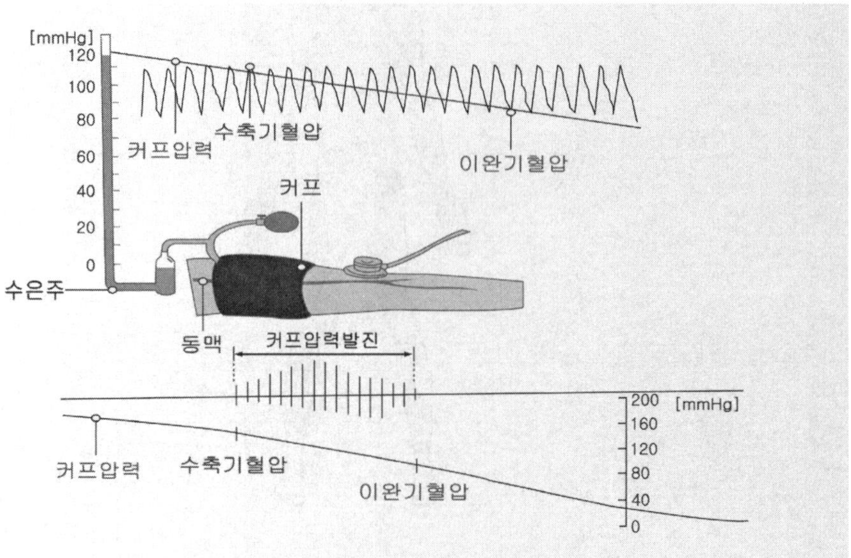

그림 2-172 • 오실로미터법에 의한 혈압측정의 예

③ **진동파형의 진폭 크기는 평균동맥압력**(Mean Arterial Pressure : 민 아테리얼 프레셔 : MAP)과 일치하는데 최고혈압과 최저혈압의 산술적인 평균이 아니라 일시적으로 측정된 혈압의 평균값이며 **혈압의 시간 평균을 의미**한다. 또한 이 값은 컴퓨터화한 혈압 측정장치를 통해서 측정할 수 있고 식 (2-81)과 같이 구할 수 있다.

$$\text{평균동맥압[mmHg]} = \text{최저혈압} + \frac{\text{최고혈압} - \text{최저혈압}}{3} \quad (2\text{-}81)$$

④ 평균동맥압은 최고혈압보다는 최저혈압과 더욱 가깝기 때문이며 실제로 평균동맥압의 40[%]는 최고혈압에 의해 나머지 평균동맥압의 60[%]는 최저혈압에 의해서 각각 결정되고 있다. 또한 나이가 많아질수록 평균동맥압은 최저혈압에 더욱 가까워지게 된다.

⑤ 우리가 일반적으로 사용하고 있는 전자식 혈압계는 모든 제어는 마이크로프로세서(microprocessor)에 의해서 통제하며 주기적으로 커프를 팽창시켰다가 서서히 수축하도록 설계되었고 압력 센서는 정적인 압력값을 판독하기보다는 압력변이를 최대화할 수 있도록 설계되어 혈압을 자동 측정하도록 한다.

3) 압력 혈압계

혈압계(tonometer : 토노미터 : 안압계)의 기본원리는 그림 2-173과 같이 압력을 받고 있는 혈관이나 기관이 외부물체에 의해 부분적으로 움푹 들어갈 경우, 이 혈관이나 기관의 벽에 작용하는 원주방향의 내력[70](응력)은 제거되고, 혈관 내부와 외부의 압력이 같아진다는 것을 이용하여 측정하는 방법이고 이런 방법은 안압[71]의 측정에 주로 이용되며, 동맥압의 측정에도 이용된다.

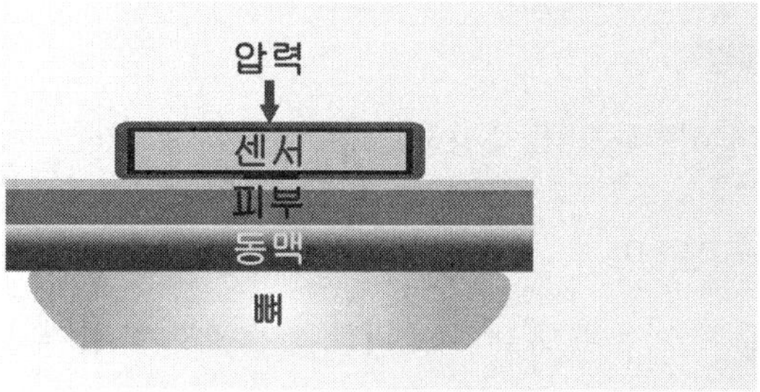

그림 2-173 • 압력 토노미터의 측정방법

4) 초음파 감지법

초음파 감지법(doppler method : 도플러 메소드)은 청진기로 들리는 코르트코프음 대신 초음파 감지기를 이용하여 동맥벽의 운동을 탐지하고 혈압을 측정하는 방법이다.

5) 카테터 삽입측정법

수술 중 혈관 내에 카테터(catheter)를 삽입하거나, 캐뉼러(cannula) 일체형으로 된 카테터를 삽입하여 카테터 선단부분의 압력변환기(pressure transducer : 프레셔 트랜스듀서)에 의해 혈압을 측정한다.

70) 내력 : 물체가 외부로부터 힘을 받았을 때 물체 안에 생기는 반작용의 힘, 응력이다.
71) 안압 : 각막과 공막에 싸인 안구 내막의 압력이다.

6) 저항성 스트레인게이지 측정법

혈관 내 카테터를 삽입하여 혈액을 혈관 외부의 수압실로 유도하여 혈압에 따른 수압막의 변화분을 저항성 스트레인게이지(resistive strain gauge : 레지스티브 스트레인게이지)에 연결하여 혈압을 측정한다.

7) 초음파 센서 이용법

압전초음파 센서(piezoelectric ultrasound sensor : 파이조일렉트릭 울트라사운드 센서)를 이용하여 동맥 내에 흐르는 혈액의 도플러 현상을 검출하여 혈압을 측정하는 방식이다.

(3) 혈압계의 종류

혈압계는 수은주 혈압계, 아네로이드(aneroid)혈압계, 디지털 혈압계가 있는데 측정의 정확성과 반복측정시 일치도가 높은 것은 수은주 혈압계, 아네로이드 및 디지털 혈압계는 실제 혈압과 차이가 나는 경우가 많기 때문에 정기적으로 수은주 혈압계와 비교하여 정확성의 점검이 필요하다.

1) 수은주 혈압계

정확하고 값이 저렴하지만 측정하는데 기술이 요구되고 휴대가 불편한 단점이 있다.

2) 아네로이드 혈압계

수은혈압계보다 이용과 휴대가 편리하나 정확도가 떨어지고, 어느 정도 측정기술이 요구된다.

3) 자동혈압계

디지털 혈압계라고도 한다. 자동혈압계는 청진법을 자동적으로 행하도록 커프압을 제어하고, 코르트코프음의 확인과 식별을 자동화한 기기로써 비관혈식 자동혈압계는 상완부에 청진기 대신에 마이크로폰이나 다른 변환소자를 장착하여 코르트코프음을 전기신호로 변환시켜 자동으로 혈압을 측정한다.

① 장점 : 손쉽게 혈압을 측정할 수 있다.
② 단점 : 수은주 혈압계에 비해 정확도가 떨어진다.

측정기가 미묘한 코르트코프음의 발생이나 소멸 등을 측정하기 어렵고 일부 디지털 혈압계에서는 코르트코프음을 이용하지 않고 오실로미터를 이용하여 혈압을 측정하므로 양 방법 간의 차이를 비교하여 정확한 점검이 필요하다.

4) 혈압계의 구조

표 2-41 • 혈압계의 구조

혈압계의 구조	혈압계의 구조해설
압박대 (occlusive cuff : 아클루시브 커프)	공기주머니가 있어서 외부에서 압력을 가할 경우 부풀어 올라 상완을 압박하게 된다. 커프는 나이와 팔의 굵기에 따라 적절히 선택하여야 한다.
고무구 (inflation deflation bulb : 인플레이션 디플레이션 블루브)	외부에서 공기주머니로 압력을 넣는 펌프 역할을 하며, 고무관 안에서 협착이 일어나지 않도록 항상 팽팽하게 보관하여야 한다.
압력계(pressure manometer : 프레슈어 메나메터)	압력을 미터나 숫자판으로 나타낸다.
압력조절 밸브(pressure control valve : 프레슈어 컨트롤 밸브)	압력조절 기능을 한다.

5) 혈압계의 장 · 단점

① 아날로그형 혈압계의 장 · 단점

㉠ 장점 : 경제적이며 이동이 간편하고 디지털형보다 정확한 혈압측정이 가능하고 측정하는데 기술이 요구되나 숙련된 사람은 다루기가 용이하다.

㉡ 단점 : 사용상 부주의에 의한 부정확한 측정 가능성이 있고 자율적인 측정 및 청진기를 사용함에 따라 청력이 약한 사람들은 이용하기 불편하다.

② 디지털 혈압계(전자혈압계)의 장 · 단점

㉠ 장점 : 청진기가 필요 없어 청력에 장애가 있는 사람도 쉽게 혈압측정이 가능하고 에러 표시기능으로 인해 혈압의 오측정 예방이 가능하다. 또한, 스스로 혈압측정이 가능하며, 디지털(숫자) 표시로 인한 개인오차를 줄여준다.

㉡ 단점 : 측정시 환자의 움직임이나 심장박동이 불규칙한 사람의 혈압은 부정확하고 건전지 이용에 따른 불편함이 있으며 가격이 높은 편에 속한다.

6) 혈압측정시 주의사항

① 재측정은 커프 안의 공기가 완전히 제거된 상태에서 1~2분 정도의 시간 경과 후 실시한다.
② 커프의 중심부가 심장의 높이와 같도록 팔의 높이를 조절한다.
③ 팔에 힘을 주지 말고 편안하게 이완시킨다.
④ 가압 설정시 자신의 맥박 소실점보다 30[mmHg]정도 높게 설정한다.
⑤ 측정 전 최소 5분 간 안정한 상태로 유지 후 혈압을 측정한다.
⑥ 움직이거나 말을 하지 않는다.
⑦ 발바닥이 바닥에 닿도록 하며 다리를 겹쳐서 앉지 않아야 한다.

(4) 혈압에 영향을 미치는 요인

혈압은 하루에도 여러 번 변화하며, 사람의 몸의 상태 또는 외적 변화 등에 따라 달라진다.

1) 혈압에 영향을 미치는 외적 요인

표 2-42 • 혈압에 영향을 미치는 외적 요인

외적 요인	혈압에 영향을 미치는 외적 요인 해설
운동	신체적 노동이나 운동을 할 경우 혈압은 올라가며 안정하면 내려간다.
정신적 스트레스	각성상태나 스트레스, 특히 불안, 공포, 화를 낼 경우 혈압은 올라간다.
온도, 습도변화	겨울, 낮은 기온, 낮은 기압, 냉탕 등은 혈압이 올라가고 최고혈압의 차가 더욱 크다.
하루 동안의 변동	혈압은 아침과 저녁에 10～30[mmHg] 정도의 혈압차이를 보이고, 아침(최저) → 점심(최고) → 오후(하강) → 저녁(재상승) → 취침(최저)의 양상을 보인다.
음식	술, 담배, 커피 등 카페인 함유음식이나 염분섭취량 증가는 혈압을 올린다.
동통	통증이 있으면 혈압이 올라가지만 지속적인 통증에는 오히려 혈압이 내려간다.
나이	중년 이후 혈관의 탄력성이 떨어지기 때문에 혈압의 급상승의 원인이 된다.
성별	20～40세 사이에서는 남자의 혈압이 여자의 혈압보다 다소 높고, 50～60세 사이인 경우 여자가 남자보다 다소 높다.

혈압측정 중 말을 하게 되면 이완기혈압이 상승할 수 있고, 커프를 너무 느슨하게 매거나 폭이 좁은 커프 사용시 혈압은 높게 측정될 수 있다.

2) 혈압에 영향을 미치는 내적 요인

혈관계 변화, 호흡성 변화(기관지 천식), 갑상선 호르몬의 변화 및 혈액의 점도, 장기내 장애 발생, 발열 등이 있을 때 변화한다(혈압=1회 박출량×혈관저항).

표 2-43 • 혈압에 영향을 미치는 내적 요인

내적 요인	혈압에 영향을 미치는 내적 요인 해설
혈관저항	세동맥의 직경이 가늘수록 혈관저항이 증가하여 혈압은 높아진다.
혈류	혈관저항이 일정하더라도 심장에서 나가는 혈액량이 많아지면 혈압이 상승한다. 불안, 운동시, 대동맥판 폐쇄부전증[72]의 경우 증가한다.
혈액의 점도	혈액의 점도는 적혈구 수, 혈중 포도당이나 콜레스테롤의 농도에 비례하여 높아지고, 점도가 높을수록 혈압이 높아진다.
대동맥의 탄력성	혈관의 탄성이 떨어지거나 가령, 혈중 지질이 증가하면 혈압이 높아진다.

72) 대동맥판 폐쇄부전증 : 류마티스열, 매독, 대동맥의 동맥경화증 등으로 심장의 대동맥판이 완전히 닫히지 않는 증상이다.

3) 측정자세 및 위치에 따른 혈압의 차이

① 기본 측정자세는 앉아서 측정한다.
② 위쪽 팔일수록, 팔의 굵기가 굵을수록 더 높게 측정된다.
③ 팔의 위치가 심장보다 높으면 최고혈압이 낮게, 낮으면 높게 측정된다.
④ 좌, 우, 중 주로 사용하는 팔의 혈압이 5~10[mmHg]정도 더 높다.
⑤ 옆으로 누워서 재는 경우 위쪽 팔의 혈압이 아래쪽 팔의 혈압보다 낮게 측정된다.
⑥ 수액을 주입하는 경우 반대쪽 팔을 이용하여 혈압을 잰다.

4) 혈압의 분류

표 2-44 • 혈압의 분류

분류(category : 카테고리)	최고혈압(Sys BP)	최저혈압(Dia BP)
정상혈압	120 이하	80 이하
전고혈압	121~139	81~89
1단계 고혈압	140~159	90~99
2단계 고혈압	160 이상	100 이상

5) 혈압측정의 오차에 관계되는 요인

① 측정법의 종류에 따라 달라질 수 있다.
② 측정장치 및 기구의 종류 및 특성에 따라 달라질 수 있다.
③ 측정자의 숙련도 및 경험에 따라 달라질 수 있다.
④ Korotkov(코로코브)음에 대한 측정자의 인식 및 이해도에 따라 달라질 수 있다.
⑤ 측정시의 주위 환경에 따라 달라질 수 있다.

3. 심음의 측정

심음(phonocardiography : 포노카디오그래피)도 검사[73)]란 특정한 심음[74)]과 심장의 한 박동 주기내에서 발생하는 기계적인 일 또는 전기적인 현상 사이의 관계를 발생시간의 관점에서 비교하는 것으로 청진기를 사용하여 심음을 들은 임상의사는 환자 심장의 기능적인 특성에 대한 중요한 정보를 얻을 수 있다.

---

73) 심음도 검사(phonocardiography : 포노카디어그래프) : 심장과 심장에 연결된 큰 혈관에서 생기는 소리를 기록한 도표를 통해 심음도를 제작하는 진단법이다.

74) 심음 : 심장이 고동치는 소리이다.

(1) 심음의 기원

네 개의 심음들과 심박동 주기내의 전기적인 현상이나 기계적인 현상들과의 관계는 그림 2-174와 같다.

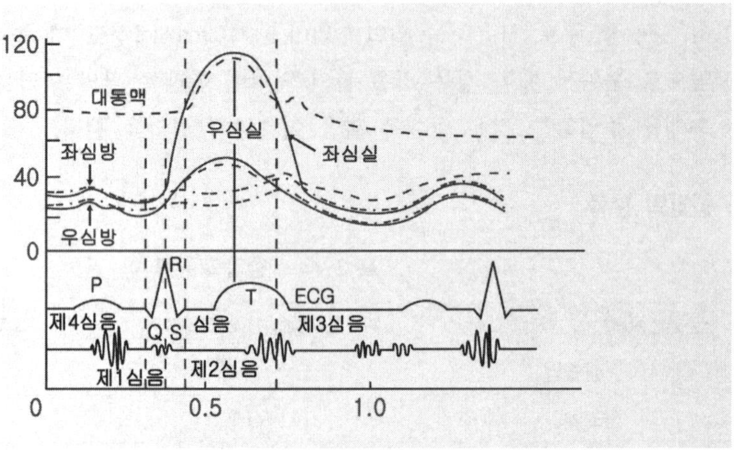

그림 2-174 • 4개의 심음과 심박동 주기

① 제1심음은 심실의 수축기에 일어나는 혈액의 이동과 관련되어 있다. 심실이 수축하면서 혈액은 심방 쪽으로 밀려나고, 심방과 심실 사이의 판막들이 닫히면서 혈액이 진동하게 된다.

② 제2심음은 심실의 이완기에 발생하는데 심전도상의 T-파의 종료점과 일치한다.

③ 제3심음은 심방에서 심실로 유입되면 혈류가 갑자기 중지되면서 생기는데, 심실의 근육벽이 이완하며 생기는 진동과도 관계가 있다.

④ 제4심음은 청진기로는 찾을 수 없다.

(2) 심음계

심음도를 기록할 때는 일반적으로 마이크로폰을 사용하는데 이것은 소리를 전기신호로 변환시키는 트랜스듀서이다. 심음계(phonocardiograph : 포노카디어그래프)를 측정할 때는 자석과 가동코일로 이루어지는 다이내믹 마이크로폰과 음을 콘덴서에 전달하는 콘덴서형 마이크로폰[75] 등이 이용되고 있다.

심음계가 다른 의료기기와 다른 특징은 저주파용, 중간주파용, 고주파용 필터 및 인간의 청각에 비슷한 주파수 특성을 갖도록 설계된 필터를 가지고 있다는 점이다. 필터가 사용되는 이유는 흉벽[76]의 진동성분을 그대로 증폭해서는 고주파 성분을 기록할 수 없기 때문에 필터를 이용

75) 마이크로폰 : 음향을 본질적으로 같은 파형 특성을 가지는 전력으로 변환하는 기구이다.

76) 흉벽 : 가슴의 외벽이다.

하여 필요한 성분을 통과시키는 역할을 하기 때문이다.

혈액의 가속과 감속, 심장 밸브의 개폐 등으로 소리가 발생한다.

① Heart sound(하트 사운드) 정상적인 소리로 청진 혹은 마이크를 사용하여 심음을 기록한다.

② 1st, 2nd, 3rd, 4th Sound로 구성된다.

③ 3rd, 4th Sound는 청진이 불가능하다.

④ Murmur(머머) : 심혈관계 내에 와류가 발생하여 들리는 심음으로 진단에 사용한다.

(3) 호흡기의 기능평가법

1) 호흡생리

호흡은 우리에게 바깥 공기로부터 산소를 공급받을 수 있게 하는 역할을 한다. 공기 중의 산소를 혈액 속으로 용해시키고 이산화탄소를 혈액에서 제거하여 공기 중으로 배출하는 것이 호흡기계의 가장 큰 목적이다. 이러한 호흡기계에 생리적인 결함으로 인해 산소공급이 중단되면 혈액 중의 산소량이 급격히 저하되고, 60～90초 정도에서 정신을 잃고 4～5분이면 생명이 위험하게 된다.

호흡을 담당하는 주기관은 폐[77]인데 가스 교환은 확산과정으로 산소분압이 높은 곳에서 낮은 곳으로 이동하게 된다. 즉 흡입된 공기 중 산소비율이 혈액 내의 산소비율보다 높기 때문에 혈액 속으로 이동하고 이산화탄소도 마찬가지로 비율의 차이로 산소의 확산과 반대방향으로 서로 이동한다. 이산화탄소 비율이 낮은 폐로 이동이 되는 것이며, 호흡운동은 폐를 부풀게 하거나 수축시켜 그 속의 공기를 바꿔 넣는 운동이다. 이런 호흡운동은 폐용량의 감소 또는 증가를 일으키는 근육운동에 의하여 제약받고 있다.

2) 호흡운동의 측정

호흡에 의해 움직이는 신체부분의 상대적 변화나 콧구멍을 지나서 공기흐름을 조사하여 상대적인 호흡운동이 검출된다. 절대적인 값은 필요하지 않으므로, 환자에 장착하는 트랜스듀서(transducer : 변환기)도 간단한 것을 사용한다.

① 호흡운동을 측정하는 방법에는 뉴모그래프와 뉴모그램이 있다. 뉴모그래프(pneumo graph)는 단순한 호흡운동을 검사하는 장치이고, 뉴모그램(pneumogram : 호흡곡선)은 시간에 따라 호흡운동을 기록한다. 서미스터[78]를 이용하여 가장 간단한 뉴모그래프를 얻을 수 있다. 이것은 서미스터를 콧구멍에 장착하고, 숨을 내쉬고(호기) 들이마실 때(흡기)에 생기는

77) 폐 : 폐는 산소화 및 환기의 호흡기능 이외에도 산-염기조절, 내분비적 기능, 그리고 정맥혈액의 환류에 미치는 영향 등 호흡 외적 기능도 수행하고 있으며 또한 인체의 항상성을 조절하고 유지하는 중요한 기관이다.

78) 서미스터 : 온도에 따라 저항값이 변하는 반도체 소자이다.

공기의 온도차를 서미스터가 검출하는 것이다.

② 수술 중, 수술 후 및 일반 임상 용도에 사용되는 보편적인 방법이며 환자가 입으로 호흡할 때에는 서미스터를 입에 부착하며, 호흡운동에 의한 가슴·통의 체적변화도 호흡운동 검출에 활용되고 있다. 신축성이 있는 천에 스트레인게이지[79](strain gauge)를 붙여 밴드를 가슴에 감아서 사용한다.

3) 호흡유량의 측정

호흡의 역학적 이론체계를 환기역학이라 하고 환기역학은 기류속도(Flow, V), 환기량 (Volume, V), 내압[80]의 3가지 요소로 구성되며, 이들을 측정해서 가슴부분, 기도와 폐의 상황을 측정한다.

① 환기역학 측정시스템은 기류계가 중심이 되어 있으며 공기흐름의 도중에 유체저항을 주고, 전후의 압력차를 차압이라 한다. 차압을 측정해서 유속을 알려는 것을 이용한 차압유량계(differential pressure flow meter : 디퍼렌셜 프레셔 플로 미터)이다. 그러므로 호흡유량계(pneumotachograph : 뉴모테커그래프), 호흡기류계는 유량저항 헤드와 차압 트랜스듀서로 구성된다.

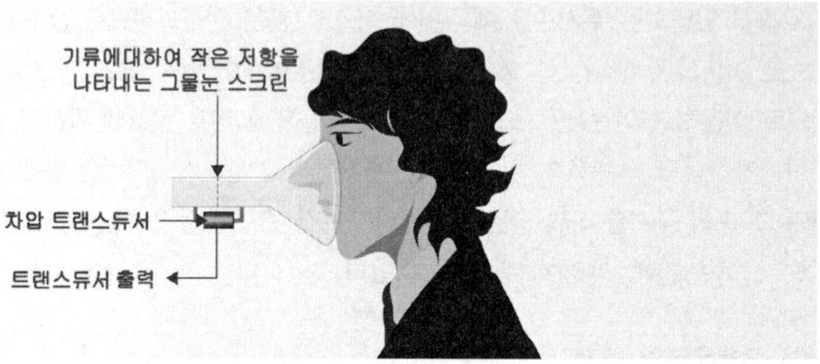

그림 2-175 • 호흡유량 트랜스듀서

② 유량계에 쓰이는 헤드는 그림 2-175와 같은데 그물눈 스크린이 공기의 흐름에 대하여 약간의 저항을 나타낸다. 공기의 흐름(기류)에 대한 저항은 그물눈 스크린의 양쪽에 압력차를 일으키는데, 그 크기는 평균 기류속도에 비례한다. 이 압력차는 차압 트랜스듀서로 검출되며 장치의 측정정도는 다른 종류의 그물을 사용하거나, 그물눈의 크기를 다르게 하면 바꿀 수 있다.

---

79) 스트레인게이지(strain gauge) : 구조체의 변형되는 상태와 그 양을 측정하기 위하여 구조체 표면에 부착하여 측정하는 계기이다.

80) 내압(Pressure, P) : 구강내압, 폐포내압, 흉강내압, 식도내압이다.

(4) 호흡량의 측정

호흡계(폐활량계 : spirometer : 스파이로미터)로 보편적으로 호흡량(폐활량)을 측정한다. 폐 용량의 시간에 따른 변화 기록을 스파이로그램(spirogram)이라고 한다. 호흡기능 검사에서 자주 이용되는 장치로 호흡계의 기본적인 원리는 그림 2-176과 같다.

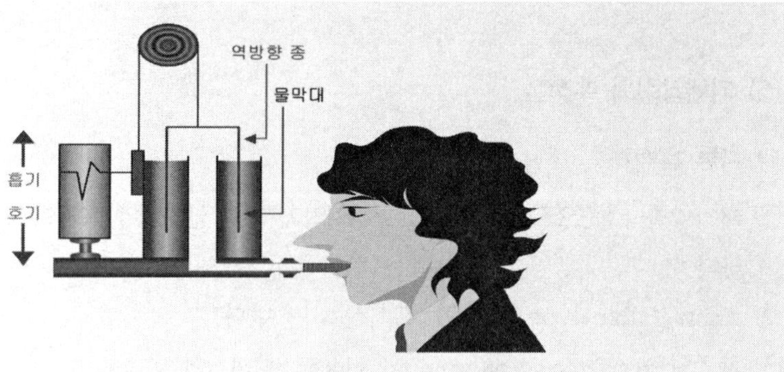

그림 2-176 • 호흡계의 원리

물이 담긴 용기 위로 평형추가 달린 종이 달려 있어서 호기와 흡기에 의해 위아래로 움직이게 되는데 종의 움직임은 풀리(pulley : 도르래)에 전달되고, 호흡량은 종이 변하는 양에 따라 도르래의 눈금에서 읽으면 된다. 단 호흡계는 구조상, 제동이 크고 얼마간의 히스테리시스[81](hysteresis)가 있기 때문에 호흡의 미세한 변화는 기록할 수 없다.

1) 호흡량의 측정 기본원리

① 외부환경으로부터 폐모세혈관으로 산소가 얼마나 잘 유입되는지가 관건이다(이산화탄소의 경우에는 반대방향이다).

② 공기의 공급경로의 기능을 반영하는 지표를 설정, 측정하여 평가한다.

2) 호흡량의 측정 평가기능

표 2-45 • 호흡량의 측정 평가기능

평가기능	호흡의 측정 평가기능 해설
환기능(ventilation : 벤틸레이션)	외부공기가 기도를 통하여 폐포로 잘 전달되는 기능이다.
분포능(distribution : 디스트리부션)	폐 내에서 공기가 폐포 간에 균형있게 분포하는 기능이다.
확산능(diffusion : 디퓨전)	폐포 내 공기와 폐모세혈관 내 혈액 간에 O_2, CO_2를 잘 교환하는 기능이다.

81) 히스테리시스(hysteresis : 자기이력현상) : 어떤 물리량이 그때의 물리조건만으로는 임의적으로 결정되지 않고, 그 이전에 그 물질이 경과해 온 상태의 변화과정에 의존하는 현상이다.

3) 측정이 필요한 생체변수

표 2-46 • 측정이 필요한 생체변수

기체압력	폐용적(부피)
호흡기류	기체농도

(5) 기체압력의 측정

1) 차동 압력계

① 대기압을 기준으로 호흡하므로 대기압에 대한 상대적 압력차이(차동압력)의 계측이 필요하다.

② strain gauge type의 압력 센서를 사용한다.

③ 차동압력(differential pressure transducer : 디퍼런셜 프레셔 트랜스듀서)을 측정하고자 하는 부위에 P1, P2 Catheter를 연결하여 △P 계측을 한다.

2) intraesophageal balloon technique

① intraesophageal balloon technique(인트래소패지얼 벌룬 테크니큐)은 식도내압의 변화 늑막내압의 변화는 폐포내압의 변화를 반영한다.

② balloon-catheter system(벌룬 카테터 시스템)을 식도로 삽입시키고 Balloon을 약간 부풀린 후 식도 Balloon catheter로 전달되는 압력을 Strain-gauge type의 압력 센서로 계측한다.

(6) 호흡기류의 측정

① 호흡기류의 측정(pneumotachography : 프뉴모태코그래피)은 기류가 유체저항을 통과할 때 마찰에 의해 에너지를 손실하고 압력강하가 발생한다.

② 유체저항 양단의 차동압력을 스트레인게이지 타입(strain gauge type) 압력 센서로 측정하여 기류를 계산한다.

③ 기류흐름의 안정을 위해 어댑터(adaptor)를 사용한다.

(7) 기체농도의 측정

표 2-47 ● 기체농도의 측정

기체농도의 측정	기체농도의 측정해설
Mass spectroscopy (매스 스펙트로스카피)	• sample gas(샘플 가스)를 추출하여 고전압으로 이온화시킨 후 진공용기내로 살포한다. • 기체분자별로 일정거리를 비행하므로 거리에 따라 기체분자를 분리한다. • 이온전류를 측정하여 농도(O_2, CO_2, N_2, He)를 계산한다.
Themai conductivity detector (더매이 컨덕티비티 디텍터)	• 기체가 가열소자를 지날 때 빼앗는 열이 기체조성에 관계되는 성질을 이용한다. • 가열소자 4개를 Wheatstone bridge(휘트스톤 브리지)의 형태로 배열하고 기준기체와의 열손실을 비교하여 농도를 계산한다.
Infrared Spectroscopy (인프래레드 스펙트로스카피)	• 적외선이 기체에 의해 흡수되는 정도를 측정하여 농도를 계산한다. • CO_2, CO, N_2O 등의 농도를 측정한다.
Emission Spectroscopy (에미션 스펙트로스카피)	N_2함유 기체가 이온화된 후 발생시키는 빛의 에너지(파장 : 310~480[mml])를 측정하여 농도를 측정한다.
Paramagnetic O_2 analyzer (파라마그네틱 아날라이저)	O_2는 자성을 띠므로 O_2함유 기체가 발휘하는 자성을 측정하여 농도를 계산한다.

제 2 절　생체 유량계측

1. Fick법

폐로부터 단위시간당 동맥혈로의 산소유입량은 단위시간 동안 폐에 흐르는 혈류량(심박출량)에 동맥혈과 정맥혈의 산소농도차를 곱한 것과 같다. fick(픽)법에 의해 동맥혈과 정맥혈의 산소농도를 알면 심박출량을 계산할 수 있다.

2. 지시약 희석법

지시약 희석법(indicator dilution technique : 인디케이터 딜루션 테크닉)은 색소희석법(dye dilution technique : 다이 딜루션 테크닉) : 색소용액을 혈관 내 주입하면 혈액흐름에 따라 색소가 흘러가며 희석되고, 희석된 색소의 농도는 식 (2-82)와 같다.

$$V = \frac{Q}{C} \tag{2-82}$$

여기서 V : 심박출량[mL], Q : 혈관 내 색소의 무게[g], C : 평균 색소농도[g/mL]이다.

3. 전자계 유량계

전자계 유량계(electromagnetic flow meter : 일렉트로마그네틱 플로우 미터)는 자장 내를 수직으로 운동하는 도체는 기전력이 발생하는 패러데이 법칙(Faraday's law : 패러데이 로우)을 이용한 측정방식으로 적혈구의 주성분이 철(Fe)이므로 혈류가 도체로 작용하게 된다. 따라서 혈류와 직각방향으로 자장을 걸어 주면 혈류와 자장의 직각방향으로 기전력이 발생한다. 그러므로 혈관벽에 자장을 인가하고 자장과 수직한 양방향 벽에 백금전극을 부착하여 발생되는 기전력을 측정하면 특정혈관의 혈류계측이 가능하다.

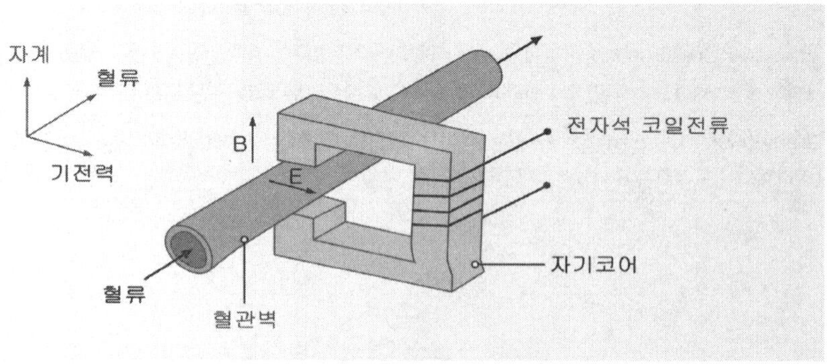

그림 2-177 ● 전자유량계의 원리

4. 초음파 유량계

표 2-48 ● 초음파 유량계

초음파 유량계	초음파 유량계 해설
통과시간 유량계	초음파가 혈관을 통과하는 시간을 측정하여 혈류를 계산한다.
도플러 유량계	초음파가 적혈구에 반사될 때 주파수변이가 발생하는데, 입사파와 반사파 간의 주파수(진동수) 차이를 측정하여 혈류를 계산한다.
펄스 도플러	펄스 형태의 짧은 기간 동안 초음파가 발사되며, 혈류의 여러 층에서 반사되는 초음파를 감지하여 혈류속도의 분포를 영상화한다. 와류 부분을 색깔로 표시(pseudo-color : 주도 컬러)하여 진단에 활용하고 있다.

초음파의 혈액 내 음속=음속+혈류속도

5. 광혈량 측정법

① 광혈량 측정법(photoplethysmography : 포토플디스노그래피)법은 동맥 펄스는 혈액을 통과하는 광도를 변조시킨다.

② 광원으로부터의 빛이 모세혈관을 투과하거나 뼈에서 반사되는 빛을 감지한다.

③ 모세혈관 내 광흡수량은 심장박동과 동기되어 주기적으로 변화하므로 심장박동의 측정이 가능하다.

④ 주로 손가락이나 귀에 부착하여 수술중 환자감시용으로 활용하고 있다.

6. 생체압력의 종류

표 2-49 • 생체압력의 종류

생체압력의 종류	원 명	한글발음
동맥혈압	Arterial Blood Pressure	아트리얼 블루드 프레셔
중심정맥압	Central Venous Pressure	센트럴 비노스 프레셔
장내혈압	Intracadiac Blood Pressure	인트라카디악 블루드 프레셔
안압	Intraocular Tension	인트러큘러 텐션
방광내압	Cystinner Tension	시스티너 텐션
척추유압	Spinal Fluid Pressure	스피너 플뤼드 프레셔
심실내압력	Intraventricular Pressure	인트러벤트리큘러 프레셔
뇌압력	Brain Pressure	브레인 프레셔

* 가장 일반적인 압력측정은 동맥 혈압측정이다.

참고문헌

1. 《로봇공학》 : Saeed B Niku 저, 김정하 · 염영일 역, 사이텍미디어, 2002
(원서 : Introduction to Robotics : Analysis System Application, Prentice Hall 2001, pp. 247~278)
2. 《사람해부학》, 정인혁, 아카데미서적
3. 《생리학》, 이병희, 신광출판사
4. 《센서공학(Sensor&Transducer)》, 이덕출 · 공용혁 · 김성남 · 나승권 · 장창현 공저, 엔트미디어
5. 《쉽게 배우는 의학용어》, 차봉석 · 김춘배 공저, 정문각
6. 《쉽게 풀이한 의학용어》, 이성란 외 공저, 현문사
7. 《심전도의 단기완성》, 전종영, 고려의학
8. 《알기 쉬운 자동제어》, 김원배 · 나승권 · 문명룡 · 이재규 · 조명현 · 차익수 공저, 동일출판사
9. 《의공기사(산업기사) 5권》, 김동욱 외 26인 공저, 대한의용생체공학회, 교육개발연구원, 2008
10. 《의공학(Medical Engineering)》, 이경성 · 최민주 공저, 청구문화사
11. 《의학용어》, 김은자 외 10인, 정문각
12. 《인체생리학》, 이강이 외 편저, 현문사
13. 《자동화를 위한 센서의 기초와 활용》, 김상진 · 왕종배 공저, 연학사
14. 《전자회로의 이해》, 김평호 · 나승권 · 이동원 · 최성재 공저, 남두도서
15. 《초급자를 위한 PSPICE 활용》, 황락훈 · 조문택 · 이충식 · 나승권 공저, 동일출판사
16. 《초음파 영상학》, 강선일 외 16인 공저, 정문각
17. 《최신전자기초실습》, 임승하 · 황호웅 · 나승권 · 이종성 공저, 남두도서
18. 《현대 기초의학 및 의공학》, 나승권, 도서출판 상학당
19. 《현대 의료기기》, 나승권, 도서출판 상학당
20. 《현대 의료안전 · 법규 및 정보》, 나승권, 도서출판 상학당
21. 《현대 의용기계공학》, 나승권, 도서출판 상학당
22. 《현대 의용전자공학》, 나승권, 도서출판 상학당
23. 《DK 인체생리 · 해부도》, 민유정, 대경북스
24. 《PSPICE와 PSIM 시뮬레이션 중심의 전력전자공학》, 서영수 · 황락훈 · 조문택 · 심광영 · 곽동걸 · 채수형 · 나승권 공저, 동일출판사
25. Analog Integrated Circuit Application, Michael Jacob, Prentice hall
26. Basic Engineering Circuit Analysis, David Irwin, Wiley
27. Design of Pulse Oxieter, Webster, Institute of Physics publishing
27. Fundamentals of Analog Circuit, Floyd, Prentice Hall
28. Fundamentals of biomechanics, Nihat Ozkaya, Springer
29. Logic and Computer Design Fundamentals, Morris Mano, Prentice Hall
30. Lower-limb prosthesis : including prosthetist's supplement, New York University Medical Center

찾아보기

□ 저자 약력 □

■ 나 승 권

- 충북 세명대학교 일반대학원 전기전자학과 졸업(전력전자 및 자동제어 전공, 공학석사)
- 충북 세명대학교 일반대학원 전기전자학과 졸업(의공학 및 전력전자응용전공, 공학박사)
- 강원 상지영서대학, 의료시스템정보과 강의(현)
- 한국폴리텍III대학 원주캠퍼스 의용공학과 교수(현)
- 한국산업인력공단 의공(산업)기사, 의료전자기능사 이론, 실기 출제(검토, 채점)위원(현)
- (재)원주의료기기테크노밸리 의료기기자문위원(현)
- 한국산업단지공단 클러스터추진단 기술과제 평가위원(현)
- 강원지식재산권 서포터즈 위원회 위원(현)
- 강원테크노파크 입주기업심의위원회(의료기기) 평가위원(현)
- 메디칼디바이스저널, 기술편집 자문위원(현)
- ㈜ED, (주)메디아나, ㈜씨유메디칼시스템, ㈜메디즌, ㈜엠에스믹스미작현, ㈜태연메디칼 ㈜대화기기, ㈜메디칼써프라이, ㈜리스템, ㈜에이아이랩, ㈜바이오프로테크 의료기술 자문위원(현)
- TUV Korea Ltd. TUV Suddeutschland Group(Medical-Health-Service부서), 의료기기자문 및 외래교수(현)
- ISO 9001 : 2008(국제심사원), (재)키캅연구소 전문위원(서비스 품질, 우수기업 인증원)
- 대한의용생체공학회, 대한의공협회, 한국의료정보교육협회, 산단공혁신클러스터, 한국산업기술재단, 대한전력전자학회, 한국산학기술학회, 대한전기학회 회원

의료공학이론

2011년 10월 30일 1판 1쇄 발행

저 자 나 승 권

발행인 남 승 우

발행처 도서출판 상尙 학學 당堂

서울시 동작구 사당로9가길 6(사당동 220-43)

TEL : 02) 595-1692~4

FAX : 02) 595-1394

E-mail : namdoo6@unitel.co.kr

신고 : 2-155호 (1968. 11. 29)

정가 26,000원

ISBN 978-89-6587-034-0 93560

〈디자인〉 편집 엄해숙 / 표지 토틀컴